新型军事医学人才培养创新教

医学组学概论

(Introduction to Medical Omics)

主　编　韩　骅　梁　亮

副主编　张　健　杨国栋　晏贤春

编　者　(按姓氏笔画排序)

孙　茂　孙嘉星　杨子岩　杨国栋

吴元明　张　晓　张　健　晏贤春

徐欣元　梁　亮　韩　骅

第四军医大学出版社·西安

图书在版编目（CIP）数据

医学组学概论／韩骅，梁亮主编．—西安：第四军医大学出版社，2024.5

ISBN 978－7－5662－0994－8

Ⅰ.①医… Ⅱ.①韩… ②梁… Ⅲ.①医学-研究 Ⅳ.①R

中国国家版本馆 CIP 数据核字（2024）第 053616 号

YIXUE ZUXUE GAILUN

医学组学概论

出版人：朱德强　　责任编辑：土丽艳　赵吉倩

出版发行：第四军医大学出版社

地址：西安市长乐西路 169 号　邮编：710032

电话：029－84776765　　传真：029－84776764

网址：https://www.fmmu.edu.cn/press/

制版：西安聚创图文设计有限责任公司

印刷：陕西天意印务有限责任公司

版次：2024 年 5 月第 1 版　印次：2024 年 5 月第 1 次印刷

开本：787×1092　1/16　印张：23.25　字数：480 千字

书号：ISBN 978－7－5662－0994－8

定价：69.00 元

前言

Preface

在健康中国战略的指引下，恶性肿瘤、心脑血管疾病、代谢性疾病、神经退行性疾病等慢病的预防、诊断和治疗得到广泛重视。这些常见病的共同特点是它们都属于多因素导致的复杂性疾病。临床实践证明，单纯分析、干预某一基因或分子无法完整认识和有效解决临床面临的复杂问题。组学则能够从整体的角度揭示特定疾病环境下基因、蛋白质及其他分子的表达水平、功能，以及分子间相互作用，可以为疾病诊治提供新的诊断标志物和干预靶点，也可为探索人类疾病的发病机制提供新思路。

《医学组学概论》的编写既是为满足生物医学专业本科生教学的需求，也是为了给相关领域的临床医生普及组学基本知识。全书分为三篇共17章内容：第一篇“组学基础”包括组学的基本研究方法和不同组学分支的基本知识；第二篇“肿瘤组学”以人类面临的最为严峻和复杂的疾病——肿瘤为例，介绍人类重大疾病的组学特征、研究方法及其在疾病发生发展机制和临床实践中的意义；第三篇“组学技术的应用”着重讲述组学技术的医学应用，包括基因组诊断、生物标志物、基因组改造、生物安全中的应用等。内容由浅入深，从最基本的组学概念到组学技术原理，再到最前沿的组学技术应用，涵盖基因组、蛋白质组、代谢物组、宏基因组等组学分支，并有大量的多学科整合和交叉知识，充分满足了本科生、研究生，以及相关临床科技工作者的广泛需求。基于组学的生物技术产业正蓬勃发展，希望本书能为医学相关人员掌握组学知识提供切实的学习参考。

本书在编写工作中得到了空军军医大学基础医学院、第四军医大学出版社的大力支持，在此一并致谢。目前，组学新理念、新技术、新应用仍然层出不穷，学科交叉蔚然成风，编者深感学识有限，对组学教学内容的把握也不十分有信心，对书中出现的不妥甚至谬误还望广大读者不吝赐教。

编　者

2024年5月

目录

Contents

第一篇　组学基础

第二篇　肿瘤组学

第三篇　组学技术的应用

第一篇

组学基础

第一章 1 绪论:从分子生物学到分子组学

人类文明跨入近代以来,人们对客观世界的认识逐渐上升到了科学主导的新阶段,即以物理学、化学、数学等自然科学的基本理论和方法,解析各种客观存在的规律和本质。从列文虎克在显微镜下看到寻常裸眼看不到的生命体,到达尔文发现物种之间存在的结构上的联系和规律,再到孟德尔发现生物性状传递所具有的数学规律。这一切说明,生命体也是一种客观存在,是“蛋白体的存在形式”(恩格斯,《反杜林论》),并且也和自然界的其他客观物体一样,是可以用自然科学的理论和方法来认识的。随着二十世纪物理学和化学的大发展,人们终于向当时生物学的最大课题——性状遗传的分子机制——发起最后冲击,并于1953年成功证明DNA分子就是遗传信息的物质载体。生命科学从此进入分子生物学时代。

分子生物学对生命体的基本认知是:生命体是由化学分子构成、具有生物的基本特征的客观存在。就目前的客观证据来看,生命体的基本组分包括蛋白质、核酸、糖类和脂类分子、各种小分子代谢物等有机分子和无机分子。而生命的各种重要行为都是由一系列的化学反应完成的,包括物质的合成与分解,能量的产生和消耗,遗传信息在个体和细胞的世代间的传递、表达及突变,发育过程中的分子识别和组织器官形态发生,以及细胞的分裂、分化、迁移、死亡等行为。基因突变、分子识别异常、分子代谢异常等则会导致人类发生疾病。这些都说明,生命是在化学尺度上运转。这一认知对于治疗疾病、提高人类的健康水平和生活质量起到了极大的推动作用。

然而,随着研究的不断深入,生命科学和医学都遇到了更大的挑战。生命体所具有的遗传、发育、变异、代谢、信息交流等基本特征,其中包含了无数简单或复杂的分子及其一步步的化学反应,但生命体及其基本特征却无法等同于这些分子和化学反应的堆砌;生命体所进行的代谢,也并非封闭的化学反应,而是不断与环境进行物质、能量和信息的交换,并对环境因素进行应答;分子异常导致疾病,往往也不是单一分子对单一疾病,大多的疾病是多种不同分子和环境因素的综合作用。总之,生命体展现出或涌现出比她的组成部分的集合更多的性质。那么,要想了解为什么生命体比她的组成部分的集合具有更多的性质，就必须完整地了解其所有的组成部分。在各种物理学、化学和数学方法的推动下，生命科学进入了分子组学时代。

第一节　生命系统与复杂性科学

生命体具有系统的全部性质。系统是由若干要素以一定结构形式联结构成的具有某种功能的有机整体。生命体则是在不同的层面上，由不同尺度、性质的要素相互作用构成的复杂系统。在简单分子层面，各种分子的来源、去路、相互作用不同；在生物大分子层面，除了生物大分子的合成与分解，还有分子结构的改变（如变构），分子中包含的信息的写入、解读和消除等；在亚细胞器层面和细胞层面，也有复杂的组分和组分之间的相互作用。我国著名科学家和工程技术专家、控制论的先驱之一钱学森先生将这种规模巨大且结构复杂的系统命名为复杂巨系统，如人体、人脑、生态、地理环境、宇宙现象等。复杂巨系统的共同特点是规模巨大，元素或子系统种类繁多、本质各异、相互关系复杂多变，存在多重的宏观与微观层次，而且不同层次之间关联复杂、作用机制不清。对于复杂巨系统，不可能通过简单的统计综合方法从微观推断其宏观行为。

复杂巨系统的基本共性是其组分的多样性和组分间的非线性相互作用。线性与非线性用以描述自然界中不同特性的相互作用。在一个系统中，如果两个不同因素的组合作用只是两个因素单独作用的简单叠加，这种相互作用就是线性的；反之，如果一个系统中一个微小的因素能够导致用它的幅值无法衡量的结果，这种关系或特性就是非线性的。除了组分间的非线性相互作用，复杂系统还具有一些其他的共性特征，如不确定性（uncertainty），即对确定性的否定；自组织性（self - organization），即无需外界特定指令就能自行组织、自行演化，能够自主地从无序走向有序，形成有结构的系统；涌现性（emergence），即指系统部分或者部分之和所不具有的属性而整体才具有的特征、行为、功能等特性的现象。

研究复杂系统的科学称为复杂性科学（complexity science）。复杂性科学是以复杂性系统为研究对象，以超越还原论为方法论特征，以揭示和解释复杂系统运行规律为主要任务的新兴科学研究形态。从某种角度看，复杂性科学不是一门具体的学科，而是分散在许多学科中，是学科互涉（inter - disciplinary）的科学。复杂性科学力图打破传统学科之间互不来往的界限，寻找各学科之间的相互联系、相互合作的统一机制。同时，复杂性科学力图打破从牛顿力学以来一直统治和主宰世界的线性理论，抛弃还原论适用于所有学科的设想，创立新的理论框架体系或范式，应用新的思维模式来理解自然界带给我们的问题。所以，复杂性科学在某种程度上只能通过研究方法来界定，其度量标尺和框架是非还原的研究方法论。

生命体是一个典型的复杂巨系统。理解生命体的复杂性，重在理解生命体的两个网络——生命体的物理网络和逻辑网络（图1－1）。生命体的物理网络，就是生命体的要素构成。由于生命在分子层面运转，对生命体组成部分的解剖也就是在时空维度上解析生命体复杂的分子组成和分子间的相互作用。生命体的逻辑网络，就是要揭示组成生命体的分子群采用什么样的物理化学规律，通过非线性相互作用产生了比她的组成部分的集合更多的性质。分子组学就是在分子层面解析生命体的物理网络，即生命体的分子组成和分子之间相互作用的专门学科。

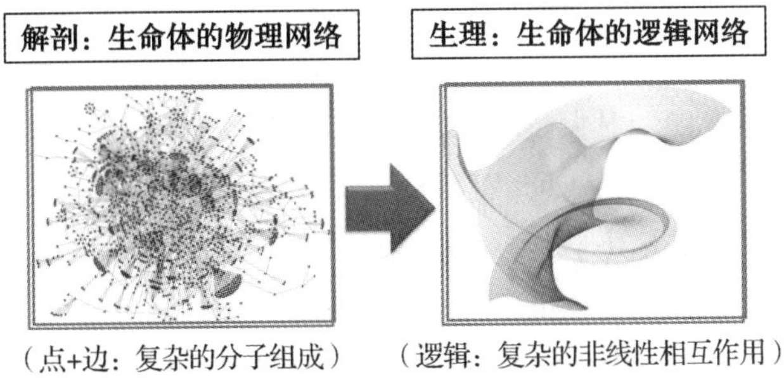

图1－1 生命体的物理网络和逻辑网络

分子组学研究的是在一个生物集合中的所有特定类别分子的组成和相互关系。“组学”的英文单词都带有后缀－omics，其来自英文后缀－ome，本身的含义也是描述一个集合中的所有个体。所以，描述一个基因组中的所有基因，就称为基因组学（genomics）；描述一个特定时空状态下的所有蛋白质分子及其相互关系，就称为蛋白质组学（proteinomics）；依次还有代谢物组学（metabolomics）、转录组学（transcriptomics）、脂质组学（lipidomics）、糖组学（glycomics）、RNA组学（RNomics）等等。

分子组学在分子层面完整地描述一个生命系统的所有要素，所以可以更为准确地描述生物系统特征，为通过系统生物学方法揭示生命体的运转机制奠定物质基础，也可用于疾病的诊断，并且为通过基因及其产物精准干预疾病奠定基础。但是与其他任何学科一样，分子组学也有其局限性。正如上述复杂性科学的介绍，组学是基于技术的科学，其学科发展需要随着技术的进步而持续完善。其次，组学数据本身只是大量的观察性物理数据，不能解释生命系统运转的机制，所以数据的挖掘尚需科学理论，尤其是数学、生物信息学的突破。此外，生命系统是开放的系统，其要素在不断变化之中，特定条件和范围的组学数据不能代表整个生命过程。这些局限性需要在学习、研究及应用中加以注意。

第二节 生命分子组学的发展与研究内容

分子组学的发展起始于全基因组测序，其发展历程可以分为前基因组学阶段、基因组学阶段、后基因组学阶段。

一、分子组学的前基因组学阶段

生命体在宏观尺度(mesoscope)上运转,而生命体的基本组分是有机和无机分子,生命的基本规律建立在化学之上。遗传、发育、变异、代谢、环境应答等生命过程,也是由一系列的化学反应完成的。分子异常会导致疾病,如肿瘤、退行性疾病、代谢性疾病、自身免疫性疾病等。在客观世界里,生命体的最基本要素是其物质、能量和信息。生物化学和分子生物学作为揭示生命本质的科学,其学科内涵就是围绕着生命体的物质、能量和信息而展开的。

现代的生物化学起源于对生命体的化学组成成分的解析,被称为解析生物化学。德国有机化学家 Hermann Emil Fischer 对糖、酶、嘌呤、氨基酸和蛋白质进行了广泛而深入的研究,于 1902 年获诺贝尔化学奖。解析生物化学研究还在蛋白质的空间结构和功能领域不断取得重大成果。蛋白质机器(protein machine)不仅包括由大量蛋白质和生物分子形成的高维度的、复杂的超级功能复合体(如核糖体、剪切体等),也包括蛋白质与蛋白质或其他分子形成的低维度复合物,以及具有特定生物学功能的蛋白质分子(如酶、抗体、受体、动力蛋白等)。这一观念的提出,为人类认识生命、揭示疾病发生的机制和治疗疾病奠定了重要的分子基础。

在解析生命体组成成分的基础上,人们采用各种化学和物理学技术,逐渐揭示了生命体的物质和能量的生成与分解的分子过程和调控机制。这些包括物质代谢和能量代谢的过程被统称为新陈代谢,有合成代谢(同化作用)和分解代谢(异化作用)。细胞的代谢具有特定的位置、环境和酶催化特征,以满足体内外环境的需要。这些研究被称为动态的生物化学研究,其取得了令人瞩目的研究成果。德国籍生物化学家 Hans Adolf Krebs 因发现尿素循环和三羧酸循环于 1953 年获诺贝尔生理学或医学奖,Carl Ferdinand Cori 和 Gerty Theresa Cori 因发现科里循环(骨骼肌糖酵解分解葡萄糖获得能量,其产物丙酮酸转化为乳酸,通过血液到肝,经糖异生重新生成葡萄糖,再随血液到达骨骼肌)而于 1947 年获诺贝尔生理学或医学奖。

再进一步,动态的生物化学开始探索生命信息的传导。生命体是物质、能量和信息的集合体,关键的生命信息包括遗传信息、发育信息、变异信息、对环境信息进行的应答以及机体结构和功能稳态的维持,如细胞增殖、分化、死亡、老化等。遗传信息包含各种生命体性状信息。生命体从分子、细胞、器官层面,甚至个体行为,都受到遗传信息的控制。因此遗传信息载体的解析是 20 世纪 40—50 年代生物化学和其他相关生命科学研究的焦点。到 1953 年,Watson 和 Crick 在 Chargaff 精确测定 DNA 的化学组成、Griffith 和 Avery 证明 DNA 是遗传物质以及 Franklin X 线衍射研究的基础上,成功建立了 DNA 的二级结构——DNA 双螺旋结构模型。这一结构模型为:DNA 分子是两股 DNA 链围绕一共同轴心形成的右手双螺旋结构,两股链呈反向平行;双螺旋骨架由交替出现的、亲水的脱氧核糖基和磷酸基构成，位于双螺旋的外侧；碱基位于双螺旋的内侧，两股链中的嘌呤和嘧啶碱基以其疏水的、近于平面的环形结构彼此密切接近，平面与双螺旋的长轴相垂直；一股链中的嘌呤碱基与另一股链中位于同一平面的嘧啶碱基之间以氢键相连，形成 A－T(2 个氢键)、G－C(3 个氢键)碱基配对；两链间在空间上形成大沟和小沟，可用于结合蛋白质等分子。

DNA 的双螺旋结构近乎完美地解释了 DNA 作为遗传信息载体的功能。DNA 分子利用 4 种碱基的不同排列携带遗传信息，通过复制，将所有的遗传信息稳定、忠实地传递给子代细胞；作为基因表达的模板编码 RNA 的碱基序列和蛋白质的氨基酸序列，从而表达遗传信息，并利用 DNA 分子与蛋白质、RNA 的相互作用决定基因表达的时空特异性，即遗传信息的解读程序；同时 DNA 分子还具有改变遗传信息的潜力，即为了适应环境变化，通过重组或突变而对遗传信息进行改变，为进化提供筛选的基础。

此后的研究进一步从功能上证实了 DNA 双螺旋结构的正确性，并对其进行了完善，形成了遗传信息的中心法则。中心法则理论指导了此后大量的生命科学和医学研究，尤其是 DNA 重组技术体系的建立，确立了通过“改变基因－观察性状”来探讨基因－性状关系、生命体的诸多机制以及人类疾病的“反向遗传学(reverse genetics)”法则，其取得了大量的研究成果。

二、分子组学的基因组学阶段

随着研究的不断深入和拓展，人们逐渐认识到生命体的复杂性远超人们的想象。以癌症研究为例，在 20 世纪 70 年代初，人们从 Rous 肉瘤病毒中分离鉴定了第一个能够引起细胞转化的基因，即癌基因，并且发现癌基因的“原版”——原癌基因存在于所有细胞中，是调控细胞增殖的关键基因。随后进一步的研究又陆续发现了 *src*、*ras*、*myc*、*sis*、*erb*、*myb* 等不同家族的数十个原癌基因。并再一步明确细胞中不仅存在癌基因，还存在能够抑制肿瘤的基因即抑癌基因。细胞中到底有多少癌基因和抑癌基因呢?

从 20 世纪 80 年代初开始，陆续有科学家开始探讨测定人类整个基因组的 DNA 序列的意义和前景。1986 年，诺贝尔奖得主 Dulbecco 在《科学》(*Science*)杂志撰文，回顾了肿瘤研究的一些进展，同时指出，如果我们想更多地了解肿瘤，我们必须关注细胞的基因组。人类肿瘤研究将因对 DNA 的详细认识而得到巨大推动，这被认为是基因组学的发端。同年，遗传学家 McKusick 提出从整个基因组的层次研究遗传的科学称为“基因组学”；1987 年初，美国能源部和国立卫生研究院为人类基因组计划(human genome project，HGP)下拨了启动经费约 550 万美元(全年 1.66 亿美元)；1988 年，美国成立了国家人类基因组研究机构，由 Watson 出任第一任主任；1990 年 10 月 1 日，经美国国会批准，美国 HGP 正式启动，总体计划在 15 年内投入至少 30 亿美元进行人类全基因组的序列测定。此后，英、日、法、德等国相继加入。1990 年 6 月，当时的欧共体通过了“欧洲人类基因组研究计划”，主要资助23个实验室用于“资源中心”的建立和运转。1994年，中国HGP在吴旻、强伯勤、陈竺、杨焕明等的倡导下启动。最初在国家自然科学基金会和“863”计划的支持下，先后启动了“中华民族基因组中若干位点基因结构的研究”和“重大疾病相关基因的定位、克隆、结构和功能研究”；1998年，在科技部的领导下，国家人类基因组北方研究中心成立，成功参与完成了国际人类基因组计划1%人类基因组测序任务，即人类3号染色体短臂约30 Mb区域的测序；2000年6月26日，参加人类基因组工程项目的美国、英国、法国、德国、日本和中国的6国科学家共同宣布，人类基因组草图的绘制工作已经完成。此后，人类基因组的序列不断被细化，以前难以测序的异染色质、重复序列不断被准确测序。直到2022年，《科学》杂志发表了被认为是最为准确的人类基因组序列。

人类的体细胞是二倍体，具有两套完整的人类基因组序列。人类基因组(genome)即人的单倍体染色体包含的所有DNA序列，也就是其所负载的所有的遗传信息。人类基因组序列中包含有物种基因信息，即人类共有的基因信息；种族基因信息，即人类不同种族(ethnic group)的基因信息；个体基因信息，也就是个人独特的基因信息。人类基因组序列的破解，对于了解人类的生物学特性，尤其是人类疾病的发生发展机制，制定有针对性的治疗方案，都具有无比重要的价值。

解读人类基因组序列的重要性体现在三个方面。第一，揭示决定性状的基因的复杂多样性。在人以及其他各种生命体中，大多数性状都不是由单一基因控制的，而是由许多基因共同控制的数量性状。比如人的血压、身高、对特定疾病的易感性等，这样的数量性状是由多少基因控制的？都是些什么样的基因？只有解读了人类的全基因组序列，才有可能回答这些问题。第二，基因表达过程中，基因及其产物的相互作用是非线性的。性状的产生有赖于一个复杂的分子网络，由许多非线性的节点和相互作用控制。比如，毛细血管的结构，由内皮细胞、基底膜、周细胞构成稳定的结构，以应对环境的影响。了解全基因组编码这些节点和相互作用的所有基因，有助于回答其如何应对环境的问题。第三，疾病的易感性、进展、对治疗的应答等性状，都存在着个体差异。基因组差异决定个体性状差异，这一认知引起医疗模式从循证医学向个体化医学以及精准医学的转变。不同的患者需要给予不同的治疗措施，在一定程度上，这些不同治疗措施的基本信息就在基因组上。

三、分子组学的后基因组学阶段

人类基因组计划的成功实施和完成，揭开了人类全部遗传信息的神秘面纱，具有空前的学术和应用价值。从学术目标、组织形式、实施效果等方面衡量，人类基因组计划是一个相当出色的大科学计划。然而，解读人的基因序列的功能含义，发现人类的个体差异尤其是疾病相关的个体差异的本质，仍然是巨大的挑战。因此，虽然人类基因组计划宣布测序完成，但基因组学仍方兴未艾。随着后基因组时代的到来，分子组学迎来了全面发展的新阶段。

（一）基因组学研究

人类基因组测序的完成开启了基因组学研究的新时代。围绕人的基因组序列，各个方向的基础研究和应用研究全面展开，产生了各种不同的预测、分类方法和新的理论。一般来说，基因组学研究包含三大研究内容。

1. **结构基因组学**（structural genomics） 主要研究人类和其他各个物种的基因组的结构，揭示基因组中的“暗物质”。如基因组序列特征的确定，基因在基因组上的定位，基因组的结构稳定性与不稳定性等。

2. **功能基因组学**（functional genomics） 研究基因组的功能或基因组在某个生命现象中的功能。如基因组功能的阐释，从基因组的角度阐释特定的生理、病理现象。

3. **比较基因组学**（comparative genomics） 通过比较不同物种或同一物种的不同个体的基因组差异，研究基因组结构和功能。如在物种间比较基因组的进化、物种的进化，在物种内比较物种的个体差异及其意义。

基因组学的研究并不限于这三个方面的研究。随着实验技术的不断改进，计算方法和能力的不断提高，还会出现新的基因组学研究方向。此外，基因组知识和技术的推广应用，形成了针对各种生物学现象的基因组学研究亚学科，如肿瘤基因组学、宏基因组学、环境基因组学、免疫基因组学；以及新的技术体系，如产前诊断、生物标志物组学等。以上都成为了基因组学研究的重大方向，而且直接服务于人民健康和社会发展，具有重大的现实意义。值得一提的是，宏基因组学（Metagenomics）又称微生物环境基因组学，通过直接从环境样品中提取全部微生物的 DNA，构建宏基因组文库，利用基因组学策略研究环境样品所包含的全部微生物的遗传组成及其群落功能。这一技术在传染病的病原体的快速鉴定中发挥着无可比拟的作用。最近其应用更是拓展到了古人类学、考古等领域。

（二）表观遗传组学（epigenomics）

表观遗传学是研究在基因的核苷酸序列不发生改变的情况下，性状或基因表达的可遗传变化的分子基础的一门遗传学分支学科。表观遗传信息的主要载体是 DNA 的甲基化和组蛋白的共价修饰，以及一些相关的非编码 RNA。表观遗传印记往往随着细胞所处环境变化而改变。对特定条件下细胞的全部表观遗传印记进行分析和解读，就是表观遗传组学。

（三）转录组学（transcriptomics）和 RNA 组学（RNomics）

转录组学是在整体水平上揭示细胞中全部基因转录的情况及转录调控规律的学科。转录组即一个活细胞所能转录出来的所有 RNA 的总和，是决定细胞表型和功能的根本因素。虽然从理论上而言，转录组学是从全部 RNA 水平揭示基因表达的情况，但实际应用中，转录组往往代表了 mRNA 的水平。对于特殊的 RNA 类型，如 miRNA、lncRNA 等，则采用特殊的方法进行分析和展示。传统的转录组数据获得和分析的方法主要是基于杂交技术的芯片技术，包括 cDNA 芯片和寡聚核苷酸芯片。目前最常用的转录组研究方法是第二代和第三代测序技术。

RNA 组学是对细胞中全部 RNA 分子的结构与功能进行系统的研究，从整体水平阐明 RNA 的生物学意义的组学分支。RNA 组学的概念在 2000 年底提出，针对细胞中的全部 RNA，也包括了 mRNA。近年来，RNA 的转录后共价修饰引起学术界高度关注，与多种人类性状和疾病密切相关。在 RNA 组的水平研究 RNA 修饰，是重要的研究思路。

（四）蛋白质组学（Proteinomics）

蛋白质组学是以蛋白质组为研究对象，研究特定条件下细胞、组织或生物体全部蛋白质的组成及其变化规律的科学。蛋白质组学的概念最早是在 1994 年由 Marc Wikins 首先提出。蛋白质组学主要采用双向电泳对样本中蛋白质进行尽可能彻底的分离，再采用质谱的方法对蛋白质进行鉴定。在此基础上又衍生出许多改进的方法。蛋白质组学研究可用于特定条件下的蛋白质和蛋白质差异的鉴定研究；蛋白质功能确定，包括分析酶活性和确定酶底物、细胞因子的生物分析、配体－受体结合分析以及蛋白质的细胞内定位分析等；蛋白质的翻译后修饰如磷酸化，糖基化，酶原激活等是调节蛋白质功能的重要方式，其研究对阐明蛋白质的功能具有重要作用。此外，蛋白质组在临床上也有广泛的应用价值，如疾病的生物标志物的发现、疾病的诊断、药物治疗靶点的发现等。

（五）代谢物组学（Metabolomics）

代谢物组学指一个生物体内特定条件下所有的代谢物的集合。代谢物组学是对特定细胞过程遗留的特殊化学指纹的系统研究，即对小分子代谢物组的整体研究，反映的是生物体基因表达的终产物。代谢物组学有时也称为代谢组学，其研究对象大都是相对分子质量 1 000 Da 以内的小分子物质。虽然当今的代谢物组学研究手段包括各种先进的分析检测技术如质谱、核磁共振等，并结合模式识别和专家系统等计算分析方法，但不同生理和病理状态下具有特定代谢模式的概念早在 20 世纪 40 年代就被关注，而代谢物组学的概念出现于 20 世纪 90 年代中期。

各种代谢物的理化性质和生物学意义差异巨大，所有代谢物组学就被细分成各类代谢物的组，如脂质组学（lipidomics）、糖组学（glycomics）等。脂质组学系统研究细胞、组织或生物体内所有脂质，包括脂质的类型、分布、功能、与其他生物分子的相互作用，以及它们在生理、病理状态时的动态变化。采用的技术包括脂质的提取、分离、液相色谱、各种质谱、核磁共振波谱、荧光光谱等。脂质组学对于深入研究各种脂质在生物膜结构、能量转换、信号转导等方面有重要意义，同时在临床疾病诊断等领域也有应用价值。糖组学则研究蛋白质糖链组成及功能，用于各种生理状态下和疾病相关糖蛋白和糖结合蛋白的分析。

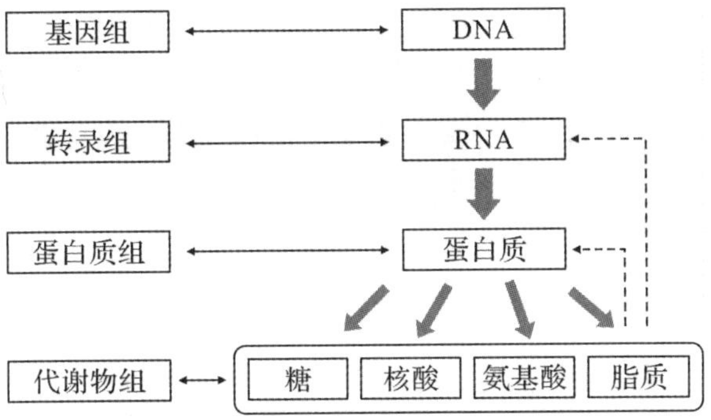

图1－2　各分子组学的相互关系

以上仅是对后基因组时代分子组学的几个重要方面进行了简单介绍（图1－2）。事实上，分子组学随着技术的不断进步，已经诞生了大批的研究分支。比如从2009年开始兴起的单细胞测序技术（单细胞测序技术应用举例和详细流程见第五章“人类转录组”相关内容），结合单细胞分离和前沿测序技术，能够在单细胞水平对组织中的不同细胞进行转录组测序。这些技术后来又发展成单细胞基因组测序、单细胞表观组测序以及单细胞蛋白质组和单细胞代谢物组分析，最近又发展出空间转录组分析技术。新技术的诞生势必推动分子组学亚分支的形成，有力地促进基础研究和临床应用。

第三节　生命分子组学的主要研究方法和应用

总体而言，高通量（high－throughput）技术是分子组学发展的技术基础。早期的高通量技术效能不高、复杂，且价格昂贵。经过多年的发展，高通量技术已经能够在普通的研究型实验室或临床实验室得到广泛的应用。

一、分子组学研究的主要方法

分子组学最基本的技术方法是针对不同分子的各种高通量检测技术。针对高通量技术产生的数据，运用各种生物信息学和系统生物学方法进行数据的分析、挖掘和计算组装。另一方面，基因组改造技术，如基因编辑技术和合成基因组学技术，为人们对基因组实施定点改造和验证奠定了基础。

（一）高通量检测技术

基因组学最根本的研究思路和方法，就是高通量测序技术。对于不同的生物分子，采用不同的高通量技术进行检测。但最基本的检测技术是针对核酸分子的高通量测序技术和各种各样的基因芯片技术，以及针对其他分子的质谱检测等技术。

1. 基因芯片技术　基因芯片技术的基础是核酸分子杂交。核酸分子杂交是指两条互补的核酸单链在一定条件下按碱基互补原则退火形成双链的过程。杂交的过程受到多种因素影响，如核酸分子是DNA还是RNA、链的长短、碱基组成、同源性、反应的温度、离子强度等外部条件。基因芯片技术就是在高度集成的固相材料上集成大量杂交条件近似的检测探针，从而能并行检测大量目的基因的存在与否以及量的多少。各种基因芯片技术的延伸技术目前广泛应用于基础研究和临床检验（基因芯片技术应用举例和详细流程介绍见第五章“人类转录组学”）。

2. 高通量测序技术 DNA的测序技术到目前经历了三代。第一代测序技术又称双脱氧末端终止法测序或Sanger测序。其原理是将被荧光标记的ddNTP按一定比例混入dNTP中，由于ddNTP的随机掺入，DNA合成从引物之后的第一个碱基开始，每一个位置都有可能是ddNTP。由于ddNTP缺乏链延伸所需要的3′-OH，链的延伸就选择性地在掺入ddGTP、ddATP、ddTTP或ddCTP处终止。这样的合成产物可形成一组长度相差一个碱基的成百上千种片段，具有共同的起始点，终止在不同的核苷酸上，每一个碱基都有相同的概率被终止。将这些不同大小的片段进行高压电泳，可以区分开一个碱基差异的片段，排列起来最终就可获得目的片段的序列（第一代测序技术详细流程介绍见第九章“常用组学技术方法原理”）。这一方法虽然已采用荧光标记底物和毛细管电泳，通过对荧光信号的采集和拼接而实现自动化，但一代测序一次只能获得一条长度在700～1 000个碱基的序列，无法满足高通量的要求。

新一代测序（或称第二代测序技术）是并行测序。一次运行即可同时得到几十万到几百万条核酸分子的序列，可以满足高通量测序的要求，因此，第二代测序又称为高通量测序（high-throughput sequencing）。第二代测序技术的基本原理被称为是“边合成边测序”，即在高度集成的反应体系中并行进行多个核酸片段的测序，测序过程包括三个连续的步骤。首先是往测序反应中加入dNTP；然后检测成功掺入合成的DNA链的碱基类型；再去除反应中的各种酶、荧光标记物和dNTP等，进入下一轮反应。这样一系列连续的步骤从而实现自动化的并行测序（第二代测序技术详细原理及流程介绍见第九章“常用组学技术方法原理”）。

第三代测序技术则是利用DNA聚合酶合成与模板互补的DNA链，在三维空间中记录模板位置和核苷酸序列信息，再反向构建DNA模板的序列。第三代测序主要有两种技术原理。一是SMRT测序，采用零模波导（zero mode waveguide，ZMW）的纳米孔结构来实时观察DNA的聚合；二是纳米孔测序，即在纳米孔中配置纳米电极，在电场驱动下，当线状DNA分子通过小孔时，经特定物理手段（如电测方法）来确定碱基的排列顺序。

3. 质谱（mass spectrometry）检测技术 质谱通过测定样品离子的质荷比（m/z）来进行成分和结构分析。质谱分析法是通过制备、分离、检测气相离子来鉴定化合物的专门技术。具有高灵敏度和高质量检测范围的生物质谱技术使生物大分子的微量分析成为可能。蛋白质分离技术和质谱鉴定技术构成蛋白质组研究的两大支撑技术，而色谱-质谱联用是代谢物组学分析的主要方法。

(二)生物信息学技术

通过各种高通量技术如测序或是基因芯片获得的信息量之大,已经无法用人工进行阅读、比对和判别。在这样的情况下,诞生出了一门新的学科——生物信息学。生物信息学是研究生物信息的采集、处理、存储、传播、分析和解释等各方面的一门学科。它通过综合利用生物学、计算机科学和信息技术揭示大量而复杂的生物数据所包含的生物学奥秘。生物信息学已经成为生命科学必不可少的学科,涉及实验数据的深度分析与挖掘。

生物信息学是生物学、计算机科学、应用数学等学科相互交叉而形成的一门新兴学科。它以计算机为主要工具,开发各种软件,对日益增长的基因、RNA 和蛋白质以及代谢物的序列和结构等相关信息进行收集、储存、发行、提取、加工、分析和研究,建立理论模型,指导实验研究。生物信息学由数据库、计算机网络和应用软件三大部分构成,在基因组计划等各种分子组学计划中发挥不可替代的作用。生物信息学的研究内容丰富多样且在不断发展,如基因基本特征分析,包括 DNA 和 RNA 的同源性比对、二级结构预测、基因片段的功能预测、开放阅读框(ORF)、编码产物、特征性序列分析等;利用生物信息学软件还能进行基因片段的组装;对蛋白质进行同源性分析、空间结构、结构域、功能预测;对基因表达谱进行大规模综合数据分析和比较分析;以及计算生物学分析和研究等。最近,人工智能技术被引进生物大分子结构预测。目前的 Alphafold 技术已经能够预测大约 80% 的蛋白质的空间结构,其对生命科学的研究和应用具有重要的意义。

(三)基因组改造技术

定点改造模式生物乃至于人类的基因组序列和功能,是人们的长期梦想。这一方面是因为基因 - 表型的关系的研究是现代生命科学的最大挑战之一,而在进行基因功能研究时,常用两种思路,即正向遗传学和反向遗传学思路。前者要求发现群体中具有特殊表型的个体,然后寻找决定其表型的基因;后者则要求在基因组上定点改变基因序列(制造突变),再来观察对性状的影响。现代分子生物学可以在体外进行基因重组,进而在细胞或动物中进行基因的过表达,观察对表型的影响;但是,从细胞或动物的基因组中准确、定点地删除一段基因序列却是很大的技术挑战。

二十世纪八九十年代,基因操作技术、细胞培养技术、小鼠胚胎操作技术等日益完善,人们对基因同源重组现象也有了更加完整的认识。这些技术综合起来,形成了同源重组和胚胎干细胞技术相结合而来的基因敲除技术。同源重组是两个相同或高度同源的 DNA 序列在细胞内发生重组反应。最突出的同源重组发生在同源染色体或姐妹染色体之间。在第一次减数分裂时,当分别来自父母的两条同源染色体发生联会后,相同或相似的 DNA 序列发生交换,即同源重组。利用这一原理,可以设计与靶序列相似的 DNA 序列作为打靶序列,导入细胞后,依靠细胞自身的同源重组反应,打靶序列会和靶序列发生互换,从而实现基因的插入或者敲除,完成基因组的修改。同源重组介导的基因修饰的缺点为同源重组效率低,两条染色体同时修饰的概率极低,故操作困难。但是,胚胎干细胞可以在导入囊胚后与原有的内细胞团细胞一道发育成为嵌合体,从而进入动物种系。这样，即使在胚胎干细胞中只突变了一条染色体，也可以通过小鼠的胚胎注射和后续的培育获得两条染色体都突变的个体。这就是基因敲除技术。

后续的基因组定点修饰技术采用了完全不同的策略，即核酸酶介导的基因修饰。人们先后发现、设计了能够特异性识别基因组上特定序列的 DNA 结合蛋白，再给之融合上 DNA 内切酶，就可以在基因组的特定位置上切断 DNA。然后利用细胞自身的双链断裂修复机制对断裂的 DNA 链进行修复，在修复的过程中产生基因突变。例如 TALEN 技术。Tale(Tal effector)即激活因子样效应物，是由植物病原菌 Xanthomonas 产生的分泌蛋白，能够识别特异性 DNA 序列。给 Tale 附加一个核酸酶就生成了 TALEN，可与特定的 DNA 序列结合并在结合位点对 DNA 链进行切割，然后依靠细胞自身的双链 DNA 断裂修复机制对基因组 DNA 断裂点进行修复，从而形成突变或导入新的遗传物质。

Crispr/Cas 技术进一步发展了核酸酶介导的基因修饰。Crispr/Cas 机制最早发现于微生物中，是微生物对侵入其中的噬菌体等核酸分子进行的“免疫”反应。当外源性 DNA 首次以质粒转导或噬菌体感染的方式侵入细菌中时，细菌依靠其 *Cas* 基因产生一些酶，把侵入的 DNA 切断成小的片段，并将这些片段以特定方式组合到自身染色体上，相当于“初次免疫”的过程。当该细菌再次遭受相同 DNA 侵入时，细菌立即转录之前“储存”的 DNA 序列，随后经过加工，最终产生小 RNA 片段，与 CAS 基因编码的蛋白质结合，降解侵入的 DNA，相当于“再次免疫应答”。在这个过程中，RNA 分子识别靶 DNA 序列、CAS 蛋白充当核酸内切酶。利用这一原理，人们设计了可以在细胞基因组的特定位点高效切断 DNA 的方法，然后依靠 DNA 双链断裂修复机制，产生位点特异性基因突变。这一技术已经广泛应用于科学研究，其临床应用也在积极探索中。

合成生物学则是以工程学理论为指导，设计和合成各种复杂生物功能模块、系统甚至人工生命体，并应用于特定化学物生产、生物材料制造、基因治疗、组织工程等的一门综合学科。生命体都是完整的生物系统，其遗传信息储存于其基因组。按照研究者的意愿合成生命体的完整基因组，从而创造出进化上从来没有出现过的生命体，称为合成基因组学技术。这种从基因“编辑”走向基因“编写”的技术，是基因组改造技术的未来图景。虽然还有很多技术难题有待解决，但合成基因组学已经在一些单细胞生物获得成功。

生命科学的最终目标是认识生命体的生命过程的基本运行机制。分子组学研究提供了生命体在分子层面的基本组成成分信息，但这些组成成分如何运转形成生命过程及其各种特征，则需要进一步的科学研究。这一方面有赖于计算生物学在组学基础上进行生命过程建模研究；另一方面需要通过合成生物学对组学和计算生物学建模进行验证。这两个方面是掌握组学知识后进一步学习的内容。

二、分子组学研究方法的医学应用和展望

如前所述，分子组学是一类基于组学新技术的科学。随着组学技术的不断创新和完善，获得的组学数据在不断增长和拓展，分子组学相关的理论也在不断更新和完善。伴

随着这些进步，组学技术和理论的应用也在不断创新和拓展。下面仅举几个例子来展望一下分子组学及其技术的应用。

恶性肿瘤是由于基因突变造成细胞不受控制地恶性增殖，进而引发局部和全身的严重病变的恶性进展性疾病。恶性肿瘤所具有的分子水平、细胞水平和全身的恶性特征，使得其治疗效果极差。为了揭示肿瘤发生、发展、治疗抵抗等恶性行为的分子机制，Dulbecco 于 1986 年提出对整个基因组测序。这实际上也是人类基因组计划的发端。到 21 世纪初，伴随着人类基因组计划的阶段性成功，人们再次将目光聚焦于癌症基因组研究，并于 2006 年前后启动了正式的癌症基因组计划，以期建立全面的、多维的、针对多种癌症的多组学变化的图谱，最终找到所有致癌和抑癌基因的微小变异，阐明癌症发生、发展的机制，在此基础上建立新的诊断和治疗方法，以及新型的癌症预防策略。计划实施以来，在癌症发生发展机制的基础研究、癌症预防诊断监测的生物标志物研究及临床应用，以及癌症分子靶向治疗的靶点研究和新药研发等方面取得了令人瞩目的成就，并有望继续为认识癌症并最终控制癌症做出贡献。

与肿瘤相类似，大多数人类常见病、慢性病是复杂疾病，由基因组上的多个位点和环境因素共同决定。基因型和表现型的关系是现代生命科学和医学研究的基本问题，其探索的思路可以分为已知表型而探索基因型的正向遗传学（forward genetics）思路和已知基因型而探索表型的反向遗传学（reverse genetics）思路。20 世纪 80 年代开始，基因克隆、基因突变技术的建立和完善，使得反向遗传学长期占据生物医学研究的主战场，也诞生了大量举世瞩目的研究成果。但反向遗传学研究是探索一个或少数几个基因的有效方法，在研究多基因叠加环境因素引起的复杂疾病中遇到极大困难。正向遗传学研究长期困扰于无法确定引起一个已知表型的基因是什么。组学研究技术的建立和完善则为正向遗传学研究开辟了新的道路。即在表型明确的前提下，通过不同层面的组学研究，有望迅速锁定引起表型的基因或基因群。这一点已经在罕见病的全外显子测序（whole exon sequencing，WES）研究中得到充分的证实。

单基因病是指受一对主基因影响而引起的疾病，其符合孟德尔遗传方式，所以又称为孟德尔式遗传病。单基因遗传病有 8 000 多种，并且随着临床基因组学技术的进步不断鉴定出新的致病基因。有些基因突变造成严重的出生缺陷，对人类健康构成了较大的威胁。基因治疗，尤其是针对生殖细胞的基因组治疗，是根治此类疾病的理想方法。虽然目前的基因组改造技术尚未达到百分之百精准地纠正突变基因的水平，但基因编辑技术不断发展，正在向着这一目标稳步迈进。

一个生命个体的基因组序列信息包含着物种、种群和个体三重的遗传信息，而双链的 DNA 分子也在自然环境中可以存在较长时间。随着分子生物学技术飞速发展，尤其是 PCR 扩增技术和高通量测序技术的不断完善，20 世纪 80 年代，考古学家和分子生物学家将古 DNA 的研究引入传统考古学领域，逐渐形成了新兴的边缘交叉学科——分子考古学(molecular archaeology)。分子考古学可以利用基因分析技术,对出土的古代的任何可研究材料,如软组织、毛发、硬组织、化石甚至环境土壤样本进行测序分析,以对研究对象如人类、动物、植物以及微生物进行分子水平上的考古研究。通过基因序列的比较,分子考古学在生物的谱系关系、濒危物种保护、人类的起源与进化、迁移路线、墓葬个体间亲缘关系和群体关系、人类遗存的性别鉴定、古病理与饮食研究、动植物的家养和驯化过程、农业的起源和早期发展等各个方面发挥独特的作用。

三、组学研究的伦理学原则

组学技术的建立使得大量的研究可以直接针对患者,因此遵守相应的伦理学规范极其重要。除了要严格遵守现代医学科学研究的安全性和伦理学要求等规范外,组学数据尤其是基因组学数据涉及人类个体最根本的隐私权。在人类个体、种族的基因组数据的采集、保存、交流、公布等环节,也必须遵守国家的伦理学规范以及生物安全要求。涉及人的基因改造,特别是种系(germline)基因改造,更是需要接受严格的伦理学监督。

另一方面,作为组学的核心,基因组学涉及的根本问题仍然是遗传学的基因型与表型的关系问题。随着组学和系统生物学研究的深入,人们容易简单、过分地强调基因型对表型的影响,导致基因本质主义(genetic essentialism)倾向。本质主义(essentialism)认为事物皆有其本质,世界上万事万物都有本质所在,人的理智可以揭示这种本质,相信对本质的追求是人类认识的重要目的,且科学的严谨性和哲学的洞察力是达成最终目的的两条通道。基因本质主义论者最初只是片面强调遗传在儿童心理发展中的作用,认为儿童心理的发展是由先天的、不变的遗传所决定的;后来发展到过分强调先天遗传因素对人类个体的影响,而忽视了环境和教育对人发展的重要影响。基因本质主义不仅不利于我们准确掌握生物医学相关知识,还会带来哲学乃至世界观等方面的问题,因此在组学学习过程中应该注意避免。比如通过多组学技术融合等角度,正确认识基因和环境对于表型的综合作用,并加强相关伦理学知识学习和融会贯通,以树立正确的人生观、价值观。

复习思考题

1. 什么是组学?
2. 如何理解组学在生命科学与医学中的重要意义?
3. 举例说明组学知识在医学中有什么应用?

(韩　骅)

第二章 2 人类基因组的结构与功能

人类体细胞是二倍体，携带 23 对染色体，包括 22 对常染色体和 1 对性染色体。人类基因组就是人类单倍体全套染色体包含的全部 DNA 序列和遗传信息。阐明人类基因组的结构即确定人类基因组的全序列至少有两个方面的意义：一是揭示人类基因组中有哪些基因，以及这些基因如何决定人类的全部性状，包括质量性状和数量性状；二是在此基础上确定每个人类个体的基因组序列如何决定个体差异，即与人群相比所特有的性状，包括疾病的易感性、对治疗的应答性等。这种根据个体的基因型，对个体的健康状况或疾病进行干预的医疗模式，就是个体化医学。

人类基因组计划(human genome project，HGP)于二十世纪八十年代中期酝酿，1986 年，遗传学家 McKusick 提出将从整个基因组的层次研究遗传的科学称为“基因组学”(genomics)，九十年代初在美国正式启动，此后该计划成为有多个国家参与的国际科学计划。1994 年，中国启动人类基因组研究，于 1999 年在国际人类基因组计划注册，分担完成人类基因组中的人类 3 号染色体短臂上一个约 30 Mb 区域的测序任务，该区域约占人类整个基因组的 1%。中国因此而成为参加这项国际合作研究计划中唯一的发展中国家。

第一节 人类基因组的结构

人类基因组的全长 DNA 序列包含大约 3.2×10^9 个碱基对(base pair，bp)。对人类基因组序列进行的对比和分类显示，从编码蛋白质的角度看，人类基因组序列可以分为编码序列和非编码序列；而从序列的重复性来看，编码序列大多为单一序列，而非编码序列中除了单一序列外，还含有大量的重复序列。

一、人类基因组的编码序列

在人类基因组中，大体而言，编码蛋白质的基因序列仅占整个基因组序列的 1.5%。这些是编码蛋白质氨基酸序列的外显子(exon)序列。除此之外，人类基因中编码蛋白质氨基酸序列的外显子片段往往被内含子(intron)序列隔开，而内含子序列约占人类整个基因组序列的 25.9%。此外，人类基因组中还含有意义不明的混杂单一序列（miscellaneous unique sequence，11.6%）、混杂异染色质序列（miscellaneous heterochromatin，8%）以及片段复制（segmental duplication，5%），其余就是占人类基因组近 50% 的各种重复序列（repeat sequence）。人类基因组的序列构成见图 2－1。

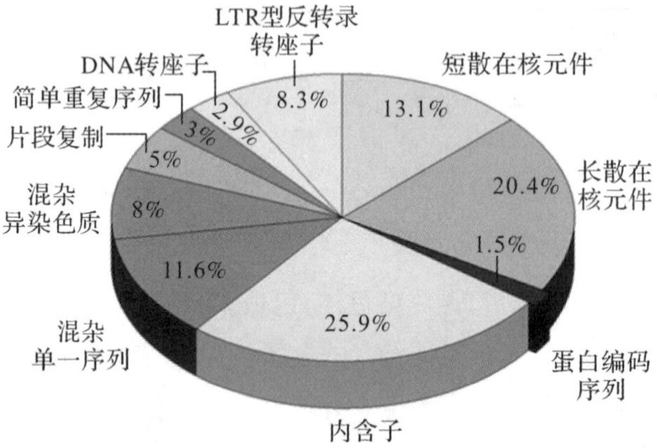

图 2－1　人类基因组的序列构成

（一）人类基因组中基因的数量和分布

人类基因组中的基因数量有限。按照开放阅读框架（open reading frame，ORF）的一般规律来预测，人类基因组含有大约 23 000 个编码蛋白质的基因。一般而言，一个物种基因组中的基因数量与物种的复杂性相关。但这也不是绝对的，有些物种并不比人类更加复杂，但基因组大小或基因组中包含的编码基因数量却多于人类，如葡萄基因组中基因数为 30 434 个。而人类基因组中仅有 23 000 个左右编码蛋白质的基因，这一数字并不比简单生物（如果蝇）多出多少。这样的现实在最初还是远低于人们对人类基因组包含的基因数量的预期。对这一现象并没有圆满的解释，但人们仍然预期人类基因组编码的蛋白有更高的复杂性。随着研究的深入，人们发现虽然编码基因的序列仅占人类整个基因组的很小一部分，但 60% 的人类基因有可变剪接，可通过外显子的选择性使用来改变蛋白质的氨基酸序列，因此蛋白质组远大于基因组，这在一定程度上相当于增加了基因的数量。此外，人类基因组编码的蛋白质的结构和功能复杂性也许高于其他有些物种。更为重要的是，人类基因组包含的各种调控元件，在基因表达的调控、蛋白质的翻译后修饰等环节极为复杂。这些机制可以在不改变基因组的复杂性的前提下，大幅增加人类个体的复杂性。

不同物种之间基因的数量不同，但如果对基因按照其功能来进行分类，则会发现不同物种基因组中编码蛋白的基因的种类却是相似的。比较酿酒酵母、拟南芥、秀丽新小杆线虫、果蝇和人类的基因组，会发现各自基因组中都会编码基本细胞过程、代谢、DNA 复制和修饰、转录和翻译、细胞内和细胞间信号转导、蛋白质折叠和降解、物质转运等生命过程所必需的基因。那么,维持一个生命体最少需要多少基因?这仍然是一个有待回答的科学问题,而且对于单细胞生物和多细胞生物来说很可能是不一样的。就目前的研究情况来看,在单细胞生命体酿酒酵母和多细胞生命体果蝇中,只有不到50%的基因在其被删除后具有明显的表型效应,提示其基因组中的一半基因并非其生存所必需;而喜温生物 Aquifex aeolicus(一种能在接近沸点温度下生长的细菌)在能独立生存的细菌中具有最小基因组,其基因组大约为1.5 Mb大小,包含1 512条编码蛋白质的基因;相比之下,流感嗜血杆菌作为一种"典型"的革兰氏阴性菌,具有1 743条基因,每条基因的大小约为900 bp。这些研究推测构成一个能够独立生存的生命体,其基因组编码的必需基因约为1 500条,但这有待于合成基因组学实验进一步证实。回答这个问题,不仅在理论上有助于人们了解生物进化的根本机制,还可以为人类完全自主编写一个生命体的基因组"底盘",然后在其上进行各种生物工程操作奠定基础。值得注意的是,和其他物种一样,人类基因组中的基因并非均匀地分布在整个基因组序列上。有些染色体区段为基因富集区,比如位于6号染色体的长度为700 Kb的MHCⅢ基因座上包含有60个功能基因以及一个假基因;而有些染色体区段上则基因分布很少。在人类基因组上有多达25%的区段是基因"沙漠"(desert),即长度超过500 Kb但不含任何基因的序列区。然而,这些区段仅仅是不含有编码蛋白质的基因而已,其也有可能包含有非编码RNA的基因、基因表达调控元件以及其他的基因组功能元件。

(二)人类基因组编码基因的基本结构

单从结构上来看,人类基因组中编码蛋白质的基因的结构与其他真核生物相同或相似而与原核生物不同,即编码蛋白质氨基酸序列的片段位于外显子中,被不编码蛋白质氨基酸序列的内含子序列所隔断(图2-2)。同时,人类编码基因含有基因表达和调控的各种元件。如mRNA转录的起始位点,是与新生RNA链第一个核苷酸相对应的DNA链上的碱基,即5′UTR上游的第一个碱基,通常为一个嘌呤核苷酸(A或G);mRNA转录本3′端具有加尾的信号,即基因末端的一段AATAAA共同序列,再下游还有一段富含GT序列;内含子剪切信号,包括5′剪接供体位点(GT)-分支位点(A)-3′剪接受体位点(多聚嘧啶-AG),以及存在于基因的5′端、内含子或3′端的各种调控转录的顺式元件,存在于5′和3′非编码区的各种转录后调控序列或元件。

人类基因组不仅可以转录出编码蛋白质的mRNA,还可以转录出大量非编码RNA(non-coding RNA,ncRNA)。这些RNA从基因组上转录而来,但不翻译成蛋白质,而是在RNA水平上行使各自的功能。已知功能的ncRNA包括参与蛋白质翻译的rRNA和tRNA,参与RNA前体拼接翻译的snRNA,以及在转录、转录后和翻译水平调控基因表达的多种非编码RNA,如miRNA、siRNA、piRNA、lncRNA、circRNA等。

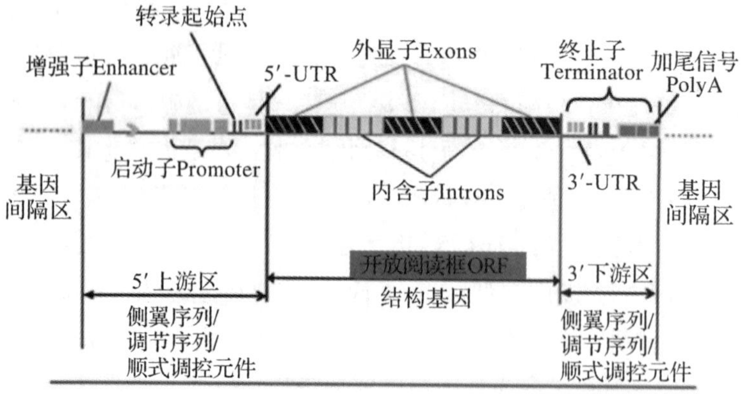

图2-2　人类编码基因的基本结构

（三）人类基因组中的假基因

早期的基因测序研究就已经发现人类基因组中存在着假基因（pseudogene，常用ψ表示）。所谓假基因，是指一些与编码基因相似，但因某种突变而不能转录或翻译的基因。假基因往往被看作是基因家族在进化过程中形成的无功能的残留物。第一个假基因是1977年在研究非洲爪蟾核糖体5S rRNA的基因时发现的。之后又发现编码蛋白质的结构基因也有相应的假基因，如小鼠、兔和人的β珠蛋白的假基因等。假基因可根据其结构分为两类。

1. **未加工的假基因**　也称常规假基因，具有与有功能的同源基因相类似的结构，包括内含子和某些调节元件。但由于其基因序列中存在某些突变使之不能够被表达。常规假基因可能通过基因组DNA的复制产生，其常位于有功能的同源基因拷贝的附近。常规假基因可以看作是基因组中因突变而“死去”的基因，因此偶尔也可能通过一个有利的突变被重新激活。

2. **加工的假基因**　这些假基因类似基因组中正常基因的转录产物经加工后形成的mRNA，典型特点是不含有在相应的正常基因中存在的内含子序列，3′末端有类似多聚腺苷酸尾的结构等。推测其形成是正常基因转录形成mRNA前体、拼接后的成熟mRNA经反转录成为cDNA、再整合入基因组DNA并得以保留在基因组中。加工的假基因经常是以分散的形式存在于基因组中，也称为反转录假基因。

在人类基因组中已经明确鉴定的假基因大多为加工的假基因，数量可有约8 000个之多。在已经收录的编码蛋白质的将近20 000多个基因序列中，约10%在基因组中有一个或多个接近全长的加工的假基因。编码核糖体蛋白的基因具有最多数量的加工的假基因，约占加工的假基因数的20%；少数其他基因也可有多个拷贝的、加工的假基因。一般而言，加工的假基因在人类基因组的分布与染色体长度成比例，但在GC含量为41%～46%的染色体区域密度最高。假基因基本没有已知的功能，也不能被表达，但也有例外。如RNA聚合酶Ⅲ基因有内在的启动子，所以它的加工的假基因可以表达。如，人类基因组中高度重复的假基因 Alu，就是由 RNA 聚合酶Ⅲ转录的。还有些假基因可以被转录，并作为非编码 RNA 发挥某种功能。在基因组水平，假基因似乎与内含子、卫星序列、转位因子等冗余 DNA 一样，不受进化的负选择作用，其遗传变异看似没有意义，但也许可为物种进化的正选择、负选择以及中性漂变提供丰富的原材料，成为物种进化的有用"工具"。总之，人们对假基因的生物学意义的认识，还需进一步的研究和充实。

二、人类基因组的重复序列

人类基因组中除了编码蛋白质的基因和一些功能未明的单一序列外，约有一半的 DNA 序列是各种重复序列。重复序列是一些以不同的组织方式、在基因组上重复出现的相同或相似的 DNA 序列。从单一种类 DNA 序列在基因组中的占比来看，重复序列是人类基因组的主要成分。事实上，其他所有物种的基因组中也含有大量的重复序列，这使得有些物种具有比人类基因组大得多的容量。基因组的大小并不取决于编码基因的多少，而是取决于重复序列的多少。重复序列更多的基因组会更大，但基因组的大小与基因组的复杂性并不成正比。

重复序列中重复的 DNA 顺序称为重复单位(repeat unit)，其在基因组以特定拷贝数和特定的组织方式出现。对重复序列的分类随着人们对其的认识而有所变化。比如最早对重复序列的认识源自对基因组 DNA 理化性质的观察，即将基因组 DNA 片段化后进行密度梯度离心，可以观察到除了主要的 DNA 密度带外，还可以观察到一些密度不同的 DNA 带，被称为卫星 DNA(satellite DNA)，由一些高度重复的 DNA 序列构成。早期对重复序列的分类侧重考虑其重复次数。据此基因组的 DNA 序列被分类为单一拷贝 DNA 序列、高度重复顺序和中等程度的重复顺序。单一拷贝 DNA 序列，即该序列只在基因组中出现一次，编码基因大多为单一拷贝 DNA 序列；高度重复顺序(highly repetitive sequence)，是由较短的重复单位重复 10^5 ~ 10^7 次；而中等程度的重复顺序(moderately repetitive sequence)则是由 300 ~ 500 bp 的重复单位重复而成。后来随着对基因组认识的深入，人们逐渐认识到基因组中的重复单位有两种主要的组织方式，即散在重复(dispersed repeats)和串联重复(tandem repeats)。散在重复序列是以单一重复单位的形式散布在整个基因组中；而串联重复可以定位在基因组的特定位置或散布于基因组，多个串联的重复单位之间没有间隔。此外，还存在一些不完善的重复(hyphenated repeats)，它们在基因组上成群排列，但被小的间隔分开。

（一）散在重复序列

基因组中的散在重复序列是散布于整个基因组的重复序列，也是基因组重复序列的主体。随着人类基因组测序的完善，对散在重复序列的分类也在不断演变。目前认为，人类基因组的散在重复序列均为基因组的转座元件(transposable element，TE)或者其衍生序列。转座元件指能够在生殖系细胞的染色体上进行转座或复制转座,因而可通过垂直传递增加自身在基因组中的频率的遗传元件。转座元件不包括不能移动的病毒整合元件。转座元件含量与基因组容量呈正相关、与基因组复杂性无相关。转座元件也可进行种间的水平传递,这对于转座元件的远期生存和扩增可能也是重要的因素。

基因组转座元件的基本特征就是以大量的拷贝数构成基因组的散在重复序列。迄今为止,人类基因组中的转座元件拷贝数众多且在不同种族和个体之间有很大的异质性,表现在序列变异大、在基因组上的整合位点各异等,其准确的表达水平检测至今仍是较大挑战。现有资料对转座元件的分类系统包括每一个类别(class)的转座元件下,还可以分为亚类(subclass, order)、超家族(superfamily)、家族(family),以及亚家族(subfamily)。其中类和亚类的区分是依据整合方式,而超家族、家族和亚家族的区分是依据进化关系。同一个家族指长度超过 80 bp、在其 80% 长度上至少 80% 序列相同,即所谓家族的"80 - 80 - 80"规则,一个家族可以被一个主效共有序列代表,相当于这个家族的祖先。

虽然到目前为止,转座元件的详细分类模式尚未完全统一,但基因组转座元件基本可以按照其转座方式分为两大类。第Ⅰ类(class Ⅰ)指需要通过 RNA 的反转录阶段形成 cDNA,然后整合入基因组的转座元件,也被称为是通过拷贝 - 粘贴(copy - paste)的方式进行转座,包括带有长末端重复序列(long terminal repeats, LTR)的内源性反转录病毒(endogenous retrovirus, ERV)和无 LTR 的反转录转座子,后者又包括可以自主转座的长散在核元件(long interspersed nuclear elements, LINEs),和不能自主转座的非自主元件,主要是短散在核元件(short interspersed nuclear element, SINEs)。第Ⅱ类(class Ⅱ)是直接通过 DNA 整合入基因组的转座元件,即以切除 - 粘贴(cut - paste)的方式进行转座,主要是 DNA 转座子,此外还有滚环 DNA(helitron),机制未知的转座子(polinton/mavericks),和非自主的转座元件(MITEs)。有研究认为,Ⅰ类和Ⅱ类转座元件可能在进化上存在共同祖先,这也提示基因组中所有的转座元件可能来自最早的共同祖先。此外需要强调,所谓自主转座元件,意味着转座元件本身携带有编码转座相关的酶的基因,而非自主转座元件则不带有编码转座相关的酶的基因,因此它们需要"绑架"(hijack)其他转座元件编码的转座相关的酶,以完成转座。

下面对几种主要的散在转座元件进行简要介绍。

1. 内源反转录病毒(endogenous retrovirus, ERV)元件 ERV 元件属于带有 LTR 的Ⅰ类转座元件,在人类基因组中称为 HERV(human ERV)元件,小鼠基因组中为 MERV(murine ERV)元件。ERV 元件来源于反转录病毒,所以其基本结构与反转录病毒相同,长度可达 9 Kb,只是在宿主基因组中经历了各种各样的突变,如碱基突变、片段的缺失和插入等。据研究,40% 的哺乳类动物的基因组来自反转录病毒。在人和小鼠,ERV 来源的序列分别占到基因组 8%(HERV)和 10%(MERV)。基因组中 ERV 元件的相关研究最早见于20世纪60年代,发现未接触禽类白血病病毒(avian leukemia virus,ALV)的鸡血清可与抗反转录病毒的Gag蛋白的抗体反应,后又发现与抗反转录病毒的Env蛋白的抗体也可反应,且Gag反应性与Env反应性呈现遗传共分离现象,提示其基因在鸡的基因组中是连锁的。再后来在鸡细胞中发现反转录酶,说明鸡基因组中含有ALV的前病毒。几乎与此同时,通过核酸液相杂交发现在小鼠基因组中存在小鼠乳腺肿瘤病毒(mouse mammary tumor virus,MMTV)和小鼠白血病病毒(mouse leukemia virus,MLV)的基因序列,且辐射和某些化学物质处理可诱导未感染病毒的细胞产生病毒颗粒。进一步的功能实验表明,用5 - azaC处理可以诱导肿瘤中反转录病毒标志物的表达和增强反转录酶的活性。在后来的基因测序和基因组测序研究都证实小鼠以及人类基因组中ERV元件的存在和特征。经过一系列实验证实,哺乳动物细胞基因组中的ERV元件在一定条件下能够形成感染性病毒颗粒,并感染植入前胚胎、胚胎干(embryonic stem,ES)细胞和受精卵,提示ERV元件可通过病毒颗粒感染进入物种的种系(germline),从而实现自身在物种中的扩增。还有实验进一步发现,在体细胞高表达MLV的小鼠中,可观察到表达产生的MLV颗粒进入到卵子。由此推论如果这一感染事件对于卵子细胞是无害的,则这次感染的结局,即新整合入生殖细胞基因组的*MLV*基因就可以随着动物培育固定于种系,再通过细胞外阶段感染卵子而实现在种系中的扩增。目前认为,基因组中的ERV元件是在哺乳类进化过程中在不断扩增、突变而形成,基因组中现在形式的ERV元件已经存在1000万年至1亿年。特定类别的ERV元件在基因组中的扩增可缓慢持续上千万年,但有时也会通过细胞间传播或细胞内转座而爆发性增加其拷贝数。有些物种如人的ERV元件在种系中的播散已经停止,但在有些物种如小鼠中仍存在ERV元件的播散和扩增。此外,不同ERV元件的拷贝数差异极大,说明有不同的路线扩增,机制不清楚。树袋熊中的KoRV - A是新近观察到的ERV元件播散事件,大约100年前从南亚啮齿类感染、并整合入生殖系基因组,因此在不同地域的树袋熊基因组中其拷贝数差别很大。

历时千百万年的进化使得基因组中的ERV元件数量庞大,而且整合位点多变、结构变异繁多,因此其分类、命名就是一大挑战。目前ERV元件可按不同方式和不同标准分为多个家族。结构上,ERV元件的原型是反转录病毒,所以可以按其基因组结构将ERV元件分为完整型、瘦身型(缺失一个或多个ORF,常常是缺失Env)、替换型(不包含ORF)和单独LTR(拷贝数量10倍于其他ERV)。完整型包含了整个反转录病毒的前病毒(pro - virus)基因组,包括两侧的长末端重复序列、*Pol*基因(编码反转录酶,即RNA依赖的DNA聚合酶,以及其他RNA相关蛋白如RNaseH、病毒蛋白酶PR等)、*Env*基因(编码Env多聚蛋白前体,前体被切割成表面包膜糖蛋白gp120和跨膜糖蛋白gp41)、*Gag*基因(编码Gag多聚蛋白,然后被病毒蛋白酶切割成MA、CA和NC蛋白等病毒核心蛋白),以及其他病毒蛋白和顺式调控元件。瘦身型保留有完整的LTR元件,但缺失一个或多个开放阅读框(ORF),常常是缺失了 *Env* 基因。替换型则不包含 ORF,除了 LTR 元件外,ORF 的位置上可包含其他宿主序列。最后是单独 LTR,其丧失了反转录病毒的大部分元件,只剩下 LTR 序列,但其在基因组中的拷贝数很高,可 10 倍于其他 ERV 元件。

此外,ERV 元件还可按与反转录病毒的同源性(尤其是 *Pol* 基因)分为Ⅰ类、Ⅱ类、Ⅲ类。也可按照其物种来源分类,分为人源(HERV)、鼠源(MERV 或 MuERV)。反转录病毒在反转录时可以宿主 tRNA 为引物,所以可以按照其反转录所采用的 tRNA 进行 ERV 元件分类,如 HERV－K 代表用赖氨酸 tRNA 进行反转录的人 ERV 元件。还有一些 ERV 元件按照其整合部位附件的基因、按照其克隆时采用的探针等线索进行命名。现在也有一些数据库采用的特定数字编号进行命名和分类。这些复杂的分类命名规则凸显了 ERV 元件在基因组中的序列、整合位点、生存方式等方面的复杂性。虽然典型的 ERV 元件的结构与反转录病毒类似,即如上所述,两端具有 LTR 元件,两个 LTR 元件之间至少包含 2 个基因,即反转录病毒的 *Gag* 基因和 *Pol* 基因;其中 Pol 编码反转录酶、RNaseH 和整合活性,Gag 编码核衣壳蛋白,但完整的反转录病毒的 *Env* 基因经常被丢失,所以生殖系活跃的 ERV 元件常常被内源化。完整的 ERV 元件的生活周期也与反转录病毒类似,整合于基因组的病毒基因由 RNA 聚合酶Ⅱ负责转录;RNA 输送至胞浆后,以细胞的 tRNA 作为引物起始反转录,合成 cDNA;cDNA 可以被 *Gag* 基因产物所包裹,而 *IN* 基因则负责核转位和整合,最终再整合入基因组的某些新位点,实现自身基因拷贝数的扩增。

值得注意的是,ERV 元件对宿主基因组的反复“入侵”不仅取决于 ERV 元件自身,也会受到宿主对 ERV 元件的“抵抗”。宿主可以从多个水平、采用不同机制来抑制 ERV 元件的转录表达和向基因组中的再次整合。其中最重要的机制之一就是对 ERV 元件的表观遗传抑制。根据组织细胞类型的不同,可以采用 DNA 甲基化和抑制性组蛋白修饰来抑制 ERV 元件的转录。因此,人体细胞基因组中绝大多数 ERV 元件被重度甲基化;ERV 元件的 DNA 序列中通常有更多的 CpG 序列,容易被甲基化。此外,piRNA 和其他小 RNA 通路也参与 ERV 元件的甲基化修饰。实验表明在未分化的干、祖细胞中,组蛋白修饰对沉默 ERV 元件发挥了重要作用。如在小鼠 ES 细胞中,组蛋白的 H3K9me3 对于沉默Ⅰ类和Ⅱ类 ERV 元件十分重要,敲除 H3K9me3 相关基因可上调许多 ERV 元件及采用 LTR 为启动子的基因的表达;而 H3K9me2 优先沉默Ⅲ类 MERV－L。在细胞水平,对于表达的 ERV 元件,细胞会针对其核酸产物和有些翻译的蛋白质产物产生免疫应答,通过免疫应答消除表达 ERV 元件的细胞,也可实现限制 ERV 元件扩增的目的。

虽然在基因组中存在大量拷贝,但 ERV 元件在基因组中的功能仍不清楚。其包含的基因的大部分功能都已经丧失,但有些基因已经被“驯化”成为宿主的功能基因,如来自 ERV 元件的 *Env* 基因的融源性基因 syncytins 参与胎盘发育过程中滋养层细胞的发育;而 *Gag* 基因的同源物 Arc 可形成囊膜参与 mRNA 转运,还可能调控记忆固化和皮肤炎症。虽然只有极少数ERV元件可复制和再整合入基因组，如小鼠IAP元件，但许多ERV元件可以表达产生RNA甚至蛋白质，影响组织器官的发育和细胞的稳态。

2. 长散在核元件(long interspersed nuclear elements，LINEs)　LINEs属于无LTR的Ⅰ类反转录转座元件，在人类基因组中的拷贝数约50万个，散布于人类基因组，约占人类基因组DNA总量的20%，自身长度约为6 Kb。LINEs的基本结构包含5′端非翻译区(5′-UTR)、开放阅读框1(ORF1)、开放阅读框2(ORF2)、3′端非翻译区(3′-UTR)，再下游就是polyA尾。ORF1编码RNA分子伴侣，而ORF2编码单链内切核酸酶和反转录酶活性。LINEs由RNA聚合酶Ⅱ驱动其转录，转录本加帽加尾后，两个蛋白与RNA结合形成RNP，在有丝分裂期进入细胞核，再由内切酶在富AT区切开基因组DNA下链，开始靶启动的反转录(target-primed reverse transcription，TPRT)，并进而形成双链DNA，然后整合入基因组DNA。LINEs的整合与DNA复制、复制叉相关，但具体机制尚不明确。

L1元件是最主要的LINE成员，可占人类基因组的17%，其中有100~150个最新拷贝是全长、无影响功能的突变，可在基因组移动引起基因突变而致病。原初的L1全长元件可能是哺乳动物中有活性的反转录转座子的最早来源，现在L1元件仍被认为是人类基因组中主要的可动元件，它不仅可以自主转座，而且其蛋白质产物可促使一些非自主转座元件进行反转录转座。此外，L1元件还可携带其3′端的旁侧序列一起转座到新的基因组位置，从而将宿主基因组中原先不连锁的两个DNA片段放置在一起。这种现象在许多真核细胞中都可发生，对新基因的形成和基因组的进化可能都有重要作用。

L1元件的可移动性会造成基因组结构改变而致病。1988年，人们发现在血友病A患者的凝血因子Ⅷ基因中存在两个截短的L1元件，后来在凝血因子Ⅷ的基因中又发现了一个反转座的L1元件插入片段。这是人们第一次认识到可转座元件可能是人类疾病的一种致病因素。后续又在进行性假肥大性肌营养不良(Duchenne muscular dystrophy，DMD)基因中发现有三个L1元件；在结直肠癌的易感基因*APC*等基因中也都发现了L1元件。这些致病的L1元件插入片段绝大多数出现在生殖细胞或早期胚胎中，但也可以发生在体细胞中，如*APC*基因中的L1元件插入片段。已经发现的每一个L1元件插入片段的序列都各不相同，提示它们是分别来自不同的原初元件(progenitor elements)，而非同一个L1元件的反复转座。此外，许多L1插入片段是在5′端截短的，且截短的长度变化很大，但其蛋白质编码区都保持完整，提示转座的L1元件有可能仍保持再次反转录转座的能力，从而经历几轮的反转录转座。这些发现对于人类基因组的稳定性、相关人类疾病的发表机制等现象的认识，具有重要意义。

3. 短散在核元件(short interspersed nuclear elements，SINEs)　SINEs属于无LTR的非自主反转录转座元件，占基因组的13%，长度约100~500 bp，拷贝数则可达数百至数十万以上，根据序列变异和鉴别位点常可以细分为若干家族和亚家族。SINEs大都起源于RNA聚合酶Ⅲ转录的非编码RNA(tRNA、5S rRNA)，其中大多为tRNA的衍生物，由

tRNA 同源区、tRNA 无关区和富含 AT 区等组成，采用 LINE 的转座机器进行转座；有些 SINEs 还进化出复杂的嵌合结构增强其转座能力，如人类基因组中的 Alu，自出现来已经形成许多亚家族。Alu 元件对应于加工的 7S tRNA 假基因的拷贝，在小鼠基因组中称为 B1 元件。Alu 家族的重复单位长约 300 bp，结构类似转座子，由两段 130 bp 的重复序列与一段 31 bp 的间隔序列构成，两侧各有一段 6～20 bp 的正向重复序列，不含反转录酶的编码序列。在基因组中主要位于 GC 丰富的 DNA 区域，估计有 10^6 个拷贝，相当于平均每 4 bp 有一个拷贝。但 SINEs 一般是存在于间隔子和非转录区段内，除了某些个别的情况外，在基因的编码区内是不存在 SINEs 的。同一物种不同的个体之间，某一特定 SINEs 的序列一致性可高达 80%；而在不同的物种之间，某一特定 SINEs 的序列一致性仅有 50%。所以有些 SINEs 如人的 Alu 元件可作为人类基因组 DNA 的标志。SINEs 已经不能在基因组上移动，但由于同源性高且分布广，可以提供基因组 DNA 的同源重组机会，因此引起基因组的不稳定。此外，SINEs 对基因组的复杂化、基因的钝化、新基因的产生，尤其是基因表达的调控都可具有重要意义。

4. DNA **转座子**（DNA transposon） DNA 转座子是Ⅱ类转座元件，占基因组的 3%。转座是指基因组中的一个 DNA 片段通过“切除－粘贴”的方式从基因组的一个位置移动到另一个位置的过程。转座的 DNA 片段就称为转座子（transposon），而促进转座的酶就是转座酶（transposase）。转座子的典型结构就是其两端具有 20～40 bp 的反向重复顺序（inverted repeats，IR），中间带有编码转座酶的基因，所以每次转座时都携带着转座必需的转座酶基因一起在基因组内移动。受体 DNA 上的靶序列转座后在转座子两侧形成正向重复序列。

DNA 转座子元件可分为 4 组，包括由 DDE 转座酶（转座酶内都带有 DDE 三氨基酸基序）进行切除－黏贴的转座子；由酪氨酸重组酶移动元件（YR）进行转座的 crypton；由滚动－环元件转座的 helitrons；以及自合成转座子 mavericks 和 polintons。DDE 和 Crypton 只含有一个编码转座酶的开放阅读框，两侧含有 TIR 序列。其中 DDE 是最异质和广泛分布的转座元件，包含 17 个超家族，是地球上最古老和最丰富的基因竞争者；Crypton 在真核相对少见；Helitron 主要见于多种模式动物，可自主转座；Mavericks 和 Polintons 可长达 15～20 Kb，编码近 20 个蛋白，含有 400～700 bp 的 TIR，在基因组中拷贝数低，一般仅十几个。基因组中的 DNA 转座子大多属于转座子“化石”，有些虽然有在基因组中移动的潜力，但通常被严密抑制。值得注意的是，DDE 转座过程虽然不复制，但仍可采用其他机制扩增自己。如从已复制区域向未复制区域转座，从而使自己被复制 2 次；或用同源重组修复机制进行复制。在基因组中，转座可能没有任何影响，但有时转座插入可能导致插入突变或染色体畸变，也可能产生新的基因，参与生物进化。所以，转座的生物学效应主要取决于转座子的功能和其插入的位点。表 2－1 总结了几种人类基因组中的主要散在重复序列。

表 2－1 人类基因组中主要散在重复序列

散在重复类型	长度	拷贝数	基因组中占比
LINEs	6 ~ 8 Kb	850 000	20.4%
SINEs	100 ~ 300 bp	1 500 000	13.1%
LTR 型反转录转座子	6 ~ 11 Kb 或 1.5 ~ 3 Kb	450 000	8.3%
DNA 转座子	2 ~ 3 Kb 或 80 ~ 3 000 Kb	300 000	2.9%

综上所述，虽然转座元件在基因组中占据了相当大的空间，但其结构上主要是进化过程中的痕迹。转座元件本身也有庞大的多样性，但已知的参与转座的蛋白非常少，这些蛋白所包含的有些结构域在原核生物也存在，提示转座的核心机制在真核生物出现之前就已经存在。如 DDE 家族的蛋白中，至少有 6 个是属于细菌的整合酶，也提示 DNA 转座子在真核生物出现前就已存在。转座元件在进化中频繁交换蛋白质编码基因单元，包括转座的核心序列和宿主的辅助序列，从而模糊了转座元件的不同类、亚类的界限，所以转座元件多样化的主要机制是形成嵌合。如 LTR 元件可从非 LTR 元件或切除－粘贴 DNA 转座子借用转座机制；非 LTR 元件和 DNA 转座子在进化上更古老，LTR 元件可能起源于从这些元件借用转座相关的元件，如 RNaseH 结构域。此外，转座序列进化快，在进化历史上发生过无数次水平转移，甚至可跨越远距离物种进化，同时有些品系可能在进化中灭绝，最终造成基因组现在的状况。

物种间基因组转座元件含量相差极大。转座元件的转座增加基因组容量，如过去几百万年间玉米基因组增大了一倍。只有极少数真核生物没有转座元件，如疟原虫似乎从基因组中清除了转座元件；这些生物通常基因组很小、是单细胞生物、需胞内寄生、无性繁殖；但也有些寄生性单细胞生物含有转座元件；另一个极端是许多蝾螈具有极大的基因组，在进化上与两栖类分离后累积了大量转座元件；植物也有类似的转座元件扩增；物种对非必要 DNA 的去除速率也影响转座元件的累积程度。不同物种间转座元件的异质性也不同。家族亚结构（如 L1）可以在转座元件和宿主的“军备竞赛”中发生改变，促进亚家族的诞生和扩大。斑马鱼是转座元件最富有和最多样的模式生物，含有 2 000 多个不同家族，包括所有的转座元件家族和超家族，其中 1 000 多种是 DNA 转座子。但大基因组和多转座元件异质性并不总是一致。

绝大多数转座元件都是无害的，所以在进化中不被选择，只是作为多态性存在于基因组，遗传漂变使其中一些成为普通等位基因或在物种中固化。个别情况下，转座元件为宿主提供特殊的生理功能。如前所述，胎盘生物的 Syncytin－1 和 Syncytin－2 来自 HERV－W 和 HERV－FRD 的 *Env* 基因，可促进滋养层细胞融合，并发挥免疫抑制作用。二者在三千万年和四千五百万年前进入生物种系，在胎盘生物进化中发挥作用。而来自 Gag 的小鼠 Fv1 蛋白可以帮助宿主抗感染，Env 也有超级抗感染功能，可阻止其他病毒进入。此外，转座元件可参与构成新的基因组调控程序。如可提供新的调控序列包括启动子和增强子,经过分子驯化后,增加基因表达调控复杂性,如许多 p53 结合位点位于 ERV - LTR 元件,影响 p53 靶基因表达、产生物种特异性的调控环路;而有研究认为,Alu 元件插入 TBXT 内含子,是造成人和类人猿无尾的遗传原因。转座元件序列再激活可以产生基因组编码或非编码功能的拓展,包括产生 miRNA、lncRNA 加入调控网络,如来自 MERV - L 和 HERV - RoR 的 lncRNA 招募转录因子维持 ES 细胞干性。转座元件序列本身含有大量转录因子结合位点,调控组织特异性转录因子活性。转座元件还与新的表观遗传景观有关,转座元件的插入可以影响局部 DNA 甲基化和组蛋白修饰,进而影响基因表达;对转座元件的表观沉默也可以扩展到邻近基因,抑制邻近基因的表达;B2 SINE 可以作为边界元件调控基因表达。有些转座元件家族可以参与组织特异性基因调控网络的进化,如早期发育、器官发生、免疫、胎盘发育、妊娠等。例如 DNA 转座子 MER20 与 1 500 个子宫内膜基因表达相关;PAX6 可能从一个古老转座元件获得其 paired 结构域;LINE1 的激活与神经发育相关。转座元件还与染色体的结构形成与维持有关。转座元件存在于异染色质,参与异染色质形成;Y 染色体的形成可能源自转座元件;转座元件参与着丝粒和端粒的形成和功能,果蝇的端粒由 3 个转座元件构成,着丝粒也由重复序列和转座元件构成。转座元件调控染色体重排。转座元件还参与染色质空间结构形成,如利用人和小鼠的 ES 细胞进行的 Hi - C 实验发现,在染色质 DNA 拓扑相关域(topologically associating domain,TAD)的绝缘子(insulator)边界富含 Alu 元件,尤其是 MERV - L 多见于 TAD 边界,调控合子基因组激活。

除了参与基因组的进化,转座元件在当下更多地与人类疾病相关。如老龄伴随复杂、细胞特异性的表观组重塑,其基本变化是异染色质丧失及相关的全基因组转录去抑制,反转录转座子活跃;促进异染色质和抑制反转录转座子的遗传干预可延长果蝇寿命。细胞老化也伴随广泛的染色质改变,包括反转录转座子异染色质减少。转座造成双链 DNA 损伤,从而可引起反转录转座子“关联”损伤,包括激发炎症反应。人类基因组中约有 120 个 L1 介导的基因组插入与人类遗传病相关;人类 SINE Alu 的插入与神经纤维瘤相关;反转录转座子在发育和成年个体引起嵌合(mosaicism),在人神经元单细胞水平变异很大,与神经系统疾病相关;肿瘤基因组不稳定增加 L1 表达;其插入抑癌基因如 PTEN 和 APC 虽处于非编码区,但与肿瘤发生相关。转座元件还与人自身免疫性疾病密切相关,如类风湿关节炎(rheumatoid arthritis,RA)中 L1 转录本增多;系统性红斑狼疮(systemic lupus erythematosus,SLE)和 Sjogren 综合征中 L1 甲基化降低、转录本增多,I 型干扰素(interferon,IFN)上升;TREX1 突变引起 SLE,与转座元件激活有关;而 SLE 的抗核抗体可能与 L1 有关,且在 SLE 可检出抗 LINE 的 ORF1 产物的抗体。其他有关的疾病还包括神经退行性病、肝病等。

(二)串联重复序列

与上述散在分布于基因组的散在重复序列不同,串联重复序列是一定数量的重复单元头尾相连而在基因组上成簇排列形成的重复序列。串联重复序列的重复单元序列多种多样,可以是一个碱基对,也可以是一个完整的基因,甚至可以是长达40 Kb左右的rRNA基因;其重复次数也差别很大,可以是几次、几十次,也可以是成百上千次,总体可达重复10^5~10^7次,占基因组10%~30%;在染色体上的位置也差异较大,一段包含多个重复单元的串联重复序列可以定位于端粒、着丝粒或染色体特定部位,也可以由相同重复单元组成的串联重复序列分散于整个基因组。串联重复序列可因其重复单元具有特定的核苷酸组成而使得其DNA片段密度不同于整个基因组DNA的平均密度,在密度梯度离心中可在基因组DNA条带附近形成一个或多个“卫星”条带,因此串联重复序列也被称为卫星DNA(satellite DNA)。根据重复次数、分布、功能等特征,串联重复序列也可以进行如下分类。

1.数目可变串联重复序列(variable number of tandem repeats,VNTR) VNTR是十到几百个碱基对的重复单元串联重复而形成的一类重复DNA序列,在基因组中的拷贝数10~1000不等。在密度梯度离心上表现为小卫星DNA(minisatellite DNA)。其序列成分包括端粒DNA和亚端粒区的小卫星DNA序列,以及着丝粒区的一些小卫星DNA序列。

(1)*端粒(telomere)DNA* 端粒是存在于真核细胞每条染色体末端的一小段DNA-蛋白质复合体,即端粒DNA和端粒结合蛋白一起构成的特殊的“帽子”结构,主要功能是保持染色体的完整性和控制细胞分裂。端粒DNA是特征性的串联5 bp或6 bp的DNA重复序列,重复后长度可达几千碱基对。在染色体末端沿着5′到3′方向的链富含GT。人的端粒DNA序列为TTAGGG/CCCTAA,可形成特殊四链DNA结构,并与端粒蛋白结合,保护端粒在细胞分裂中不被“磨损”,并防止不同的染色体之间发生互相融合。理论上,DNA分子每次复制,端粒就会缩短一点。端粒DNA可以与端粒酶协同,解决DNA复制的末端隐缩,保证染色体的完全复制。

(2)*亚端粒区和着丝粒区小卫星DNA* 这些小卫星DNA是由15~65 bp的重复单元串联而成,总长通常不超过20 Kb。小卫星DNA是高度可变的重复单位,每个基因组的小卫星DNA中重复单元的拷贝数是高度多态性的。也就是说,不同个体间以及每个个体的两套基因组间,都存在重复单元拷贝数目的差异,与人的指纹相似,表现出高度的个体特异性,且以孟德尔方式稳定地遗传和分离,所以又被称为DNA指纹。DNA指纹分析具有多态检测率高、位点呈共显性遗传、具有高度个体特异性等优点。因此,在动物遗传选育中用于亲缘关系分析、品种或品系分析、重要经济性状的连锁分析、动物个体识别等。小卫星DNA的检测一般是与限制性片段长度多态性(restriction fragment length polymorphism,RFLP)技术相结合,即用小卫星DNA作探针进行Southern杂交,以获得小卫星DNA指纹图谱。但小卫星DNA指纹也有许多缺点。首先是RFLP检测技术相对复杂,需要获得高质量的探针;其次是小卫星DNA在染色体上分布不均匀,基本上都位于端粒附近、着丝粒附近，与基因组的其他序列难以进行连锁分析。

2. **短串联重复序列**（short tandem repeat，STR） 短串联重复序列是由很短的重复单元（2～6 bp）串联排列形成的串联重复序列，长度一般为50～100 bp，在密度梯度离心上表现为微卫星DNA。与分布于端粒和着丝粒附近的数目可变串联重复序列（VNTR）相比，短串联重复序列广泛地分散分布于基因组中，在基因组中平均约每6 Kb就有一个短串联重复序列。短串联重复序列具有高度的多态性，表现为正常人群的不同个体之间在某一基因位点重复序列的重复次数不一样，同一个体的两个同源染色体上相同位点的重复次数也可不一样。特定位点的短串联重复序列按孟德尔方式在人群中世代相传。此外，短串联重复序列的种类多，突变率低（一般小于0.04%），在人群中高度多态，其多态信息含量的容量超过70%，因此是理想的基因组遗传标记。

有些短串联重复序列位于编码蛋白质的基因的编码区或非编码区，就可以随着基因一道被转录。有些短串联重复序列也能够编码蛋白质中特定的氨基酸，因此在蛋白质中形成连续重复的氨基酸序列。有些位于基因的5′端和3′端旁侧序列的短串联重复序列则有可能参与基因表达调控，如含有CpG的短串联重复序列可以形成DNA甲基化修饰的位点而影响基因表达。位于mRNA的5′端和3′端非翻译区的短串联重复序列也有可能影响基因表达。值得注意的是，这些位于蛋白质编码基因中的短串联重复序列往往属于不稳定的DNA序列，即其重复单元的重复次数会在减数分裂中增加，引起重复单元的重复次数在世代间逐渐增多；而且这种现象也可发生在有丝分裂中，导致嵌合体形成。发生在编码基因中的短串联重复序列重复次数的增多有时可以影响蛋白质的氨基酸序列，造成某些遗传病，如亨廷顿舞蹈症；也可以影响基因的表达，如脆性X染色体综合征。

短串联重复序列最大的应用价值在于其可以作为染色体或基因组位置的遗传标记。这一方面是基于短串联重复序列自身的序列特征和遗传特征，如整个重复序列片段较短、种类多、突变率低、在人群中的高度多态性、杂合性高、分布于整个基因组、以孟德尔方式稳定传递等。另一方面也是因为由于短串联重复序列位点的侧翼序列一般保守性极高，针对侧翼序列合成引物，可以直接对短串联重复序列进行PCR扩增，获得特异座位的微卫星DNA产物，进行简单的琼脂糖凝胶电泳，即可检测出其多态性（片段的长度，即其重复次数）。因而短串联重复序列（微卫星DNA）是目前最通用的遗传标记之一，主要可用于绘制各种生物的基因组图谱；在生命体的进化关系方面应用于亲子分析和品种划分；作为一种工具估测生物群体的近交水平；群体内通过微卫星DNA变异检测评估群体大小、群体间的基因流并进而阐明群体间的遗传相关和遗传差异；研究近缘物种间的杂交程度；近缘物种的进化史分析等。在人类社会的亲子关系鉴定和刑侦中也有巨大的应用价值。小卫星DNA和微卫星DNA的区别见表2－2。

表2-2 小卫星 DNA 和微卫星 DNA 的区别

	小卫星 DNA	微卫星 DNA
存在部位	染色体近端粒和着丝粒区	染色体任何部位
重复单位长度	6~70 bp,常富含 GC	1~6 bp
重复次数	几次到几百次	10~60 次
总序列长度	0.3~30 Kb	约 200 bp
重复单位的差异	重复单位组成稍有差异,如单个碱基转换	重复单位的变异性低,可看作结构相同
存在数量	有限,有些染色体尚未见	很多,人类基因组有 5 万~10 万个

3. **隐蔽卫星** DNA(cryptic satellite DNA) 隐蔽卫星 DNA 是一类不能在密度梯度离心上形成卫星 DNA 条带而仍然位于主带的串联重复 DNA 序列。其包含的序列种类较杂,如有些异染色质 DNA 序列。着丝粒是有丝分裂中姐妹染色单体配对后分离的最后位点,在有丝分裂中期向后期转变时,在外源信号的调控下使姐妹染色体单体分开,其中着丝粒是影响姐妹染色单体分离的关键机制。着丝粒可分为点着丝粒和区域着丝粒。点着丝粒比较简单,单个 CEN 位点就可以完成着丝粒的所有功能;而区域着丝粒结构则比较复杂,包括单拷贝序列和重复序列,分别调控动粒的组装和姐妹染色单体的配对。高等真核生物的着丝粒 DNA 具有非编码和高度重复序列特性,对有丝分裂的稳定性十分重要。

除了上述高度重复的序列之外,基因组中少量的编码基因可以重复,形成基因结构和功能的冗余性(redundancy),即通过基因的重复进行基因的备份,以保证基因组功能的完整性。这种备份可以有两种方式。一是拷贝数冗余,即对相同的基因形成多次拷贝,以保证产生足够的基因产物,典型的例子是 rRNA 基因。拷贝数冗余也可通过进化以实现不同功能。二是功能冗余,即不同的基因在功能上可以互相代偿。例如骨骼肌发育的关键转录因子 MyoD,是肌肉发育的主基因(master gene),它可以通过激活肌细胞分化途径使很多不同类型的细胞转变成肌细胞。但当小鼠的 *MyoD* 基因被敲除时,小鼠的个体发育却是正常的,其原因在于另一个结构和功能类似的转录因子 Myf5 为 MyoD 提供了功能备份,能够在 MyoD 缺失时对 MyoD 的功能进行有效的补偿。

编码 rRNA 的 rDNA 基因是多拷贝基因的典型(图2-3)。哺乳动物的 rRNA 按照沉降系数分为 5S、18S、5.8S 及 28S 四种,其中 5S rRNA 基因位于 1 号染色体(1q42~1q43)上,每个单倍体基因组约有 1000 个 5S rRNA 基因,由 RNA 聚合酶Ⅲ进行转录。其余三种 rRNA 由一个 rRNA 前体基因编码,转录形成 pre-rRNA 前体,再加工形成 18S、5.8S 和 28S rRNA。在小鼠和人类基因组,有大约数百个 rDNA 基因,分别以头尾相接的串联重复序列的形式位于 5 个端着丝粒染色体(人的 13、14、15、21、22 号染色体;小鼠的 12、15、16、18、19 号染色体)的短臂。这些 rDNA 的串联重复序列形成核仁组织区(nucleolus organizer),在有丝分裂间期诱导核仁的形成。rDNA 拷贝数在个体之间有差异,但 rDNA

的重复单位在许多动物的卵子形成过程中会进行大量复制扩增，机制还不完全清楚。在一个 rDNA 的串联重复区段中，每个 rDNA 基因单位包含约 15 Kb 的编码区（coding region），编码 pre－rRNA，紧跟约 30 Kb 的基因间隔区（intergenic spacer，IGS），编码区与间隔区组成一个重复单元，约 70 个重复单元头尾相连，串联形成一个核仁组织区。每一个 rDNA 单元包含了 rDNA 转录的启动子，可分为两个主要启动子，即基因启动子（gene promoter）和位于基因启动子上游的间隔区启动子（spacer promoter）。基因启动子包括转录起始位点附近的近端核心启动子（proximal core promoter，CPE）和位于转录起始位点的上游控制元件（upstream control element，UCE），在基因启动子和间隔区启动子中间是增强子重复区（enhancer repeats）。在间隔区启动子上游 3 ~4 个核小体位置存在有大量修饰的核小体，这一结构被称为增强子边界复合体（enhancer boundary complex）。另外，IGS 区也包含多个像基因启动子一样的 RNA 聚合酶 I 启动子。这些结构构成了 rRNA 基因表达调控的基本顺式作用元件。在通常状态下，一个细胞的数百个 rDNA 基因单元中只有一少部分是转录活跃的，其表达受到染色质修饰、非编码 RNA 以及多种转录因子的调控。

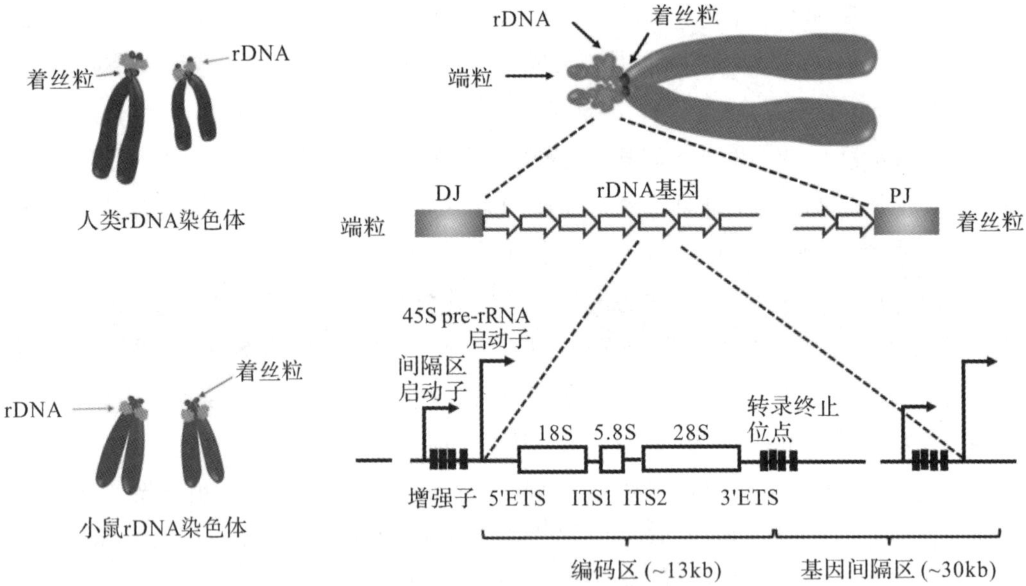

图 2－3　人 rDNA 的结构和功能

总之，人类基因组和其他高等真核生物一样，重复序列在基因组中占据很大空间。散在重复序列主要是基因组 DNA 中的转座因子，按照转座的方式分为两种主要类型，即转座依赖 RNA 中间环节的转座因子（拷贝－粘贴方式）和转座不依赖 RNA 中间环节的转座因子（切除－粘贴方式）。而串联重复序列是一定数量的重复单元头尾相连而在基因组上成簇排列形成的重复序列，其形成可能包括 DNA 片段复制和 DNA 复制的滑脱两种方式。这些重复序列除了一些在染色体特定部位维持基因组的完整性，以及一些功能基因的重复可以增加基因的表达水平外，大部分重复序列没有明确的生物学功能。相反，许多重复序列与人类疾病密切相关。如一些串联重复 DNA 的重复次数可以影响基因表达或蛋白质性质，引起多种人类遗传病；而散在重复序列则与衰老、神经退行性疾病、自身免疫性疾病等密切相关；有些插入位点特殊的散在重复序列还会参与肿瘤的发生和发展。串联重复序列的另一个生物学意义就是其多态性可以作为基因组的遗传性位置标记，在多种生物学和医学研究以及临床上具有很大应用的价值。

三、线粒体基因组

真核细胞除了细胞核内的基因组 DNA 外，有些核外的细胞器也含有 DNA，如线粒体和叶绿体。这些除了核基因组之外的 DNA 序列构成细胞的核外基因组。线粒体是真核细胞的一种细胞器，拥有其自身的基因组，即线粒体 DNA。在哺乳动物，线粒体 DNA 是唯一的核基因组之外的 DNA。与核基因组 DNA 一样，线粒体 DNA 也可自主复制、转录、并按照中心法则翻译产生一部分在线粒体内发挥功能的蛋白质。

真核细胞的线粒体 DNA 一般是环状 DNA 分子（图 2－4）。一个细胞里包含许多个线粒体，而一个线粒体里又拥有多个线粒体 DNA 拷贝，所以一个细胞里也就有许多个拷贝的线粒体基因组 DNA。哺乳动物的线粒体 DNA 没有内含子，有一些编码基因的序列甚至是重叠的。人的线粒体 DNA 长度是 16 569 bp，可分为几个特征性的结构区。其中 D 环（D－loop）区与 DNA 复制启动有关，其他序列可编码 13 个蛋白质，包括细胞色素 b、细胞色素氧化酶的 3 个亚基、ATP 酶的 2 个亚基以及 NADH 脱氢酶的 7 个亚基。此外线粒体 DNA 还可以编码线粒体的 16S rRNA、12S rRNA 以及 22 个 tRNA。除个别基因外，这些基因都是按同一个方向进行转录。需要注意的是，线粒体的大量蛋白质和 RNA 都来自核基因组编码的基因，核基因组编码的蛋白质和 RNA 在线粒体基因组的复制、转录及合成蛋白质等方面都发挥着不可缺少的作用。

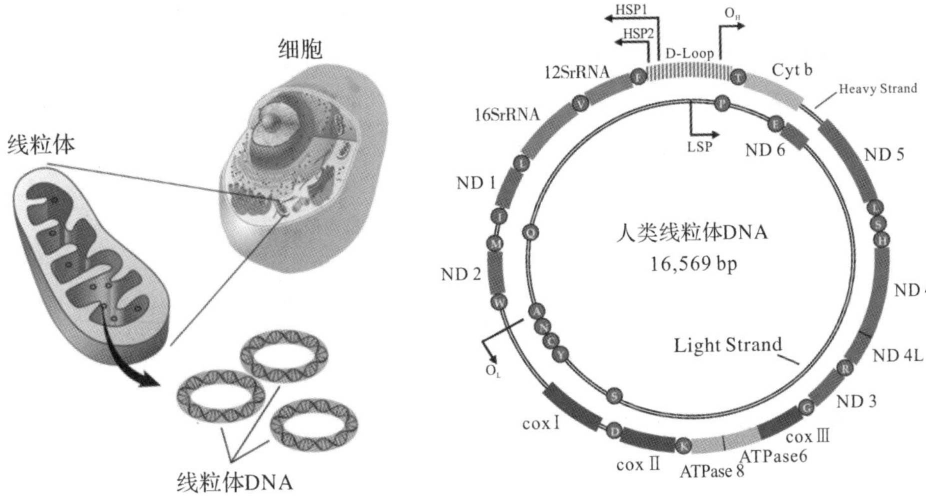

图 2－4　人线粒体 DNA 的结构

线粒体的基本功能是氧化磷酸化以产生细胞活动所需要的 ATP。线粒体基因组编码的蛋白质也都与线粒体的氧化磷酸化作用密切相关。线粒体基因突变造成能量供应不足首先就会影响能量需求大的器官功能,如眼底视网膜的感光细胞。Leber 遗传性视神经病变主要表现为双侧视神经萎缩而引起的急性或亚急性视力丧失,还可伴有神经、心血管及骨骼肌等系统异常。其致病基因就定位于线粒体 DNA。一般认为线粒体基因组是母系遗传,即在合子受精时只有来自卵子的线粒体可以进入合子。所以线粒体基因组的遗传性突变都是母系传递(maternal inheritance),如 Leber 遗传性视神经病变。其他如帕金森病、早老痴呆症、线粒体脑肌病、母系遗传的糖尿病和耳聋等,都同线粒体基因有关。另一方面,线粒体在氧化磷酸化反应的过程中会产生大量活性氧族分子,而线粒体 DNA 缺少组蛋白的保护,因而易出现 DNA 损伤。针对这一问题,体细胞采取的策略是不断通过自噬等途径清除损伤的线粒体,同时通过线粒体的生物合成(biogenesis)不断产生新的线粒体。这一动态平衡在细胞中由复杂的信号通路控制。当这一平衡被打破、造成异常线粒体累积,则可逐渐引起细胞功能的异常甚至细胞死亡。因此,线粒体 DNA 损伤的积累同许多生理和病理过程有关,如衰老、凋亡、肿瘤、神经退行性疾病等。

正是由于线粒体基因组 DNA 在进化中有相对较高的突变率等特征,使线粒体 DNA 成为分子系统发生学(molecular phylogenetics)研究的良好材料。与细胞核 DNA 相比,线粒体 DNA 的多个特征使之成为生物体种系发生的"分子钟"(molecular clock)。第一是突变率高,线粒体 DNA 的突变率是核 DNA 的 10 倍左右,因此即使是在近期内趋异的物种之间也会很快积累大量的线粒体 DNA 的碱基突变,可以进行比较分析;第二是母性遗传,所以可以对种系进行遗传追踪;第三是不发生 DNA 重组,所以没有不同的线粒体基因组 DNA 分子之间的 DNA 片段交换。这些特征使得具有相同线粒体 DNA 序列特征的个体必定是来自于一位共同的雌性祖先。此外,线粒体 DNA 也易于 PCR 扩增。在分子进化研究中,线粒体 DNA 被用于比较不同物种的相同基因之间的差别,以确定这些物种在进化上的亲缘关系。因此,当前的分子进化生物学的研究,多半是取古生物或化石的牙髓或骨髓腔中残留的线粒体 DNA 作为实验材料。

第二节　人类基因组的功能

基因组的基本功能就是完成性状在世代间的传递。虽然这一功能已经为人们所熟知,但基因组实现这些功能的机制仍然不完全清楚。

一、人类基因组的基本功能

为了完成性状在世代间的传递,基因组拥有三项基本功能。一是传递功能,即贮存遗传信息并将之随着细胞的分裂增殖传递给子代;二是表达功能,可将所贮存的遗传信息表达为产生性状的分子；三是自稳能力，包括对异常的遗传信息变异进行修复的能力，以及改变遗传信息以适应环境和提供进化机会。

（一）遗传信息的储存和传递

储存和传递遗传信息，是人类基因组最基本的生物学功能。遗传信息以DNA碱基序列的形式储存于基因组中。这些信息首先包括蛋白质和RNA的编码信息，这些信息可以RNA的碱基序列及蛋白质的氨基酸序列的形式被表达。除此之外，基因组遗传信息中还包含了基因表达调控信息，如基因表达调控的顺式作用元件、各种转录因子的识别位点、DNA甲基化修饰的序列以及编码各种调控RNA等。另一类基因组中包含的遗传信息是基因组复制的相关信息，如复制的起始位点、端粒和着丝粒；以及与基因组变异的相关信息，如外源病毒的插入位点、DNA的重组信号等。除了这些功能已知的遗传信息外，基因组中还包含大量功能未知的遗传信息，被称为基因组中的“暗物质”，其功能解析是基因组学研究的重要课题。

一般而言，虽然编码蛋白质和RNA的基因在基因组上的位置并不显著影响其表达，但许多情况下基因组同时储存着基因的序列信息和位置信息，也就是说基因的表达不仅会受到自身的调控序列和调控因子的调控，有时还会受到邻近基因的调控序列、远距离的调控序列甚至于其他染色体上的调控序列的影响。在有些疾病状态下，染色体转位影响基因位置，造成基因表达的改变而引起疾病。此外，越来越多的研究发现，染色质的空间结构影响基因的表达。因此也可以说，基因组中不仅储存着基因的DNA序列信息，也储存着依赖基因位置的调控信息，综合构成复杂的基因表达调控网络。

准确地将遗传信息传递给子代细胞是真核细胞最基本的生物学功能。这一功能原则上取决于两个重要细胞机制，即在分子水平DNA的准确复制和在细胞水平将复制后的DNA分子准确分配到子代细胞。DNA复制采取的是半保留复制（semiconservative replication）的模式，保证了复制完成后的两个子代DNA分子的核苷酸序列均与亲代DNA分子相同。而复制后的遗传信息向子代细胞的稳定传递，则取决于有丝分裂或减数分裂的细胞将复制后的DNA分子正确地分配到子代细胞中去。其中涉及多个细胞机制，可以参考相应的细胞生物学知识。

（二）遗传信息的表达

基因组中的遗传信息原则上按照中心法则（central dogma）进行表达，即首先转录生成mRNA、再在一系列非编码RNA和蛋白质的作用下翻译生成蛋白质。与原核生物的基因表达不同，真核生物尤其是哺乳类细胞的蛋白质编码基因在基因组上是断裂的，称为断裂基因（split gene），即基因内部被多个不出现在成熟mRNA中的非编码序列所分割。这些DNA序列中不出现在成熟mRNA的片段，称为内含子（intron）；而DNA序列中出现在成熟mRNA中的片段则称为外显子（exon）。所以，真核细胞基因的表达需要经过外显子的拼接。拼接反应、拼接的选择性和调控机制具有重要的生理和医学意义，是基因组学研究的热点问题。除了拼接之外,真核细胞 mRNA 还需要经过其他多种转录后修饰,对其稳定性、细胞内定位等均有重要影响。

真核基因组中除了包含基因表达信息外,还包含基因表达的调控信息。与原核细胞相比,虽然真核细胞的基因表达也是由顺式作用元件和反式作用因子的相互作用调控,但真核细胞的基因表达调控更为复杂,发生在基因表达过程的多个环节上。在基因组水平,基因表达调控的主要环节包括以下几个方面:

1. **基因组 DNA 可及性的表观遗传调控** 真核细胞的基因组 DNA 与组蛋白构成的核小体形成复合物,即染色质。基因所处的染色质结构的致密程度决定基因转录的活跃程度。在转录活跃的染色质区域,核小体结构松弛或缺失,这时基因组 DNA 对核酸酶的消化作用更加敏感,提示其具有较高的蛋白质的"可及性"(accessibility);而在转录不活跃区域的染色质区域则核小体结构致密,基因组 DNA 对核酸酶的消化作用不敏感,例如异染色质。染色质结构的致密状态或可及性可在细胞间世代传递,从而使细胞的基因表达谱以及由基因表达谱决定的性状可以从上一代细胞传递给下一代细胞。这种细胞中与 DNA 序列本身无关,但可以从上一代细胞传递给子代细胞的信息,称为表观遗传(epigenetic)信息。在体细胞的世代之间,表观遗传信息可以通过影响基因的表达而传递性状。近年来的研究还表明,表观遗传信息也可以由生殖细胞在世代之间传递。与遗传信息不同的是,表观遗传信息具有可塑性(plasticity),可以在环境因素的作用下发生改变。

表观遗传信息的载体主要有三种分子形式,即 DNA 甲基化、组蛋白修饰、非编码 RNA。DNA 甲基化指 DNA 中的 CpG 序列中的胞嘧啶 5 号碳原子位上共价键结合一个甲基基团。DNA 甲基化由 DNA 甲基转移酶(DNA methyltransferase,DNMT)催化进行,以 S－腺苷甲硫氨酸(S－adenosyl methionine,SAM)作为甲基供体;而 DNA 的去甲基化则由甲基胞嘧啶双加氧酶(Ten eleven translocation,TET)家族蛋白将 5－甲基胞嘧啶氧化成为 5－羟甲基胞嘧啶,再通过形成 5－醛基胞嘧啶和 5－羧基胞嘧啶的一系列变化完成 DNA 去甲基化过程。DNA 的甲基化可以影响染色质与核小体结构的致密状态,引起基因关闭。事实上,整个基因组 DNA 都处于不同程度的甲基化状态。对于特定基因的启动子甲基化可以关闭该基因的表达,如人类 γ 珠蛋白在胎儿期表达而在成人期不表达,而 β 珠蛋白则相反,主要在成人期表达而在胎儿体内不表达,其主要机制在于两种珠蛋白基因启动子的不同甲基化。除了特定基因的启动子甲基化调控该基因的持久关闭或表达外,DNA 甲基化更多涉及发育过程中基因的时空特异性表达调控。如基因组 DNA 中的重复序列灭活;雌性个体的两条 X 染色体中的一条被整体灭活,即 X 染色体灭活;以及在某些基因位点灭活两个等位基因中的一个,又称为基因印迹(gene imprinting)。在表观遗传层面调控基因表达的第二种方式是组蛋白的化学修饰。真核生物细胞的组蛋白上有大量的氨基酸残基可以存在共价修饰,包括甲基化、乙酰化、磷酸化、泛素化,等等。这些化学修饰可以影响染色质的紧密程度,从而决定基因的开放与关闭。特定的组蛋白化学修饰，包括何种组蛋白、哪一个氨基酸残基、进行何种化学修饰等，形成一套决定基因表达开放与关闭的“密码”，称为组蛋白密码（histone code）。此外，大量的非编码RNA（ncRNA）也可参与染色质修饰、染色质环化，以及调节转录因子和其他基因表达环节，从而在表观遗传层次调控真核细胞的基因表达。这些由不同的分子载体承载的表观遗传信息由复杂的酶系写入、擦除和解读，而这些酶系可以在细胞内外环境因素的刺激下改变其水平和活性，从而影响细胞基因表达谱。

2. 基因组的转录调控元件 对于真核细胞基因组中的每一个基因来说，其表达调控原则上由基因组DNA上的顺式作用元件和由基因组编码的反式作用因子协同完成。直接调控基因表达的顺式作用元件主要是启动子和增强子，而反式作用因子则是各类转录因子。真核细胞的启动子（promoter）由RNA聚合酶结合位点和转录起始点构成。其中，RNA聚合酶的结合位点往往存在一些共有序列，如RNA聚合酶Ⅱ的结合位点常含有TATAAA序列，位于转录起始点上游几十碱基对，被称为TATA盒（TATA box），是TFIID蛋白的识别位点；一些没有TATA盒的启动子，也会有一些特征性的共有序列，如GC盒（GGGCGG）、CAAC盒（GCCAAT）等。但也有一些真核基因的启动子没有特定的共有序列。真核基因启动子的功能仅在于招募RNA聚合酶和起始转录，而对转录水平发生定量调控的顺式作用元件往往是启动子附近或远处的增强子序列。

增强子（enhancer）是一些能够决定基因转录强度、时空特异性等定量参数的DNA片段。真核细胞基因增强子一般长为数百碱基对。作为顺式作用元件，增强子在本质上是一组特定的反式作用因子的识别和结合位点，二者协同调控受其影响的启动子的转录活性。增强子本身没有启动转录的活性，需要与启动子组合才能发挥转录调控作用。但增强子与启动子之间并没有特异的对应关系，也就是说一个增强子可以自然地（如染色体易位）或人为地（如基因工程）与另一个非天然配对的启动子组合，同样可以发挥调控启动子转录活性的作用。增强子对转录的调控作用具有一些共同的特点：①增强子可以位于被调控的基因启动子的上游、下游，或位于被调控的基因内含子中；②增强子距离被调控的启动子的距离可以很近，也可以很远，甚至达数百万碱基对；③相对于被调控的基因启动子，增强子的方向可以是正向的，也可以是反向的。此外，增强子对启动子转录活性的调控作用可以是提高启动子的转录活性，也可以是降低启动子的转录活性，这取决于结合于增强子顺式调控元件的反式作用因子的性质，发挥负调控作用的增强子也被称为沉默子（silencer）。近年来的研究还在基因组上发现了一些受到转录因子调控、具有超强转录激活特性的DNA顺式调控元件，称为“超级增强子”（super－enhancer）。超级增强子往往调控涉及细胞身份的关键基因网络，并与众多疾病的发生密切相关。据认为，虽然人类基因组中基因调控元件的整体数量可能达数百万之多，但只有几百个超级增强子控制着关键基因，赋予每个细胞本身独特的属性和功能。绝缘子（insulator）也是一类基因表达调控的顺式作用元件，长数百碱基对。绝缘子本身对基因的表达既没有正效应，也没有负效应，其作用只是不让其他调控元件对基因的活化效应或失活效应“溢出”到附件不受其调控的基因组序列。

3. 基因组编码的转录后和翻译水平调控基因表达元件 除了在染色质结构和转录水平调控基因表达之外，真核细胞基因组还编码了诸多在 RNA 和蛋白质水平调控基因表达的元件，在转录后水平、翻译水平以及翻译后调控基因的表达。比如在 RNA 前体加工过程中，可以通过外显子的选择性拼接和 mRNA 选择性 3′末端加尾，以及成熟 RNA 的选择性运输出核，调控基因表达的效率；成熟 RNA 中包含的各种 miRNA、siRNA 以及其他非编码 RNA 的识别序列，可以由非编码 RNA 介导调控 mRNA 的稳定性和翻译效率；此外 mRNA 中碱基的共价修饰可以影响 mRNA 的稳定性和翻译效率，这些共价修饰位点也具有一定的共有序列。在蛋白质水平，蛋白质中特定的氨基酸序列介导蛋白质的翻译后加工修饰和降解，也影响基因表达的水平和基因产物的功能。这些不同水平的调控序列和调控因子都由基因组编码，形成复杂的调控网络以控制基因的时空特异性表达，完成正确的发育和对环境的适当应答。

（三）基因组的自身维护

基因组的第三个功能就是维护自身的动态相对稳定。基因组 DNA 虽然处于细胞核和多种蛋白分子的保护之中，但外源性致突变原和内源性致突变分子仍然会引起基因突变（mutation）。同时，基因组 DNA 的序列会发生一些自然变异，如在世代之间会通过减数分裂过程中的 DNA 同源重组改变 DNA 序列；体细胞有丝分裂过程中存在姐妹染色体交换，也会造成 DNA 序列改变；而在 DNA 复制过程中也会因错误的碱基掺入而造成基因的突变，最近的研究认为这是自然条件下 DNA 突变的主要来源。

1. 致突变因素 引起基因突变的因素来自细胞外环境和细胞内环境改变。

（1）*环境致突变因素* 环境来源的致突变物质可分为物理因素、化学因素和生物因素。物理因素包括自然存在的和人为的各种类型的电离辐射。非电离辐射能否直接引起 DNA 突变尚有争议，但其间接效应也有可能引起 DNA 损伤。引起 DNA 突变的化学分子可以来自药物、环境污染物、食品添加剂、吸烟等。有些化学分子可以直接引起 DNA 损伤，有些则可在其代谢过程产生某些氧化剂、烷化剂等分子，造成 DNA 损伤。而引起 DNA 损伤的生物因素除了一些生物毒素外，还包括多种可以整合入基因组 DNA 的病毒，如乙型肝炎病毒、反转录病毒等，可在整合入 DNA 时造成基因组突变。

（2）*内源致突变因素* 除了上述环境致突变因素外，细胞自身的致突变因素也可造成基因组不稳定。基因组 DNA 复制过程中的错误掺入是生理状态下 DNA 突变的重要因素。在应激或病理状态下，细胞内产生的活性氧族分子（reactive oxygen species，ROS）是 DNA 损伤的另一个重要因素，包括各种氧来源的自由基和非自由基，如超氧阴离子（O_2^-）、过氧化氢（H_2O_2）、羟自由基（OH^-）、臭氧（O_3）等。还有一些基因组 DNA 编码的 DNA 碱基修饰酶如活化诱导的胞嘧啶脱氨酶（activation - induced deaminase，AID），在一定条件下可以发挥 DNA 突变酶的作用。

2. **DNA 损伤的方式** 上述 DNA 损伤因素会造成各种形式的 DNA 损伤。基因组 DNA 的突变主要有 DNA 碱基序列的改变和 DNA 链的断裂两种形式。

(1)核苷酸序列的改变 指 DNA 碱基序列的变化,包括点突变(point mutation)、移码突变(frame shift mutation)、动态突变(dynamic mutation)等。这些核苷酸碱基序列改变有不同的形式。碱基置换突变(substitution)指 DNA 分子中一个碱基对被另一个不同的碱基对替换,形成点突变。根据替换的碱基,点突变又可分为转换和颠换。转换(transition),即一种嘌呤被另一种嘌呤取代,或一种嘧啶被另一种嘧啶取代;颠换(transversion),指嘌呤取代嘧啶,或嘧啶取代嘌呤的突变。DNA 的缺失(deletion)突变指一个 DNA 片段的丢失,而插入(insertion)突变则指 DNA 序列中增加了一段外来的 DNA。插入突变和缺失突变在基因组水平具有类似的后果,因而被笼统称为插入缺失突变或得失位(indel)突变,其长度通常在 1 ~ 10 Kb 之间。而微插入缺失突变(microindel)指 1 ~ 50 个核苷酸的插入或缺失突变,是基因组遗传多态性(genetic polymorphism)的普遍形式。研究表明,有 16% ~25% 的基因组遗传多态性是由插入缺失突变引起的,虽然低于单核苷酸多态性(single nucleotide polymorphism,SNP),但可造成比 SNP 更大的基因序列和潜在功能变化。如果插入缺失突变造成的碱基增减数量不是 3 的整倍数,就会造成移码突变(frame shift mutation)。这在基因编码区会严重影响基因功能,而在非编码区则视其所在位置而定。

核苷酸碱基序列改变会产生不同的功能后果。发生在基因组的非功能区时可能没有大的功能后果;发生在编码区时根据对密码子的影响,可以是同义突变(same sense mutation,不改变氨基酸序列)、错义突变(missense mutation,改变氨基酸序列)或无义突变(nonsense mutation,变为终止密码子)。但是随着对基因组功能元件认识的不断深入,一些以前认为不影响基因组功能的突变,实际上可能还是会改变基因组的功能。

(2)DNA 链的断裂 DNA 链的断裂代表另一类基因组的突变,包括单链断裂和双链断裂。其中,DNA 双链断裂代表着最为严重的 DNA 损伤。双链断裂后,着丝粒远端的 DNA 片段在细胞分裂后不能均等进入子代细胞而丢失,造成子代细胞的突变。同时,断裂的染色体 DNA 也会引起染色体易位,造成细胞功能的改变。

体细胞中的基因组 DNA 损伤在涉及无功能的基因组 DNA 序列时可以是无害的,而当涉及有功能的 DNA 序列元件时则是有害的。但同时,有些基因组 DNA 的改变对于群体来说是有益的,因此也是生命体必需的。在生命体的群体包括人群中,基因组 DNA 本身需要处在不断地变异之中,以通过变异 - 选择而进化,最终适应不断出现的环境变化。这种发生在生殖细胞中、生理性的基因组变异主要包括生殖细胞减数分裂中的 DNA 复制差错、同源染色体之间的同源重组(homologous recombination)以及非同源染色体之间的自由组合。其中,同源重组指同源染色体或 DNA 分子之间发生的重组。减数分裂时发生在同源染色体之间的同源重组是遗传多样性产生的根本机制。类似的同源重组也可以发生在有丝分裂的体细胞中，即姐妹染色体交换（sister chromatid exchange，SCE）。姐妹染色体交换是一条染色体在有丝分裂中形成的两条姐妹染色单体在同一位置同时断裂并互换断裂的片段后重新接合，与DNA损伤修复有关。同源染色体之间的遗传物质交换可以有两种方式，即基因置换（gene crossing over）和基因转换（gene conversion）。基因置换是指同源染色体之间通过DNA重组实现DNA片段的对等的互相交换；而基因转换则是指同源染色体之间通过DNA重组使遗传信息从一个分子向其同源分子单向传递的过程，使受体序列部分或者全部被供体序列所替代，而供体本身的序列不变。因此，基因置换是对称的遗传信息交换，而基因转换是不对称的遗传信息交换，可以由此而产生新的等位基因。基因转换可以看作是一个DNA分子上的序列对同源DNA分子上的序列的“拷贝覆盖”，所以其会降低基因多态性。此外，哺乳动物的体细胞的基因组也不是一成不变的，至少在T和B淋巴细胞，其基因组DNA可以发生位点特异性DNA重组，以保证其抗原受体基因的重排和对无限抗原的应答。

3. DNA的损伤修复 针对不同形式的DNA损伤，真核细胞中存在多种有针对性的DNA损伤修复机制。

（1）核苷酸序列突变的修复 根据突变方式的不同，可采用不同的修复方式。①碱基切除修复（base excision repair，BER）是切除并修复异常的、不该出现的碱基（非A、T、G、C碱基）。碱基切除修复由不同类型、能识别受损核酸位点的糖苷水解酶特异性切除受损核苷酸上的N－β－糖苷键，在DNA链上形成去嘌呤或去嘧啶（apurinic/apyrimidinic）位点（AP位点），再由AP核酸内切酶把受损核苷酸的糖苷－磷酸键切开，并移去包括AP位点核苷酸在内的小片段DNA，最终由DNA聚合酶Ⅰ合成新的片段，由DNA连接酶连接完成DNA链的修复。②核苷酸切除修复（nucleotide excision repair，NER）主要修复一些影响区域性染色质结构的DNA损害，如嘧啶二聚体，蛋白质－DNA加合物（DNA adduct）、DNA－DNA交联（cross－link）等。核苷酸切除修复包括全基因组的核苷酸切除修复和转录偶联的核苷酸切除修复。其基本步骤包括损伤修复蛋白复合物识别并结合到损伤位点，然后在错配位点上下游几个碱基的位置上切开DNA链，并清除两个切口间的寡核苷酸序列，再由DNA聚合酶合成新的片段填补缺口，连接酶连接完成修复。③错配修复（mismatch repair，MMR）用于修复复制中的碱基错配。DNA复制过程中，模板链序列的腺嘌呤发生N6甲基化，而新合成链有甲基化的梯度，在靠近复制叉处甲基化程度最小。错配修复据此识别出正确的DNA链，在切除新生链上的错配碱基后，通过DNA聚合酶Ⅲ和DNA连接酶完成DNA修复。

对于核苷酸序列突变，如果未能正确修复，则会在细胞进行一轮DNA复制后，将序列突变“固化”于增殖后的子代细胞的基因组，从而形成带有突变基因的细胞。因此，活跃的细胞增殖不仅会增加复制误差的概率，也会增加突变固化的机会。

(2)DNA 链断裂的修复　DNA 链断裂损伤包括单链断裂和双链断裂。DNA 单链断裂修复(single strand break repair,SSBR)类似碱基切除修复,当 DNA 双链中的一条链损伤时,以另一条链为模板进行修复。修复的过程需要多聚 ADP - 核糖聚合酶、X 射线修复交叉互补蛋白 1(XRCC1)、DNA 连接酶Ⅲα 和其他 DNA 损伤修复因子的参与。其修复过程分为单链断裂的检测、断链末端处理、缺口填补和 DNA 连接四个基本环节。而双链 DNA 断裂是 DNA 损伤中最为严重的形式。DNA 双链断裂主要采取两种修复方式。一是同源重组(homologous recombination,HR),即以同源染色体上对应的 DNA 序列为模板,通过同源重组来修复 DNA 链的断裂;二是非同源性末端连接(non - homologous end joining, NHEJ),这种修复方式不需要模板帮助,由修复蛋白直接将断裂双链的末端拉近,再由 DNA 连接酶将断裂的双链重新接合。双链断裂损伤修复过程主要包括 ATM 信号通路介导的细胞周期检查点激活、细胞周期停滞和损伤修复等。ATM 蛋白激酶是一种自体磷酸化蛋白,通常以无活性的二聚体形式分布于细胞核和细胞质中。当发生 DNA 双链断裂时,首先需要识别断裂点,然后 ATM 迅速通过自磷酸化激活,进而调节多种涉及细胞周期检查点控制、DNA 修复和凋亡的蛋白质,如 p53、Chk2、Chk1、CtIP、eIF4EBP1、BRCA1、RPA3、H2A. X、SMC1、FANCD2、Rad17、Artemis、Nbs1 和 PP1 的 1 ~ 2 调节亚基等,最终引起细胞周期 G1/S 期阻滞,以为 DNA 修复争取时间,防止突变的遗传信息传递给子代细胞。损伤修复一旦失败,ATM 还可介导 p53 作用于其下游底物,进一步导致 G2/M 期阻滞和细胞凋亡。

二、人类基因组的功能元件

从以上对于基因组结构和功能的阐述可以得知,基因组功能的实现依赖于两大因素,即顺式作用元件(cis - acting element)和反式作用因子(trans - acting factor)。顺式作用元件指作用者与被作用者必须位于同一 DNA 分子;而反式作用因子指作用者与被作用者可以不在同一 DNA 分子。顺式作用元件本质上是基因组 DNA 上的一段特定 DNA 序列,反式作用因子则是一类蛋白质和 RNA 分子,可以作用于这些顺式作用元件来调控基因组的功能。因此,基因组的基本功能单元就是编码各种反式作用因子以及这些反式作用因子作用的顺式作用 DNA 元件。那么,基因组 DNA 上有多少功能元件？顺式作用元件如何与反式作用因子作用调控基因组功能？为了回答这些基因组学的核心问题,多个国家通过国际合作,开展了 DNA 元件百科全书(the Encyclopedia Of DNA Element, ENCODE)计划。ENCODE 计划致力于在人类基因组中构建全面的功能元件清单,包括各种在蛋白质和 RNA 水平上起作用的元件,以及控制基因活性的细胞和环境调控元件。为此,成立了专门的国际研究合作组织 ENCODE 联盟(ENCODE Consort)。

(一)ENCODE 计划的主要目标和内容

ENCODE 计划的目标是准确、全面地阐明人类基因组中编码各种基因组功能的元件。功能元件就是 DNA 片段上的碱基排列顺序，包括编码特定的分子产物如蛋白质、非编码 RNA 等，以及具有特定的生物化学活性，如参与和调控 DNA 的复制、基因表达、维护基因组的结构，等等。所以可以说，ENCODE 包含了基因组上所有与基因组本身以及性状传递有关的功能。

ENCODE 计划到目前尚未完成。按最初的设想，ENCODE 计划分为三个阶段。第一阶段是试点阶段，从 2003 年开始，集中确定 1% 的人类基因组序列中的功能元件，借以检验计划设计的合理性、技术的可行性等，发现问题并进行改进。第二阶段是拓展阶段，开始于 2007 年，将计划拓展到整个人和小鼠的基因组。第三阶段则是深化阶段，开始于 2012 年，进一步扩展和深化对人和小鼠基因组上功能元件的鉴定和注释（annotation），并拓展到更多种类的细胞和不同的发育阶段，同时推进 ENCODE 数据的应用。对于已经鉴定和注释的功能元件，可以通过 ENCODE data portal 主页（https://www.encodeproject.org/）进行 ENCODE 信息的检索。已有的数据已经涵盖了转录相关的功能元件和相关信息，包括转录组，转录起始位点，启动子 - 转录物关系，拼接方式，RNA 结合蛋白，染色质相关蛋白，DNase Ⅰ 高敏位点和印记，转座子可及性（accessible）区域，组蛋白标记（marks）和染色质修饰蛋白，DNA 甲基化，染色质成环（looping），DNA 复制定时（timing）和复制与细胞周期的时间关系，等等。

（二）ENCODE 计划的主要技术和方法

人们对人类基因组的功能解析还远未完成。因此，探测基因组功能元件的技术方法层出不穷，不断带来对人类基因组结构与功能的新知识。下面对 ENCODE 计划常用到的技术方法的原理进行简单介绍（图 2 - 5）。

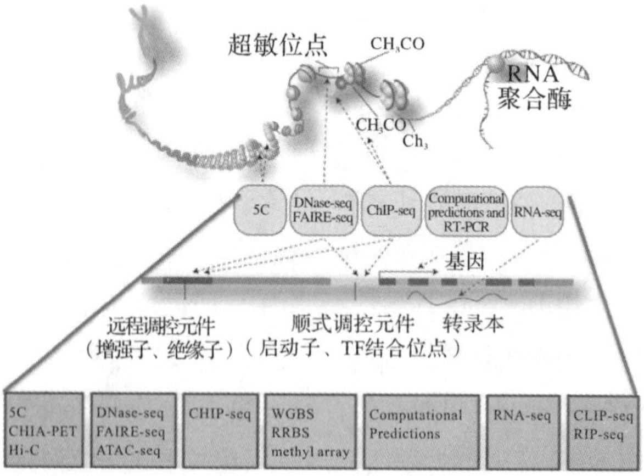

图 2 - 5　ENCODE 计划的主要技术方法

1. 转录组研究　转录组的研究主要采用基因芯片技术或 RNA 测序（RNA - seq）技术分析不同状态下细胞或组织的全部转录物的水平改变。基因芯片技术基于核酸杂交的原理，采用固定有大量（通常每平方厘米点阵密度高于 400 个探针）探针分子的固相支持物，与经过标记的样品核酸分子进行杂交；然后通过检测每个探针分子的杂交信号强度来获取样品中特定核酸分子的水平和序列信息。转录组测序则采用 RNA－seq 技术，在特定的生物样本集合中，将所有的转录物（mRNA，ncRNA），用高通量测序技术进行测序，反映出它们的组成和表达水平。在基本的转录组测序技术的基础上，还发展出多种有特定目标的转录组测序技术。比如先分离定位于核糖体的 mRNA，再进行 RNA－seq，可以优先富集到活跃翻译表达的 mRNA。针对不同的 ncRNA，如 miRNA、环状 RNA 等，也可根据其特征对 RNA－seq 技术进行改进，以提高测序效率。此外，目前最常用的转录组分析方法是二代测序技术。但随着三代测序技术的快速发展，三代测序技术也越来越多地用在了转录组研究中。

2. 染色质免疫共沉淀技术－测序（Chromatin Immunoprecipitation－seq，ChIP－seq） ChIP－seq 技术主要用于 DNA 与 DNA 结合蛋白之间的相互作用的检测，以全面展示与某种特定蛋白所识别和结合的基因组 DNA 序列。ChIP－seq 的基本原理是首先通过 ChIP 特异性地富集与目的蛋白结合的 DNA 片段，然后进行高通量测序。所以其基本流程首先是染色质免疫共沉淀，即采用甲醛交联的方法使与 DNA 非共价结合的染色质结合蛋白与其结合的 DNA 之间发生共价结合。然后采用酶消化或超声断裂的方法将染色质 DNA 打断生成易于操作的小片段 DNA－蛋白质复合物，进而用抗特定的染色质结合蛋白的抗体进行免疫共沉淀。理论上说，这时与该蛋白结合的 DNA 片段都应该被特异地沉淀和纯化。最后通过一定的加热使与蛋白质共价交联的 DNA 片段被释放出来，经过 DNA 纯化、文库构建后，对富集得到的 DNA 片段进行高通量测序。通过生物信息学分析，可以将获得的数以百万计的测序得到的 DNA 序列标签精确定位到基因组，从而获得全基因组范围内与某种特定蛋白质（组蛋白、转录因子等）互作的 DNA 区段信息。ChIP－seq 技术已经成为探测、分析蛋白质与 DNA 相互作用的经典技术。该技术可以简化为 ChIP－PCR 来探测已知 DNA 结合蛋白与候选 DNA 片段的结合，也可以根据研究目的与其他组学方法联用。

3. 染色质空间构象研究技术 虽然基因组的功能主要体现在基因组 DNA 上特定片段的线性核苷酸序列，但真核细胞的基因组 DNA 是与染色质相关蛋白形成染色质复合物存储于细胞核内。基因组 DNA 的复制、转录表达、重组和损伤修复等过程，无不受到染色质空间构象的精准调控。特定的染色质构象可选择性激活或沉默基因，从而控制细胞自身维持或定向分化。近年来的研究还发现，基因组的功能不仅受到基因局部染色质空间构象调控，甚至还可以受到远距离的、包括染色体间的染色质相互作用的影响。解读染色质空间构象是准确解析基因功能的一个关键切入点，为此建立了多种探测染色质空间构象的研究技术。

（1）DNase－seq 技术　DNase－seq 技术的基本原理是开放的染色质区域会暴露基因组 DNA，因此会对 DNase Ⅰ 的有限消化更加敏感。这一现象在早期的分子生物学研究已经被证明,并可以采用 DNase Ⅰ 超敏感实验进行特定基因片段开放程度的探测。DNase - seq 技术将这一检测上升到全基因组水平。其基本过程是首先初步分离细胞或组织的染色质,然后利用适度的 DNase Ⅰ 进行有限消化,对基因组 DNA 上对 DNase 高敏感性的位点进行切割。最后是分离纯化未消化的对照组和消化后的基因组 DNA,再对获得的 DNA 片段进行扩增、建库、测序。通过数据的生物信息学分析,可以发现基因组上对 DNase 敏感的区域。这些区域通常是反式作用因子如转录因子结合的位置。与 DNase - seq 类似的分析方法是 MNase - seq,使用的酶是限制性外切酶——绿豆(mung bean)核酸酶,可将不受保护的区域统统切除,只余下核小体上缠绕的 DNA 序列。所以,MNase - seq 测序方法和 DNase - seq 原理类似,但探测区域互补。

(2) ATAC - seq(Assay for Targeting Accessible - Chromatin with high - throughput sequencing)技术　ATAC - seq 技术也是一种发现开放的染色质区域的技术。其主要原理是利用超活跃的 Tn5 转座酶复合体,让带有 DNA 序列标签标记的转座子"入侵"染色质。在此过程中,染色质中裸露的 DNA 片段,将有更多机会在转座酶的作用下被切割,并插入转座子基因。由于转座子中同时整合入二代测序引物,所以可据此进行后续的 PCR 扩增、富集和测序工作。再对测序数据进行生物信息学分析,就可以发现基因组 DNA 上染色质开放的区域。ATAC - seq 可用于研究许多状态下的染色质的可及性特征,如染色质的解聚、解螺旋后的状态,核小体的定位,以及转录因子结合位点定位、DNA 甲基化位点定位等等。

(3) 甲醛辅助分离调控元件(Formaldehyde - assisted isolation of regulatory elements sequencing, FAIRE - seq)技术　FAIRE - seq 技术也是利用开放染色质对 DNase 消化更加敏感的特征来寻找开放染色质区域,但是基于与蛋白质交联的 DNA 在酚 - 氯仿抽提时进入有机相、而非交联的 DNA 进入水相的特征。待测细胞或组织进行甲醛交联后裂解细胞,超声处理打断染色质,然后进行酚 - 氯仿抽提。这时未与蛋白交联的 DNA(代表开放的染色质)溶于水相,而与蛋白交联的 DNA 则进入有机相。然后对进入水相的 DNA 进行第二代测序,生物信息学分析可以获得样本中染色质开放的区域。FAIRE - seq 技术用于在全基因组范围内鉴定染色质可及性、检测与调节活性相关的 DNA 序列。

(4) 高通量染色体构象捕获(High - throughput chromosome conformation capture, Hi - C)技术　Hi - C 技术是一类染色质高级构象的捕获技术。其主要原理是假定同一或不同染色体上的基因位点之间的物理相互作用需要蛋白质复合物同时结合于相互作用的染色体位点上,因此可以采用类似 ChIP - seq 的思路,利用高通量测序技术,结合生物信息学方法,研究全基因组范围内(染色体内和染色体间)整个染色质 DNA 在空间位置上的直接相互作用,以解读染色体三维结构对基因组功能的影响。Hi - C 主要步骤是首先用甲醛处理组织或细胞进行染色质交联,然后制备染色质,进行限制酶切割产生黏性末端,再利用 DNA 聚合酶和生物素标记底物在进行黏性末端填充的同时对末端进行生物素标记，紧接着进行分子内的平端连接反应，使得受到维持染色质空间结构的蛋白质保护而未被限制酶切割的 DNA 片段成为环状。然后再利用生物素沉淀富集环状 DNA，进行高通量测序，生物信息学分析获得全基因组范围内的染色质互作信息。利用 Hi－C 系列技术，可以构建染色体跨度单体型，获得全基因组范围的染色质拓扑关联域（topologically associating domains，TAD）信息，构建全基因组的三维空间结构以反映染色体间的互作情况，鉴定多种调控基因组功能的顺式元件。Hi－C 技术在应用中还有许多改进，在此不一一赘述。

4. **全基因组 DNA 甲基化测序**（Whole Genome Bisulfite Sequencing，WGBS） DNA 甲基化（DNA methylation）是基因组中最主要的表观遗传修饰方式之一，指在甲基转移酶的催化下，DNA 中 5′－CpG－3′序列的胞嘧啶第 5 位碳原子被选择性地共价添加甲基，形成 5－甲基胞嘧啶（5－mC）。DNA 的甲基化和基因的失活紧密相关，基因启动子区的甲基化通常导致基因表达的关闭或沉默。全基因组 DNA 甲基化可通过亚硫酸氢钠（bisulfite）处理结合全基因组 DNA 测序的方式，对整个基因组上的甲基化情况进行分析，即 WGBS。WGBS 具有单碱基分辨率，可精确评估单个胞嘧啶碱基的甲基化水平，构建全基因组精细甲基化图谱。WGBS 的基本原理是将成对的 DNA 样品一组经亚硫酸氢钠处理，另一组不做处理作为对照。亚硫酸氢钠处理后，非甲基化的胞嘧啶转变为尿嘧啶，而甲基化的胞嘧啶保持不变。对亚硫酸氢钠处理和未处理样本进行 DNA 测序，对比二者的碱基序列差异，就可以得到全基因组 DNA 上的甲基化修饰位点等信息。

5. **RNA 功能元件的分析** 如上所述，基因组 DNA 上的一些调控元件，是通过在 RNA 水平发挥作用来调控基因组的某些功能，如基因的表达。对于 RNA 分子上的调控元件，也有系列的分析方法。

（1）*RNA 免疫共沉淀测序（RNA immunoprecipitation－seq，RIP－seq）技术* RIP－seq 是研究细胞内 RNA 分子上的调控元件与蛋白结合情况的技术。其基本原理与检测 DNA 调控元件与蛋白质结合的 ChIP－seq 类似。即首先采用甲醛交联的方法将原本与 RNA 分子特定序列非共价结合的蛋白质转变为蛋白质与 RNA 的共价交联，然后分离细胞裂解液，利用免疫共沉淀将目标蛋白和相应的 RNA－蛋白复合物沉淀下来，经过纯化后加热逆转交联，然后提取 RNA 就可以进行高通量测序分析。经过生物信息学分析，即可得知转录组中与特定蛋白质结合的所有 RNA 及其共有序列。免疫沉淀后也可对 RNA 进行基因芯片分析，称为 RIP－Chip。

（2）*紫外交联免疫沉淀测序（crosslinking－immunprecipitation and high－throughput sequencing，CLIP－seq）技术* 也是在全基因组水平揭示 RNA 与蛋白相互作用的技术，又称为紫外交联免疫沉淀－高通量测序（HIgh－Throughput Sequencing with CrossLinking－ImmunPrecipitation，HITS－CLIP）。其基本原理是利用紫外线照射使 RNA 分子与 RNA 结合蛋白发生共价交联，后续操作与 RIP－seq 相同，即以 RNA 结合蛋白的特异性抗体将 RNA－蛋白质复合体沉淀之后，回收其中的 RNA 片段，进行高通量测序，再进行生物信息学分析，解析转录组中与特定蛋白质结合的所有 RNA 及其共有序列。

（3）RNA 碱基修饰的分析　人们早在 50 多年前就在 RNA 中发现了多种碱基修饰现象，典型的如 tRNA 中包括假尿苷（pseudouridine）在内的十余种不同的 RNA 修饰。其中有些修饰的功能已知，如有些修饰有助于提高翻译效率，维持 tRNA 的三叶草折叠的二级结构稳定性等。近年的研究发现，这些碱基修饰也存在于其他非编码 RNA 如 rRNA 以及编码蛋白质氨基酸序列的 mRNA 中。rRNA 上有超过 200 个碱基修饰位点，而剪切体 RNA（spliceosomal RNA）上有超过 50 个碱基修饰位点。在 mRNA，除了 5′端的加帽和 3′的 polyA 加尾修饰外，最常见的内部修饰包括 N6－腺苷酸甲基化（m6A）、N1－腺苷酸甲基化（m1A）、胞嘧啶羟基化（m5C）等。针对 m6A 碱基修饰，已经鉴定了参与的许多酶，包括甲基转移酶（writer，写入酶）、去甲基化酶（eraser，擦除酶）、甲基化识别酶（reader，解读酶）。通过对这些酶的研究，人们逐渐揭示了 m6A 修饰的生物学意义，并发现其异常与一系列疾病相关，包括肿瘤、神经性疾病、胚胎发育迟缓等。此外，一些非编码 RNA 如 lncRNA、tRNA、rRNA 以及剪切体 RNA 在转录前后，也存在大量的碱基修饰。目前已经在 RNA 中鉴定了超过 100 种不同类型的碱基修饰行为。

对于 RNA 碱基修饰的分析，可利用抗 m6A 抗体进行比色分析，也可采用质谱法或类似于 RIP－seq 的方法进行高通量分析。进行测序分析时，细胞或组织的 RNA 分子首先被片段化成约 100～200 个核苷酸的片段。然后利用抗 m6A 的特异性抗体进行免疫共沉淀，回收所有的发生 m6A 修饰的 RNA 片段。同时设置对照组进行定量分析。后续通过建库、高通量测序和生物信息学分析，就可以得出全转录组 m6A 的定位。这种分析方法称为 MeRIP－seq（methylated RNA immunoprecipitation sequencing）。其他类型的 RNA 碱基修饰的分析也采用类似的思路。

6. 基因组元件的报告基因实验（reporter assay）　以上各项基因组功能元件的分析方法都侧重于具有特定功能或者与特定蛋白结合的 DNA 元件的结构解析，如蛋白质与特定 DNA 元件或 RNA 元件的相互作用、DNA 或 RNA 元件的碱基修饰等。对于一个特定的 DNA 元件或 RNA 元件的功能检测，往往依赖于报告基因实验。报告基因（reporter gene）是一类编码的蛋白质产物易被检测的基因，如萤光素酶（luciferase）、绿色荧光蛋白（green fluorescence protein，GFP）、β－半乳糖苷酶（β－galactosidase）等的基因。报告基因实验是通过把待检的顺式作用元件序列重组到报告基因上来控制报告基因的表达，通过检测报告基因产物的活性，从而直观地“报道”顺式元件的功能。报告基因实验传统上用于各种转录调节元件研究，如分析启动子、增强子的转录调控活性，观察细胞内各种信号（如蛋白激酶、转录因子的活化等）对所研究启动子、增强子的转录活性的影响等。但目前已经更加广泛地应用于 DNA 元件、RNA 元件的功能分析，并且不仅可以在体外，也可以在体内反映特定基因组位点的表达、重组等活性，以及细胞的发育示踪等。

第三节 人类基因组的进化

进化是生命体的基本性质之一。唯有通过自身不断的进化,才能适应不断变化的外界环境,保证生命的延续。生命体表现型进化的基础是基因组的进化,而基因组的进化是基因组的结构(即核苷酸序列)或大小随时间进程而变化的过程。这种变化过程导致了基因组的多样性,而基因组的多样性和自然选择,是物种进化的基本推动力。比较基因组学(comparative genomics)是在基因组水平比较不同物种或品系之间在基因组结构和功能上的亲缘关系及内在联系的学科,可以向研究者展示基因组序列的保守性、基因组的同线性、基因组中的基因岛、基因组的协同进化等信息。比较基因组学在基因组进化研究中具有重要的价值。

一、进化中基因组的变异

生命进化史上基因组改变的方式有多种。主要的变异方式有 DNA 突变、DNA 重组和 DNA 转座。

(一)DNA 突变造成的基因组变异

基因组变异的机制首先是 DNA 的突变,包括碱基的改变和 Indel。DNA 突变最主要的来源是 DNA 的复制错误,也可以由环境致突变因素引起,或者 DNA 损伤后在 DNA 损伤修复过程中产生的突变。Indel 也是一个导致基因多样化的普遍现象。研究表明,有16% ~25% 的基因多样化是由 Indel 引起的,其发生概率虽然低于核苷酸多态性(SNPs)来源的基因多样化,但 Indel 对基因的结构和功能的影响可能更大,因而在进化中的作用也可能更重要。Indel 的来源尚不完全清楚,可以由复制滑脱、基因复制产生,也可以由 DNA 转座元件产生。

(二)DNA 重组造成的基因组变异

基因组多样性的第二个机制是 DNA 重组。细胞内的 DNA 重组可以分为同源重组和位点特异性重组。同源重组发生于同源的 DNA 序列之间,如同源染色体、姐妹染色体等;而位点特异性重组由特定的酶催化、发生于特定的重组位点之间。同源重组有两种 DNA 重组方式,即基因置换(gene crossing over)和基因转换(gene conversion)。基因置换是指同源染色体之间通过 DNA 重组实现的 DNA 片段的对等互相交换;而基因转换则是指同源染色体之间通过 DNA 重组使遗传信息从一个分子向其同源分子单向传递的过程,使受体序列部分或者全部被供体序列所替代,而供体本身的序列不变。基因置换和基因转换都可改变同源染色体在多态性位点的多态性等位基因,而基因转换有时还可以产生新的等位基因。两种同源重组都可以改变基因组的多样性。

(三) DNA 转座造成的基因组变异

基因组多样性的第三个机制是转座。转座元件(transposable element, TE)指能够在生殖系进行染色体上的转座和复制转座,因而可通过垂直传递增加自身在基因组中频率的遗传元件。转座元件也可进行种间的水平传递,是转座元件的远期生存和扩增的重要因素。事实上,基因组的主体是遍布于基因组中的散在重复序列,这些散在重复序列主要就是基因组中的转座元件。转座元件的含量与基因组容量呈正相关但与基因组复杂性无相关。这些转座元件的基本特征就是以大量的拷贝数在基因组中重复。

基因组转座元件包括需要通过 RNA 的反转录阶段整合入基因组的转座元件(第Ⅰ类),通过拷贝 - 粘贴的方式进行转座。这包括带有 LTR 的内源性反转录病毒、无 LTR 的反转录转座子。无 LTR 的反转录转座子主要又包括可以自主转座的长散在核元件和不能自主转座的短散在核元件。第Ⅱ类是直接通过 DNA 整合入基因组的转座元件,即以切除 - 粘贴的方式进行转座,主要是 DNA 转座子,此外还有滚环 DNA、机制未知的转座子和非自主的转座元件。自主转座元件指转座元件本身携带有编码转座相关的酶的基因,而非自主转座元件则不带有编码转座相关的酶的基因,它们因此需要借用或绑架其他转座元件编码的转座相关的酶。在千百万年的进化中,转座元件不断在基因组中增加自己的数量,插入到基因组的不同位点,拓展自己的"疆域",并通过基因组传递给子代,因此也被认为是内在的、最为自私的 DNA 序列,也就是以一切形式和方式增加自身存在的遗传元件。与此同时,生命体也在采用各种途径压制转座元件在基因组的传播,其中重要的手段对其进行突变,此外还有通过表观遗传机制抑制其表达,以及通过免疫系统对其自身及表达产物(DNA、RNA 和蛋白质)进行应答。所以到今天,人类基因组中的转座元件除了拷贝数众多这一共性外,在不同种族和个体之间有很大的异质性,表现为序列变异大、整合位点各异等。

二、基因组进化中新基因的产生

虽然基因组的变异可以增加基因组的多样性,从而为自然选择提供基础。但是,自然选择本身面对的是性状,而性状是由基因控制的。所以在进化中,基因组的变异需要形成新的基因、产生新的性状,才能面对自然选择。基因组在进化中形成新基因主要有以下几种机制。

(一) 基因加倍之后的趋异

指基因在加倍之后可以基本保留亲本基因的功能,但获得了新的表达模式。这被认为是新基因产生的主要方式。基因的加倍可以有多种机制,可以是整个基因组加倍,也可以是整条染色体或染色体片段的加倍。进化中比较常见的是单个基因或染色体区段通过染色体重组或基因重复而加倍。其中的基因经过长期的进化趋异(diversification),产生新的基因。

(二)外显子或结构域洗牌(shuffling)

真核基因组中的结构基因绝大部分由外显子和内含子组成;而外显子往往能够编码蛋白质中的一些发挥关键作用的结构域,如蛋白质–蛋白质或蛋白质–核酸相互作用的界面、酶催化的活性中心等。进化中基因组中的外显子或编码蛋白质结构域的基因片段可以发生加倍或重组,产生具有新功能的基因和蛋白质。据研究真核生物约19%的基因由外显子洗牌产生。

(三)逆转录及随后的趋异或重排

真核细胞中的逆转录是转座的一种方式。参与逆转录转座的内源性逆转录病毒会捕获基因组中的某些基因或片段,通过转座将其转移至基因组的其他位点,再通过趋异或重排而获得新的基因。值得注意的是,内源性逆转录病毒以及其他转座子本身都带有多种基因表达调控元件,如启动子、增强子、甲基化修饰位点等,转座后有很大机会影响其插入位点附近的基因的表达,从而形成新的基因表达谱。

(四)外源基因的侧向转移

物种间的侧向基因转移(lateral gene transfer)指不同物种之间发生的遗传物质转移,在微生物中相当普遍,大多数原核生物基因组含有直接来自不同物种的几百Kb的DNA。如大肠杆菌的基因组的12.8%就是通过这种途径获得的。在人类基因组中,也有小部分的人类基因在细菌中有同源物。

(五)基因裂变(fission)或融合(fusion)

基因裂变指由一个基因分裂成两个不同的基因的过程。基因融合指两个或多个基因融合组成一个新的基因的过程。

(六)非编码序列转变为编码序列

基因组中包含大量的非编码序列,如各种重复序列、基因的间隔区等。除了转座元件的转座可以增加基因组的大小外,其他非编码序列也可以通过基因重组而加倍。在进一步的突变等变异中,都可能形成新的基因。

总之,通过基因复制、突变获得新的基因,进而获得新的性状是高等生物基因进化的主要方式。在这一过程中,会形成许多结构和功能近似的基因或基因片段,将之命名为基因家族和超基因家族。基因家族(gene family)是由同一祖先基因经复制(duplication)而形成的结构与功能相似的一组基因,基因家族中的各个成员可以分散在不同染色体,也可在染色体某个位置上聚集成簇,即基因簇(gene cluster)。超基因家族(supergene family)指DNA序列相似,但功能不一定相关的若干基因家族或单拷贝基因的总称。如免疫球蛋白超基因家族包括免疫球蛋白和B细胞受体基因,T细胞受体基因,MHCⅠ类和Ⅱ类分子基因,β2–微球蛋白基因,神经细胞间黏附分子基因(N–CAM),等等。又比如*SPARC*基因。*SPARC*基因富含半胱氨酸型酸性蛋白,又称骨连接蛋白,可作为细胞外基质(ECM)成分发挥多种生理功能,并参与多种疾病。*SPARC* 基因的同源物存在于多个物种中,其进化过程经历了基因复制、突变获得新的同源基因,进而获得新的功能(性状)的过程。

复习思考题

1. 物种进化中的基因组如何获得新基因?
2. 试述基因组学在医学中有几个方面的应用价值。
3. 什么是 ENCODE?
4. 如何理解人类基因组元件在人类基因组功能中的重要作用?
5. 尝试在 ENCODE 数据库检索 Notch1 基因的表达调控元件。

(韩　骅)

第三章 3 个体基因组学

每个人类个体都具有个体独特的遗传性状。遗传性状来自其遗传基因，所以，每个人类个体的基因组中除了包含人类物种共同的遗传信息之外，还包含着个体独特的遗传信息。如果比对一个个体的基因组序列和人类的平均参考基因组序列，就会发现任何一个人类个体的基因组序列与人类参考基因组序列相比总是存在着一定的差异。基因的多态性（gene polymorphism）指同一群体的某一基因座存在着多种相同适合度的等位基因的现象。这个基因座也称为多态性的基因座。基因多态性是普遍存在的遗传学现象，表明人类（以及其他任何一个生物物种）的同种异体之间在基因组序列水平存在着巨大差异。以一位公布了自己的基因组序列的科学家为例，与人类参考基因组相比，他的基因组中存在320万个单核苷酸多态性（SNP），相当于人类基因组的0.1%。此外，还有29万个杂合的插入缺失变异（Indel）（即该个体自身在这些位点上是杂合子）、55.9万个纯合插入缺失变异（即该个体自身在这些位点上是纯合子）、90个大的基因组片段倒位，以及62个大型拷贝数变异。人类基因组的多态性构成了人类个体性状的多样性，是人类得以适应环境、繁衍至今的根本原因之一。

第一节　人类基因组的多态性

个体差异是包括人类在内的各个物种生命体的基本特征。个体差异表现在不同层面。性状的差异表现在个体的各种可见的结构和功能的差别，如双眼皮与单眼皮、身高、体重等，但这种差别一般不会给个体带来选择的压力。在分子水平，个体之间的差别会更大。如同一种蛋白质的氨基酸序列上的某个氨基酸可以存在个体差异，这些差异大多不显著影响蛋白质功能，如血型抗原的差异，但有时也会造成蛋白质功能的差异，如某些酶活性的差异。可想而知，个体之间最大的差别在于其基因组DNA序列的差异，在人类可达基因组DNA序列的0.1%。在某些染色体位点，个体之间基因序列的差别可以非常大，如主要组织相容性复合物（MHC）基因座位。人的MHC复合体基因座位（即HLA）位于6号染色体短臂的6p21.3位点，长3 600 Kb，相当于基因组的1‰（图3－1）。HLA

是由一系列紧密连锁的基因位点所组成，每一个基因位点由于其 DNA 序列的变异而在人群中存在大量的等位基因，如编码Ⅰ类分子的 A 位点有 2 884 个、B 位点有 3 590 个，编码Ⅱ类分子的 DRB1 有 1 540 个等位基因。每一个个体在每一个基因位点上可拥有两个等位基因，而且绝大多数个体在其两条染色体同一基因位点上的等位基因均不相同，即为该位点的杂合子。两条染色体同一位点上的等位基因所编码的产物均可表达在同一细胞表面，因此为共显性。HLA 系统的这种多基因性（polygenism）、多态性和共显性，使其成为每一个个体独特的生物学身份证，即不同个体之间的 HLA 序列相同的机会极低。这种多态性保证了机体对各种病原体产生合适的免疫反应以维持机体稳定性；同时也成为个体之间器官移植最主要的障碍。

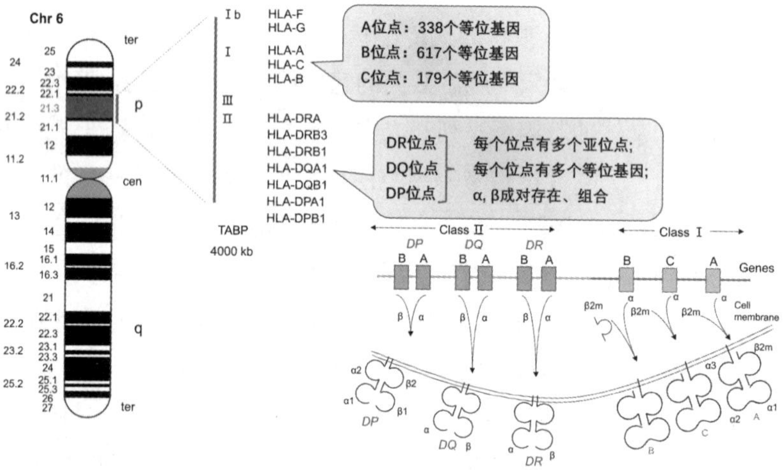

图 3－1　人 MHC（HLA）Ⅰ类分子的基因多态性

需要注意的是，有些基因组 DNA 序列的变异等位基因可以引起少见的遗传病，如白化病、镰状细胞贫血、蚕豆病等；而有些基因组 DNA 序列的某些等位基因则与一些常见病如高血压、糖尿病、自身免疫性疾病等的易感性相关联，这一类的基因组变异常常不被看作是基因多态性，而是致病基因位点或疾病关联基因位点。

一、遗传多态性的概念

“多态性（polymorphism）”用于定量描述群体中的个体差别。在一个群体中，当具有某种状态或性质的个体在群体中达到一定数量比例时，被称为一种“态（morphism）”。群体中每个个体都具有的同一种特性，就是单态性的（mono－morphism）；群体成员被某种特性分为两个亚群体，则这个特性就具有二态性（di－morphism），如豌豆的形状被分为饱满的和干瘪的；对于数量性状如人的肤色来说，在人群中也具有多种状态，因此是多态性的（poly－morphism），但需要人为划定有多少种状态，所以与如何确定一种状态有关。另一方面，如果一种性状在群体中只有极少数个体具备，没有达到一定的数量标准，就将这个个体称为变异体(variant)。变异体积累到一定数量,在人群达到一定比例时,就可以被称为一种多态性。

性状的遗传多态性(genetic polymorphism)指可以遗传的性状多态性。具体来说,一个物种的某一群体中两种或两种以上可遗传的性状变异体(variants)并存、每种都以一定的频率(≥1%)出现的现象,称为遗传多态性。一种性状有遗传多态性,则要求该性状变异体有一定的代表性,即每种变异体出现的频率≥1%;人群可以自由婚配,无移民干扰;变异的性状可以以孟德尔方式遗传,因此是质量性状;而且排除是由于反复突变造成。

基因多态性(gene polymorphism)是指基因序列的多态性,也沿用了性状多态性的概念和指标。具体来说,基因多态性指在一个人群中,在特定的基因组位点上,具有两种或两种以上的不同基因序列、每种都以≥1%的频率出现的现象。基因多态性都是可以遗传的,但基因多态性不一定表现为性状多态性。只有当基因多态性影响到蛋白质结构、功能、表达水平等时,才会影响性状。

二、人类基因组的多态性

人类基因组的多态性就是人类基因组在不同基因位点的序列多态性的总和。按照其序列变异的特点,人类基因组的多态性可以分为重复序列、重复次数的多态性和核苷酸序列的多态性。

(一)重复序列、重复次数的多态性

基因组重复序列有串联重复序列和散在重复序列。串联重复序列是由一定的重复单元头尾相连而在基因组特定位点上成簇排列形成的重复序列。人类基因组中的串联重复序列主要包括数目可变串联重复序列(variable number tandem repeats, VNTR)和短串联重复序列(short tandem repeats, STR)。所谓串联重复序列重复次数的多态性,就是指在特定的串联重复序列基因位点上,不同基因组之间重复单元的重复次数不同。串联重复序列的重复次数多态性一般可以采用 PCR 技术、DNA 印迹杂交技术等进行检测。

1. 数目可变串联重复序列(VNTR)多态性 VNTR 是位于亚端粒区和着丝粒区的一些重复单元串联重复构成的重复 DNA 序列,其重复单元长度为十到几百 bp,重复次数 10~1 000 不等。VNTR 在密度梯度离心上表现为小卫星 DNA。VNTR 序列的重复次数在个体间存在差异,往往被用于个体身份的鉴定。但是由于 VNTR 只位于亚端粒区和着丝粒区,在基因组中的分布有限,在作为多态性标志时其用途也受限。

2. 短串联重复序列(STR)多态性 STR 广泛分布于基因组中,在基因组中平均约每 6 Kb 就有一个短串联重复序列。其重复单元为 2~6 bp,串联排列形成的串联重复序列长度一般为 50~100 bp。短串联重复序列的种类多,在人群中高度多态,即正常人群的不同个体之间某一 STR 位点的重复次数不一样,且突变率低(一般小于 0.04%),其多态

信息含量容量超过70%，同一个体的两个同源染色体上相同位点的重复次数也可不一样。特定位点的短串联重复序列按孟德尔方式在人群中世代相传，因此是理想的基因组遗传标记。

此外，人类基因组的主体是大量的散在重复序列。这些散在重复序列是人类基因组中的转座元件，其中有些转座元件的结构相对完整，而大部分已经不完整。其拷贝数众多，在不同人类族群和人类个体之间有很大的异质性，表现在拷贝数差别大、序列变异大、整合位点各异等。虽然在人群中有大量变异，这些变异有时也可以被当做是 Indel，但目前存在检测上的难点。所以除了一些参与人类疾病的转座元件外，还难以用多态性来定量描述这些重复序列的个体差异。

（二）核苷酸序列的遗传多态性

除了串联重复序列、重复次数的多态性，人类基因组 DNA 中生物学意义和应用价值比较大的多态性主要是核苷酸序列的多态性。核苷酸序列的多态性又可分为核苷酸片段的插入缺失和单核苷酸多态性。

1. **核苷酸片段的插入和缺失**（insertion and deletion，Indel）　基因组在某些位点上的短 DNA 片段的插入或缺失，称为 Indel，有时也被称为“得失位”。插入或缺失的序列本身可以各种各样，如某些散在重复序列或其一部分，也可以是未知含义的片段。Indel 多态性无法用常规的核型分析技术检测到，所以在以细胞遗传学为主要技术手段的时代难以发现。现在则可以用各种 DNA 序列检测技术进行检测，包括对已知 Indel 多态性位点可以采用 PCR 技术和基因芯片技术进行检测，而在全基因组水平则可采用测序和基因芯片技术检测。Indel 分散于整个基因组，有时和一些人类遗传病相关，或是直接是遗传病的致病基因。

2. **单核苷酸多态性**（single nucleotide polymorphisms，SNP）　个体之间在基因组 DNA 序列上存在的最多的差异是在大量的基因组位点上 DNA 序列的单个碱基的不同，可占到整个基因组 DNA 的0.1%。如前所述，如果在基因组的某个位点上，某种类型的单核苷酸序列变异体可以占到人群的1%以上，则这个变异类型可以称为单核苷酸多态性即 SNP。SNP 占据了我们基因组序列的0.1%，相当于每1 000个碱基对存在一个 SNP。到目前已经在人类基因组中发现了超过300万个 SNP 位点。如果按照人类的23对染色体来算，这种多态性已经超过了接近 6×10^6 个碱基对，信息量巨大。SNP 在染色体上的变化绝大多数是二态性的，易于进行自动化检测；其在基因组上基本呈均匀的均态分布，平均300～1 000个碱基对就出现一个 SNP 的标记，可以高精度地覆盖全部染色体位点；另外，国际人类基因组单体型图计划（International HapMap Project）已经将现在绝大多数的 SNP 进行了定位，明确了相关信息以及在人种之间的差异度。

显然，SNP 位于基因组的不同位点，对基因组功能有不同的影响。位于编码区的 SNP 可以不改变氨基酸序列（同义突变）或改变氨基酸序列（非同义突变）；位于基因的非翻译区(5′和3′ UTR)的 SNP 可以不影响基因功能,也可能在翻译水平影响基因表达;位于内含子中的单核苷酸多态性位点可能影响 RNA 前体的剪切;而位于基因间隔区的 SNP 的生物学意义往往不明。

三、基因多态性的形成

基因组 DNA 中存在如此大量的多态性,要了解每一个已经存在多态性位点的多态性的形成机制,目前是不可能的。因此,基因组多态性的形成机制只能是推测的。串联重复序列的多态性的形成可能来源于生殖细胞的 DNA 复制滑脱,或生殖细胞发育过程中的同源染色体间或姐妹染色体间的不对等交换,即基因转换(gene conversion)。而基因组中的散在重复序列的多态性最有可能是由生殖细胞基因组 DNA 中的转座元件的转座行为引起。

基因组中核苷酸序列的多态性最主要的来源可能是发生于生殖细胞中的基因突变,包括环境致突变因素的作用,DNA 复制中的自然突变等。

第二节　人类基因组多态性的意义和应用

与其他物种一样,人类基因组的多态性是人类基因组的一个基本特征。从进化选择的角度看,基因组中大多数位点的多态性不引起表现型变化;有一部分基因多态性可以引起表型变异,但也不会造成可见的选择压力,如单眼皮和双眼皮是常染色体显性遗传的一种变异性状,属于孟德尔遗传的质量性状,两种变异体在人群中频率都大于1%,且稳定遗传,所以是一种多态性。但环境应该对单眼皮和双眼皮的个体不存在选择因素。这类多态性可能仅仅是作为遗传漂变(genetic drift)的基础,参与到物种的进化中。但有些基因组多态性与人类的性状直接有关,或者在医学中有直接的应用价值。

一、基因组多态性与人类疾病

在许多情况下,基因组的 DNA 序列多态性会通过改变 RNA 和蛋白质的表达和结构而引起表型改变。表型(phenotype),是指一个生物体(或细胞)可以观察到的在群体中有一定代表性的性状或特征,是特定的基因型与环境相互作用的结果。包括个体形态、功能等各方面的表现,如身高、肤色、血型、酶活力、药物耐受力等。例如,乙醇脱氢酶(ADH)和乙醛脱氢酶(ALDH)的遗传多态性会引起个体对酒精耐受性的差异,因此这两种酶的基因多态性会引起一种表型的多态性即对酒精耐受力的高和低。有一部分基因变异也会引起人类疾病。但一般来说,这样的变异体往往引起罕见病,其在人群中出现的概率一般够不上多态性分类的标准(在人群中≥1%),因此这样的个体往往被看作是变异体(variation)或突变体(mutation)。但也有例外,如位于 X 染色体的葡萄糖-6-磷酸脱氢酶(G6PD)突变引起 G6PD 缺陷症。患者在服用伯氨喹啉类药物(氧化剂)或食用蚕豆后出现溶血。G6PD 缺陷是人类最常见的酶缺陷疾病，全球 4 亿人受累，尤其以热带、亚热带区常见，在我国南方发病率可达 5% ~20%；而在美国，10% 非洲裔美国男性为 G6PD 缺陷。这种发病率的分布可能与 G6PD 基因突变对疟原虫感染具有选择优势有关。G6PD 缺乏症的红细胞对疟原虫感染有抵抗作用，因此在疟疾流行区域如温热带地区有选择性优势，但其抵抗疟疾的具体机制尚不完全清楚。此外，有些短串联重复序列（STR）的重复次数的改变与人类基因组的动态突变造成的疾病有关，如亨廷顿舞蹈症（Huntington disease，HD）。HD 是大脑基底神经节的变性引起的脑萎缩改变，是一种微卫星 DNA（即 STR）不稳定造成的神经系统疾病。患者 30 ~45 岁时缓慢发病导致进行性加重的舞蹈样不自主运动和智能障碍，最终出现痴呆。HD 的发生呈现遗传早现现象，即随着世代增加而严重。致病的 HD 基因定位于 4p16.3，其编码区靠近 5′端存在串联重复序列（CAG）n。该串联重复序列可以发生动态突变，即重复次数随着世代而增加，当患者的（CAG）n 重复次数大于 36 次时，会造成 Huntington 蛋白的羧基端串联有大量由 CAG 编码的谷氨酰胺残基，引发蛋白质结构和功能异常而造成疾病。

与上述单基因遗传病相比，基因组多态性对多基因遗传病的影响十分值得关注。单基因遗传病大多是罕见病，而多基因遗传病往往是常见病，如高血压、糖尿病、自身免疫性疾病等。多基因遗传病是多个致病基因的累积效应所致的遗传病，且更多地受环境因素的影响。每个遗传变异对多基因遗传病的发病的贡献可能不大，参与多基因遗传病的单个多态性位点的等位基因可能并不引起表型变异或多态性，但多种遗传变异的综合作用，可能使多基因遗传病的发病风险显著提高。在全基因组范围内寻找与多基因遗传病发病风险相关联的遗传位点，是探索多基因遗传病的遗传因素的重要思路。

二、人类基因组多态性的应用

对于绝大多数不造成性状改变的基因组 DNA 的多态性位点来说，其更重要的意义在于其遗传学应用价值。人类基因组的多态性除了上述可引起表型的改变外，还是一类分析和研究基因组结构和功能的重要工具。在基因组分析方面，人类基因组的多态性位点的第一个应用是进行个体身份的鉴定和遗传追踪。每一个人类个体在其众多的基因组的多态性位点上与其他个体不同，并且其中的许多位点多态性可以按孟德尔规律进行稳定遗传。因而组合多个遗传性的多态性位点进行检测，就可无可争辩地对个体身份和其亲缘关系进行鉴定。这一原理已经广泛地应用于法医鉴定和亲子鉴定。基因组多态性位点的第二个重要应用是作为基因组位点在遗传重组中的位置标志，用于分析其他造成某个性状但“身份不明”的基因在染色体上的定位。

（一）个体身份的鉴定

利用基因组的多态性类型进行个体身份鉴定的方法，称为基因分型。社会生活中的很多场景下，需要准确断定一个人的个体身份和亲缘关系。通常的生活中，人们从一个人的面相和体态等表现型判断个人身份;在特定情况如刑事侦查中,也采用指纹等个人独特的性状表型来判断个人身份。但基因组的多态性标志无疑是每个人最为独特的身份标志;而且由于每个多态性位点上的基因型是来自父母双亲的哪一方,也可以被明确判定,所以基因分型也被用于亲子鉴定。当然,检测一个多态性位点上的基因型是不可能对个体身份做出结论性的判定的,所以需要组合多个多态性位点的信息。因此判断个体身份和亲缘关系依靠的是一组多态性位点的基因多态性信息。这种个体在多个多态性位点的基因型信息,即 DNA 指纹。

1. **刑事侦查中的身份鉴定** 判定发生刑事案件时处于犯罪现场的人员的身份信息对于刑侦具有重要的意义。利用基因分型判断个体身份的基本原理如图 3-2 所示,在四个多态性位点上,已知人群中的等位基因数目分别是位点 1 有 10 种等位基因、位点 2 有 8 种等位基因、位点 3 有 12 种等位基因、位点 4 有 15 种等位基因,那么人群中这 4 个位点完全相同的概率是 1.44×10^4 分之一。增加检测的多态性位点会大幅降低在人群中各个位点的基因型都相同的概率。如果检测犯罪现场的生物标本(头发、唾液、血迹等)和犯罪嫌疑人在这些位点的基因型相同,则有十分大的把握得出结论,这个人处于犯罪现场。DNA 指纹最初在 20 世纪 80 年代中期被用于刑侦鉴定,在 80 年代末开始被列为法庭物证手段,在刑事侦查中具有十分重要的价值。

2. **亲子鉴定** 类似的原理可用于亲子鉴定。遗传学的亲子鉴定是指运用遗传学的理论和技术,根据遗传基因在子代和亲代之间的遗传规律,判断父母和子女之间是否为亲生关系的鉴定。亲子鉴定依赖的是若干个符合孟德尔遗传规律的多态性位点。如图 3-2 所示,一个人类个体的 23 对染色体(除性染色体)中的每一对,都是一条来自父亲、另一条则来自母亲。也就是说其在常染色体上的任何一个多态性位点上,所具有的两个基因型只能是一个来自父亲、一个来自母亲。这样,只要同时检测这个个体与其双亲在几个多态性位点的基因型,就可清楚地判断其亲子关系。

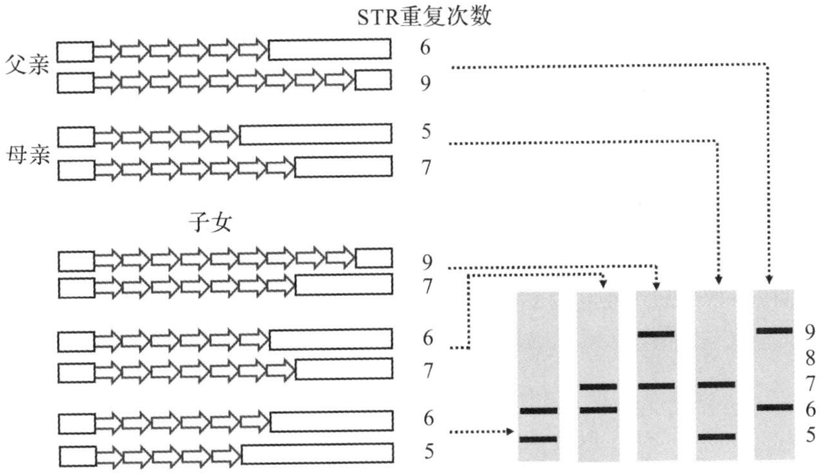

图 3-2 基因组多态性用于个体身份鉴定

(二)基因定位的标志

传统的遗传学研究中,最基本的科学问题是产生一个性状的基因是什么?通过性状去探索基因进而探索这个基因如何编码这个性状,这样的研究思路称为正向遗传学思路。如何确定一个性状和基因之间的因果关系?经典遗传学所采用的基本方法依赖的是基因定位。所谓基因定位,指的是确定某个与特定表型关联、但“身份不明”的基因在染色体上的位置。在确定了这个位置后,就可以采用基因克隆的方法克隆这个基因,或者直接在基因组测序数据中检索,从而确定这个与特定表型(如疾病)相关联的基因的身份,为其功能、作用机制、干预的研究奠定基础。基因组中的所有位点,包括多态性位点和其他功能未知的位点,在染色体上都是线性排列的。在其向下一代传递时,即生殖细胞形成时,会按一定概率与其同源染色体上的等位基因发生交换,即减数分裂中的基因重组。这种重组发生的概率被称为重组值(recombination fraction,RF),重组值的大小与两个位点之间的距离成比例关系。当两个基因位点之间在一次减数分裂中有1%的概率发生重组时,二者之间的距离被定义为1厘摩尔根(厘摩,cM)。那么,重组值(RF)就等于:重组型的配子数/总配子数×100%,也被称作是两个遗传位点之间的遗传距离。重组值越大,说明两个基因位点之间的距离越远;重组值越小则说明两个基因位点之间的距离越近。整个人类基因组包含 3.2×10^9 bp,相应的遗传距离约有3 300 cM。每个染色体平均约有150 cM,1 cM约为1~3 Mbp(百万碱基对)。根据这些定量关系,通过检测性状的出现和不同的遗传多态性位点之间的定量关系,就可以推算出决定性状的未知基因位点与已知的遗传多态性位点之间的距离,进而可进行未知基因的身份鉴定。基因定位主要有连锁分析和关联分析两种方法。

1. 连锁分析(linkage analysis) 连锁分析是一种基于家系研究的方法,是在家系中利用连锁的原理确定致病基因(或其他引起某种性状的基因)与参考位点(遗传标记)的连锁关系,再利用数学手段计算遗传标记在家系中是否与致病基因产生共分离,以及遗传标记与致病基因之间的遗传距离。参考位点必须是基因组上位置已知的多态性位点,所以才可以根据参考位点与未知致病基因之间的距离,推算出致病基因在基因组上的位置,进而克隆致病基因,所以这种方法也叫定位克隆(positional cloning)。从定位克隆的原理可知,参考位点必须是基因组上多态性位点,在个体之间存在差异,可以稳定遗传,这样它才能在减数分裂中被追踪(图3-3)。

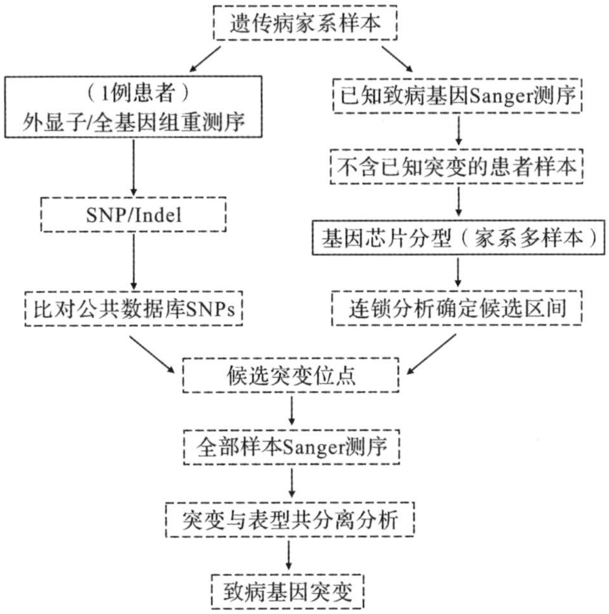

图 3－3　基因组多态性标志用于连锁分析

2. **关联研究**（association study）　关联研究是以人群中多世代的婚配、染色体重组后保留下来的基因位点之间的连锁不平衡（linkage disequilibrium，LD）为基础，通过获得群体表型数据和基因型数据，采用统计方法检测基因组的多态性位点和性状可遗传变异之间的关联，以确定引起性状变异的基因在基因组上的定位。这个定位可能是直接引起性状的基因；也可能仅仅指示引起性状的基因的位置，这就需要在这个定位的周边寻找可能引起性状的基因。连锁不平衡是指某一群体，不同基因座的两个基因同时遗传的频率高于预期随机频率的现象。当位于某一染色体座位上的某个特定基因与另一个座位上的某个基因同时遗传的概率大于群体中因随机分布两个等位基因同时出现的概率时，就称这两个基因座处于连锁不平衡状态。

关联分析不仅可以确定两个已知的基因组位点之间的连锁不平衡状况，还可以在全基因组范围内，确定与某种性状如某种疾病相关的基因与哪个或哪些多态性位点相关联，从而确定该性状的基因（可以是一个、也可以是多个）的身份。这种研究称为全基因组关联研究（genome wide association study，GWAS），其基本原理是对多个个体在全基因组范围的多态性位点进行检测，获得基因型，进而将基因型与可观测的性状即表型，进行群体水平的统计学分析，根据统计量或显著性 p 值筛选出最有可能影响该性状的遗传变异（标记），挖掘与性状变异相关的基因。所以，关联分析的技术关键是全基因组 DNA 多态性位点的明确以及检测方法的建立。STR、Indel、SNP 都是全基因组范围内常用的多态性位点标记。

第三节 人类基因组多态性的检测技术

上述基因组多态性的遗传学应用在技术上都依赖于基因组多态性的有效检测。针对不同形式的基因组多态性，也可以在性状、蛋白质结构和功能等层面进行检测。比如对于造成酶活性改变或其他性状改变的，可以从性状的变化推断基因组在该位点的多态性；对于引起染色体变化的，可以采取染色体荧光原位杂交（FISH）技术检测。FISH 技术基于核酸分子杂交的原理，将杂交探针用荧光物质标记后，以中期或间期染色体为标本进行原位杂交，再利用显带技术判断目的基因的染色体定位。FISH 的分辨率可达 1 ~ 2 Mb。但这些技术最终都需要在基因组 DNA 序列的水平上得到验证，所以根本的还是在基因序列层面直接检测基因组多态性。

一、重复序列重复次数多态性的检测

串联重复序列是由一定的重复单元头尾相连而在基因组特定位点上成簇排列形成的重复序列；串联重复序列重复次数的多态性，就是指在特定的串联重复序列基因位点上，不同个体的基因组之间重复单元的重复次数不同。人类基因组中的串联重复序列根据其在基因组上的分布、在密度梯度离心上的位置和重复单元的大小以及重复次数，主要包括两种，即 VNTR（数目可变串联重复序列）和 STR（短串联重复序列）。

（一）VNTR 的检测

VNTR 为小卫星 DNA，主要分布于近端粒区和着丝粒区等，重复单元长度为 10 到几百 bp，重复次数 10 ~ 1 000 不等。对于这样大小的 DNA 片段的变异的检测，一般采用 DNA 杂交的方式进行。检测技术与限制性片段长度多态性（RFLP）的检测大致相同。在选择消化基因组 DNA 的限制性内切酶时，注意酶切位点不能在 VNTR 重复序列内，以保证完整的 VNTR 片段被探测到，才能比较不同个体的 VNTR 片段的长度。限制性内切酶在基因组的其他部位最好有较多酶切位点，可以充分消化基因组 DNA，有利于通过电泳显示不同长度重复序列片段的多态性。用于分子杂交的 DNA 探针的核苷酸序列必须位于 VNTR 序列内部并且能检测多个 VNTR 位点，这样通过分子杂交和放射自显影后，可同时检测到多个 VNTR 位点，得到个体特异性的 DNA 指纹图谱。小卫星标记的多态信息含量较高，但是位点数量有限，而且在基因组上分布不均匀，这就极大限制了其在基因定位中的应用。此外，检测 VNTR 位点采用的核酸杂交技术也存在实验操作烦琐、检测时间长、成本高等缺点，不利于推广应用。

（二）STR 的检测

STR 的重复单元一般长 2 ~ 6 bp，串联排列形成的串联重复序列长度一般为 50 ~ 100 bp，非常适合于 PCR 检测。STR 广泛分布于基因组中，种类多，在基因组中平均约每

6 Kb 就有一个短串联重复序列。在人群中高度多态，即正常人群的不同个体之间某一STR 位点的重复次数不一样，以孟德尔方式在人群中世代相传，且突变率低（小于0.04%），因此是理想的基因组遗传标记。检测方法一般是在 STR 位点两侧设计 PCR 引物，以基因组 DNA 为模板进行 PCR 扩增，扩增产物通过毛细管电泳对比 STR 的长度即可推算出其重复次数。

二、DNA 序列多态性的检测

人类基因组上 DNA 序列的多态性主要包括两种变异。一是 SNP，即单核苷酸多态性，也就是单个 DNA 碱基的不同。二是小的 Indel，指在基因组的某个位置上所发生的小片段序列的插入或者删除，其长度通常在 50 bp 以下。此外，基因组上还有一些大的结构性变异，其包含的类型比较多，如长度在 50 bp 以上的长片段序列的插入或者删除、染色体倒位、染色体内或染色体间的序列易位、拷贝数变异，以及一些其他的形式更为复杂的变异。这些除了 SNP 之外的基因组 DNA 序列变异也被称为基因组的结构性变异（structural variation，SV），它们对基因组功能的影响可能比 SNP 大，而且一些结构性变异往往和人类疾病相关。DNA 序列的多态性最主要是采用基因芯片或二代测序的方法、配合相应的生物信息学分析进行高通量检测。

（一）Indel 的检测

对于已知的基因组上的某些 Indel 的简单检测，可以采用 PCR 技术。PCR 产物可以进行电泳检测，或进一步采用限制性内切酶消化、测序等方法进行分析。对于需要进行全基因组扫描的情况，可采取全基因组重测序和基因芯片的方法进行检测。

（二）SNP 检测技术

SNP 是 DNA 序列中单个碱基的变异。如果变异发生在某个限制性内切酶识别位点上，则引起酶切片段大小的改变，这可以用传统的限制性片段长度多态性（RFLP）方法进行检测。但这种方法显然不能检测绝大多数 SNP。大规模的 SNP 检测依赖于高通量DNA 测序、基因芯片技术、飞行质谱技术、PCR 技术等。这些技术应用于 SNP 检测时往往需要进行特殊的设计，以能够区分出仅仅差别一个碱基对的核酸片段。在人群中绝大多数 SNP 位点是 2 种碱基间的变异，或者称其为二态性的（bi－morphic），也就是在该核苷酸位点人群中只有两种等位基因（bi－allelic）。统计 SNP 位点的碱基变异情况发现其中 2/3 是 C、T 变异；三种碱基变异（三等位基因，tri－allelic）的少于 0.1%。这些特征有利于设计自动化的 SNP 检测方法。

显然，一个 SNP 位点只能提供有限的个体信息，而且也不是每个单核苷酸变异都能满足多态性的要求。为了更好地利用基因组上的单核苷酸变异，人们将位于染色体上某一区段内的一组 SNP 位点关联起来进行检测。这样的一组 SNP 位点组成了一个类似于密码的编码，在每一个数位上常常都是两种或两种以上的核苷酸的一种，称为一个单倍体基因型或单体型(haplotype)。单体型是一组在染色体上位置很近、因而连锁的 SNP,所以可以孟德尔方式遗传。大多数染色体区域都可以用少数几个常见的单体型(每个具有至少 5% 的频率)确定,代表了一个群体中个体之间的大部分多态性。对于这样一组高度连锁不平衡的 SNP 位点而言,在遗传时这些位点往往同时遗传,只需要选取其中几个 SNP 位点作为代表即可,这些选出来的代表位点就叫做标签 SNP(tagSNP),而这些一起遗传的高度连锁不平衡的 SNP 位点构成了单体型。也就是说,标签 SNP 可以代表单体型中所有的 SNP 位点。这样,虽然在一个染色体区段内可以有很多 SNP 位点,但是只需要少数几个标签 SNP,就能够提供该区域内大多数位点的遗传多态模式。据此,国际人类基因组计划进一步发展出人类基因组单体型图计划,其目标是构建人类 DNA 序列中多态性位点的常见模式,即单体型图(HapMap)。SNP 单体型有利于 SNP 的高通量检测。

下面介绍几种 SNP 检测方法的原理。

1. Sanger **测序法**　对于已知的 SNP 位点,Sanger 测序可直接获取核酸序列信息,是 SNP 检测的"金标准"。采用 Sanger 测序法检测 SNP 时,首先采用覆盖 SNP 位点的 PCR 引物将含有 SNP 位点的靶标序列通过 PCR 扩增,获得 DNA 片段后,再利用 Sanger 测序获取目标区域的核酸序列,并对 SNP 位点进行比对,即可确定是否存在变异位点(图 3-4)。此外,Sanger 测序可发现未知的 SNP 位点,确定 SNP 的突变类型和突变位置,但由于操作复杂、读长有限等原因,在发现新 SNP 位点上更多采用二代测序的方法。

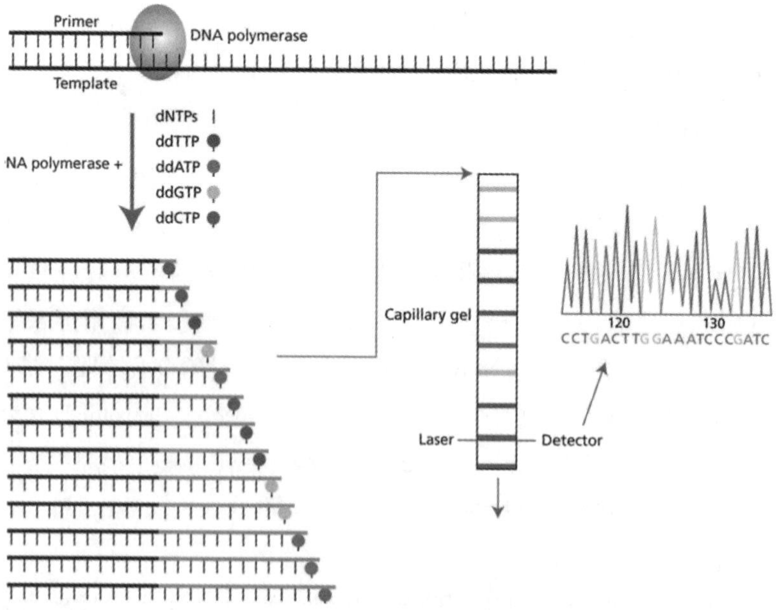

图 3-4　Sanger 测序的原理及检测到了 SNP

2. 基因芯片(gene chip**)法**　采用基因芯片检测 SNP 时,需要将大量针对 SNP 的寡核苷酸探针高密度地固定在固相支持物表面,形成寡核苷酸探针微阵列。待测 DNA 片段经荧光染料标记后与芯片上的探针阵列进行杂交反应。控制杂交条件使核酸片段只与其序列完全互补配对的探针杂交，而不与含有单个错配碱基的序列杂交。清洗去除未杂交片段，扫描检测芯片上的荧光信号，即可确定 SNP 位点。基因芯片法的检测通量高，可自动化，已有多种产品上市。

3. 采用区分 SNP 位点的特异性探针进行检测 主要包括 TaqMan 探针法和分子信标法。TaqMan 探针是一种双标记的自淬灭探针，在其 5′和 3′末端分别标记有荧光基团和淬灭基团。当探针结构完整时荧光基团和淬灭基团距离较近，因而荧光基团的信号被淬灭基团淬灭。在 PCR 扩增时，如果探针与靶序列完全匹配，则探针可结合在 DNA 模板上，此时 Taq 酶延伸至探针位置时，其外切酶活性将水解探针，释放出荧光基团，使得荧光信号增强而被检测；随着扩增的进程释放的荧光基团逐渐累积，荧光信号也逐渐增强，可通过仪器实时监测 PCR 的进程而达到定量的目的。针对双等位基因 SNP，可分别设计两种对应的探针，只有探针与模板完全匹配时，在扩增过程中探针可被水解产生较强的荧光信号，而如果探针与靶序列之间存在错配，其荧光强度将会减弱，由此可通过荧光强度检测 SNP 位点。而由于 MGB 探针的长度可以设计得更短，有利于提高探针的识别特异性，因此用于检测 SNP 的 TaqMan 探针常用 MGB 修饰。但在测试时，需筛选测试较多的探针，探针合成成本相对较高。

与 TaqMan 法类似的分子信标法，也采用一段双标记的寡核苷酸探针，其 5′末端和 3′末端分别标记荧光基团和淬灭基团。但探针 5′端和 3′端的部分碱基可互补配对而形成茎环结构，促使荧光基团和淬灭基团相互靠近从而导致荧光信号被淬灭；在探针的环状结构部分包含 SNP 检测位点，当模板与分子信标环状结构的核苷酸序列完全匹配时，分子信标可与模板杂交形成伸展状态，从而导致荧光基团和淬灭基团的空间距离拉大，荧光信号增强而被仪器检测。使用不同荧光基团标记分子信标，即可区分 SNP 的类型。

4. 采用单碱基延伸原理的检测技术（SNaPshot 技术） SNaPshot 法采用的延伸引物的 3′末端紧挨着 SNP 位点。而为了提高通量可对不同 SNP 位点设计不同长度的延伸引物，以通过引物长度区分 SNP 位点。检测时，在含有测序酶和四种荧光标记的 ddNTP 底物的体系中进行多重 PCR 扩增。由于加入的荧光标记核苷酸为双脱氧核糖核苷酸，因此引物延伸一个碱基即终止，而延伸产物通过测序仪检测：根据片段大小确定延伸产物对应的 SNP 位点，根据峰的颜色确定 SNP 位点的碱基种类。

质谱法是基于基质辅助激光解吸电离飞行时间质谱技术（matrix - assisted laser desorption/ionization time - of - flight mass spectrometry，MALDI - TOF MS）可通过激光激发 DNA 分子片段，再利用飞行时间判断 DNA 片段的分子量大小，从而确定 SNP 位点。检测时也使用单碱基延伸技术，在多重 PCR 扩增时，扩增产物将在 SNP 位点上终止延伸，形成不同分子量的检测产物，再利用质谱分析获得图谱，进而确定 SNP 位点。

5. 基于引物特异性识别 SNP 位点的检测方法 等位基因特异性 PCR（allele -

specific PCR,AS - PCR)基于 Taq DNA 聚合酶无法修复引物 3′末端的单个碱基错配,从而使得扩增受阻。所以设计的引物在 3′端可以区分不同的 SNP 基因型。在扩增过程中,只有当引物 3′末端的碱基与 SNP 位点的等位基因互补配对时,才能正常延伸扩增;而当引物 3′末端的碱基与 SNP 位点的等位基因不互补配对时,则不发生扩增反应。对扩增产物进行凝胶电泳或荧光 PCR 检测,即可确定 SNP 基因型。

SNP 作为第三代分子标记,是人类可遗传变异中最常见的一种,占所有已知多态性的 90% 以上。SNP 被广泛应用于分子遗传学、法医物证检验以及疾病诊断和治疗等领域。它的检测方法也是层出不穷,不断朝着更高通量、更简便的方向改进。

复习思考题

1. 人类基因组变异主要有哪些形式？有什么意义？
2. 试述检测 SNP 的主要技术方法原理。

（韩　骅）

第四章 4 人类表观遗传组学

遗传学(genetics)是关于性状遗传和变异的规律和机制的科学。20 世纪,在性状遗传规律研究的基础上,多项科学研究证实 DNA 是遗传物质。到 1953 年,Watson 和 Crick 参考精细的 X 射线晶体衍射实验结果,推测出 DNA 分子的空间结构,即双螺旋结构。这一划时代的发现明确了遗传信息是储存在 DNA 链中的碱基排列序列。通过 DNA 复制和细胞分裂及生殖细胞形成,生命体将遗传信息从上一代个体传递给下一代个体,或者从亲代细胞传递给子代细胞。

然而,从蕴含于 DNA 碱基排列顺序的遗传信息,到个体的可遗传性状之间,必须经过基因的选择性表达以及由基因的选择性表达而决定的发育过程。在发育过程中,细胞最基本的行为有两个,分化和增殖。分化使得基因组相同的细胞由于基因的选择性表达而形成不同的表现型,即细胞种类的变化;而增殖使得各种细胞发生细胞数量的增多。那么,发育过程中具有相同基因组(DNA 序列相同)的、已经分化的、具有特定表型的细胞,在后续增殖中怎样保持自己的表现型呢?也就是说,体细胞在发育过程中是如何在不改变 DNA 序列的前提下将自己的性状(或者说基因表达谱)传递给下一代的细胞呢?

这个问题本身就提示人们,生命体的表型并非全部由基因组 DNA 序列决定。的确,基因组 DNA 序列完全相同的同卵双生双胞胎在不同,甚至同样的环境中发育至成体后,他们在外貌、性格、行为等表型方面仍然会有较大的差异。这说明在 DNA 序列没有发生变化的情况下,生物体的基因表达出现了差异,导致细胞水平可遗传的表型发生了改变。这种不依赖 DNA 序列而将性状从上一代细胞传递给下一代细胞的遗传机制,就称为表观遗传(epigenetic inheritance);研究表观遗传信息本质、遗传机制和意义的科学,就是表观遗传学(epigenetics)。值得注意的是,近年来的研究还提示,在个体世代之间,表观遗传机制也可以参与性状的传递。

第一节　表观遗传学的概述

20 世纪 40 年代 Waddington 首次提出“epigenetics(表观遗传学)”一词,来概括有关基因及其产物如何转化为表型的研究领域。就词义而言,希腊语的前缀“epi”具有“其上(upon)”“超越(beyond)”和“之外(in addition to)”等多种含义,因此对 epigenetics 的定义也有多种表述。尽管不同的表述在所包含的内容方面有宽泛和狭窄之别,但在两个主要点上是一致的:表观遗传学研究基因如何发挥其功能以及基因之间的互作关系;表观遗传学研究的范畴仅涉及 DNA 序列之外的使基因表达模式发生改变并可使之在细胞世代之间稳定传递的因素。

一、表观遗传信息的载体和遗传机制

针对性状传递的分子机制,经典的遗传学侧重编码蛋白质的基因序列的复制、在细胞世代间以及个体世代间的传递、基因序列包含的遗传信息的表达,以及基因变异对性状的影响;而表观遗传学则是揭示在基因的 DNA 序列没有发生改变的情况下,基因的表达谱,以及由基因的选择性表达决定的性状如何在细胞的世代间进行传递。众所周知,DNA 负载的遗传信息就是 DNA 链中的碱基排列顺序。DNA 的精确复制和向子代细胞中的准确传递,是 DNA 编码的性状稳定遗传的基本机制。那么,不涉及 DNA 碱基序列的表观遗传信息蕴含在什么载体中？又是如何向子代细胞传递的呢？

目前的研究认为,细胞的表观遗传学信息主要由三种分子载体负荷,通过各自的方式在细胞分裂中将基因表达谱信息(或简单地说哪些基因开放、哪些基因关闭的信息)传递给子代细胞,因此也被称为表观遗传记忆。这些表观遗传信息包括 DNA 甲基化、组蛋白共价修饰和非编码 RNA 携带的染色质结构信息。

(一) DNA 甲基化

DNA 共价修饰是指在 DNA 分子上发生的一些化学基团的共价结合,可以使具有相同序列的等位基因处于不同修饰状态。其中,DNA 甲基化(DNA methylation)是目前研究最充分也是最重要的表观遗传修饰形式。真核生物中最常见的 DNA 修饰是 CpG 序列中的 C(胞嘧啶)第五位碳原子上发生的甲基化修饰,形成 5－甲基胞嘧啶(5－mC)(图 4－1)。在 DNA 双链中,一条链上的 5′－CpG－3′序列在对侧链上也是 5′－CpG－3′,所以在发生甲基化的基因位点,两条 DNA 链的甲基化是对称的。这样,在 DNA 的半保留复制中,新产生的 DNA 双链都有一条链(亲本链)是甲基化的,通过特定的 DNA 甲基转移酶催化,可以在对侧链(新生链)上也“写入”5－mC,从而使甲基化信息从亲代细胞传递到子代细胞。在基因组 DNA 的有些位点上,CpG 序列会连续、成簇出现,称为 CpG 岛(CpG island)。

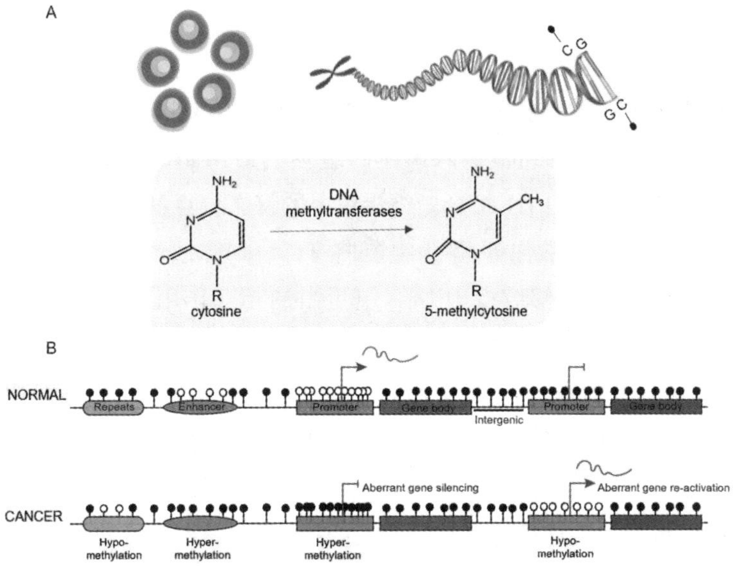

图 4－1　DNA 甲基化修饰

DNA 甲基化能引起染色质结构、DNA 构象、DNA 稳定性及 DNA 与蛋白质相互作用方式的改变，从而抑制基因的表达。其发生的机制包括 DNA 序列的甲基化可以直接阻碍转录因子与其识别序列的结合，也可以由特定的甲基 CpG 结合蛋白结合到甲基化 CpG 位点，再招募其他转录抑制因子抑制转录，还可以影响染色质的空间结构进而阻碍转录因子与其调控序列的结合。因此，DNA 甲基化一般沉默其附近或相关的基因表达。由于甲基化模式可以被稳定传递给子代细胞，也就可以将基因的表达模式传递下去。

DNA 的甲基化和去甲基化是由多种酶来催化的。催化 DNA 甲基化的酶是一组 DNA 甲基转移酶（DNA methyltransferase，DNMT），可以催化将 S 腺苷甲硫氨酸（S－adenosylmethionine，SAM）提供的甲基转移到胞嘧啶 5 位的碳原子，形成 5－甲基胞嘧啶。其中，DNMT1 主要是维持 DNA 甲基化，即在 DNA 半保留复制后，根据亲代 DNA 的甲基化状态催化新生链对应部位的甲基化，从而使亲代细胞的 DNA 甲基化模式遗传到子代细胞。DNMT3A 和 DNMT3B 能将未甲基化的 CpG 位点甲基化，这在胚胎发育和肿瘤发生中起着重要作用。DNMT2 是一种 tRNA 甲基转移酶，而 DNMT3L 是在胚胎发育过程中协调 DNMT3A 和 DNMT3B 的结构蛋白，DNMT3C 主要涉及雄性生殖细胞系的反转录转座子启动子的甲基化。已经甲基化的 DNA 的去甲基化涉及多种机制，如碱基切除修复，还可以先通过 TET 蛋白（ten－eleven translocation）催化对 5－mC 羟基化形成 5－羟甲基胞嘧啶（5－hmC），再去掉甲基。

总之，DNA 甲基化实际编码了一种基因表达信息，即发生甲基化的 DNA 序列的表达往往被抑制。与 DNA 中的碱基序列可以被合成（复制）和解读（转录）一样，DNA 甲基化信息也可以被复制和解读，更重要的是，DNA 甲基化信息还可以被擦除（去甲基化）。

这也提示了 DNA 甲基化蕴含的表观遗传信息是可变的。

（二）组蛋白修饰

真核生物 DNA 和组蛋白组成核小体，每个核小体由 146 bp 的 DNA 缠绕组蛋白八聚体 1.75 圈形成。核小体中的组蛋白八聚体由组蛋白 H2a、H2b、H3、H4 各 2 分子组成，在核小体间 DNA 链与组蛋白 H1 结合。组蛋白上的许多位点都可以被共价修饰，如赖氨酸可以被甲基化、乙酰化、磷酸化等，称为组蛋白修饰（histone modification）（图 4－2）。组蛋白化学修饰的意义在于能够改变 DNA－组蛋白的相互作用以及染色质构象，从而影响基因表达。与 DNA 甲基化不同的是，核小体中的组蛋白有四种，每个组蛋白分子上都有大量的氨基酸残基可供修饰，其产生的效应可以是抑制基因表达，也可以是促进基因表达。这样，不同的组蛋白修饰方式就组成一组可以决定基因表达开关的“密码”，称为“组蛋白密码”（图 4－2）。在特定基因位点上的组蛋白密码可以在细胞分裂的世代之间被保留，因此可以将基因表达信息传递到子代细胞，发挥表观遗传的作用。

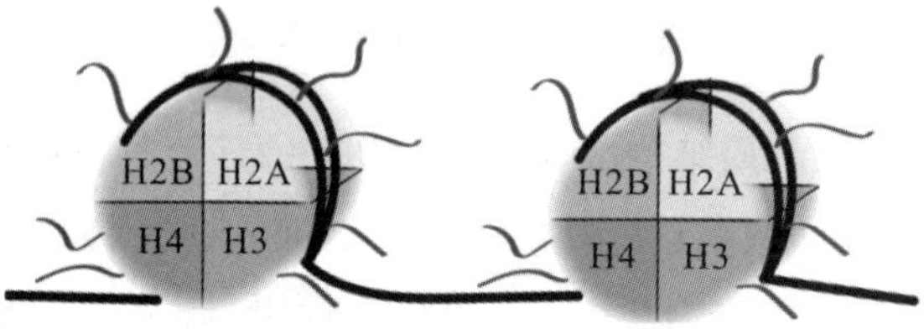

组蛋白	氨基酸残基位点	修饰类型	功能
H3	Lys-4	甲基化	激活
H3	Lys-9	三甲基化	染色质固缩
H3	Lys-9	甲基化	DNA甲基化所必需
H3	Lys-9	乙酰化	激活
H3	Ser-10	磷酸化	激活
H3	Lys-14	乙酰化	防止Lys-9甲基化
H3	Lys-79	甲基化	端粒沉默
H4	Arg-3	甲基化	/
H4	Lys-5	乙酰化	装配
H4	Lys-12	乙酰化	装配
H4	Lys-16	乙酰化	核小体装配
H4	Lys-16	乙酰化	Fly X激活

图 4－2　组蛋白修饰和组蛋白密码

组蛋白密码作为信息载体，在细胞中也是由一系列的酶来催化其修饰的发生（写入）、修饰的去除（擦除），并且有特定的结合蛋白来识别并将其效应转化为基因表达的开放与关闭（解读）。这些酶或蛋白分别被称为书写器（writer）、擦除器（eraser）和阅读器（reader）。细胞内有针对组蛋白密码的极其复杂的酶体系，在特定的基因位点调控相关基因的表达。其中多种酶和蛋白在发育、肿瘤等生理或病理状态下发挥重要作用。

(三)非编码 RNA

非编码 RNA(non - coding RNA,ncRNA)是指能被转录,但不能通过翻译生成蛋白质的 RNA 分子,具有广泛的生物学功能,尤其在基因表达调控过程中发挥重要作用。ncRNA 种类很多,按照长度可分为两大类:大于 200 nt(核苷酸)的称为长链非编码 RNA(lncRNA);小于 200 nt 的称为小非编码 RNA(sncRNA);50 nt 以下的还可称为 tiny ncRNA,如 siRNA、miRNA 和 piRNA 等(图4 -3)。此外,ncRNA 还有线性和环状之分,以及根据其来源不同而进行的命名。ncRNA 可以参与众多的生物化学调控过程。熟知的有参与基因表达过程的核糖体 RNA(rRNA)、转运 RNA(tRNA)等;以及参与转录后和翻译调控的 ncRNA,如 miRNA、piRNAs 等。有些 ncRNA 可以与特定蛋白互作,参与蛋白质复合物的形成,RNA 的拼接,胞内组分的相分离等。还有一些 ncRNA 分子,往往是一些 lncRNA,可以参与染色质构象的形成,介导基因表达的表观遗传调控;有些 lncRNA 则参与招募染色质修饰的各种酶和辅助蛋白分子,从而也可参与基因表达的表观遗传调控。这些 lncRNA 参与的表观遗传调控在许多重要的生物学现象中发挥关键作用,例如基因组中印记位点的调控、X 染色体的灭活以及特定基因位点的表观遗传调控,从而与细胞分化、发育和多种人类疾病密切相关。

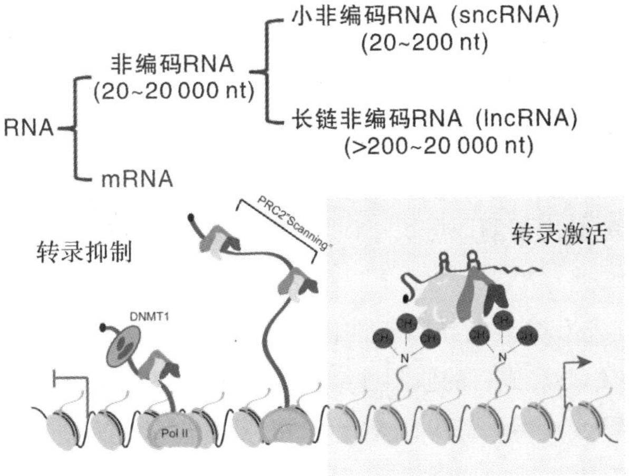

图 4 -3 非编码 RNA 分类

除了上述三种表观遗传信息的载体外,基因表达的表观遗传调控还会涉及一些其他的调控分子和调控方式。在 DNA 转录时染色质由紧密的超螺旋结构变构为开放式的疏松结构,这种不改变 DNA 碱基序列的结构改变称为染色质重塑(chromatin remodeling)。染色质重塑是由染色质重塑复合物介导的一系列以染色质上核小体变化为基本特征的生物学过程,也是一个重要的表观遗传学机制。核小体是基因转录的障碍,与组蛋白紧密缠绕的 DNA 是无法与众多转录因子以及活化因子结合的。因此,核小体在基因组位置的改变对于调控基因表达有着重要影响。目前已知 ATP 酶依赖的染色质重塑复合物有 Swi/Snf,ISWI,CHD/Mi－2 和 INO80 等。其中 SWI/SNF 是从酵母到人类进化保守的复合物,由 8～12 个蛋白亚基构成。SWI/SNF 染色质重塑复合物的主要生物学功能是通过利用其 ATPase 亚基(BRM 和 BRG1)水解 ATP 获得的能量改变并重塑核小体的组蛋白和 DNA 之间的相互作用,进而影响基因组特定区域的染色质开放程度,从而调节基因表达。随着 DNA 复制、重组、修复以及转录控制等生命活动的开展,染色质上的核小体定位一直处于动态变化之中,这种不断的变化需要一系列染色质重塑复合物的作用。

二、表观遗传信号分子的检测分析方法

表观遗传信息由 DNA 甲基化、组蛋白修饰和非编码 RNA 携带。针对这三种分子改变建立起了一系列分析检测方法。

(一) DNA 甲基化特异性 PCR 扩增技术

DNA 甲基化是重要的表观遗传机制。此外,还有大量研究表明,特定基因的 DNA 甲基化是重要的临床诊断生物标志物。因此,无论对于生物学研究还是临床应用,实施快速、准确的 DNA 甲基化状态检测是诊断应用的前提和关键。

DNA 的甲基化特异性 PCR 技术(methylation－specific PCR, MSP)是一种简单快速而又经济的测定 DNA 甲基化状态的方法。其基本原理是用重亚硫酸盐(bisulfite)处理基因组 DNA 时,未甲基化的胞嘧啶被转变成尿嘧啶,而甲基化的胞嘧啶不变。这样,针对潜在的甲基化位点(CpG 岛)设计特定引物,分别称为 M 引物和 U 引物,在重亚硫酸盐处理前后进行 PCR 扩增,即可检测出因重亚硫酸盐处理造成的碱基差异,从而确定基因有无 CpG 岛甲基化。MSP 对 CpG 岛中几乎所有 CpG 位点的甲基化都敏感且特异,不需要使用甲基敏感限制性内切酶即可快速评估 CpG 岛内几乎任何一组 CpG 位点的甲基化状态。

以往的 PCR 方法依赖于差异限制性内切酶切割来区分甲基化和未甲基化 DNA, MSP 消除了以往 PCR 方法固有的假阳性结果。由于 MSP 技术简单稳定,基于 MSP 技术还衍生出了巢式 MSP(nested MSP)、定量 MSP(quantitative methylation－specific PCR, qMSP)、多重定量 MSP(quantitative multiplex methylation－specific PCR,QM－MSP)和微滴式数字 MSP(methylation－specific droplet digital PCR,ddMSP)等技术,为不同浓度下的 DNA 甲基化状态定量检测提供了多种技术选择。

MSP 的局限性在于待测片段的 DNA 序列必须是已知的,而且引物的设计非常重要,此外,亚硫酸氢盐处理也十分关键,若处理不完全则可能导致假阳性的出现。

(二) 表观遗传信息的 ChIP 分析

如上所述,DNA 甲基化,组蛋白修饰和 ncRNA 等可以改变染色质的空间构象而调控基因表达,这种染色质空间构象可以被传递给子代细胞,因此也发挥表观遗传调控的作用。染色质空间构象涉及多重的蛋白质－DNA 相互作用。染色质免疫共沉淀(chromatin immunoprecipitation，ChIP）是检测体内DNA与蛋白质相互作用的方法，它不仅可以检测体内识别和结合DNA序列的反式作用因子与DNA的相互作用，还可以用来研究组蛋白的各种共价修饰与基因表达的关系。

ChIP的基本原理是在活细胞的状态下，采用化学交联剂（最常用的是一定浓度的甲醛）处理细胞，使细胞内与DNA处于非共价结合的蛋白质与DNA发生共价交联，从而固定蛋白质－DNA复合物。然后将细胞裂解，并采用物理（超声处理）或化学（核酸酶处理）方法将释放的染色质DNA随机切断为一定长度范围内（适合进行免疫共沉淀）的染色质小片段。进一步采用针对特定蛋白的抗体进行免疫沉淀，获得纯化的蛋白质－DNA复合体，即特异性地富集目的蛋白结合的DNA片段，再通过对目的片断的检测，从而获得蛋白质与DNA相互作用的信息。目的片段的检测可以采用PCR扩增已知DNA片段，也可与高通量分析方法如基因芯片（ChIP－chip）或高通量测序分析（ChIP－seq）相结合，可以无偏倚地识别给定转录因子在DNA上的结合位点。目前已经开发了许多适用于ChIP－seq的高通量测序技术平台，包括Genome Analyzer（Illumina，以前的Solexa）、SOLiD（Applied Biosystems）、454－FLX（Roche）和HeliScope（Helicos）等。

第二节　人类表观遗传组学技术与应用

基因组上的表观遗传信息，包括基因组DNA的甲基化和基于组蛋白修饰、ncRNA等机制的染色质空间构象，可以将基因组DNA序列的表达信息传递给子代细胞。毫无疑问，这些表观遗传信息对于维持细胞的增殖与分化、个体的发育和稳态极其重要；而异常的表观遗传信息则会引发或参与多种人类疾病（如肿瘤，详见第十一章“肿瘤表观遗传组学和RNA组学”）。因此，以组学的思路研究和描述基因组的全部表观遗传信息，即表观遗传组（epigenome），就具有重要的理论意义和实际应用价值。

一、表观遗传组的概念及检测分析方法

目前确认的表观遗传信息的载体包括DNA甲基化，组蛋白化学修饰，以及非编码RNA。在特定范围内检测、展示细胞中的所有DNA甲基化位点、所有（特定）的组蛋白化学修饰或所有的非编码RNA，就被分别称为是DNA甲基化组、（特定）组蛋白修饰组及非编码RNA组。需要强调的是，与全基因组DNA序列不同，基因组的DNA甲基化组、组蛋白修饰组和非编码RNA组会随着发育阶段和所处环境而发生变化，而且这些变化与基因表达谱是密切相关的。

（一）DNA甲基化组

DNA甲基化组即细胞全部二倍体基因组的甲基化修饰的全貌。从前面对人类基因组的描述可知，在人以及其他生命体的基因组中，DNA碱基序列并非是均匀分布的。有些区段可能含有较多的CpG，而有些区段可能含有特定的蛋白质结合位点；还有大量的

来自可转座序列、内源性逆转录病毒等的散在重复序列,以及位于基因组特定位置的串联重复序列。表观遗传机制可以严密、可遗传地控制基因组中的特定基因、特定染色体片段甚至整条染色体的基因表达。全面展示基因组的整个甲基化状态,对于理解个体发育过程的调控机制和某些人类疾病,具有特别重要的意义。

1. **全基因组 DNA 甲基化测序**　全基因组 DNA 甲基化测序(whole genome bisulfite sequencing,WGBS)是 DNA 甲基化组分析最常用的方法。该方法在获得待测 DNA 样本后,首先用重亚硫酸盐处理 DNA,将未甲基化的 C 碱基转化为 U 碱基,而甲基化的 C 碱基则不会变。接着进行 PCR 扩增,这时 U 碱基会变成 T 碱基,使之可以与未甲基化的 C 碱基区分开。然后对处理和未处理的 DNA 样本进行高通量测序,进行生物信息学分析后即可展示整个基因组上的甲基化情况。WGBS 可在全基因组水平上最大限度地获取完整的甲基化信息,精确绘制全基因组甲基化图谱;同时具有单碱基分辨率,可精确评估单个 C 碱基的甲基化水平。因此,WGBS 常用于全基因组 DNA 甲基化图谱、疾病关联分析、基因调控分析、疾病的甲基化标志物筛选等研究。

在上述技术基础上,还发展出了简化甲基化测序(reduced representation bisulfite sequencing, RRBS)技术。RRBS 通过 Msp Ⅰ 酶切(酶切位点为 CCGG)富集启动子及 CpG 岛区域,并进行 bisulfite 测序。这样可以用较小的数据量得到包含最多 CpG 位点甲基化信息的单碱基精度的甲基化图谱。RRBS 是一种准确、高效、经济的 DNA 甲基化研究技术,在大规模临床样本的研究中具有广泛的应用前景。

2. **甲基化 DNA 免疫沉淀测序**　甲基化 DNA 免疫沉淀测序(methylated DNA immunoprecipitation sequencing,MeDIP - Seq)是基于抗体富集原理进行测序的全基因组甲基化检测技术。该方法首先采用甲基化 DNA 免疫共沉淀技术,通过 5′ - 甲基胞嘧啶抗体特异性富集基因组上发生甲基化的 DNA 片段,然后进行高通量测序,可在全基因组水平上进行高精度的 CpG 密集的高甲基化区域展示。采用 MeDIP - seq 技术可快速有效地寻找基因组上的甲基化区域,比较不同细胞、组织样本间的 DNA 甲基化修饰模式。

(二)组蛋白修饰组

组蛋白的共价修饰是重要的表观遗传信息。不同的组蛋白修饰对基因表达有不同的影响,如基因开放、基因表达抑制、异染色质形成等。要在全基因组了解某种组蛋白修饰的整体状况,可以采用染色质免疫共沉淀 - seq(ChIP - seq)的方法。组蛋白 H3 的第 27 位赖氨酸的三甲基化(H3K27me3)是基因表达抑制的标志。如果要展现全基因组范围内的 H3K27me3 发生在哪些基因片段上,就可以采用抗 H3K27me3 的特异性抗体进行染色质免疫共沉淀(ChIP),再对共沉淀的 DNA 片段进行高通量测序,然后将测序结果与基因组 DNA 序列进行比对分析,就可以知道基因组中哪些基因位点带有 H3k27me3 标志,也就是其表达是被抑制的。

（三）ncRNA 组

ncRNA 参与染色质构象形成和重塑而调控基因表达，且其调控模式可以被传递到子代细胞而发挥表观遗传调控作用。ncRNA 的作用一般依赖于其碱基序列和在此基础上形成的二级结构与蛋白质及 DNA 序列的识别与结合，因此其作用往往是基因特异性的。但有一些 ncRNA 在基因组水平上参与基因的沉默。例如 Xist 是由 X 染色体表达 ncRNA，可以识别 X 染色体上的特定基因序列，同时结合转录抑制蛋白 SPEN，最终导致 X 染色体的表观遗传灭活。这些 ncRNA 可以采用转录组等方法发现和鉴定，其功能研究往往依特定 ncRNA 的性质采用分子生物学方法开展。

二、表观遗传组的生物医学意义

表观遗传对于控制基因转录和染色体稳定十分重要。表观遗传修饰异常可引起或参与多种疾病，包括在发育的重新编程过程中造成的特定基因表观遗传修饰的异常，有人称之为表观突变（epimutation）；以及另一类与表观遗传修饰的分子结构与功能相关的蛋白质异常，如 DNA 甲基转移酶基因或差异甲基化 CpG 岛结合蛋白 CTCF 基因的突变或表观改变。表观遗传修饰在疾病发生中发挥广泛作用，包括多种复杂的遗传性综合征、肿瘤、免疫性疾病和中枢神经系统发育紊乱等，有人甚至据此提出了表观遗传病（epigenetic diseases）的概念。

（一）基因组重复序列的表观遗传沉默

人类基因组中包含大量的重复序列，可分为串联重复序列和散在重复序列，分布于基因组的不同位置，有些具有特定的生物学功能，而大部分不具有已知的生物学功能。其中，散在重复序列分布于全基因组，主要是一些在进化中侵入人类基因组的转座子和逆转录病毒基因的残基。这些基因序列一般不被表达，而是在胚胎发育的早期就被表观遗传机制所沉默。沉默所涉及的表观遗传机制目前尚不完全清楚，DNA 甲基化、组蛋白修饰和 ncRNA 介导的染色质重塑都在其中发挥重要作用。在某些疾病状态下，重复序列的表观遗传沉默可能丧失，引起异常的基因表达或转座序列转座活性的再激活，一般来说会造成细胞的损伤，如凋亡、老化等。但也不排除某些转座序列的表达可能参与某种生理过程。

（二）基因印记和 X 染色体灭活

基因印记是指在基因组的某些位点上，两个亲本等位基因中的一个亲本等位基因沉默、另一个亲本等位基因保持单等位基因活性的现象。基因印记是等位基因间的差异性甲基化造成的表观遗传调节的结果，对于发育和成体的稳态都具有重要的意义。调控基因印记的关键区域中，有成簇排列的富含 CpG 岛的基因表达调控元件，称为印迹中心（imprinting centers，ICs），也可被称为印记控制区（imprinting control regions，ICRs）或印记控制元件(imprinting control elements,ICEs)。在父源和母源染色体上,这些调控元件的CpG岛呈现甲基化型的明显差异,即父源和母源染色体上的ICs的甲基化呈现出分化状态,或者叫差异甲基化(differential methylation)。这种DNA序列的甲基化,结合ncRNA调控和组蛋白修饰介导的染色质构象变化,是父源和母源等位基因差异性表达的主要机制。

目前在人类基因组中以及发现的印记基因约有80个,大多成簇排列,其印迹机制往往都与DNA甲基化相关联。印迹基因的DNA甲基化模式都是在生殖细胞成熟过程中建立的。在功能上,许多印记基因与胎儿的生长发育和胎盘功能密切相关。这对于胚胎发育中胚胎和胎盘组织的基因表达调控非常重要。

X染色体失活是以整条染色体的沉默为特征的表观遗传修饰。X染色体的Xq13.3区段存在X失活中心(X - inaction center,Xic),长约1Mb,包括Xist、Xce、Tsix和DXPas34基因。Xist(X - inactive specific transcript)基因表达产物是一种lncRNA。两条X染色体的Xist基因都能转录,但随后只有一条X染色体产生的Xist将这条染色体自身整体包裹,并启动异染色质化和失活过程;而另一条X染色体转录的Xist很快降解,保持这条X染色体为常染色质,具有表达活性。具体的失活过程也涉及组蛋白修饰和CpG岛的高度甲基化。

基因组印记和X染色体失活的异常会导致发育缺陷和参与人类疾病发生发展。如一种因父源染色体15q11 ~ q13区段缺失而引起的一种儿童早期发育畸形,称为Prader - Willi综合征(Prader - Willi Syndrome,PWS),后又报道了因母源染色体同一区段缺失引起的一种在儿童期以共济失调,智力严重低下和失语等为特征的综合征,称为Angelman综合征(Angelman Syndrome,AS),都与基因印记相关。Beckwith - Wiedemann综合征(Beckwith - Wiedemann Syndrome,BWS)是一种过度生长综合征,伴有肥胖和先天性脐疝等症状,易患儿童期肿瘤,也是由于染色体11p15.5区段的印记基因调控异常造成。成体的一些疾病,如代谢综合征、肿瘤等,也会有印记基因表达、X染色体灭活相关的异常。

(三)表观遗传与细胞分化、重编程和衰老

人体内的所有细胞都是来源于受精卵。除个别情况外,所以体细胞都携带有相同的基因组。不同类型的细胞所表现出的不同表型,是由于其具有不同的基因表达谱;而不同细胞谱系的细胞在经过细胞分裂后仍然能够维持其基因表达谱,则是由于细胞的表观遗传机制在细胞世代之间传递了基因表达的开放或关闭状态,或者"记忆"了细胞的染色质开放和关闭状态。这种表观遗传记忆使得正常体细胞得以在分裂后仍然维持其基因表达谱和功能,是发育和生理稳态的主要机制。与基因组的DNA序列不同,在生理或病理因素存在下,细胞的表观遗传记忆可以被"改写",从而改变细胞的分化状态和功能。

1. 细胞分化中表观遗传机制调控基因沉默和激活 细胞分化的过程中势必需要关

闭一些基因、同时开放一些基因。导致分化中基因表达表观遗传沉默的主要机制是DNA在CpG位点的甲基化和组蛋白的去乙酰化、有些类型的组蛋白甲基化。甲基化阻止转录因子同基因启动子区域的结合。甲基化DNA优先同去乙酰化组蛋白连接。这种优先性受到甲基结合蛋白MBD(甲基-CpG结合结构域)和MeCP(甲基-CpG-结合蛋白质)家族的调节,它们能够招募含有组蛋白去乙酰化酶(HDACs)和组蛋白甲基转移酶的转录抑制蛋白质复合物。在哺乳动物系统中已经鉴定出5个甲基化-CpG结合蛋白质即MeCP2、MBD1、MBD2、MBD3和MBD4。

细胞分化中通过两种表观遗传机制引起基因表达的活化。一是DNA的去甲基化。DNA的去甲基化诱导基因表达的激活,涉及DNA甲基转移酶活力的抑制或者DNA去甲基化酶的激活。二是组蛋白的乙酰化。组蛋白乙酰化水平是通过组蛋白乙酰化转移酶(HAT)和组蛋白去乙酰化酶(HDAC)催化完成。组蛋白乙酰化可以发生在组蛋白的特异性赖氨酸残基上,激活基因转录。其具体的机制可以包括组蛋白多肽尾部乙酰基的加入,可以中和组蛋白的正电荷,弱化其与DNA的相互作用,造成染色质结构疏松;也可以为转录因子的招募提供特异性的锚定位点;乙酰化组蛋白还可以结合其他组蛋白修饰如甲基化、磷酸化、泛素化等,形成组蛋白密码影响基因的转录。

2. 表观遗传与细胞重编程 个体发育指从一个受精卵开始的整个个体的生长、成熟、老化和死亡的全过程,其基本机制是基因的时空有序表达。基因组的表观遗传程序是调控和维持基因表达的关键。在自然发育进程中,原始生殖细胞(primordial germ cell, PGC)在早期携带有体细胞样的表观遗传组,随着PGC进入性腺,其所具有的表观基因组逐渐被删除,然后在两性生殖细胞中建立性别特异性的表观遗传组。精子通过受精过程进入成熟的卵细胞后,精卵融合形成的合子基因组在卵细胞质中,会删除在生殖细胞中建立的、除印迹基因以外的全部表观遗传标记,重新建立胚胎发育特有的表观基因组,启动与胚胎发育相关且有严格时空特异性的基因表达程序。这一过程通过系统重建表观遗传组,为胚胎发育中的基因表达进行了重新编程(reprogramming),使细胞从低分化的幼稚(或前体)细胞状态有序地逐渐分化为成熟细胞状态,是正常胚胎发育的保证;而胚胎发育中表观遗传组重编程的异常将会导致多种表观遗传缺陷性疾病。

那么,这种发育过程中的表观遗传编程能不能“倒流”,即通过表观遗传的人工干预使成熟的体细胞“变回”幼稚细胞呢?在20世纪60年代早期,我国已故生物学家童第周教授等就开始用金鱼和鳑鲏鱼进行细胞核移植并取得了初步成功。到80年代中国科学院的科技人员采用细胞核连续移植技术,证明已经分化的成年鱼肾脏体细胞核和鱼类未分化的囊胚细胞的细胞核一样,都具有发育的全能性。1997年Wilmut和Campbell等利用山羊的乳腺上皮细胞核进行移植实验,获得了哺乳动物体细胞克隆的第一次成功,证明成熟体细胞的细胞核可以在卵母细胞质中,进行表观遗传重编程并进而发育为成熟个体。2006年,Yamanaka小组成功利用四个转录因子(Oct4、Sox2、Klf4和cMyc)的组合转染，从成熟的体细胞制备成诱导型多潜能干细胞（induced pluipotent stem cells，iPSCs）。这些研究证明在哺乳动物中，分化的体细胞的基因组经过人工的表观遗传修饰，可以逆分化为幼稚的干祖细胞。这从另一个角度证明了表观遗传在细胞分化和个体发育中的意义。此外，还有研究提出，表观遗传组也可在一定程度上实现跨代遗传，这对人类的健康与疾病可能具有一定影响。

3. **表观遗传与细胞衰老** 分化细胞的稳定性是高等生物的基本特征之一，无论是神经元这类特化的分裂后细胞（post-mitotic cells），还是成纤维细胞或成骨细胞这样具有分裂潜力的细胞，都具有稳定的特征性表型。然而，在个体老化（aging）的过程中某些细胞会发生年龄相关的变化，例如某个 CpG 岛的从头甲基化会关闭一个基因，导致与这个基因相关的生理功能丧失；同样，甲基化的丢失也会激活正常情况下沉默的基因，造成不恰当的异位基因表达（ectopic expression）。虽然在一个组织中发生异常甲基化的细胞可能只占少数或极少数，但却能使组织或器官呈现出表观遗传上的异质性（heterogeneity）和镶嵌性（mosaism）。这种在衰老过程中获得的表观遗传镶嵌性正是许多年龄相关的局灶性疾病的一个重要病因。

细胞衰老（senescence）是细胞在发育过程中，随着时间的推移发生的一系列细胞结构和机能衰退的过程。细胞衰老的突出表现是细胞永久退出细胞周期，伴随多种特征性基因表达的改变。衰老细胞最终被机体的免疫系统所清除，以维持机体总体的稳态。细胞衰老过程中伴随着多种表观遗传改变。至少在有些细胞类型中，衰老细胞的甲基化组的总体水平降低，或发生其他特征性的变化；其中有些特征性的甲基化变化甚至可以预测衰老，被称为表观遗传钟（epigenetic clock）。最近的研究还发现在衰老过程中，表观遗传失稳造成人类基因组中表观遗传混乱程度（表观遗传熵）增加，内源性逆转录病毒活化，与细胞的衰老过程密切相关。

认识到表观遗传组在发育、生长和衰老过程中存在着动态变化，以及体细胞的表观遗传组有重编程的潜力，不仅有助于我们以新的观点来探索老龄相关疾病的发生发展机制，研发建立新的诊断方法和药物干预，以及更加确切地评估老龄相关疾病的发病危险性，还为通过环境和生活方式的改变来延缓老龄相关疾病的发生和减轻其严重程度提供了理论依据。值得注意的是，将这些概念付诸实践之前还必须解决多个问题，包括确定表观遗传修饰与特定生理或病理指标的相关性，证实将这些指标作为鉴别诊断的潜在可能性和技术可行性，以及通过一定规模的流行病学调查来验证实验室内的表观遗传相关发现在人群中的真实性。

（四）表观遗传与疾病

异常的细胞增殖和分化是许多人类疾病共同的细胞生物学特征。在这些过程中，基因表达的表观遗传改变发挥了极其重要的作用。一些与疾病关系特别密切的表观遗传信息相关酶已经被证实是疾病治疗的靶点，有些已经有靶向药物上市。下面仅就常见慢病和肿瘤中的表观遗传改变做简要介绍（其中肿瘤的表观遗传改变详见第十一章“肿瘤表观遗传组学和 RNA 组学”）。

1. **常见慢病的表观遗传改变** 动脉粥样硬化是心脑血管疾病最常见的病理变化，其特征是动脉内膜有脂质等血液成分的沉积、平滑肌细胞增生和胶原纤维增多，最终形成动脉壁的粥糜样含脂坏死病灶和血管壁硬化。动脉粥样硬化有多种病因，其中表观遗传学因素在其中发挥了重要作用。失控的平滑肌细胞增殖会使血管变窄，最终导致重要脏器如心脏或脑缺血。在动脉粥样硬化患者的心肌组织、动脉粥样斑块和长期在体外培养的血管平滑肌细胞中，都曾观察到雌激素受体 α 基因（estrogen receptor alpha gene，Erα）的启动子区域出现年龄相关的甲基化。这些年龄相关的血管内皮细胞和平滑肌细胞的表观遗传镶嵌性改变有可能促进动脉粥样硬化的发展。

随着基因组 5－mC 检测技术的进步，年龄相关的多种疾病相关基因受到启动子甲基化影响的实验证据越来越多。例如在结肠成纤维细胞中，曾观察到 ERα、MLH1（DNA 错配修复蛋白 1）、MYOD（生肌性转录调节因子）、PAX6（发育相关的成对框基因 6）、RARβ2（视黄素受体 β2）和 IGF2（胰岛素样生长因子 2）等基因启动子甲基化和随后的基因功能下降。又如，伴有胰岛素抵抗症状的糖尿病，也是由于表观遗传异常等原因导致胰岛素受体信号转导相关的一系列基因表达和功能下降，造成不同基因启动子的甲基化发生在同一组织的不同细胞中，大大增加了局灶性疾病的异质性，也反映了老年化组织的镶嵌性。实际上，类似的分析已经成为发现疾病相关基因的一条新途径。

2. **肿瘤的表观遗传改变** 肿瘤既是基因病，也是表观遗传病。经典的基因突变可以引起肿瘤的发生，而表观遗传机制结合基因改变协同决定着肿瘤的发展。DNA 甲基化的丢失是肿瘤组织中最早观察到的表观遗传改变之一。DNA 甲基化异常既可以影响基因组的稳定性，又可以通过关键基因的表达异常而促进肿瘤的发生、发展。

在人类基因组中，重复元件约构成了基因组的 50%，正常时处于高度甲基化状态。而在肿瘤中，这些基因组重复序列如 Alu 序列、LINE－1 序列，以及着丝粒附近的串联重复序列均处于低甲基化状态（5－mC 缺失）。着丝粒附近的串联重复序列构成异染色质，从而保证了染色体的稳定性；这些区域的低甲基化促进基因组不稳定。例如体外实验显示，在小鼠胚胎干细胞中敲除 DNMT1 可以增加染色体易位。此外，异染色质的丢失可以影响与肿瘤发生相关的基因拷贝数。作为逆转座子，Alu 和 LINE－1 元件可以通过 RNA 中间体进行扩增。在正常组织中，Alu 和 LINE－1 均通过 DNA 甲基化被沉默，而在肿瘤中表现为低甲基化状态。例如，在结肠肿瘤发生早期，LINE－1 表现为低甲基化水平；在非小细胞肺癌早期 Alu 和 LINE－1 的低甲基化水平与基因组不稳定性密切相关，提示了其在肺癌发生中的潜在作用。这些元件的低、中甲基化和随后的激活可以促进肿瘤发生，还能够诱导插入突变。总之，重复序列的低甲基化最终可引起染色体异常、基因表达异常以及整个基因组的不稳定性增加。

尽管整个肿瘤基因组显示低甲基化状态，但基因组的某些区域可处于高甲基化状态。DNA 甲基化是由 DNMTs 催化将供体的甲基基团转移到胞嘧啶上实现的，而 DNMTs 的高表达是肿瘤的常见特征。例如，急性粒细胞白血病患者伴随 DNMT3a 突变与恶性预后密切相关。DNMT1 和 DNMT3b 可与转录因子形成复合体，在启动子区域的 CpG 岛诱导从头合成的甲基化修饰。因此，DNMTs 在肿瘤细胞中 CpG 岛的超甲基化修饰及其后续作用中非常关键。CpG 岛约占据人类基因启动子的 60%，其中大多数属于组成性表达的基因。一个 CpG 岛大约长 1 Kb，包含大于 50% 的 GC 含量。近年发现 CpG 岛正常的低甲基化模式在不同组织中是一致的，说明这些 CpG 岛 DNA 甲基化并不参与正常基因表达的调节。在肿瘤细胞基因组中，启动子区域的 CpG 岛则表现为超甲基化状态。所以在肿瘤组织中，基因间 CpG 位点的低甲基化水平常诱导基因组不稳定，而 CpG 岛的超甲基化则通过沉默肿瘤抑制基因的表达而促进肿瘤的发生和发展。在不同的肿瘤中，*PTEN*、*APC*、*p16* 等抑癌基因的启动子都表现出超甲基化状态而被抑制。除了抑癌基因，在肿瘤中一些其他类型的基因，如 DNA 损伤修复基因和转录因子基因也被超甲基化抑制，可间接参与肿瘤进展。如 GATA -4 和 GATA -5 是在大肠癌和胃癌中被沉默的转录因子。因此，CpG 岛的超甲基化状态可以通过影响多种信号通路而促进肿瘤发展。

除了 DNA 甲基化修饰，组蛋白的各种修饰在肿瘤的基因表达中也起着重要的作用。组蛋白修饰是一个动态过程，牵涉到酶催化的共价修饰添加（写入，writing）、修饰的去除（擦除，erasing）以对已有修饰标记的识别（解读，reading）。这些相关酶类的失调都与各种肿瘤的发生发展相关。如组蛋白甲基转移酶 EZH2（enhancer of Zeste2）催化 H3K27 甲基化。EZH2 属于多梳抑制复合物 2（PRC2）的组分，而 PRC2 既可以催化甲基转移反应，又可以识别 H3K27me3。H3K27me3 标记正常情况下一般沉默与发育和干细胞分化有关的基因，如 Hox 基因簇。然而在多种肿瘤中，EZH2 在转录和翻译水平均呈现高表达状态，成为乳腺癌、淋巴瘤、胶质细胞瘤和其他多种肿瘤的关键特征。在癌细胞中，H3K27me3 可以不依赖启动子甲基化抑制基因表达，并通过与 DNMTs 相互作用调控 DNA 甲基化，促进肿瘤进展。处理沉默基因表达的组蛋白修饰除 H3K27me3 外，有些组蛋白甲基化也可以激活基因转录。混合系白血病（MML）高表达催化 H3K4 甲基化的甲基转移酶，可激活与发育和分化相关的基因表达。组蛋白甲基化标志可被组蛋白去甲基化酶去除，这些酶也与肿瘤进展相关。如 JMJD2C 是可将基因抑制相关标记 H3K9 甲基化去除的特异性组蛋白赖氨酸去甲基化酶，可影响多种肿瘤如乳腺癌和食管癌等的发生、发展。靶向 H3K4 和 H3K9 甲基化的赖氨酸特异性去甲基化酶 1 在雌激素受体阴性的乳腺癌、间充质肿瘤和膀胱癌中高表达。

与组蛋白甲基化不同，组蛋白乙酰化修饰具有很强的转录激活作用。发生在赖氨酸上的乙酰化修饰可以通过中和组蛋白的正电荷，降低与带负电荷的 DNA 磷酸骨架相互作用，增强转录效率。组蛋白乙酰化标记主要由组蛋白乙酰转移酶（HATs）和组蛋白去乙酰化酶(HDACs)调控。HATs 存在三个不同的家族,即 Gcn5 家族、p300/CBP 家族和 MYST 家族,均可通过异常靶基因激活或靶基因抑制而促进肿瘤发生。例如 Wnt 信号通路的失调与肿瘤发生有关,尤其在乳腺癌中通过 Gcn5 介导基因表达激活而异常增强。CBP 和 p300 可以乙酰化修饰所有四种核心组蛋白以及其他许多非组蛋白,包括 P53、Rb、E2F 和 myb 等。在许多肿瘤细胞中存在 p300 或 CBP 的杂合性缺失,提示 p300 和 CBP 是重要的肿瘤抑制基因。MYST 家族的 HAT 在急性髓系白血病中调节异常。另一方面,HDACs 是催化去除组蛋白乙酰化基团的酶,主要与转录抑制相关。和 HATs 类似,HDACs 也可以将许多非组蛋白作为潜在的底物,催化许多在肿瘤发生、发展中起重要作用的蛋白的去乙酰化,包括 p53、YY1 和 STAT3 等。此外,核小体移动导致的染色质重塑在肿瘤抑制和原癌基因转化中均具有重要作用。例如,Snf5(Ini1/Baf47/Smarcb1)是 Swi/Snf ATP 酶依赖的染色质重塑复合物的一个核心成员,也是一个潜在的肿瘤抑制因子。染色质重塑复合物还参与染色质结构改变的其他过程,包括 DNA 修复、DNA 合成、有丝分裂和基因组稳定等。目前发现,在部分肺癌以及乳腺癌亚型、前列腺癌和胰腺癌中,均存在 Brg1 亚基被沉默。从原癌基因转化的角度,Swi/Snf 复合物涉及多个癌症相关信号通路。该复合物可以直接与 Rb 结合,其亚基 Brg1 和 Brm 则参与 Rb 介导的细胞周期停滞。

ncRNA 也在肿瘤中发挥重要调控作用。在人类肿瘤中,miRNA 表达谱不同于正常组织,在不同类型的肿瘤之间也表现为特异的表达谱,既可以发挥原癌基因的作用,又可具有抑癌基因的作用。例如,miR-200 启动子 CpG 岛的超甲基化使得 miR-200 沉默,导致 ZEB1 和 ZEB2 转录因子上调,促进肿瘤细胞上皮-间质转化;染色体 13q14 缺失导致 miR-15 和 miR-16 调节失常常见于大多数 B 细胞慢性淋巴细胞白血病;位于染色体脆性部位的 miRNA 常与诱发卵巢癌、乳腺癌和黑色素瘤等有关。最近的研究证实,涉及 miRNA 加工机器的肿瘤特异的遗传缺陷与细胞转化通路密切相关,提示相关 miRNA 在肿瘤中的失调,如编码 TARBP2、DICER1 和 XPO5 等的基因。此外,来自基因组超保守区域的转录本(transcribed from ultraconserved regions,T-UCRs)的 lncRNA 异常表达也参与了肿瘤的发生。许多人类肿瘤可以根据 T-UCR 异常表达谱进行分型,对于精准诊疗具有重要作用。迄今发现 T-UCR 在肿瘤中表达的异常调节机制主要涉及两个途径,即改变与 miRNA 的相互作用和启动子 CpG 岛的超甲基化修饰。

复习思考题

1. 人类表观遗传机制主要有哪些形式?有什么意义?
2. 简要说明 DNA 甲基化测序的原理。

(杨国栋)

第五章 5 人类转录组学

多细胞生命体中，除个别情况外，所有体细胞都具有相同的基因组。基因组通过遗传信息的选择性表达控制性状，调控细胞分化、增殖，维持稳态以及对环境的应答等生命过程。因此，性状不同的细胞之间，其根本的差别在于表达的基因的种类和丰度的不同。特定细胞或组织的所有基因表达的种类和丰度，称为该细胞或组织的基因表达谱（gene expression profile）。由于细胞的可塑性和周围环境的影响，以及全面检测基因表达谱的技术能力的限制，基因表达谱都是指在特定生理或病理条件下、特定范围（如 mRNA、lncRNA、miRNA 等）内的 RNA 的种类和丰度。由于细胞中所有的 RNA 都来源于基因组的转录，所以基因表达谱往往体现为转录组（transcriptome）。

第一节 转录组学的概述

转录组指一个生物样本在特定条件下所有转录本（transcript）的总和，这个样本可以是不同发育阶段、不同条件下的一个或一群细胞、组织或器官。转录组学就是专门在整体水平上研究细胞转录组的检测分析技术，以及转录组的变化规律、调控机制和对细胞生命活动的影响的学科分支。转录组能全面反映细胞等生物样本在特定时空环境中的全部转录本的种类和丰度，因此是研究细胞基因和表型关系的重要手段。在结合组织细胞分离技术，尤其是近年来发展的单细胞技术后，转录组能够更加准确地刻画在体内组织发育、稳态改变等过程中，细胞的基因表达谱的改变，为了解生命体运行的分子机制提供了必要的研究基础。

一、转录和转录组

细胞的转录组来源于基因组的转录。但在细胞中基因转录产生的转录本的丰度不仅取决于转录速率，也受到转录本的加工、转运、定位和降解，以及通过细胞外囊泡等方式从细胞外摄取的 RNA 等因素的影响。所以转录组并不确切代表转录的速率。此外，由于细胞的可塑性、基因表达的动态变化以及检测技术的限制，目前转录组分析尚不能精确地反映所有的转录本的绝对丰度,即拷贝数。

(一)基因的转录

转录是细胞以DNA双链中的一条链为模板,以4种三磷酸核苷酸(ATP、GTP、CTP、UTP)为原料,在RNA聚合酶的催化下,按照G-C、C-G、T-A、A-U配对的碱基互补原则合成RNA的过程,也就是将DNA的碱基序列转抄为RNA的碱基排列顺序的过程。真核细胞有三种RNA聚合酶催化RNA的转录合成,分别是RNA聚合酶Ⅰ,在核仁中负责rRNA基因(即rDNA)的转录;RNA聚合酶Ⅱ,负责mRNA基因的转录;RNA聚合酶Ⅲ,在核仁外负责tRNA、5S rRNA和一些核内小RNA的转录。转录时,在基因的特定序列(顺式作用元件)和结合于这些元件上的转录因子(反式作用因子)的协同作用下,RNA聚合酶被招募到基因的启动子,从而起始转录,将4种三磷酸核苷酸按照DNA链上的碱基序列进行配对并聚合生成RNA,以完成遗传信息从DNA向RNA的传递。转录时形成的DNA-RNA杂合双链分子是不稳定的,RNA链很快被游离的DNA取代,DNA又恢复双链状态。转录生成的RNA将遗传信息带出细胞核用于指导蛋白质合成,或者在细胞核或其他细胞器中发挥各自的调控作用。

转录的基本过程首先需要提高被转录基因位点的染色质的开放程度或染色质可及性。这涉及顺式作用元件与转录因子及表观遗传修饰因子如组蛋白修饰酶、DNA甲基化相关调控酶、ncRNA以及其他染色质修饰因子的协同作用。此后,可在基因启动子上形成转录起始复合物,完成RNA聚合酶全酶的组装并结合于启动子,DNA局部解链,然后启动转录;转录的过程是RNA链不断延伸的过程,需要多种蛋白因子、底物、能量供应的协同作用。转录终止时,RNA聚合酶可以识别终止子序列,在蛋白因子的帮助下,终止转录,释放出RNA链。

基因表达受到严格的调控,其中转录水平的调控发挥关键作用。原核细胞和真核细胞在基因组结构以及细胞结构上存在众多差异,其基因表达和调控方式也有所不同。原核生物大多数基因按功能相关性在基因组上呈簇状串联排列,并与调控序列共同组成一个转录单位——操纵子(operon)。许多细菌操纵子的结构和调控模式已经十分清楚,比如乳糖操纵子(*lac* operon)和色氨酸操纵子(*trp* operon)等。例如乳糖操纵子包含Z,Y,A三个结构基因,分别编码β-半乳糖苷酶、β-半乳糖苷通透酶和β-半乳糖苷乙酰转移酶;在结构基因的上游是包含一个阻遏蛋白结合位点序列O、启动子序列P在内的调控区,以及一个调节基因*I*。基因*I*与Lac操纵区相邻,编码一种Lac阻遏蛋白。阻遏蛋白、分解代谢物及激活蛋白(CAP)与调控区结合位点的相互作用调节着操纵子基因的转录。转录后无需加工、转运等过程即可直接进行翻译。真核细胞的结构及基因组远比原核细胞复杂,其基因表达调控机制发生在染色质活化、基因转录激活、转录后加工、翻译及翻译后加工等水平,调节方式也要复杂得多。特定内、外环境信号(如应激)可以引起特定基因位点的染色质开放活化,再调控基因转录激活,是基因表达调控的核心途径,但受到多种因素的影响。

（二）转录本的加工

在真核细胞中，从基因组 DNA 转录生成的 RNA 与有功能的成熟 RNA 在结构上通常有较大差别。所以，转录产生的 RNA（初级转录本，primary RNA transcript）需要经过一系列加工成熟，才能运输到胞浆或细胞的其他区域执行其相应的功能。RNA 加工是指在初级转录本上删除一些转录的 RNA 片段或添加一些基因没有编码的 RNA 片段，以及对核苷酸进行一系列其他的共价修饰，从而使初级 RNA 转录本转变为有功能的成熟 RNA 分子的过程。

各种 RNA 分子都需要经过加工才能成为有功能的成熟 RNA 分子。编码 rRNA 的基因 rDNA 首先转录产生 pre－rRNA，然后加工成 18S、5.8S 和 28S 的成熟 rRNA；tRNA 基因转录后形成的初级转录产物需要大量的共价修饰、形成多种稀有碱基，才能成为有功能的成熟 tRNA 分子；经 RNA 聚合酶Ⅱ转录产生的 mRNA 的加工则更为复杂，往往包括在 mRNA 分子 5′端添加帽子结构（m7Gppp），在 3′端加上长度为数十至数百个多聚腺嘌呤核苷酸（poly－A）尾，以及内含子序列的删除和外显子序列的拼接，才能形成有功能的成熟 mRNA 分子。

（三）RNA 的转运和分布

在大多数真核细胞中，DNA 和核糖体被核膜分隔开。在细胞核里转录和加工成熟的各种 RNA 必须通过核孔复合物的转运从细胞核转运输出到细胞质来参与蛋白质的合成。其中 pre－rRNA 在细胞核仁中转录和加工为成熟 rRNA 后，在核仁中与核糖体蛋白组装成核糖体亚基被整体运输出核到达胞浆。mRNA 的出核运输则往往需要特殊的蛋白复合物的协助，且受到其自身特性的影响。各种 RNA 在细胞内的定位各不相同。翻译中的 mRNA 定位于多聚核糖体，这一特征被用来检测分析细胞中活跃翻译的 mRNA 的转录组。多种 lncRNA 都可与染色质形成复合物从而定位于核内；而一些 miRNA 也在细胞内有特定的分布，有些被富集于外泌体囊泡。近年来，一些 lncRNA 与蛋白质的复合物存在于细胞的相分离液滴中。这些因素对于转录组分析都有一定的影响。

（四）RNA 的降解

细胞内 RNA 的降解由不同类型的核酸酶负责完成。对于 mRNA，其降解可以分为正常转录物的降解和异常转录物的降解。正常转录物的降解大多依赖脱腺苷酸化酶介导的降解，此外也存在一些其他的降解方式；而异常转录物（如基因突变、异常剪切反应等产生的提前终止转录物），则通过无义介导的 mRNA 降解被清除，是细胞内重要的 RNA 质量控制机制。此外，RNA 的降解在体内受到多种机制的调控，从而成为基因表达调控的一个环节。其中最典型的是 siRNA 和 miRNA 等小 RNA 介导的降解。RNA 发生的碱基共价修饰如甲基化修饰，也可调控特定 RNA 分子的降解。

二、转录组的分类及调控

在人类基因组计划完成后,生命科学的研究已经跨入到探究生物奥秘的后基因组时代。基因组学、蛋白质组学和转录组学等组学概念和技术不断涌现并逐渐得到广泛应用。其中,转录组学作为率先发展起来的组学技术已经在生物学前沿研究中得到了越来越广泛的应用。转录组(transcriptome)的概念最初由 Velcuescu 等在研究酵母基因表达时提出。转录组学(transcriptomics)与蛋白质组学和代谢组学一样,均属于功能基因组学研究范畴,是一门在整体水平上研究细胞中所有基因转录及转录调控规律的学科。转录组学的主要目的是对所有转录本进行分类,包括 mRNA、非编码 RNA(non - coding RNA,ncRNA)和小 RNA(miRNA)等,量化在发育过程中和不同条件下每种转录本的表达水平的变化。作为一种新的研究方法,转录组学利用全部基因的表达水平和功能等信息来回答生物学问题,将基因组学研究带入了一个高速发展的时代。由于研究的目的不同和技术的局限性,转录组学往往展示的是某个范围内的转录本的种类和丰度信息。

(一)mRNA 转录组

mRNA 大都编码蛋白质,因此在细胞中发挥重要的生物学功能,展示细胞和组织的 mRNA 转录组具有重要意义。真核细胞中的成熟 RNA 绝大多数都是 rRNA;除此之外还有许多其他的高丰度 RNA 存在,而 mRNA 的丰度通常较低。所以检测 mRNA 转录组时,首先往往需要对 mRNA 进行一定程度的富集。真核细胞 mRNA 在 3′端都具有多聚 poly - A 尾,根据碱基 A 与 T 互补配对原理,可以通过 Oligo(dT)磁珠富集出特定组织或细胞在某个特定时空条件下转录出来的所有 mRNA。此外,活跃翻译的 mRNA 往往结合于核糖体,所以也可以通过超速离心富集核糖体,同时获得活跃翻译的 mRNA。对富集得到的 mRNA 样本进行基因芯片、高通量测序等组学分析,就可全面快速地获得 mRNA 序列的种类和丰度信息,同时又可进行新基因的预测和新转录本的分析。需要注意的是,带有 poly - A 尾的 RNA 并非都是 mRNA,有些调节性 lncRNA 被转录后也会被修饰添加 poly - A 尾。

同一组织在生长发育的不同阶段,或不同组织在相同的发育阶段,虽然基因组都是一致的,但是 mRNA 的表达水平会存在显著差异。因为在不同时刻,会有调控的“开关”,控制着哪些基因可以表达,哪些基因不可以表达,而且还能控制基因表达的水平。当然,也会有外界因素的干扰造成“开关”的失灵。基于二代测序技术的 RNA - seq,可以准确定量 mRNA 表达水平以及样本间的差异表达,从而反映出细胞根本的差异性。例如,肿瘤细胞是存在异质性的,肿瘤细胞间 mRNA 表达的种类和 mRNA 表达水平均存在差异。可变剪切事件、mRNA 编辑现象均可导致同一个基因转录出不同的 mRNA,在一定程度上丰富了氨基酸序列的多样性。这些差异无法采用基因组学方法检测。因此,转录组测序分析可通过与参考基因组序列进行比对,或者与对照组生物样本进行比对,挖掘转录本的结构变异和丰度差异，以及鉴定新的转录本，并通过相关功能数据库注释和富集分析，揭示与研究问题紧密联系的 mRNA 转录组变化。

（二）lncRNA 组

长链非编码 RNA（long non-coding RNA，lncRNA）是指长度超过 200 nt 的非编码 RNA，分子中没有开放阅读框。lncRNA 数量庞大，可占细胞内总 RNA 的 70% ~98%。目前人体中已发现 20 多万个 lncRNA。而且 lncRNA 的表达具有明显的时空特异性，说明 lncRNA 具有重要的生物学意义。lncRNA 的功能几乎涵盖了基因表达调控的各个层面，如 X 染色体沉默、染色质重塑、组蛋白修饰、转录调控、转录后加工以及蛋白质的修饰、定位等，还可以剪切产生各种小非编码 RNA，或者参与蛋白质复合物及 RNA-RNA 复合物的形成，从而发挥多样的生物学功能。

按照其功能，lncRNA 可以被分为基因间区（lincRNA）、反义（alncRNA）、内含子区（ilncRNA）、增强子区（elncRNA）、小 RNA 来源（shlncRNA）以及假基因（plncRNA）六类 lncRNA。其中只有部分 lincRNA 的 3′端带有 poly-A 结构，其他 lncRNA 没有 poly-A 结构。因此，为了更全面地获得 lncRNA，就不能采用 oligo（dT）磁珠富集的方式，而应该采用去除 rRNA 的方式富集 lncRNA。

早期研究已证明 lncRNA 对邻近基因位点有顺式调控作用（如招募染色质修饰分子使邻近的基因位点沉默）和反式调控作用。此外，lncRNA 还可以作为分子伴侣调控蛋白质的构象和作为结构分子锚定蛋白质在细胞内的位置。lncRNA 不仅可以通过结合转录因子来激活或抑制靶基因的表达，还能参与组蛋白修饰、mRNA 剪切等。lncRNA 的结构变异和异常表达与人类疾病相关，其一级结构、二级结构、表达水平的改变，及其与同源 RNA 的结合蛋白相结合是引发某些疾病的基础。目前人类相关的研究仅发现了部分 lncRNA，仍有大部分的 lncRNA 未被鉴定，并且 lncRNA 在生命过程中的调控机制仍未完全明确。

（三）circRNA 组

环状 RNA（circRNA）是 5′端和 3′端共价结合形成闭合环状的一类非编码 RNA。cricRNA 作为一类特殊的 lncRNA，广泛存在于动植物中，且具有物种保守性和组织特异性。其独特的环状结构，也使得 circRNA 不易被 RNase 降解，并且稳定性较强，从而能够长效行使基因表达"调控者"的功能。最初认为 circRNA 是异常剪接的产物，最近由于生物信息学和深度测序技术的应用，已经鉴定出许多功能性 circRNA。研究表明，它们在基因表达调控过程中起重要作用，参与多种生理及病理过程，并且与肿瘤、自身免疫、心血管疾病和神经系统疾病等密切相关。

circRNA 分为三种类型。即外显子型（ecircRNA 或 ecRNA），内含子型（ciRNA）和外显子-内含子型 circRNA（EIciRNA）。目前，研究发现 circRNA 对基因表达过程的调控主要有三种方式：一是通过与转录因子相互作用促进或者抑制转录的进行；二是竞争性结合 miRNA，介入 miRNA 对 mRNA 的转录后调节；三是通过核糖体结合序列结合核糖体,诱导 circRNA 开环,重新表达蛋白质。circRNA 也能在 mRNA 初级转录本形成过程中,通过竞争性共转录,影响 mRNA 初级转录本的水平。

随着对 RNA 调控网络研究的深入,circRNA 在其中发挥的作用逐渐凸显。circRNA 有望超越线性 RNA 分子,成为下一代的"miRNA 海绵"。针对这类 RNA 分子的鉴定和功能研究,不仅丰富了我们对真核生物转录组的认识,而且对于肿瘤、动脉硬化及糖尿病等常见、多发及难治性疾病的发病机制和治疗手段的研究提供了新方向,如探索 circRNA 在疾病发生中的作用机理、作为分子标记物的诊断价值及在疾病治疗中的作用等。对 circRNA 的进一步研究,将为我们开启一扇基因及疾病研究的大门。

(四) miRNA

miRNA 是一类长约 22 nt 的单链小 RNA,由细胞内源产生的具有发卡结构的转录本加工而来。miRNA 的加工成熟是一个经历了从细胞核到细胞质空间转变、多种酶和辅助蛋白协调完成的受到多层次调节的多步骤精密反应。miRNA 能与靶 mRNA 配对并阻碍其翻译,在转录后水平上调控目标基因的表达;也可与靶 mRNA 结合并诱导靶 mRNA 的降解。除了 mRNA,miRNA 还可以靶向 lncRNA、circRNA 等长链 RNA 分子,参与基因表达调控。miRNA 在胚胎发育、细胞增殖分化和稳态维持等重要过程中,承担着关键性的调控功能,并参与多种人类疾病的发生与发展。miRNA 通过多种多样的作用途径,包括 mRNA 降解、翻译抑制、异染色质形成等方式,调控生物体的生长发育和疾病发生发展。作为研究较为成熟的非编码 RNA,miRNA 已在基础和临床医学领域备受关注。

miRNA 的基因可以位于其他基因的内含子或其他非编码区,也可以拥有独立的顺式调控元件。但绝大多数 miRNA 的转录是由 RNA 聚合酶Ⅱ介导的,所以调控 RNA 聚合酶Ⅱ介导的各种转录分子机制如表观遗传机制、转录起始复合物的组装等,都可调控 miRNA 的转录。成熟 miRNA 的 5′端和 3′端分别有游离的磷酸基和羟基,miRNA 测序研究便是基于以上的结构特点,连接测序接头并通过片段筛选构建测序文库,进而开展 miRNA 的组学研究。

如上所述,细胞内的 RNA 大体上可以区分为编码蛋白质的 mRNA 和发挥基因表达调控作用的调控性非编码 RNA 分子,包括 miRNA 与 lncRNA 等。调控性 RNA 在不同生物演化和疾病进程中,通过与 mRNA 分子的非翻译区(UTR)或编码区中确定的互补位点相互作用,使 mRNA 的翻译受到抑制或被水解,从而在转录后水平上调控编码蛋白的基因表达。因此可以开展多组学联合分析,构建 RNA 分子之间的调控网络。

以 miRNA 为例。可以开展 miRNA 与 mRNA 联合分析,从整体水平筛选差异表达的 miRNA 和 mRNA,构建分子相互作用调控网络,筛选出相关性较高的 miRNA 候选靶基因,以便在转录后水平分析 miRNA 与 mRNA 之间的靶向作用。采用 miRNA - mRNA 联合分析,可以获得在 GO 富集通路的三个功能分支,即生物学过程、细胞组分、分子功能中候选靶基因最多且程度最显著的功能集;通过比较 miRNA 的整体分布,以确定其靶基因富集的生物过程；还可以更加准确地分析其中的相互作用或者调控机制，并获得miRNA和靶mRNA分子的关系对信息。再通过miRNA－靶基因网络调控图就可以直接展示miRNA调控多个靶基因以及同一个靶基因被多个miRNA调控的情况。通过将这两者数据进行整合分析，即可以挖掘出参与基因表达过程的调控机制。

三、转录组的研究方法

转录组的分析方法主要采用基因芯片和基因测序两种思路。此外，生物样本的制备技术也对转录组分析有重要影响。

（一）转录组的检测技术

转录组分析是展示细胞内全基因组转录本的组成与丰度的重要工具。目前，根据不同原理，转录组的检测分析技术主要包括以核酸分子杂交为代表的基因芯片技术和以二代测序技术为代表的转录组测序技术。

1. 基因芯片技术 基因芯片技术始于20世纪80年代。历经十余年探索，1995年诞生了世界上第一张全基因组芯片，开启了基因芯片技术广泛研究和大规模应用的时代。基因芯片是基于核酸杂交技术以获取并研究转录组数据的方法，即通过已知序列的核酸探针与未知样本中的靶核苷酸序列互补杂交、定量测定靶核苷酸序列产生的杂交信号，经过计算机信号处理进行定性定量分析的方法。该技术主要包括四个部分：芯片制备、样本制备、杂交反应及信号检测分析（图5－1）。

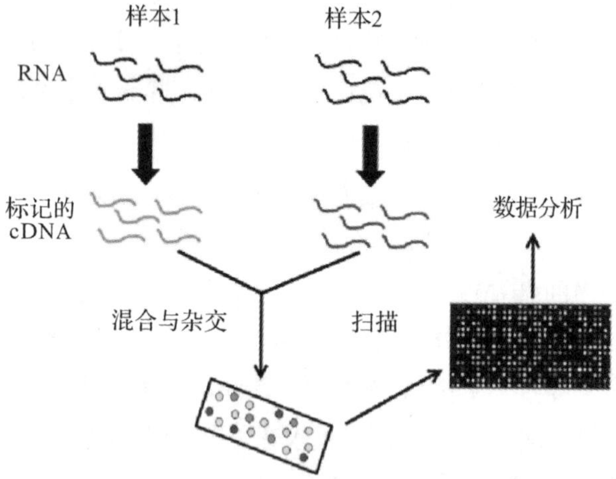

图5－1 转录组检测芯片法示意图

（1）芯片制备 目前，基因芯片以尼龙膜、玻璃、塑料或硅片为基质载体，将寡核苷酸片段或cDNA有规律地排列在载体上，构建已知序列探针。排列方法主要有两种，即原位合成法和直接点样法。原位合成法包括光导原位合成法和原位喷印合成法，一般用于基因芯片的制备；而直接点样法还可以用于蛋白质芯片的制备。基因芯片的制备工艺精密复杂，交叉融合微电子、微机械等微加工技术与微矩阵、机器人等计算技术，以便能快速、准确并高度集成地将已知序列探针固定到基质载体表面。

（2）样本制备　生物样本由于样本稀少或成分复杂，一般无法直接与芯片反应，通常需要进行一定程度的纯化和 PCR 扩增以获取其中的 DNA、mRNA 或蛋白质等有效靶分子并加以标记，方可使用。靶分子标记是提高检测灵敏度的有效手段，主要包括荧光标记、生物素标记和放射性同位素标记。最为常用的是荧光标记法，通常在 PCR 扩增过程中同步完成，用荧光色素 Cy3、Cy5 等标记的 dNTP 作为底物，获得嵌入荧光基团的新靶分子片段。

（3）杂交反应　杂交反应是荧光标记的样品与基因芯片上的探针发生互补配对反应的过程。此反应属固 - 液相杂交，当溶液中带有荧光基团的核酸序列与芯片上的核酸探针阵列互补配对时，根据芯片的荧光强度分布和已知探针位置比对可分析得出样本的核酸序列。该分子杂交过程是基因芯片技术的核心环节。

（4）信号检测分析　杂交反应中，嵌入荧光标记的分子与芯片特异性位点结合，在激光的照射下可发射荧光，荧光强度取决于样品与探针的配对结合程度，即完全配对的杂交片段产生的荧光信号最强；部分杂交的片段荧光信号较弱；未杂交的则检测不到荧光信号。杂交反应后芯片上各个位点的荧光信号强度用荧光共聚焦显微镜或激光扫描仪进行检测并将荧光转换成数据，后通过专业软件进行定性定量分析处理。例如，通过聚类分析（clustering）和基因注释（gene ontology），可以把具有相似表达趋势的基因归类并与已知功能的基因进行系统比对，进而从整体视角探索基因表达调控乃至生物过程调控机制。

基因芯片技术发展势头迅猛，应用领域广泛，至今已在基因表达谱分析、新基因探索、基因组学研究、药物筛选和临床基因诊断治疗等方面取得飞速进展，引起世界各国的广泛关注和重视。

目前，准确获取芯片正确的荧光信息一直是基因芯片技术的核心。基因芯片技术高通量的特点，意味着相对较高的误差。限制基因芯片技术发展的问题主要集中在芯片探针的制作，特别是高密度探针阵列的加工合成，现有方法产率不高，聚合效果尚待提高，导致应用受限。杂交反应过程中的误差也大大影响芯片的使用，例如杂交发生在固 - 液交界面使互补配对反应并不彻底，荧光信号的检测和分析灵敏度低、干扰多、信息杂，需要进一步分析处理。

2. 第二代测序技术　第二代测序技术又称下一代测序技术（next generation sequencing, NGS），以高通量测序为核心优势，具有误差小、成本低、周期短等特点。第二代测序技术的原理是利用高通量测序获取样品中核酸的序列信息，通过克隆扩增测到次数越多的序列荧光信号越强，表达量也越高。全转录组测序又称 RNA - seq，即应用高通量测序技术对样品中的 mRNA、miRNA 和 lncRNA 等进行测序的技术，其中针对 mRNA 的 RNA - seq 即为真核转录组测序，简称转录组测序。

不同的仪器研发公司在测序原理和仪器设计上有所不同。以市场占有率最高的Illumina二代测序平台为例，Solexa测序技术始于2006年，测序过程主要包括3个过程，即构建文库、配对扩增、边合成边测序。先用物理方法将待测DNA拆解成小片段并在两端接上设计好的接头(adapter)，利用PCR扩增技术构建单链DNA文库。流动池(flow cell)由有多个嵌入同样接头的流动槽通道组成。文库中的DNA流经流动池时，接头互补配对使得待测样本DNA绑定于流动槽上。特殊设计的流动池能进行“桥式PCR扩增”，即序列接头一端被固定，然后另一端跟流动槽里的互补序列配对，呈现桥状，然后再进行PCR。经过反复的扩增循环后，每一个序列都可以原位生成指数级别的拷贝进而形成DNA簇。每个DNA簇中只含有从同一个模板扩增来的序列，可以放大荧光信号；每个簇之间相隔很远，可以区分不同的序列和对应的簇，一次接受很多个簇的信号，极大提高了效率。测序过程采用边合成边测序的方法，每一个循环都有DNA聚合酶、接头引物和4种特定颜色荧光标记的dNTP分子，通过dNTP与待测DNA的互补配对实现链的延长，用特殊的缓冲液激发荧光信号，最后通过计算机分析得出待测样本的序列。此种方法读长短，一般小于150 bp，而且通量高，可以一次性并行对几十万到几百万条DNA分子进行序列测定，同时可以平行检测多个样本，成本低。

（二）不同转录组样本的基本原理及制备方法

转录组一般是在特定的生物样本中检测全部的转录本种类与丰度。所以，根据研究目的的不同，设计合理、可行的样本获取和制备方法，对于成功的转录组分析来说十分重要。下面仅举例加以说明。

1. 翻译组测序 蛋白质是执行、指导和调控细胞行为和细胞间通信的主要分子。所以与检测一份样本中所有的转录本相比，检测正在翻译的mRNA的种类和丰度显然更有意义。这种检测一个生物样本中所有正在翻译的mRNA的种类和丰度的组学技术，就是翻译组技术。

翻译过程主要在细胞质中的核糖体(ribosome)上进行。成熟的mRNA翻译为蛋白质大致经历三个阶段，即翻译起始(initiation)、肽链延伸(elongation)和翻译终止(termination)。氨基酸分子需在氨基酰-tRNA合成酶催化下与特定的tRNA结合而作为肽链延伸的原料，然后在核糖体上被掺入多肽链。所以获得结合在核糖体上的mRNA，并以组学技术展示其mRNA分子的种类和丰度，就可获得样本的翻译组。翻译组技术与其他转录组技术的主要区别在于样本制备，也就是如何获得正在翻译的mRNA；后续的检测技术同样是上面已经阐述的基因芯片和测序等转录组检测技术。翻译中的mRNA是结合在核糖体上的mRNA；而在翻译中一个个核糖体可依次附着到一条mRNA链上，形成多聚核糖体(polysome)。因此只要通过理化方法分离得到多聚核糖体，再进行mRNA分离和测序，就可以得到正在翻译的转录本。分离多聚核糖体的技术有多种选择。可以使用30%的单一浓度蔗糖溶液作为缓冲液，通过超速冷冻离心机进行分离，再利用高通量测序技术等方法对获得的 RNC－mRNA 进行分析，即可得到特定翻译状态下所有正在翻译的全长 mRNA 种类与丰度信息，这种测序方法又被称为 Ribo－seq。

2. **单细胞测序技术** 以往的转录组测序是利用 RNA 测序（RNA－seq）来检测样本中的所有 RNA 转录本序列，所采用的样本往往是一个器官、一份组织或一份培养或分离的细胞群体，获得的结果则是样本中不同种类、数量、解剖定位的细胞的总和基因表达水平。显然，器官、组织或细胞群体中的细胞是非均一的，而且会随着生理、病理状态而发生变化，如正常的肝组织和肝硬化的肝组织中细胞的种类、数量就有很大变化。所以这种 RNA－seq 获得的结果对于异质性较强的组织或样本（如肿瘤）并不准确，细胞之间的差异有可能被平均值所掩盖，很多低丰度的信息也会在整体表征中丢失。单细胞测序技术是在单个细胞水平上构建每个细胞的表达谱，很好地解决了这一问题。它能够揭示一份组织或培养样本中单个细胞的基因组表达状态，反映出细胞间的异质性，揭示细胞分化和功能状态的演变路径，发现新的稀有细胞类型，并深入了解细胞生长过程中的基因表达调控机制。

单细胞测序的关键是样本制备技术。其基本流程包括单细胞解离、单个细胞水平的扩增建库、测序及数据分析等。待测样品通常可以是生物组织，也可以是培养的细胞，但都需处理后形成单细胞悬液。根据实验方案选择具体的单细胞分离方式，目前以荧光激活细胞分选（FACS）、磁珠活细胞分选（MACS）和液滴微流体分选最为常见。前两者可根据细胞的大小、形状或细胞表面标志物的表达进行有偏向（biased）的选择，后者可实现细胞的无偏向（unbiased）分离（图 5－2）。

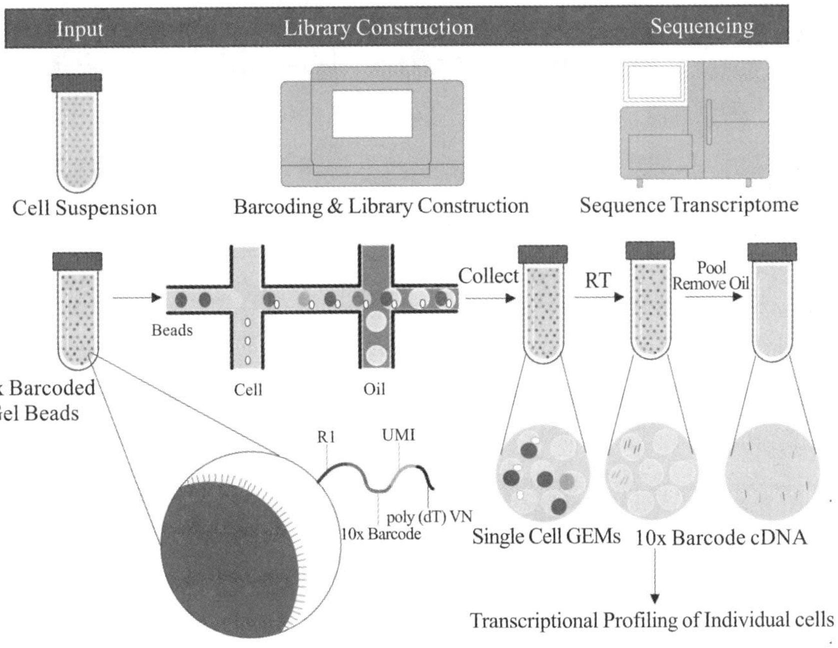

图 5－2 单细胞测序方法示意图

由于单个细胞平均只含有10 pg的总RNA，而标准的文库制备需要10～100 ng的核酸作为起始材料，因此RNA提取和文库制备的流程必须经过调整和优化，方能应用于单细胞测序。目前，多数扩增建库方案是通过polyA选择来富集mRNA，并利用经过修饰的oligo－dT引物来进行逆转录。在逆转录的过程中，引物上附加随机的六核苷酸分子标识符（unique molecular identifier，UMI）对单分子进行标记，可以更精确地定量单细胞中mRNA分子的初始量。之后，通过体外转录或PCR扩增cDNA，完成文库制备和高通量测序准备。现阶段，多家商业公司开发的综合性测序平台，可以完成从单细胞分离、RNA制备和扩增、文库构建，直到测序和数据分析的完整实验流程。

在单细胞测序的基础上，人们进一步开发出空间转录组测序技术。这是因为在多细胞生物中，单个细胞的基因表达不仅有基因种类和丰度的特征，还要严格按特定的时间和空间顺序发生，这就是基因表达的时间特异性和空间特异性。时间特异性可以通过对不同时间点的样本取材，再使用单细胞转录组测序技术来解析时间维度上细胞类型和基因表达模式。而空间特异性转录组信息则通过首先对新鲜冷冻组织进行切片和成像；然后将组织切片放置在含有与RNA结合捕获探针的载玻片上，并进行固定和透化以使细胞中的mRNA得到释放，并结合到相应的捕获探针上；再以捕获的RNA为模板进行cDNA合成和测序文库制备、测序和数据可视化分析，即可确定哪些基因得到表达、基因表达量以及这些基因的空间位置信息（图5－3）。

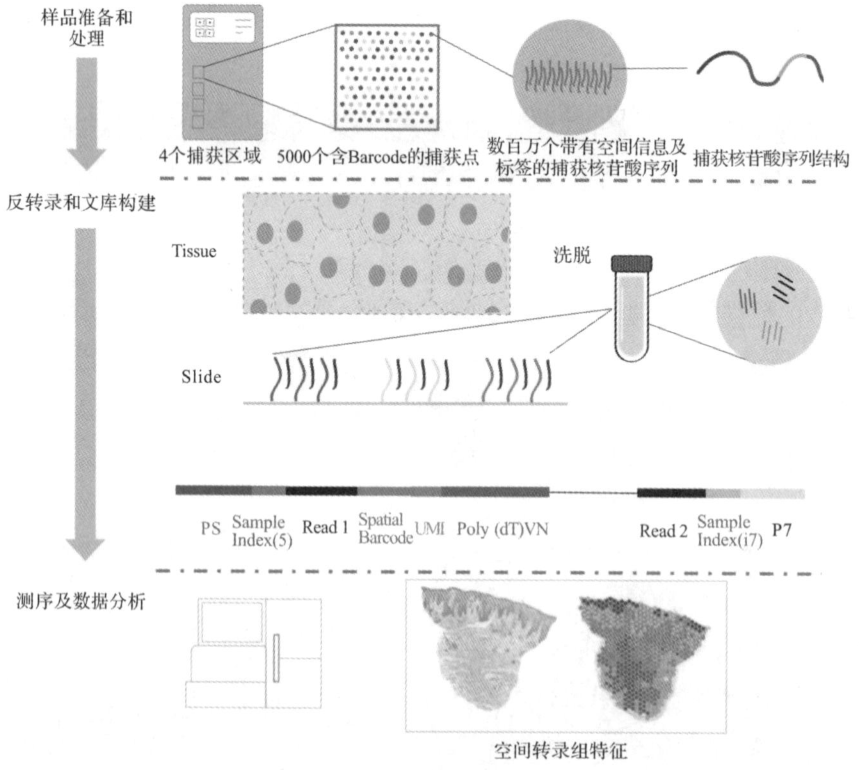

图5－3　空间转录组测序的原理

由于每个单细胞都是独特的,不可能开展重复实验并评估误差。因此,在单细胞测序实验中必须采取一些质量控制手段,以确保数据的可靠性。首先要进行数据标准化处理以去除实验过程中随机性的影响。最常用的标准化方法是测序深度标准化,常常采用的标准化数值有 RPKM(reads per kilobase million),FPKM(fragments per kilobase million)和 TPM(transcripts per million)。各种测序平台以及其他生物信息学专家开发的各种软件包可以很好地对单细胞测序数据进行标准化。除了数据的标准化外,还需要进行多个阶段的数据校正,如批处理校正、噪声校正等。如标准化后,数据矩阵可进一步去除非关注的生物混杂因素和技术因素。最常见的生物因素校正是消除细胞周期对转录组中基因表达的影响,即采用专门软件对每个细胞的细胞周期评分进行简单的线性回归校正。而单细胞测序数据中最突出的技术影响因素是测序深度和批次,用于移除不相干生物因素影响的回归模型也可用于校正实验技术因素的影响。此外,还可采取校正批次效应和数据整合、缺失值填充、特征选择、数据降维和可视化等复杂步骤以减轻下游分析工具的计算负担、减少数据中的噪声。最后,数据处理进入预处理阶段。这一阶段可分三个处理层,即测量的数据、校正的数据、降维的数据;以及五个处理步骤,包括原始数据、标准化后的数据、校正后的数据、特征选择后的数据以及降维后的数据。经过预处理后,数据进入下游分析阶段,主要是在细胞水平和基因水平完成,具体包括聚类分析、细胞簇注释、细胞组成分析、轨迹推断、基因表达动力学、差异表达分析、基因集分析和基因调控网络,等等。

对于单细胞技术这样产生大量复杂数据的研究技术平台,目前特别受关注的颠覆性研究方向是人工智能领域的深度学习分析和单细胞多组学整合分析。由于深度学习可以很容易拓展到大规模数据分析,因而在基因组和其他分子组学领域的应用越来越多。随着单细胞组学技术的进步,对组学分析流程开发的需求将会增长,要求未来的单细胞分析平台必须能够处理不同的数据源。单细胞多组学整合可以通过一致性聚类方法、多组学因子分析或多组学基因调控网络推断来实现。具有这些功能的分析流程将是未来开发的方向。

总体来说,单细胞水平的转录组分析可以揭示细胞群体中的细胞异质性,强调了个别细胞的与众不同。此外,同时分析多种分子(如 DNA、RNA 和蛋白质)的方法也不断被开发出来。这种更全面的单细胞组有望进一步加深我们对生物学过程的了解,对未来的科研及临床研究大有裨益。

第二节 人类转录组学技术与应用

哺乳动物的胚胎由单个受精卵发育而来,经过一系列连续、复杂且精准的调控,形成了包含所有细胞谱系和类型的完整个体。在胚胎发育过程中,胚胎中基因的转录和表达经历了一系列巨大变化,包括基因组激活、受精后再编程、细胞分化表观遗传状态的转换、X 染色体失活等。在成年个体,稳定的转录组是个体组织结构和生理功能稳态的基础;而基因表达异常参与几乎所有人类疾病的发生和发展。转录组学技术,尤其是单细胞转录组测序技术,能够有效地研究并揭示调控胚胎发育状态和命运的分子机制,以及在疾病状态下细胞基因表达的异常及其机制。

一、转录组学在发育研究中的应用

基因组通过基因表达,而后通过与环境的相互作用形成表型。全套基因组表达形成的转录组在正常的个体发育与稳态维持中发挥关键作用,同时参与各种人类疾病的发生和发展。通过转录组学研究探讨正常的发育机制的研究数不胜数,由此发现了调控人类胚胎发育不同时空节点的关键分子和信号通路。

Vilella 等人对植入前胚胎转录组进行研究发现,母源子宫上皮细胞在胚胎植入窗口期高表达 miR－30 且参与修饰胚胎转录组,促进胚胎的黏附。Kiyonori 等人通过对胎盘 miRNA 的微阵列进行分析并筛选出了 24 个高表达的妊娠相关 miRNA,其中大部分 miRNA 定位在 19q13.42 以及 14q32 区域。这一区域对胎盘和胚胎的发育至关重要,这些相关的 miRNA 可能作为监控胚胎发育异常的分子标志物。2019 年,Cui 等利用改良的 STRT－seq(single－cell tagged reverse transcription sequencing)进行了首个人类心脏高精度发育细胞图谱的绘制。该研究通过对来自 18 个人类胚胎(5～25 周)的大约 4 000 个解剖学定义的心脏细胞进行单细胞测序,鉴定出心肌细胞、内皮细胞、成纤维细胞和瓣膜间质细胞 4 种主要的心脏细胞类型,并且发现心肌细胞和成纤维细胞在发育过程中经历了基因表达的逐步变化。4 种细胞类型中,人和小鼠的心肌细胞在转录组上最相似。而在发育阶段上,小鼠胚胎 10.5 天的心肌和第 7 周的人的心肌发育最同步,而小鼠胚胎 10.5 天的心脏内皮和人第 6 周的心脏内皮发育最同步,小鼠胚胎 9.5 天的成纤维细胞和人第 5 周的最同步,表明小鼠和人在发育过程中心脏细胞类型的分化和成熟具有各自的同步时间线。Asp 等运用空间转录组测序,首次将心脏单细胞分群信息与空间信息相结合绘制了怀孕前 3 个月发育中的人类心脏发育的单细胞水平三维时空图谱,并发现神经嵴细胞和施万前体细胞都定位在纵隔间质和流出道,并且施万前体细胞还发现于房室外膜下间质,神经嵴细胞只在早期阶段出现,施万细胞在晚期出现,证实了神经嵴细胞对流出道分隔成主动脉和肺动脉是必不可少的。21－单体综合征与 21－三体综合征是常见的染色体畸变导致的出生缺陷,鉴定胚胎中正常染色体和非整倍体中的代谢标记物来进行非侵入性胚胎选择对胚胎早期发育的检测具有重要意义。Imma 等通过使用低细胞数 RNA 测序分析了整个囊胚的全局转录组,以了解早期发育中的基因表达行为及其对胚胎植入的影响,他们发现,与整倍体胚胎相比,21－单体胚胎有 1 232 个胚胎发育相关基因异常表达,而 21－三体综合征患者在胚胎发育早期转录组变化相对较低。此外,在 21－三体综合征发展过程中,从胚胎到成体的整个阶段失调的基因数量都在增加。因此,在转录组水平上,21 - 三体综合征的早期发展主要是依靠剂量补偿的。由于涉及早期发育与胚胎植入,因此 21 - 号单体受到了转录方面的强烈影响。

个体发育中细胞最基本的变化是数量的增加、种类的增加和不需要的细胞的清除,即细胞的增殖、分化和程序性死亡。细胞分化的本质是基因组在时间和空间上的选择性表达,细胞分化的潜能随个体发育进程逐渐“缩窄”,在胚胎发育过程中,细胞逐渐由“全能”到“多能”,最后趋于“单能”。其中,造血分化是整个生命体细胞分化中最具有代表性的细胞分化过程之一。造血分化是造血干细胞分化为具有不同功能血细胞的过程,在成人中主要发生在骨髓,最终产生淋巴系细胞、髓/粒系、红系等细胞类型,是研究干细胞分化、肿瘤免疫、血液疾病等的良好模型。造血分化过程是一个动态的、多阶段的,受多种转录因子调控的过程。转录组学分析有助于解析造血干细胞转录和细胞命运异质性的顺式和反式调节机制。Medvinsky 课题组为了确定人造血干细胞(HSCs)定向分化的潜在信号,将主动脉背腹极化信号的空间转录组和单细胞基因表达谱数据相结合,并预测了其与新生 HSCs/祖细胞群的谱系关系。他们对腹侧极化分子图谱进行分析,确定了内皮素 1 是人 HSCs 发育的重要分泌型调节因子,该基因表达数据集为未来体内 HSCs 发生机制和体外临床相关 HSCs 产生的研究提供了重要参考。1 型糖尿病(T1D)是由胰岛中产生胰岛素的 β 细胞的自身免疫性破坏引起的。供体胰岛移植有望治疗 T1D,但供体短缺和费用昂贵限制了其可行性。将多能细胞体外分化为 β 细胞是有希望替代胰岛移植的治疗 1 型糖尿病的方案。在外源性因素对人类胚胎干细胞(hESCs)进行定向分化过程中,许多影响分化过程的基因会自动开启和关闭。操纵这些反应可以提高分化效率,并对细胞群的最终组成提供更完整的控制。因此,阐明胰岛细胞分化过程中转录组差异有望为体外培育胰岛提供重要的分子理论基础。Sharon 等人通过对不同分化阶段 hESCs 进行单细胞转录组测序发现 Wnt 通路在早期小鼠胰腺形成和腺泡室的后期扩张中发挥作用,通过在适当时机对 Wnt 信号通路进行干预可以用于控制 α 和 β 细胞之间的比例,并促进体外具有适当细胞组成的胰岛的形成。

二、转录组研究的医学应用

转录组不仅是正常个体发育中基因组和表型的桥梁,而且几乎涉及了所有的人类疾病中基因表达谱的变化。所以在临床医学研究中,转录组测序不仅对于探讨疾病发生、发展的机制具有重大意义,也可以为疾病的检测和干预提供关键的生物标志物和靶点。

(一)转录组与心血管疾病研究

阐明心血管疾病发生、发展的分子机制是精准诊断和治疗心血管疾病的重要前提。心血管疾病的发生和发展涉及众多分子,其中既有编码蛋白的基因,也包括 miRNA, lncRNA 等非编码基因。因此,筛选心血管疾病相关基因是阐明其发病机制的重要环节。

转录组学在心血管疾病相关基因的筛选过程中发挥着重要作用,许多心血管疾病相关基因,miRNA 等分子都是通过转录技术筛选得到的。

心血管疾病相关基因的筛选包括血管平滑肌生理与病理相关基因的筛选、血管内皮细胞生理与病理相关基因的筛选、心肌细胞生理与病理相关基因的筛选以及其他组织生理与病理相关基因的筛选。血管平滑肌细胞是构成血管壁及维持血管张力的主要成分,其结构与功能异常是动脉粥样硬化、高血压、动脉炎等疾病的病理学基础。血管紧张素Ⅱ(AngⅡ)是目前已知的最强烈的缩血管活性物质之一,AngⅡ作用的调节异常会导致动脉粥样硬化和高血压。评估血管平滑肌细胞(VSMCs)对 AngⅡ的转录组反应,对于了解 AngⅡ调控的基因网络至关重要,通过该基因网络可能会发现新的发病机制和治疗靶标。Leung 等通过 RNA 测序技术发现了 491 个响应 AngⅡ差异表达的转录本,包括 14 个新的蛋白质编码转录本和 24 个新的 lncRNA。其中 *lnc-Ang362* 是 AngⅡ的靶基因,并且其转录本中还包含两个 miRNA(miR-221 和 miR-222),这两种 miRNA 已被证实与 AngⅡ调控的 VSMCs 增殖相关。血管细胞外基质(ECM)硬化是主动脉和冠状动脉疾病的危险因素。Christopher 等通过总 RNA 测序技术探索了模拟生理和病理细胞外基质(ECM)硬度的水凝胶基质条件培养下 VSMCs 的转录组差异,并发现了 3 098 个基因(2 842 个蛋白质编码和 157 个 lncRNA)在主动脉和冠状动脉 VSMCs 中都具有高度敏感性。通过无偏好系统分析,Christopher 等将 MALAT1 确定为一种高度敏感的 lncRNA,并证明了 MALAT1 是血管损伤反应的重要调节剂,并可以防止体内 VSMCs 增殖和血管硬化过程中的迁移。血管内皮细胞形成血管的内壁,在免疫、吞噬、血管舒张和收缩、血管生成及凝血等方面具有重要作用,和高血压、动脉粥样硬化、冠心病等疾病密切相关。吸烟是众多心血管疾病的独立危险因素,但其具体机制尚不明确。Bernhard 等通过分析烟草中金属成分对血管内皮细胞基因表达的影响发现,动脉血管内皮细胞在镉暴露条件下会大范围上调抗氧化基因的表达,而 *COX2* 等促炎基因的表达下调。心肌细胞是心脏生理功能和病理生理的基础,其转录组学的研究对于心血管疾病的研究至关重要。研究表明,患有高血压或心力衰竭等并发症的 COVID-19 患者预后不良。ACE2 在 SARS-CoV-2 感染和心脏功能中起着重要作用,因此了解其在正常人和心衰患者心脏中的分布以及与其表达改变相关的生物学变化至关重要。Xu 等人通过分析正常心脏和衰竭心脏中的单细胞 RNA 测序数据发现,ACE2 存在于心肌细胞(CM)和非 CM 中,而在衰竭心脏中,ACE2 阳性 CM 的数量和这些 CM 中 *ACE2* 基因的表达量显著增加。此外,与病毒进入、病毒复制和干扰素-γ 信号转导抑制相关的基因在心衰的 CM 中均被上调,而 $ACE2^+$ CM 中这些基因的升高更为明显,这表明 $ACE2^+$ CM 更容易受到病毒感染。因此,在心衰的 CM 中 ACE2 和病毒感染相关基因的上调可能潜在地促进 SARS-CoV-2 病毒在这类心肌细胞亚群中的进入和复制。

由于从人心脏和血管获取样本进行转录组学分析会造成侵入性损伤、感染等风险,基于血液、尿液等样本的转录组学研究被更多地用于心血管相关疾病的筛选。大量研究表明，miRNA 参与调节免疫细胞的发育、炎症反应的发生、肥大性心肌病以及心衰的发展过程。此外，miRNA 在血清和血浆中稳定存在，可以作为生物标志物来筛查及诊断疾病。Yang 等通过 miRNA 芯片技术发现 miR－1 在心肌缺血再灌注的大鼠心脏组织中高表达，在正常、心肌梗死、动脉粥样硬化性心脏病模型中，miR－1 表达上调会加重心律失常的发生。Li 等人通过 miRNA 芯片对高血压患者和健康人的血浆进行了 miRNA 转录组分析，发现了 27 个差异表达 miRNA，并且该 miRNA 谱中包含人巨细胞病毒（HCMV）编码的 hcmv－miR－UL112。与对照组相比，高血压组的 HCMV 血清反应阳性和定量滴度增加，HCMV 拷贝数和 hcmv－miR－UL112 表达与高血压的风险增加独立相关。该研究首次报道了高血压患者的循环 miRNA 谱，并证明了 HCMV 感染是原发性高血压的独立危险因素。

（二）转录组与肿瘤发生发展机理研究

肿瘤的发生需要累积数种甚至数十种促进肿瘤发生的基因突变，这些基因突变导致基因表达质和量的变化，并通过基因间的相互调节作用影响基因表达谱，从而导致细胞功能的异常。与基因组水平相比较，转录组具有更为复杂的动态变化和网络调控特征，转录组水平的变异反映了肿瘤发生及进展时基因组表达水平的异常。因此，转录组水平的分析可以在分子层面揭示肿瘤进展的分子特征，为肿瘤的病因研究和临床诊治提供强有力的证据。肿瘤是由癌细胞和非癌细胞组成的，它们与细胞外基质一起形成了肿瘤微环境。这些与肿瘤相关的细胞和成分有助于加速肿瘤的形成与进展，并影响患者的预后。传统的批量转录组测序难以获取肿瘤细胞群体的异质性，而单细胞转录组分析则是研究细胞异质性的有力工具。单细胞转录组分析可将肿瘤分类为不同的分子亚型以及鉴定出稀有的肿瘤细胞群体，在目前开发的单细胞测序技术中，液滴超高通量单细胞转录组测序是了解肿瘤中低表达细胞群体生物学的最有效方法。单细胞测序利用微流控系统产生单个细胞和单个微球的纳米升级液滴，对同一细胞来源的 RNA 分子通过微球表面包裹的特异寡核苷酸序列进行标记，从而将 cDNA 合并建库来获得单细胞水平的基因表达谱来实现单细胞群体分析。Zhang 等人通过单细胞对非小细胞肺癌患者肿瘤组织进行分析发现，瘤内上皮细胞高表达 ICAM1，ICAM1 是单核细胞和 M2 巨噬细胞表面表达的受体 ITGAM 的配体，提示瘤内上皮细胞在调节 TME 中单核细胞到 M2 分化中的作用。Karaayvaz 等对未治疗的原发性三阴性乳腺癌（TNBC）患者的肿瘤组织进行单细胞 RNA 测序，证实 TNBC 具有较高的细胞异质性，并通过聚类分析确定了 5 个不同的上皮细胞簇；其中第 2 簇细胞群增殖能力较强，该细胞簇与乳腺癌细胞起源的管腔祖细胞特征相关，是一类恶性细胞亚群，其可快速增殖驱动肿瘤进展从而导致 TNBC 预后不良。融合基因是转录组学分析的重要内容，也是血液肿瘤中导致肿瘤发生的最常见的基因突变类型。慢性粒细胞白血病相关的 *BCR－ABL*1 融合基因以及急性早幼粒白血病相关的

PML - RARA 融合基因的鉴定为药物的研发提供了特异的分子靶标，但基于 RT - qPCR 和 FISH 技术的融合基因的鉴定检测能力有限，而转录组测序技术的问世为发现和鉴定由于隐匿性染色体易位形成的融合基因提供了强有力的工具。

总而言之，转录组学技术不仅可以精准地检测基因表达，还可以从基因融合、可变剪接、RNA 编辑、非编码 RNA 等多个方面进行研究，为肿瘤的发生、发展和临床诊疗提供客观的依据。

复习思考题

1. 对肿瘤样本进行的单细胞转录组测序有什么应用价值？
2. 试述翻译组测序的基本技术原理。

（杨国栋　韩　骅）

第六章 人类蛋白质组学

6

随着人类基因组计划的顺利完成,生命科学和医学研究的重心逐渐转移到生物功能的整体研究上。执行生理和病理功能的是基因组的表达产物,包括 RNA、蛋白质以及各种代谢物。基因组学可以揭示物种及个体所拥有的全部基因的序列;转录组学则提供一个生物样本,如某种组织、器官或细胞群中,来自基因组的 RNA 转录本的种类、水平等信息。但这些组学技术都不能解释生物功能的关键执行者——蛋白质在特定的时间和空间的表达种类、表达水平、翻译后修饰以及蛋白质与蛋白质或与其他生物分子的相互作用等问题。所以,已经完成的人类基因组计划只是一个以测序为主的结构基因组学研究,要真正了解基因组的功能还需要对由基因组指导合成的蛋白质及代谢物开展整体的组学研究,这些研究是功能基因组学研究的重要组成部分。

蛋白质组(proteome)的概念由 Wilkins 于 1994 年提出。因为蛋白质是基因编码的产物,所以蛋白质组可以被简单地理解成是由一个基因组编码的全部蛋白质。然而,蛋白质组与基因组之间绝不是简单的对应关系。与转录组一样,蛋白质的表达具有时空特异性,即在特定的发育和生理阶段表达特定水平的某种蛋白质。此外,蛋白质组还有细胞特异性甚至细胞器特异性。因此必须从多个层面动态地理解生命体的蛋白质组,即一个个体、一种组织、一种细胞或一种细胞器在一定的生理或病理状态下所拥有的全部蛋白质。1997 年,James 提出了更加完善的蛋白质组学(proteomics)概念,即应用组学技术研究一定条件下的蛋白质组,包括其组成、结构、性质、功能、分布、相互作用和条件变异等,建立蛋白质组学信息数据库,以从整体上了解该条件下生命体表型形成和调控的分子机制。

第一节 蛋白质组学的概述

蛋白质的多样性和动态性使蛋白质组学研究要比基因组学研究复杂得多。蛋白质组并非基因组的简单映射,人类基因组有 90% ~95% 的基因在转录时存在选择性剪接,也就是说,平均每个基因可以指导合成 4 种 mRNA 以及相应的蛋白质的合成。蛋白质组也不是 mRNA 组的简单映射,mRNA 组展示了一定条件下细胞内 mRNA 转录本的种类及每种 mRNA 的相对丰度,但它与蛋白质组并不一致,其差异由 mRNA 翻译效率及寿命、蛋白质翻译后修饰效率及寿命等决定。所以,蛋白质组具有多样性和动态性的特点,即不同组织细胞的蛋白质组不尽相同,而一种组织细胞的蛋白质组在不同发育阶段、不同代谢条件下也不尽相同,并且直接决定了组织细胞的表型。此外,蛋白质组还包含蛋白质的翻译后修饰信息。蛋白质的翻译后修饰对蛋白质的功能至关重要,所有蛋白质在合成之后都要经历着各种修饰,许多代谢调节也是通过调节蛋白质的翻译后修饰实现的。总之,蛋白质是生物体的结构基础,是生命活动的主要执行者和体现者,蛋白质组的变化直接反映生命过程的变化,蛋白质组学更接近于反映生命活动的本质和规律。研究蛋白质组可以更全面、细致、直接地揭示生命活动规律。

一、细胞内蛋白质合成与降解

细胞内任一种蛋白质的水平都取决于其合成和降解的速率。此外,蛋白质还有其特定的细胞内定位,甚至可被分泌到细胞外。最近的研究还表明,有些细胞在特定的环境下,可以从细胞外摄入完整的蛋白质发挥某种生理功能,如摄入来自细胞外囊泡的蛋白质。这些分子特征都对细胞的蛋白质组有重要的影响。

(一)蛋白质的合成

蛋白质的生物合成又称为蛋白质的翻译,在细胞的核糖体上完成。整个蛋白质的生物合成过程分为 3 个阶段:肽链合成的起始、肽链的延伸和肽链合成的终止与释放。

1. 肽链合成的起始 在蛋白质翻译的起始阶段,起始因子(initiation factors,IF)结合到核糖体小亚基上,帮助其与 mRNA 相结合。在起始因子 IF3 的作用下,核糖体 30S 小亚基附着于 mRNA 的起始信号部位,第一个氨酰 - tRNA 在起始因子 IF2 和 GTP 作用下连接到 30S 小亚基上,起始因子 IFl 起辅助作用,形成 30S 起始复合体。

30S 起始复合体一经形成,IF3 即脱落,50S 大亚基随之与其结合进而形成由大亚基、小亚基、mRNA 等共同构成的复合体 - 多聚核糖体。此时,甲酰甲硫氨酰 - tRNA 占据了核糖体的 P 位,空着的 A 位准备接受下一个氨酰 - tRNA。

2. 肽链的延伸 起始复合物形成一旦完成,即开始肽链的延伸过程。在肽链的延伸过程中涉及两种延长因子(elongation factor,EF),分别称为 EF - T 和 EF - G(真核细胞为 EF - 1 和 EF - 2)。EF - T 的作用是与氨酰 - tRNA 和 GTP 结合形成一种复合物,并将它们带到核糖体上;EF - G 的作用主要是帮助肽酰 - tRNA 由核糖体的 A 位移向 P 位。此外,肽链的延长尚需 GTP 供能以维持翻译过程。

在起始复合体形成后,甲酰甲硫氨酰 - tRNA 结合在核糖体的 P 位,A 位空着。而在 EF - T 和 GTP 的共同参与下,按 A 位 mRNA 密码子所决定的第 2 个氨酰 - tRNA 进入 A 位。当氨酰 - tRNA 进入 A 位后,P 位和 A 位均被占据。在肽基转移酶的作用下,将 P 位上的 tRNA(起始后的第 1 次延长时为甲酰甲硫氨酰 - tRNA;第 2 次及以后的延长时为肽酰 - tRNA)所携带的甲酰甲硫氨酰基(或肽基)转移给 A 位上新进入的氨酰 - tRNA 的氨基酸上,即由 P 位上的氨基酸提供羧基,与 A 位的氨基酸的氨基结合,脱去 1 分子水,形成肽键。

P 位上卸下氨基酸的 tRNA 离开核糖体,而 A 位的 tRNA 负载的不再是一个氨酰基,而是一个二肽酰基(或多肽酰基)。然后,在 EF - G 和 GTP 的作用下,核糖体沿 mRNA 的 5′→3′方向相对移动一个密码子的距离,使下一个密码子能准确地定位于 A 位处。在此过程中,携带二肽的 tRNA 从 A 位转位至 P 位,而位于 P 位的 tRNA 转运至 E 位。处于 E 位的脱氨酰 - tRNA 离开核糖体。在转位的过程中,新空出的 A 位又可接纳新的氨酰 - tRNA,开始新的延伸循环过程,肽链逐渐延长。

3. 肽链合成的终止与释放 当核糖体沿 mRNA 移动而使 mRNA 的终止密码子(UAA、UGA、UAG)中的任何一个出现在 A 位时,由于它不能被任何氨酰 - tRNA 的反密码子识别,于是肽链合成终止。核糖体上有终止因子或释放因子(releasing factor,RF)能识别这些终止密码子,当其在 A 位上与终止密码子结合后,也能激活肽基转移酶,使肽酰 - tRNA 之间的酯键被水解切断,于是多肽链便从核糖体及 tRNA 上释放出来,而后经一定的加工修饰形成具有一定空间结构的蛋白质分子。此时的核糖体也与 mRNA 分离,并解离为大、小两个亚基,可重新投入另一次肽链的合成过程。

以上是在单个核糖体上的蛋白质合成过程。事实上,细胞内蛋白质的生物合成是由多聚核糖体合成的。当一个个核糖体先后从同一个 mRNA 的起始密码子开始移动,一直到终止密码子时,每个核糖体可独立合成一条多肽链,所以这种多聚核糖体可以在一条 mRNA 链上同时合成多条相同的多肽链,这就大大提高了蛋白质合成的效率。这一特点可以被用于翻译组的研究。

在真核细胞内,由核糖体合成的蛋白质必须被精确地分选并定向转运到细胞核、线粒体、内质网、溶酶体、过氧化物酶体等各个部位,才能保证生命活动的正常进行。所以,细胞内核糖体合成的蛋白质,从功能上可以分为结构蛋白和外输蛋白(分泌蛋白)两大类。结构蛋白主要由游离核糖体合成,多分布于细胞质基质,如供细胞本身生长代谢所需要的酶、组蛋白、肌球蛋白和核糖体蛋白等。外输蛋白主要由附着核糖体合成,这些蛋白质合成后进入内质网,进而从细胞分泌出去,如免疫球蛋白、肽类激素和消化酶等。不过,这种划分不是绝对的,如某些结构蛋白(溶酶体酶蛋白、膜嵌蛋白等)是由附着核糖体合成的。

(二)蛋白质的降解

体内蛋白质处于不断更新的状态,即内源蛋白质的降解和重新合成保持动态平衡。蛋白质寿命通常用半衰期表示,即蛋白质降解一半所需的时间。蛋白质的稳定性遵循 N 端法则(N - end rule),即当蛋白质 N 端为精氨酸、赖氨酸、组氨酸 3 个碱性氨基酸或苯丙氨酸、色氨酸、酪氨酸、亮氨酸、异亮氨酸5个大的疏水氨基酸时，蛋白质在细胞中的半衰期很短。

真核细胞对于内源蛋白质降解有两种途径，一种是溶酶体途径，另一种是依赖于ATP的非溶酶体途径——泛素途径。一般情况下多肽水解是一个放能过程，而泛素途径需要ATP供能。

1. 溶酶体途径 溶酶体(lysosome)是存在于所有细胞的具有脂质双层膜的细胞器，其内部含有约50种水解酶，包括多种蛋白酶(称为组织蛋白酶)等。溶酶体内部pH维持在5.0左右，它含的酶的最适pH通常是酸性，故即使偶然有酶从溶酶体渗漏，在细胞质的pH下，溶酶体的各种酶大部分都是无活性的。许多正常的和病理的活动经常伴随溶酶体活性的升高。糖尿病会刺激溶酶体的蛋白质分解。很多慢性炎症，例如类风湿关节炎，都会引起溶酶体酶的细胞外释放。这些释放出来的酶会损坏周围的组织。

溶酶体途径降解靶蛋白具有2个特点。首先不需要消耗ATP；其次属于非特异性蛋白降解系统，真核细胞内90%以上的膜蛋白、长寿蛋白和部分短寿蛋白均在溶酶体中降解。但是哪些蛋白质在什么条件下进入溶酶体被降解，却受到多种细胞内外因素的复杂调控。例如，从细胞外环境中经不同机制被胞吞作用摄入细胞的蛋白可以在溶酶体被降解；而细胞内蛋白可以通过细胞自噬(autophagy)的机制进入溶酶体降解途径。这一机制在胞质蛋白和细胞器的选择性降解过程中发挥重要作用，在进化上高度保守。细胞自噬受到各种胁迫信号的诱导，在饥饿状态下胞质中可溶性蛋白和部分细胞器被降解成氨基酸等用于提供能量和生物合成；同时，细胞自噬也用于清除变性或错误折叠的蛋白质、衰老及损伤的细胞器等，以维持细胞内稳态。细胞自噬根据细胞内底物进入溶酶体腔的方式不同分为大自噬(macroautophagy)、小自噬(microautophagy)和分子伴侣介导的自噬(chaperone - mediated autophagy，CMA)，在个体发育、应激、肿瘤细胞的恶性增殖及神经退行性疾病中发挥重要作用。

2. 泛素途径 泛素化降解体系水解蛋白质时需要一个由76个氨基酸残基构成的碱性单体蛋白的参与，由于该蛋白在真核细胞中无所不在，而且含量丰富，故称为泛素(ubiquitin，Ub)。泛素的作用是以单体或多聚体的形式对非正常蛋白质进行标记和激活。标记位点通常是蛋白质上的赖氨酸残基侧链的氨基基团，通过异肽键与泛素C端的甘氨酸相连。同一蛋白质中可能有多个赖氨酸位点被修饰。泛素化修饰是一种非常普遍的蛋白质修饰方式，主要针对半衰期短的内源蛋白。泛素介导的蛋白质降解途径是目前已知最重要的、有高度选择性的内源蛋白质降解途径。

泛素降解途径是依赖于ATP的反应过程。泛素与选择性被降解蛋白质的连接分三步进行：①泛素分子C端的甘氨酸的游离羧基通过硫酯键与泛素活化酶(E1)的巯基结合，该反应需要ATP供能；②活化的泛素分子被转移到泛素结合酶(E2)的半胱氨酸巯基上；③在泛素 - 蛋白连接酶(E3)催化下将泛素共价连接到靶蛋白分子上(需要降解的蛋白质),形成泛素－靶蛋白复合物。该复合物随后在蛋白酶体中被降解。在泛素－靶蛋白复合物水解之前,泛素C末端水解酶将泛素从靶蛋白上解离下来,供循环利用。

泛素途径介导细胞内某些多余的或异常蛋白的降解,不但可以清除不正常的蛋白质,避免其积聚而引起对细胞的毒性,而且可以维持细胞内关键酶和调节蛋白的动态水平,维持细胞的稳态。另外,泛素途径也参与某些重要蛋白的翻译后修饰,调节其功能。因此,泛素途径是调节细胞内蛋白水平与功能的重要机制,其异常与多种疾病的发生有关。

二、常见的蛋白质化学修饰

细胞内经翻译合成的新生蛋白质,不一定具有生物学功能,常需要进行一些共价化学修饰,称为蛋白质的翻译后修饰(protein translational modification,PTM)。成熟的蛋白质常存在有活性与无(低)活性两种形式,通过蛋白质化学修饰,两者可相互转变而精确地发挥功能,以适应体内新陈代谢的需要。常见的蛋白质翻译后修饰有糖基化、磷酸化、甲基化、甲酰化、乙酰化、羟基化、异戊二烯化和泛素化修饰等,都需要特异的酶来催化(图6－1)。蛋白质经化学修饰后可改变蛋白质的溶解度、稳定性、亚细胞定位及与其他蛋白质相互作用的性质等。当被修饰的蛋白质发挥功能后,可由特异的酶催化去除蛋白质的修饰基团,恢复到蛋白质原有的活性状态。

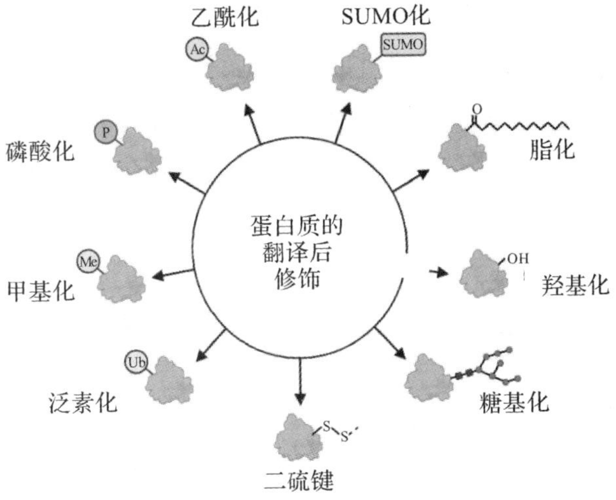

图6－1 蛋白质的翻译后修饰示意图

(一)蛋白质磷酸化

蛋白质的磷酸化是真核细胞中最常见的蛋白质修饰方式,几乎可以调节生命活动的所有过程。尤其在细胞外的信息传入细胞的跨膜信号转导机制中,蛋白质磷酸化的作用尤其重要。据估算真核细胞基因组编码的蛋白质约有1/3可进行磷酸化修饰,细胞的蛋白质组中约存在100 000个磷酸化位点。

蛋白质的磷酸化修饰是一个可逆的过程。这种调节通过两种酶的催化实现：蛋白激酶(protein kinases,PK)使磷酸根转移到底物蛋白的特定氨基酸残基上；而蛋白磷酸酶(phosphoprotein phosphatases,PP)则使磷酸根从蛋白质的氨基酸残基上去除。

蛋白质磷酸化在生物功能调节中的重要意义与其普遍性有关：①通过磷酸化的方式调节其功能的蛋白质种类繁多，其中包括代谢酶、细胞骨架蛋白、离子通道和细胞表面的多种受体等。②蛋白质磷酸化调节的速度较快，有利于细胞对外界的快速反应。③与蛋白质磷酸化有关的生物反应种类也多，包括递质或激素的释放、细胞的收缩及运动、细胞代谢的改变等。并且蛋白质磷酸化也是细胞外信号调控细胞基因表达的重要方式。

蛋白质磷酸化可以发生在酶的活性部位，直接影响酶与底物的结合，也可以发生在远离酶催化部位的氨基酸残基上，通过影响蛋白立体构象的变化来影响其功能。蛋白质磷酸化对非酶蛋白质的影响也是多样的，例如改变蛋白质在细胞内的位置，增加其对蛋白水解酶的耐受能力，以及改变其与其他蛋白质发生相互作用的能力等。从被磷酸化的蛋白质上去除磷酸根是由磷酸酶催化完成的，这样就使蛋白质的功能恢复到了未被磷酸化的状态。蛋白激酶和磷酸酶的活性都受到严格的调控，两者的活性状态决定蛋白质何时被磷酸化，磷酸化的状态可以持续多久等。

1. **蛋白激酶与磷酸化**　蛋白激酶催化蛋白质的磷酸化反应，它能把 ATP(少数情况下使用 GTP)上的 γ－磷酸基团以共价键方式转移到靶蛋白质特定的氨基酸残基上。根据底物蛋白质被磷酸化的氨基酸残基的种类可将蛋白激酶分为四大类：①酪氨酸蛋白激酶(protein tyrosine kinase,PTK)，可催化底物的酪氨酸残基磷酸化；②丝/苏氨酸蛋白激酶(serine/threonine kinase,STK)，可以催化底物蛋白质的丝氨酸或苏氨酸残基磷酸化；③双重底物蛋白激酶(dual specificity kinase,DSK)，既可以催化底物蛋白质的丝氨酸、苏氨酸残基磷酸化，又可催化酪氨酸残基磷酸化；④组氨酸蛋白激酶(histidine kinase,HK)，可催化底物蛋白质的组氨酸残基磷酸化。

蛋白激酶虽然种类繁多，但是一级结构中均含有高度保守的催化核心结构域，该结构域一般由 250～300 个氨基酸残基组成，折叠成大小两叶状结构，可分为 12 个亚区，每个亚区均含有十分保守的基序(motif)。

2. **蛋白磷酸酶与去磷酸化**　蛋白磷酸酶(PP)能催化磷酸化底物蛋白质的氨基酸残基脱去磷酸基团。蛋白磷酸酶与蛋白激酶的作用同样重要，两者缺一不可。蛋白磷酸酶的分类与蛋白激酶相似，根据催化底物蛋白质分子去磷酸的氨基酸残基的种类，主要分为四大类，包括：丝/苏氨酸蛋白磷酸酶(protein serine/threonine phosphatase,PSP)、酪氨酸蛋白磷酸酶(protein tyrosine phosphatase,PTP)、双重底物特异性蛋白磷酸酶(dual specificity phosphatase,DSP)以及种类较少的组氨酸磷酸酶(protein histidine phosphatase,PHP)。

丝/苏氨酸蛋白磷酸酶又分为蛋白磷酸酶 1、蛋白磷酸酶 2A、2B 和 2C。其中催化亚单位决定了蛋白丝氨酸/苏氨酸磷酸酶的活力。蛋白磷酸酶 1、2A 和 2B 的催化亚单位约有 40% 的氨基酸完全相同，它们是同一个基因族的成员；蛋白磷酸酶 2C 与其他三种酶无序列同源性，是另一基因族编码。细胞内的磷酸酶 1 的催化亚单位与一个大分子靶亚单位形成复合物，该靶亚单位把磷酸酶结合到某一亚细胞结构并抑制其活性。在胞质中，磷酸酶以非活性状态与抑制素 -2 的复合物形式存在。当靶亚单位或抑制素 -2 经不同的第二信使调节的蛋白激酶磷酸化时，就把磷酸酶 1 的催化亚单位活性释放出来，这实际上是 cAMP 经 PKA 对磷酸化酶的间接抑制。

磷酸酶 2B 又称钙神经素，它受 Ca^{2+}/钙调蛋白的调节，约占脑总蛋白量的 1%，它的底物特异性很强。许多被钙神经素脱磷酸的蛋白常常被 PKA 所磷酸化，如抑制素 1。钙激活钙神经素后、间接地激活磷酸酶 1，从而减少 PKA 及其他蛋白激酶的功能效应。cAMP 与钙神经素相互拮抗，如 L - 钙通道蛋白受 PKA 磷酸化后可以增强去极化对通道的激活。在这些神经元中，经钙依赖磷酸酶的脱磷酸化可以逆转 cAMP 的作用，这一脱磷酸化被认为与钙神经素有关。

（二）蛋白质糖基化

生物体内多数蛋白质都是结合蛋白质，其中以糖蛋白居多，分泌蛋白和膜蛋白几乎都是糖蛋白。糖蛋白所含的糖基是在翻译后修饰阶段加接的，加接过程称为糖基化（glycosylation）。糖蛋白中糖基的功能主要包括：①活性必需，对介导某些蛋白质的生物活性起直接作用，例如人绒毛膜促性腺激素（HCG）、红细胞生成素（EPO）；②定向运输，帮助目的蛋白到达其功能场所，例如溶酶体酶的运输；③分子识别，直接参与配体 - 受体识别、底物 - 酶结合，例如某些细胞因子受体与细胞因子的识别；④结构稳定，寡糖有助于稳定蛋白质构象，保护其免受蛋白酶攻击，延长寿命；⑤易于溶解，增加蛋白质的水溶性；⑥定向嵌膜，避免膜蛋白在运输和起作用时翻转（flip - flop）。

糖基化机制包括单糖基化和寡糖基化。均有 *N* - 糖基化和 *O* - 糖基化两种形式。

1. ***N* - 糖基化**　通过 *N* - 糖苷键与 Asn - X - Ser/Thr（X 不包括 Pro）中 Asn 的酰胺基连接，形成 *N* - 连接寡糖。这类寡糖大而复杂，多数是通过 *N* - 乙酰氨基葡萄糖（GlcNAc）直接与 Asn 连接。*N* - 糖基化始于内质网腔，在高尔基体内继续进行。

2. ***O* - 糖基化**　通过 *O* - 糖苷键与特定 Ser/Thr 的羟基连接，形成 *O* - 连接寡糖。这类寡糖小而简单，通常只含 2 ~ 4 个糖基。分泌型糖蛋白的 *O* - 糖基化在高尔基体内进行，是把 *N* - 乙酰半乳糖胺连接到 Ser/Thr 的羟基上；细胞内糖蛋白的 *O* - 糖基化在细胞质中进行，是把 GlcNAc 连接到 Ser 的羟基上。

（三）蛋白质泛素化

泛素化作为一种翻译后修饰，除了参与蛋白质降解外，对蛋白质的其他功能特征也有多种调控作用。泛素化是指用泛素共价标记靶蛋白，分为单泛素化和多聚泛素化。其中单泛素化调节靶蛋白功能、活性或定向运输，多聚泛素化介导靶蛋白被 26S 蛋白酶体识别并降解。

泛素在真核生物中普遍存在,是一类高度保守的调节蛋白,人和酵母泛素的一级结构只有3个残基不同(表6-1),由76个氨基酸残基构成,所含的7个赖氨酸残基和C端甘氨酸残基是最重要的保守氨基酸残基。

表6-1 人与酵母泛素一级结构差异

名称	位置		
	19	24	28
人	Ser	ASP	Ser
酵母	Pro	GLu	Ala

(四)蛋白质甲基化

蛋白质的甲基化修饰(methylation)是在甲基转移酶催化下,在赖氨酸或精氨酸侧链氨基进行的甲基化;另外也有对天冬氨酸或谷氨酸侧链羧基进行甲基化形成甲酯的形式。参与蛋白质甲基化的酶主要有蛋白质精氨酸甲基转移酶(protein arginine methyltransferase, PRMT)及组蛋白赖氨酸甲基转移酶(histone lysine methyltransferase, HKMT)。蛋白质的甲基化可以调控分子间的相互作用。同其他翻译后修饰过程一样,甲基化机制复杂,在基因表达调控、X染色体失活、异染色质形成等生物过程中均起到重要作用。

最常见的是组蛋白甲基化。组蛋白的甲基化源于赖氨酸或精氨酸残基的侧链接受来自S-腺苷甲硫氨酸(SAM)提供的甲基而发生的翻译后修饰。组蛋白在很多赖氨酸和精氨酸残基位点上均存在甲基化修饰,但主要发生于H3、H4的N-端赖氨酸和精氨酸残基,这些位点的甲基化修饰影响染色质的结构特性,进而对基因的转录进行调控。组蛋白的甲基化是一种非常重要且广泛存在的染色质修饰,通过影响染色质的精密整合,或与其他蛋白质复合物之间的信号传递来调控基因的表达,进而影响细胞的多种生理过程。

1. **组蛋白赖氨酸甲基化** 组蛋白的赖氨酸残基甲基化通常发生在组蛋白H3的第4、9、27、36、79位等赖氨酸残基位点,以及H4的第20和59位等赖氨酸残基位点上。从单细胞生物到哺乳动物,几乎所有组蛋白的赖氨酸甲基转移酶(KMT)都含有高度保守的氨基酸序列。

2. **组蛋白精氨酸甲基化** 组蛋白精氨酸残基的甲基化其发生位点包括H3第2、8、17、26以及H4第3位的精氨酸残基等。目前已发现并鉴定出的蛋白质精氨酸甲基转移酶(PRMTs)共有9种,依次命名为PRMT1~9。在PRMTs的催化下,甲基基团从甲硫氨酸转移至胍基氮原子,实现该氨基酸位点的精氨酸残基甲基化修饰。哺乳动物体内的精氨酸存在有三种类型的甲基化修饰,分别产生单甲基化精氨酸(mono-methylation arginine, MMA)、非对称型双甲基化精氨酸(asymmetric-dimethylation arginine, ADMA)以及对称型双甲基化精氨酸(symmetric-dimethylation arginine, SDMA)。ADMA指2个甲基基团连接在同一胍基氮原子上,而SDMA则指2个甲基基团分别连接在胍基的2个氮原子上。这两种不同形式的精氨酸双甲基化的存在,暗示了其在生物进程中的不同作用及不同的识别机制。

随着蛋白组学技术尤其是质谱分析技术的发展,越来越多的非组蛋白甲基化已经被发现。非组蛋白靶位点多为转录因子、信号转导通路分子和肿瘤抑制蛋白。大多数的组蛋白甲基转移酶也可以同时参与非组蛋白的甲基化修饰。目前已鉴定到的存在甲基化与去甲基化修饰的非组蛋白包括参与细胞信号通路转录调控的成分,如受体激酶和效应蛋白、效应蛋白激活因子和抑制因子、转录调控因子等,另外如肿瘤抑制因子 p53、RNA 结合蛋白 TAF10 等也可以发生甲基化修饰。

(五)蛋白质乙酰化

蛋白质乙酰化,是在乙酰基转移酶的作用下,在蛋白质赖氨酸残基上添加乙酰基的过程,是细胞控制基因表达、蛋白质活性和生理过程的重要机制。

组蛋白乙酰化多发生在核心组蛋白 N 端碱性氨基酸残基集中区的特定赖氨酸残基,将乙酰辅酶 A 的乙酰基转移到赖氨酸残基的 $-NH3^+$,中和掉 1 个正电荷。组蛋白乙酰化修饰大多位于组蛋白 H3 中的第 9、第 14、第 18 和第 23 位赖氨酸残基,其水平是由组蛋白乙酰基转移酶(histone acetyltransferse, HAT)和组蛋白去乙酰基酶(histone deacetylase, HDAC)共同决定。HAT 的作用是将乙酰辅酶 A 的乙酰基转移到核心组蛋白 N 末端特定赖氨酸残基上,消除氨基酸残基所带的正电荷,使 DNA 构象展开、核小体结构松弛,从而促进转录因子和协同转录因子与 DNA 结合,激活特定基因的转录。而 HDAC 则是去除赖氨酸残基上乙酰基的作用,恢复组蛋白的正电性,增加组蛋白与带负电的 DNA 间的亲和力,从而阻止转录调控因子靠近启动子,达到抑制基因转录的作用。组蛋白的这种乙酰化与去乙酰化的动态失衡将会影响基因转录水平,从而影响细胞的分裂、分化与凋亡,在恶性肿瘤的发生发展中也起着重要作用。在细胞核内,组蛋白乙酰化与组蛋白去乙酰化过程处于动态平衡,精确地调控基因的转录和表达。

三、蛋白质组的检测分析方法

与其他的生物体蛋白质分析的技术流程一样,蛋白质组学分析也包括两个基本的步骤,即首先需要将蛋白质进行一定程度的分离,然后采用特定的方法进行每种蛋白质的鉴定和测定。

(一)蛋白质分离技术

蛋白质组学分析中蛋白质分离技术主要包括双向凝胶电泳、双向高效柱层析、二维差异凝胶电泳、毛细管电泳技术、蛋白质芯片技术等。

1. **双向凝胶电泳** 20 世纪 70 年代发明的双向凝胶电泳是蛋白质组学最基本的分离方法。双向凝胶电泳(two - dimensional polyacrylamide gel electrophoresis, 2 - DE)是基于不同蛋白质的等电点和分子量不同的特性,第一向采用等电聚焦(IEF)进行第 1 次分离，第二向沿垂直方向用十二烷基硫酸钠－聚丙烯酰胺凝胶电（SDS－PAGE）进行第2次分离。一般情况下，双向凝胶电泳可以分辨上千个蛋白质点，如何对这些蛋白质点进行有针对性地分析，方法的选择至关重要。根据分离分析的目的，有多种检测方法。目前蛋白质组研究中经常结合两种染色方法进行分析，首先经银染分析寻找出潜在有意义的点，再加大上样量，用考马斯亮蓝染色，作进一步的质谱鉴定。

双向凝胶电泳在蛋白质组分离技术中起到了基础性的作用。双向凝胶电泳的主要操作方法简述如下。

（1）样品准备　取细胞、组织或器官等生物材料，加入蛋白质提取缓冲液（含有尿素、表面活性剂、缓冲对、两性电解质、蛋白酶抑制剂、离子螯合剂和核酸酶等），破碎生物材料；离心除去不溶成分，获得的上清液即为蛋白质粗提取液。以牛血清白蛋白为标准品，采用生物化学方法测定蛋白质粗提取液的蛋白浓度。为提高双向电泳的分辨率及实验重复性，需要使尽可能多的蛋白质变性溶解并保持稳定，同时除去非蛋白质组分。为达到上述目的，采取的主要手段包括简化提取纯化步骤，避免目标蛋白损失；使用蛋白质变性剂（常用尿素）和多种表面活性剂（常用NP－40、CHAPS等）促进蛋白质溶解；使用还原剂（常用二硫苏糖醇、三丁基膦等）破坏二硫键；使用多种蛋白酶抑制剂避免蛋白质被酶解；使用缓冲液控制溶液pH值；使用核酸酶去除核酸干扰等。

（2）IPG（immobilized pH gradient）胶条选择、水化与上样　对于未知样品，通常先使用宽pH梯度胶条来测定感兴趣蛋白的大致位置，然后再用窄pH梯度胶条更好地分辨这些蛋白点。只研究高丰度蛋白质时可选择短胶条，而要获得高分辨率和较大上样量时需选择长胶条。选择宽pH范围的胶条可观察细胞总蛋白的分布，并可分离尽可能多的蛋白质，而使用窄pH范围的胶条则能更精确研究这一pH范围内的蛋白质。具体操作时，可取50 μL蛋白质样品加入200 μL IPG重水化液（8 mol/L尿素，10 g/L NP－40，5 g/L IPG缓冲液，2.8 g/L DTT，少许溴酚蓝），充分混合。将上述样品水化液加入样品槽中，放入13 cm长IPG干胶条，并以矿物油覆盖后，在20℃恒温下进行重水化及上样、聚焦。重水化与上样通常在30 V条件下进行10～15 h。

（3）等电聚焦　在20℃恒温条件下，采取电压逐步增加的方式进行等电聚焦。等电聚焦时温度过低会使尿素结晶析出，温度过高有可能使蛋白质发生化学修饰或发生断裂，通常控制在20℃恒温条件下进行。等电聚焦开始时常用较低的电压使样品进入凝胶，然后逐步提高电压，如300～500 V 1 h，500～1 000 V 1 h，2 000～4 000 V 1 h，4 000～8 000 V 4 h，使蛋白质根据其等电点不同移动到胶条上不同的pH梯度处。等电聚焦的时间取决于胶条pH范围、胶条长度及使用的电压大小等。

（4）IPG胶条的平衡　等电聚焦结束后，取出胶条，放于平衡缓冲液1（50 mmol/L Tris，6 mmol/L尿素，30%甘油，2% SDS，1% DTT）中平衡15 min，然后移入平衡缓冲液2（50 mmol/L Tris，6 mmol/L尿素，30%甘油，2% SDS，2.5%碘乙酰胺）中平衡15 min。

(5)第二向 SDS－PAGE　用0.5%～1%琼脂糖将平衡好的 IPG 胶条封固于第二向聚丙烯酰胺凝胶顶端，在胶条的一端上样蛋白质分子量标准。第二向 SDS－PAGE 可直接采用10%～15%聚丙烯酰胺凝胶分离胶，不用浓缩胶。IPG 胶条固定好后，先在 10～20 mA 恒流电泳 15～30 min，然后在 30～40 mA 再进行恒流电泳 90～300 min，指示前沿到达凝胶底部时电泳结束，取出凝胶后进行银染色及质谱鉴定等。染色方法直接决定分辨率的高低，应根据实验目的选用适合的染色方法。常用的考马斯亮蓝染色法操作简单，但分辨率较低；银盐法操作复杂、分辨率高，但对后续质谱分析等有一定影响；还有放射性同位素标记及荧光染色法等方法可供选择。

双向电泳技术作为蛋白质分离、纯化及鉴定的重要手段，在蛋白质组学研究中发挥着不可替代的作用，可用于研究样品总蛋白、不同样品蛋白质表达差异、蛋白质间相互作用、蛋白质修饰等。虽然此方法很强大，但还没达到能将细胞中成千上万种蛋白质全部分离的水平。一个双向电泳平均能分离 2 000 个蛋白质，最好的电泳结果也只能达到 11 000 个左右。双向电泳还存在重复性不高的问题，电泳结果往往不能预测。另外还有一些问题，如膜蛋白疏水性很高，很难溶于用于双向电泳的缓冲液中，电泳出来根本不可见；再如很多蛋白质的丰度太低，双向电泳检测不到等。到目前为止，上述问题还难以解决，但研究人员对不同细胞成分进行分离后再进行双向凝胶电泳研究，在一定程度上解决了这些问题。例如，可只研究核蛋白，甚至只研究核仁或是核孔复合物的蛋白。这样，需要分离的蛋白质更少，溶解就不会成为一个严重问题。不过，这些研究离真正完整的蛋白质组学研究还有一定距离。

2. 二维差异凝胶电泳　二维差异凝胶电泳（two－dimensional difference gel electrophoresis，2D－DIGE）是在二维电泳技术的基础上发展起来的定量分析凝胶上蛋白质点的新方法。该技术应用不同的荧光染料 Cy2、Cy3 或 Cy5，分别标记不同的蛋白质样品后将两种样品等量混合，在同一 2－DE 中分离。通过加入内标（Cy2、Cy3 或 Cy5 标记的已知量的某种蛋白质）可保证定量结果的可靠性和操作的可重复性。据此可以比较两种状态下特定蛋白质丰度变化，也可发现缺失或新出现的蛋白质。2D－DIGE 相对传统 2－DE 的优势主要包括以下几点。

(1)精确　高灵敏度确保在统计可信度范围内能够鉴别出可能检测到的真实的蛋白表达最小差异。2D－DIGE 技术可检测到样品间小于 10% 的蛋白表达差异，统计学可信度达到 95% 以上。

(2)标准化　采用内标可以很大程度降低实验间偏差并得到有效的数据，进而得出更精确的实验结论。

(3)重复性　极佳的定量重复性和更准确的量化蛋白表达数据。2D－DIGE 克服了二维电泳过程中不同凝胶间重复性差的问题。

(4)高效　多个样品在同一块胶上同时共分离，可以大大提高通量，简化分析过程并极大减少实验操作时间。

(5)简化　完整,易于使用的系统,可以完全整合到蛋白质组工作流程中。

3. 双向高效柱层析　它是先将蛋白质混合样品进行分子筛凝胶过滤层析(chromatography),再利用蛋白质表面疏水性质进行反向柱层析分离。该法的优点是可以适当放大,分离得到较多的蛋白质以供鉴定。层析柱流出的蛋白峰可直接连通进入质谱进行测定(如一维色谱与质谱联用技术、多维色谱与质谱联用技术)。这在分析复杂混合物时很有优势。

(二)蛋白质分析技术

1. 质谱分析技术　既然蛋白质可被分离和定量,那么如何进行分析呢? 首先,需要鉴定该蛋白质是什么蛋白,目前最常用的方法是双向凝胶电泳-质谱技术,即通过双向凝胶电泳将蛋白质分离,然后利用质谱(mass spectrometry,MS)对蛋白质逐一进行鉴定。质谱技术是目前蛋白质组研究中发展最快,也最具活力和潜力的技术。它通过测定蛋白质的质量来判别蛋白质的种类。质谱技术是通过测定样品离子的质荷比(m/z)来进行成分和结构分析的分析方法(图6-2)。

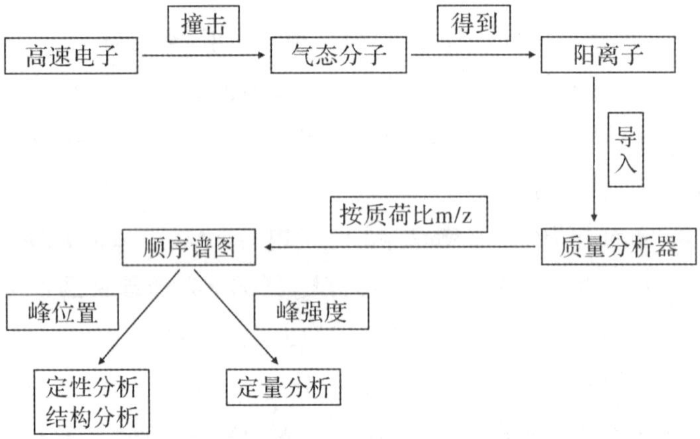

图6-2　质谱技术的原理示意图

质谱技术对蛋白质组学的发展起到了重要的推动作用。其基本原理是将样品离子化后,根据不同离子间质荷比的差异来使蛋白质样品分离并确定其分子量。传统的质谱技术在应用方面有很大的局限性。但是20世纪80年代后期新技术的应用,使质谱技术从仅能分析小分子物质发展为可以对大分子物质进行准确分析。质谱除在鉴定极低含量蛋白斑点方面有高敏感性外,还能对翻译加工修饰后的蛋白质进行鉴定,这在功能蛋白质的研究中是十分必要的,不仅可发现一种蛋白质或生物标记分子,还可以发现不同的多种方式组合的蛋白质谱,可进行相关疾病的研究。此外,质谱还具有超高灵敏度、高通量、易于自动化等优点。

现在所使用的质谱技术主要有基质辅助激光解析电离飞行时间质谱(MALDI-TOF

MS)和电喷雾离子化质谱(ESI - MS)。MALDI - TOF MS 用一定波长的激光打在样品上使样品离子化,然后在电场力作用下飞行,通过检测离子的飞行时间(TOF)计算出其质量电荷比,从而得到一系列酶解肽段的分子量或部分肽序列等数据,最后通过相应的数据库搜索来鉴定蛋白质。该技术精度高、分析时间短,可同时处理许多样品,是高通量鉴定的首选方法。ESI - MS 是在喷射过程中利用电场完成多肽样品的离子化,离子化的肽段转移进入质量分析仪,根据不同离子的质荷比差异分离,并确定分子质量。此法分析肽混合物、鉴定蛋白质时,可对每一肽段进行序列分析,综合 MS 数据鉴定蛋白质,大大提高了鉴定的准确度。

定量蛋白质组学质谱技术可分为无标记的定量蛋白质组技术和标记的定量蛋白质组技术。

(1)无标记的液质联用技术　无标记(1abel - free)的液质联用技术是通过比较质谱分析次数或质谱峰强度,分析不同来源样品蛋白的数量变化。相对于标记定量方法,无标记定量方法不需要在样品分析前对蛋白质/多肽进行标记,避免了样品标记环节可能造成的样品损失,在检测肽段的数量、蛋白质的覆盖率和分析通量方面具有较大优势,且不受样品来源和数量的限制。然而无标记定量技术对质谱分析平台的稳定性、样本处理的重现性、数据处理软件以及大量数据处理方法的可靠性等都有极高的要求。只有对多肽的分离度足够高,才能得到洗脱峰噪声较低、定量误差小的图谱;此外色谱分离的重复性需满足很高的要求,才能实现对不同处理样品之间的有效比较;同时对实验操作者的技术有很高的要求,限制了这项技术的广泛应用。

(2)氨基酸稳定同位素标记技术　氨基酸稳定同位素标记技术(stable isotope labeling by amino acids, SILAC)是蛋白标记法中最广泛使用的一种体内标记技术。SILAC 是使用稳定同位素标记铵盐(如^{15}N标记)或必需氨基酸(主要是赖氨酸和精氨酸)标记蛋白,实验时将标记物添加到培养基中,用含不同标记物的培养基培养不同样品,经多次细胞倍增周期和代谢过程,培养物中的蛋白质绝大多数都是用带标记的氨基酸作为原料合成的,不同标记的蛋白按一定比例混合后一同处理,经分离纯化后,进行质谱鉴定和定量分析,通过对氨基酸序列相同、不同同位素标记肽段丰度的比较,可以得到细胞内各种蛋白在不同处理过程中表达的定量关系。与体外标记技术相比,SILAC 有以下优势:①高通量,可同时标记细胞内的蛋白,与质谱联用可同时分析鉴定多种蛋白;②同位素标记效率高、稳定,不受裂解液影响,结果重复性好,可信度高;③灵敏度高,实验所需蛋白量明显减少;④体内标记,结果更接近真实生理状态。在实际应用中,SILAC 技术可以通过不同类型标记氨基酸的组合来分析多个样本。

2. 芯片分析技术　蛋白质芯片是检测蛋白质之间相互作用的生物芯片,又称蛋白质微阵列,可测定相应蛋白质的性质、特征以及蛋白质与生物分子之间的相互作用。芯片分析技术具有高通量、高灵敏度、操作自动化、重复性好等优点。随着蛋白质芯片技术的不断发展进步,为其在特定条件下分析整个蛋白质组提供了可能。

蛋白质芯片技术的基本原理是将各种蛋白质有序地固定于滴定板、滤膜或载玻片等各种载体上制成检测用的芯片。然后用标记了特定荧光抗体的蛋白质或其他组分与芯片作用,经漂洗将未能与芯片上的蛋白质互补结合的成分洗去,再利用荧光扫描仪或激光共聚焦扫描技术,测定芯片上各点的荧光强度,通过荧光强度分析蛋白质与蛋白质相互作用的关系,由此达到测定各种蛋白质种类和水平的目的(图6-3)。

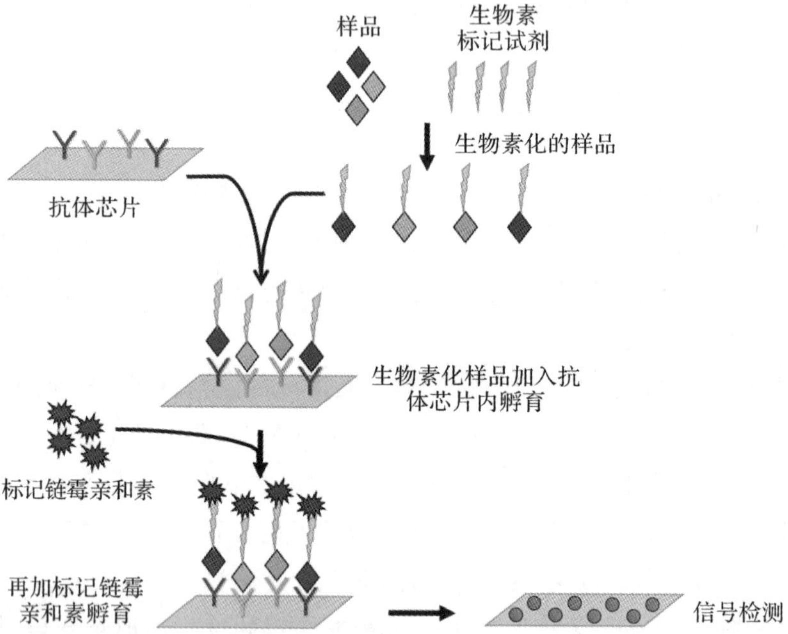

图6-3　蛋白质芯片作用原理

(1)蛋白质芯片的组成　蛋白质芯片包括2个基本组成部分:固相载体和蛋白探针。蛋白质芯片的固相载体有滤膜类、凝胶类和玻璃片类等。但滤膜类和凝胶类载体上面的样品易发生扩散,且不能满足蛋白质机械点样强度高的要求。玻璃片表面光滑、成本低、性能稳定,被广泛应用于蛋白质芯片的制作。蛋白探针是蛋白质芯片的核心。这些探针可以是多肽、受体蛋白、抗体和酶等各种蛋白质。根据研究的目的不同,可以选择不同的探针的芯片,其中单克隆抗体由于具有高度的特异性和亲和性,在检测类芯片中被广泛应用。

蛋白探针通常采用直接点样法固定于载体上,该法不易破坏蛋白质的天然构象,能较好地保留其特异性结合能力。蛋白质芯片的探针密度可高可低,低密度芯片的探针一般为每平方厘米几个到几十个,高密度蛋白质芯片的探针数目每平方厘米可高达上千个,呈微矩阵排列,可同时检测数千个样品。

传统的蛋白探针需要纯化后固定于载体上,费时费力。近年来开发出一种自组装蛋白质芯片,其采用无细胞表达系统,在芯片表面即时表达和固定蛋白质,有效地解决了传统蛋白质芯片的制备和保存问题。自组装蛋白质芯片样品需要量少、通量高、重复性好，在复杂样品中蛋白质的表达研究、蛋白质相互作用研究、蛋白质翻译后修饰等蛋白质组学研究领域中得到了快速的推广和应用。

(2)蛋白质芯片的检测　根据样品是否标记，蛋白质芯片结果分析分为标记检测和非标记检测。标记检测是将样品进行荧光、化学发光、酶或放射性核素标记，再与蛋白质芯片作用，结合于芯片上的位点就会有相应的标记信号，通过显色反应等处理后采用相应的成像系统即可检测信号。这类方法可借助已有的检测仪进行扫描检测，简单、灵敏、分辨率高。但是标记分子可能会改变蛋白质构象，影响结果的正确性。

非标记检测中样品不用任何标记直接与蛋白质芯片作用，然后采用表面等离子体共振技术(surface plasmon resonance，SPR)对芯片上结合的分子进行直接检测，这类方法不需要对样品做特殊处理，不会破坏蛋白质的结构和功能，具有检测快速、灵敏度高(<1 fmol/点)、通量高等优点，目前已在蛋白质组学相关的疾病相关生物标志物筛选、蛋白质相互作用研究等领域得到广泛应用。

目前，国内临床上应用较多的蛋白质芯片是C-12多种肿瘤标志物蛋白质芯片检测系统，该系统主要是检测患者血清中的肿瘤标志物含量及变化情况，由此作为判断常见肿瘤的发生、发展、治疗效果及预后的检测指标。

第二节　人类蛋白质组技术与应用

2001年，国际人类蛋白质组组织(HUPO)成立，同时提出了“人类蛋白质组计划(HPP)”。2003年，国际人类蛋白质组计划正式启动，其中首个人类器官的蛋白质组计划研究——“人类肝脏蛋白质组计划”，由中国科学家领导执行，承担人类蛋白质组计划20%以上的研究任务。这也是中国科学家首次领导执行重大国际科技协作计划。

一、蛋白质组分析在生命科学研究中的应用

蛋白质组学已经应用于多个领域，在基础研究方面，蛋白质组研究技术已被应用到生命科学各领域，如细胞生物学、神经生物学等。在研究对象上，覆盖了原核微生物、真核微生物、植物和动物等范围；涉及各种重要的生物学现象，如信号转导、细胞分化和蛋白质折叠等。在未来的发展中，蛋白质组学的研究领域将更加广泛。

(一)在药物研究中的应用

1. 筛选药物活性成分　随着分离纯化技术的不断进步，大量供新药开发的化合物被分离出来，但是现有的筛选技术仍有很大的局限。蛋白质组学技术可通过分析比较化合物治疗前后模型或组织的蛋白质组表达图谱，并和该细胞或组织数据库中的标准蛋白质组表达图谱对照，快速提取该化合物药理和毒性方面有价值的信息，并将其用于大量新化合物的筛选。

2. 研究中药作用机理 疾病的发生和发展过程是其相关基因与内外环境因素相互作用的结果。中药治疗的重点在于调整机体功能状态，发挥机体潜在的抗病能力。这是一个涉及细胞、器官、整体多个层面的调节过程，对多层面系统的关联性研究正是蛋白质组时代的主要任务。同时，依据多基因致病的关联特性，通过蛋白质表达谱和表达产物的差异性分析，可以提示疾病发生和发展的分子水平调控规律，进而可能揭示中药成分的作用靶点、作用环节和作用过程。

3. 药材道地性形成的机制 蛋白质组学可以从整体角度分析细胞、组织等生物体内动态变化的蛋白质组成成分、表达水平与修饰状态，了解蛋白质之间的相互作用和联系，这种强调联系、动态和整体的思想方法与我国传统中医药理论相一致。道地药材的形成受环境因素影响较大，利用蛋白质组学技术研究环境生态因子影响药材药效成分合成与积累的规律，对于阐明药材道地性形成的机制具有重要意义。

高温、干旱、盐胁迫等都可引起道地药材中的蛋白质种类和表达水平发生变化。如34℃～45℃高温胁迫半夏，可使小热激蛋白表达丰度上调，这有助于小热激蛋白在高温胁迫下有效捕捉未折叠蛋白质，使之处于有利于折叠的状态。利用双向电泳和质谱鉴定技术分析干旱胁迫下蒙古沙青叶片中40个差异表达蛋白质，发现差异蛋白主要参与光合作用、活性氧族分子（ROS）清除、蛋白质合成、加工与降解等过程，在蛋白表达水平阐释了其应答干旱胁迫的分子机制。运用蛋白质组学技术，还能鉴定紫花苜蓿盐胁迫下的88个差异表达蛋白，发现盐胁迫下差异表达蛋白主要参与了转录调控、新陈代谢、信号传递和活性氧清除等过程。

（二）在食品微生物研究中的应用

1. 鉴定食品中致病菌 在食品加工过程病原菌和腐败菌的研究中，蛋白质组学是鉴定食品中致病菌，阐明其在食品中的生存状态以及生物被膜形成分子机制等生物学现象的重要研究手段。传统基于微生物学培养的致病菌检测方法，存在耗时长、特异性不高及不能实现实时有效监测与预防等缺点，此外也对一些不能培养的微生物的检测无能为力。而基于DNA检测的分子生物学方法，由于食品中成分的复杂性导致核酸提取困难，并且食品中的其他成分也会对结果产生干扰。

基于高灵敏度质谱（如MALDI－TOF MS）的蛋白质组学为快速、低成本及样品用量少的食品病原和腐败微生物检测提供了有效的解决方法。每种细菌都有区别于其他菌属的特有的蛋白质组，MALDI－TOF MS具有很高的灵敏度和分辨率，能识别细菌蛋白质组的特征组分，形成针对特定细菌属、种的特征图谱，从而能在属、种甚至是种内菌株的水平加以区分鉴定。利用MALDI－TOF MS对大肠杆菌的不同菌株进行鉴定，建立参考菌株质谱指纹图谱的特异峰列表，可作为生物标记物用来快速对大肠杆菌菌株进行分型。将MALDI－TOF MS测定的结果与化学计量学结合，建立食品中腐败菌检测的模型，在牛奶和猪肉腐败菌的检测中获得了很好的定量结果，表明MALDI－TOF MS结合化学计量学的方法可作为食品加工中对微生物进行常规快速定量检测的重要辅助方法。

2. **筛选益生菌菌株** 蛋白质组学被广泛应用于功能性益生菌的研究，主要利用二维电泳(2 - DE)分离结合质谱(MALDI - TOF MS)鉴定的方法，即采用二维电泳分离蛋白，通过 2 - DE 图谱差异寻找差异蛋白质，再对这些差异蛋白质进行质谱鉴定，确定与益生菌活动相关的蛋白质，用于阐明益生菌菌株对环境胁迫的应答机制，和筛选适应低 pH 及胆盐胁迫条件下的益生菌菌株。益生菌在环境胁迫条件下，如碳源或氮源改变、营养限制、氧化应激、渗透压改变以及其他因素的改变等，会由环境胁迫因子诱导基因表达改变，从而影响到细胞的生理状况和性质，直接影响其发酵特性和益生功效等。蛋白质组学可以对菌株在生长过程中的蛋白质表达情况进行系统性的识别与量化，得到相关菌株的蛋白质标准图谱，从而获得菌株如何生长和适应环境的重要信息。

二、蛋白质组分析的医学应用

在医学应用研究方面，蛋白质组学技术已经成为寻找疾病分子标记和药物靶标最有效的方法之一，尤其对癌症、阿尔茨海默病等人类重大疾病的诊治和新药研发具有重要意义。

(一) 在肿瘤研究中的应用

对于肿瘤的早期诊断及预后判断，是目前蛋白质组学研究中涉及最多的领域。肿瘤是一个多因素的疾病。应用蛋白质组学的方法，可以对细胞生长、分化过程中的蛋白质与细胞信号传导通路上的蛋白质之间的相互作用进行更为深入的研究，因而有希望发现控制肿瘤生物学行为的关键蛋白质分子和信号转导机制。

1. **肿瘤发病机制研究** 肿瘤的发生涉及癌基因的激活、抑癌基因的失活等多基因变化，是多种基因和蛋白质相互作用的结果。蛋白质组学技术可为探索肿瘤发病机制提供有力的工具。有课题组在胃癌转移和发生机制的研究中，对正常胃组织、胃癌组织以及转移灶标本进行二维电泳和 MALDI - TOF MS 分析，发现 25 种差异表达蛋白，并用免疫组织化学证实 HSP27 在人胃癌组织呈过表达状态。

2. **肿瘤早期指标物筛查** 肿瘤的生长依赖多种蛋白质分子，如各种生长因子和酶，而这些蛋白质分子与肿瘤的发生发展有密切关系，因而都可能成为潜在的肿瘤生物标志物。但是传统的检测方法往往一次只能检测一种肿瘤标志物，而利用单个肿瘤标志物诊断肿瘤，其特异性和敏感性都不够理想。蛋白质组学技术可以高通量地筛选肿瘤不同发展阶段基因表达的各种蛋白质，尤其是组织与体液中所含有的与肿瘤相关的低丰度蛋白，从而发现大量有诊断价值的蛋白标志分子，为肿瘤筛检提供众多的标志物，联合多种标志物进行肿瘤的筛检将有望提高筛检的特异性与敏感性。

近年来，蛋白质组学开始应用于肺癌、前列腺癌、卵巢癌和膀胱癌等多种肿瘤早期诊断标志物的研究中，发现了许多有潜在价值的肿瘤标志物(表 6 - 2)。如 Li 等用双向凝胶电泳技术建立了分辨率高和重复性好的人肺鳞癌组织及其癌旁正常支气管上皮组织的双向凝胶电泳图谱，并识别鉴定出一些与肺鳞癌癌变相关差异表达的蛋白质。在初步鉴定的差异蛋白质点中，有一些与肿瘤发生发展相关，如 cyclinD2、XE – DAR、Mdm2 及 HSPC163 等。这些蛋白质的鉴定将为探索鳞癌的发病机制及发现用于肺鳞癌早期诊断和预后检测的特异性分子标记物提供好的工作基础。此外，杨拴盈等应用液体芯片 – 飞行时间质谱系统分析了 105 例肺癌患者和 90 例对照者血清差异表达蛋白，发现肺癌患者与对照组血清蛋白质表达谱之间存在差异，共发现 98 个差异蛋白峰，提示使用此技术有望筛选出肺癌诊断标志蛋白。

蛋白质组学技术筛查癌症早期检测标志物的研究虽然蓬勃开展，但依然存在肿瘤组织异质性给后续分析带来难度的问题。此外，样品处理后蛋白质种类谱过窄也是制约蛋白质组检测的因素。相信在不久的将来，可以同时在基因、转录与蛋白质三个水平上对肿瘤的发生、发展及转归进行全面评价，建立起一个包含有各种信息的诊断平台，为肿瘤的诊断提供更为便捷的方法。

表 6 – 2　临床应用的部分肿瘤标志蛋白

疾病名称	标志蛋白
肝癌，睾丸癌	甲胎蛋白(AFP)
结肠癌，肺癌，乳腺癌，胰腺癌，卵巢癌	癌胚抗原(CEA)
生殖细胞肿瘤	人绒毛膜促性腺激素(HCG)
骨髓癌	单克隆免疫球蛋白
前列腺癌	前列腺特异性抗原(PSA)
卵巢癌，乳腺癌，肺癌	肿瘤抗原 125(CA125)
肺癌	神经特异性烯醇化酶(NSE)

3. **肿瘤药物开发**　通过蛋白质组学技术提供有效的药物靶蛋白，这是迄今为止肿瘤药物筛选研究中最新、最有力的手段。从 2001 年开始，国际上的多家大型制药企业和生物公司利用蛋白质组学技术寻找肿瘤的药物靶蛋白。目前已知的药物靶蛋白的数目是 400 个左右，利用蛋白质组学技术比较研究正常的和癌变的细胞、组织后可发现某些蛋白质出现特异性表达或表达异常，借此，有望在近年将药物靶蛋白的数量扩大至 10 000 个左右。

（二）蛋白质组学与心血管疾病

1. **心血管疾病的发病机制研究**　心血管疾病的发病机制复杂。蛋白质组学技术的不断完善，为探讨心血管疾病的发病机制提供了手段。有人利用二维凝胶电泳技术对动脉粥样硬化(atherosclerosis，AS)的发生发展中蛋白质的变化进行探索，结果发现 AS 患者动脉中有 39 种蛋白质与正常人不同，其中有 27 种在蛋白质数据库中得到确认，它们可能参与AS发生发展中信号途径的传导,对于进一步探索AS的发病机制具有重要作用。

2. 心血管疾病诊断 冠心病是一种遗传和环境危险因素共同作用而发病的多基因遗传性疾病。有人利用飞行质谱技术检测了冠心病患者和健康对照人群的尿液中蛋白的表达,根据实验结果中蛋白的表达量区分了冠心病患者与对照人群。寻找特异蛋白诊断冠心病,其敏感性达98%,特异性达83%,进一步分析治疗前后尿液中蛋白的表达量的变化,得出结论:监测尿中蛋白表达量的变化,对于临床诊断和治疗有重要的作用,因此可能成为一种有价值的诊断方式。

3. 心血管疾病生物标志物 寻找心血管疾病生物标志物是目前心血管疾病蛋白质组学研究的热点。在心血管疾病发生发展过程中伴有不同的蛋白质被表达,因此寻找心血管疾病的特异性标志物对于更好地认识心血管疾病具有重要意义。利用多重质谱技术对心肌梗死(myocardial infarction,MI)患者血清中的蛋白含量进行分析,发现两种新的生物标志物,血清淀粉样蛋白α和S-硫酸化蛋白,通过对心肌梗死患者和健康对照人群进行验证,数据分析结果显示敏感性和特异性达97%以上。

(三)蛋白质组学与感染性疾病

通过蛋白质组学的研究可以发现新的特异蛋白,为感染性疾病的实验诊断与临床抗感染治疗提供新的依据。结核病是一类由结核分枝杆菌引起的慢性传染性疾病。尽管结核分枝杆菌疫苗和各种抗结核药物在全球范围内得到了广泛应用,但近年来,随着结核分枝杆菌多重耐药菌株及人体免疫缺陷病毒双重感染的出现,加大了控制结核病的难度。随着结核分枝杆菌的基因测序工作的完成,使结核病诊断的研究重点从基因组学转向更能确切地反映机体即时状态、在疾病诊断方面有广泛研究和应用价值的蛋白质组学。有学者用2-DE和免疫检测对结核分枝杆菌的培养液、细胞壁和细胞质溶胶的蛋白质组进行了研究,分别鉴定出12、9、10个新蛋白质,其中有的蛋白质在结核分枝杆菌感染的特异性诊断方面具有重要意义。

乙型肝炎是由乙型肝炎病毒引起的,以肝脏炎性病变为主,并可引起多器官损害的一种疾病。乙型肝炎与肝硬化、肝癌等一系列肝病有密切关系,在我国约有80%的肝癌患者在血清中可检出乙型肝炎病毒感染的标志物。为探求高特异性和高灵敏度的乙型肝炎血清标志物,有人应用蛋白质组学方法比较了乙型肝炎病毒阳性患者和乙型肝炎病毒阴性正常人的血清,发现结合珠蛋白β和α-2链、载脂蛋白A_{I}和A_{IV}、α-抗胰蛋白酶、转甲状腺素蛋白和DNA拓扑异构酶Ⅱ等7种蛋白有明显改变,它们在表达量和表达模式上的变化与炎症坏死程度相关。

作为新兴的技术,蛋白质组学技术已被应用到各种生命科学领域和医学领域,它将成为寻找疾病分子标记和药物靶标最有效的方法之一。在对人类重大疾病的临床诊断和治疗方面,蛋白质组学技术也有十分诱人的前景。目前国际上许多大型药物公司正投入大量的人力和物力进行蛋白质组学方面的应用性研究。相信蛋白质组学技术今后在生命科学与临床上会有更广泛的应用。

复习思考题

1. 对肿瘤样本进行的蛋白质组分析有什么应用价值?
2. 试述蛋白质芯片的基本技术原理。

（孙　茂　吴元明）

第七章 7 人类代谢物组学

物质代谢是细胞生命活动的基础。细胞的能量摄取以葡萄糖、脂类和氨基酸等营养物质为主;每种营养物质都有其特定的代谢通路,但彼此间又相互联系、相互转化。在这些代谢通路中,存在着控制代谢速度和代谢方向的关键代谢调控酶,决定了代谢产物的产生、代谢途径物流的方向和细胞的代谢模式。20 世纪 20 年代,德国科学家 Otto Warburg 提出“肿瘤或快速增殖的细胞即使在氧供充足时依然选择糖酵解方式供能”,被称为 Warburg 效应。随着分子生物学的发展,现在人们已经认识到细胞的代谢重编程过程是导致这种效应的根本原因,在疾病发生发展过程中发挥着重要作用,也推动着代谢物组学研究的快速发展。细胞代谢模式与代谢物组学研究为疾病诊治提供了新的思路,成为当今医学和生命科学研究的热点之一,也促使人们开始重新认识代谢物组学的研究价值。通过测定细胞代谢过程中的关键酶活性、代谢产物含量,分析细胞氧耗、CO_2等代谢途径的物流方向,可实时监测细胞或个体的代谢状态,并进一步明确与疾病的相关性。综合运用代谢物组学的研究策略可以筛选获得差异变化的代谢物(群),在全面认识细胞的代谢状态和模式的基础上,发现新的特征性代谢标记物,为疾病的诊断和治疗提供理论依据。本章既介绍了物质代谢重要产物,如关键酶活性、代谢产物含量等代谢途径的物流方向分析,也涵盖了全面认识细胞代谢状态和模式的代谢物组学研究等相关技术。这些技术的总体框架和路线见图 7 - 1。

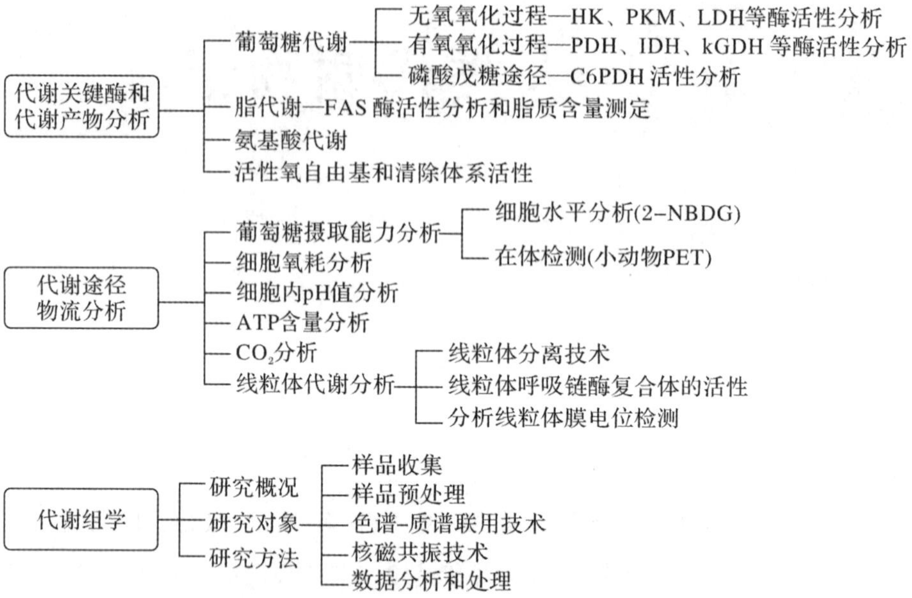

图 7－1　代谢及代谢物组学研究技术路线

第一节　代谢关键酶活性和代谢产物分析

葡萄糖、脂类和氨基酸等营养物质分别具有各自相对独立的细胞内代谢途径，经历多步骤、多环节的可控反应完成其代谢过程。细胞内关键酶的含量或活性是决定代谢方向的关键调控环节，可以反映出细胞的代谢状态和特征。可以通过常规的 RNA 和蛋白质水平检测，分析关键酶的含量。而利用特定的酶促反应，可以分析酶的活性。同时，某些代谢中间产物可以在不同代谢通路间相互转换，其含量分析可反映出细胞的代谢物流方向。本节将重点介绍葡萄糖、脂类、氨基酸代谢和细胞内自由基产生过程中的关键酶和关键产物分析等技术。

一、葡萄糖代谢关键酶活性和代谢产物分析

参与体内糖代谢的主要是葡萄糖（glucose）和糖原（glycogen）。糖原是葡萄糖的多聚体，也是糖在体内的主要储存形式。体内葡萄糖的代谢途径主要有无氧氧化和有氧氧化过程，其次还有磷酸戊糖途径、糖原合成与糖原分解、糖异生等。其中，无氧氧化、有氧氧化和磷酸戊糖途径等在葡萄糖代谢过程中最为重要（图 7－2）。在此，主要介绍这些代谢通路中的关键酶和代谢产物的分析方法。

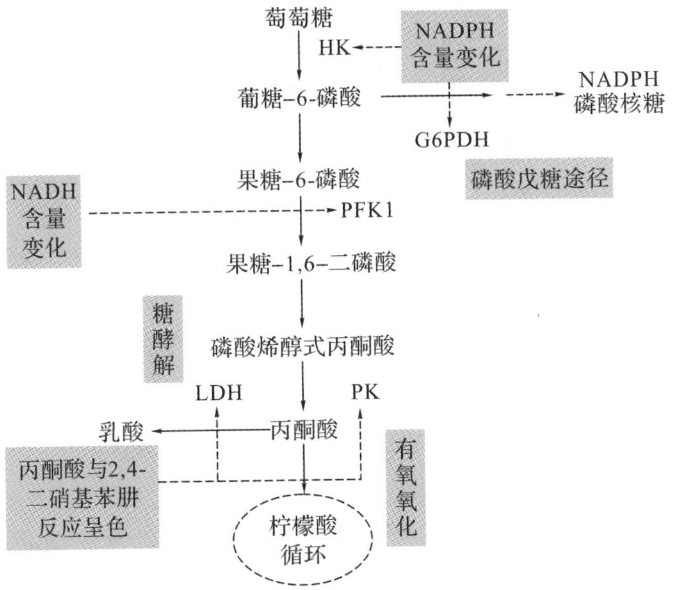

图7-2 葡萄糖代谢关键酶及其检测

(一)无氧氧化

葡萄糖经历糖酵解的10步代谢反应,生成丙酮酸。丙酮酸在无氧条件下,经乳酸脱氢酶催化生成乳酸;而在有氧条件下进入线粒体,经丙酮酸脱氢酶复合体催化,脱羧生成乙酰辅酶A,从而进入三羧酸循环代谢过程。在葡萄糖无氧氧化生成乳酸的代谢途径中,有4个重要的酶决定着反应速度和方向,即己糖激酶(hexokinase,HK)、磷酸果糖激酶-1(phosphofructokinase-1,PFK-1)、丙酮酸激酶(pyruvate kinase,PK)和乳酸脱氢酶(lactate dehydrogenase,LDH)。通过检测这些关键酶的活性以及它们的代谢产物含量(如葡糖-6-磷酸、果糖-1,6-二磷酸、丙酮酸和乳酸),可以分析细胞的代谢状态。这些酶的检测主要基于比色分析法,需要利用分光光度计或酶标仪进行分析。

1. 己糖激酶活性测定 葡萄糖进入细胞后进行代谢必须首先进行磷酸化修饰。己糖激酶(HK)是葡萄糖代谢过程中的第一个关键酶,催化葡萄糖转化为葡糖-6-磷酸。己糖激酶共有四种同工酶,目前的研究主要集中于己糖激酶Ⅰ和Ⅱ。葡糖-6-磷酸是糖酵解、磷酸戊糖途径、糖原合成和糖异生等多条代谢通路的交叉点,因此测定己糖激酶活性具有重要意义。

HK活性测定的原理是葡萄糖和ATP在己糖激酶的催化下,生成葡糖-6-磷酸和ADP;在葡糖-6-磷酸脱氢酶(glucose-6-phosphate dehydrogenase,G6PDH)的催化下,葡糖-6-磷酸和$NADP^+$生成6-磷酸葡萄糖酸内酯和NADPH。在$NADP^+$充足的条件下,NADPH的含量变化与葡糖-6-磷酸含量变化成正比,通过340 nm下检测NADPH含量的变化,即吸光度的增加量,就可反映出己糖激酶的活性。

2. 磷酸果糖激酶-1活性测定 磷酸果糖激酶-1(PFK-1)催化果糖-6-磷酸和

ATP 转化为果糖 - 1,6 二磷酸和 ADP,是糖酵解过程中重要的限速酶。其活性测定是基于磷酸果糖激酶 - 1 催化果糖 - 6 - 磷酸转化为果糖 - 1,6 - 二磷酸。进一步通过丙酮酸激酶和乳酸脱氢酶的作用,催化 NADH 转化为 NAD^+。通过检测 NADH 的变化,可定量分析磷酸果糖激酶 - 1 的活性。

3. 丙酮酸激酶活性测定 丙酮酸激酶(PK)催化糖酵解过程中的第 10 步反应,促使磷酸烯醇式丙酮酸(phosphoenolpyruvate,PEP)生成丙酮酸,是糖酵解过程中的主要限速酶之一。PK 主要分为 PKM1(pyruvate kinase M1)和 PKM2(pyruvate kinase M2)两种亚型,其中 PKM2 在胚胎和肿瘤组织中高表达,其酶活性较 PKM1 低。丙酮酸激酶催化磷酸烯醇丙酮酸转化成丙酮酸,丙酮酸与 2,4 - 二硝基苯肼作用生成丙酮酸二硝基苯腙,后者在碱性溶液中显棕红色,颜色深浅与丙酮酸浓度成正比,由此经过计算可测定丙酮酸激酶的活性。

4. 乳酸脱氢酶活性测定 在氧供不足时,乳酸脱氢酶(LDH)催化丙酮酸生成乳酸,并且伴随着 NAD^+/NADH 之间的转换。由于丙酮酸既可以进入三羧酸循环进行氧化磷酸化供能,也可以经 LDH 催化生成乳酸,使得丙酮酸成为两种不同代谢方式的中转枢纽。检测 LDH 的酶活性有助于评价葡萄糖的代谢方向。LDH 有 5 种同工酶,即 LDH1、LDH2、LDH3、LDH4 和 LDH5。人体心肌、肾、红细胞以 LDH1 和 LDH2 为主,肝和横纹肌以 LDH4 和 LDH5 为主,甲状腺、肾上腺等组织以 LDH3 为主。因此,LDH 的含量和活性可以用于分析不同组织的代谢状态和疾病相关性。其测定原理是基于以 NAD^+ 作为氢受体,乳酸脱氢酶能够催化乳酸脱氢生成丙酮酸,后续与丙酮酸激酶活性检测的原理相同。

5. 丙酮酸含量测定 丙酮酸是葡萄糖代谢过程中的重要中间产物之一。在无氧条件下,经乳酸脱氢酶催化生成乳酸。而在有氧状态下,丙酮酸脱羧生成乙酰 CoA,进入三羧酸循环完全氧化,并且实现了体内糖、脂肪和氨基酸之间的互相转化。因此,丙酮酸是葡萄糖无氧分解和有氧氧化的交汇点。目前,对于血清、细胞和组织中的丙酮酸检测,主要基于丙酮酸可与 2,4 - 二硝基苯肼反应,分析测定反应产物的吸光度。因此,通过与已知丙酮酸标准曲线进行比较分析,可计算获得样品中丙酮酸的含量。

6. 乳酸含量测定 乳酸是葡萄糖无氧氧化的终末产物。体内乳酸主要来源于骨骼肌、脑和红细胞等,血液中乳酸浓度和这些组织产生乳酸的速率以及肝脏对乳酸的清除转化能力有关,约 65% 乳酸由肝脏利用进行乳酸循环。乳酸合成过多会导致细胞和组织呈现酸性环境。乳酸可以分为 L 型乳酸和 D 型乳酸两种异构体,人体细胞和血液中的乳酸主要以 L 型乳酸为主。乳酸含量的检测可反映组织和细胞中乳酸脱氢酶的活性。

乳酸脱氢酶可以催化乳酸生成丙酮酸,在 NAD^+ 存在下,LDH 催化乳酸氧化成丙酮酸,并生成 NADH。加入硫酸肼捕获产物丙酮酸,并促进反应完成。反应完成后生成的 NADH 与乳酸为等摩尔,在 340 nm 波长处测定 NADH 的量,可计算乳酸的含量。也可以利用酚嗪二甲酯硫酸盐(PMS)将 NADH 的氢传递给氯化硝基四氮唑蓝(NBT),使其还原成紫色甲臜。由于甲臜在 570 nm 波长的吸光度与乳酸含量呈线性关系,通过测定甲臜的吸光度可分析乳酸的含量。

(二)有氧氧化

在有氧条件下,葡萄糖氧化分解生成 CO_2 和水的过程称为有氧氧化(aerobic oxidation)。葡萄糖有氧氧化过程分为三个阶段:第一阶段为糖酵解途径,1 分子葡萄糖转变成 2 分子丙酮酸,在细胞质中进行;第二阶段为丙酮酸进入线粒体,经丙酮酸脱氢酶复合体催化,脱羧基转化成乙酰辅酶 A;第三阶段为三羧酸循环和氧化磷酸化过程。有氧氧化是生物机体获取能量的主要方式。三羧酸循环的起始物乙酰辅酶 A,不仅是葡萄糖的氧化分解产物,也可来自甘油、脂肪酸和某些氨基酸代谢。因此,三羧酸循环是糖、脂肪和蛋白质三种主要有机物在体内彻底氧化的共同代谢途径。其中,丙酮酸脱氢酶复合体、柠檬酸合酶、异柠檬酸脱氢酶和 α - 酮戊二酸脱氢酶复合体是三羧酸循环过程的限速酶(图 7 - 3)。我们将主要介绍这四种酶的活性检测及其重要代谢物的测定分析。

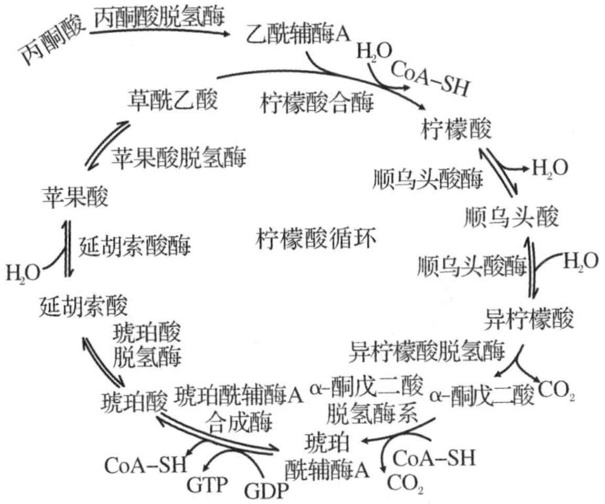

关键酶	检测原理
PDH	NADH含量变化
柠檬酸合酶	产物辅酶A与二硫代二硝基苯甲酸呈色
IDH	NADPH或NADH含量变化
α-KGDH	NADH含量变化

图 7 - 3 柠檬酸代谢关键酶及其检测

1. 丙酮酸脱氢酶活性测定 丙酮酸脱氢酶(pyruvate dehydrogenase, PDH)复合体定位于细胞线粒体,由丙酮酸脱氢酶(E1)、二氢硫辛酸乙酰转移酶(E2)、二氢硫辛酸脱氢酶(E3)、丙酮酸脱氢酶激酶、丙酮酸脱氢酶磷酸酶、功能未知的蛋白 X 和一些辅助因子等共同构成。其中丙酮酸脱氢酶的功能最为重要,催化丙酮酸脱羧生成乙酰辅酶 A。丙酮酸脱氢酶的活性可以评价细胞进入三羧酸循环代谢的能力。其测定原理是利用特定的丙酮酸脱氢酶抗体将 PDH 酶复合体吸附并固定于检测孔,然后加入反应底物辅酶 A。PDH 催化辅酶 A 生成乙酰辅酶 A,释放出 CO_2,并使 NAD^+ 转换为 NADH。NADH 可进一步催化反应标记物呈现颜色反应(黄色),在 450 nm 检测吸光值可计算 PDH 的酶活性。

2. **柠檬酸合酶活性测定** 柠檬酸合酶(citrate synthase)在三羧酸循环第一步反应中,催化乙酰辅酶A与草酰乙酸结合,生成柠檬酸。其中,乙酰辅酶A和草酰乙酸是柠檬酸合酶的激活剂,而NADH、琥珀酰辅酶A是柠檬酸合酶的抑制剂。柠檬酸合酶测定原理是基于其催化乙酰辅酶A和草酰乙酸反应,生成柠檬酸和带有硫醇基的辅酶A。而辅酶A可与二硫代二硝基苯甲酸(DTNB)反应生成有呈色反应的二硝基苯甲酸(TNB),吸光度值可反映柠檬酸合酶的活性。

3. **异柠檬酸脱氢酶活性测定** 异柠檬酸脱氢酶(isocitrate dehydrogenase, IDH)催化异柠檬酸(isocitrate)氧化脱氢生成中间产物草酰琥珀酸(oxalosuccinate),然后进一步氧化脱羧生成α-酮戊二酸(α-ketoglutarate, α-KG),同时生成NADPH。该酶大量存在于肝脏、心肌、骨骼肌和肾脏等组织中,其活性高低反映出细胞的生物合成和抗氧化能力。细胞中存在着两种类型的IDH,其中线粒体中的IDH以NAD^+为辅酶,而胞浆中的IDH则主要以$NADP^+$为辅酶。IDH酶活性的检测主要评价其催化生成还原性NADH或NADPH的能力,反应中分别加入NADH或NADPH的检测底物,测定NADH或NADPH的浓度,计算IDH酶活性。

4. **α-酮戊二酸脱氢酶活性测定** α-酮戊二酸脱氢酶(ketoglutarate dehydrogenase, α-KGDH)复合体由三个酶(α-酮戊二酸脱氢酶、琥珀酰基转移酶、二氢硫辛酸脱氢酶)和五个辅助因子(TPP、硫辛酸、HSCoA、NAD^+、FAD)组成。其中α-酮戊二酸脱氢酶催化α-酮戊二酸氧化脱羧生成琥珀酰辅酶A,是三羧酸循环的关键调控酶之一。其测定原理是α-KGDH催化α-酮戊二酸、NAD^+和辅酶A生成琥珀酰辅酶A和NADH,NADH在340 nm有特征吸收峰,以NADH的生成速率表示α-KGDH的酶活性。

5. **乙酰辅酶A含量分析** 乙酰辅酶A(acetyl-CoA)是机体物质代谢的重要中间代谢产物,是体内能量代谢的一个枢纽。丙酮酸氧化脱羧和脂肪酸的β-氧化均可以生成乙酰辅酶A。同时,它是脂肪酸合成、胆固醇合成和酮体生成的重要碳源。糖、脂肪、蛋白质三大营养物质彻底氧化后殊途同归,均可以生成乙酰辅酶A,进入三羧酸循环。通过乙酰辅酶A汇聚成一条共同的代谢通路,即三羧酸循环和氧化磷酸化,并最终彻底氧化生成CO_2和水,释放能量用于ATP的合成。乙酰辅酶A的测定首先需要将游离的辅酶A淬灭,然后将样本内乙酰辅酶A转化成辅酶A。转化生成的辅酶A将被加成到NADH分子上,后者与荧光探针结合,产生荧光。根据荧光值,再计算乙酰辅酶A的含量。

6. **异柠檬酸含量分析** 异柠檬酸(isocitrate)是三羧酸循环中柠檬酸和α-酮戊二酸的中间分子,异柠檬酸被异柠檬酸脱氢酶氧化形成α-酮戊二酸,同时生成NADPH。其测定原理也是基于异柠檬酸脱氢酶可催化异柠檬酸生成α-酮戊二酸,并发生脱氢反应,催化$NADP^+$还原成NADPH,在340 nm下测定NADPH浓度的变化,可以计算出异柠檬酸的含量。

7. **α-酮戊二酸含量分析** α-酮戊二酸(α-ketoglutarate, α-KG)是三羧酸循环中的一个关键中间代谢物，异柠檬酸经过α-酮戊二酸转化为琥珀酰辅酶A。谷氨酸的转氨基作用也可产生α-酮戊二酸，可以补充α-酮戊二酸的含量。α-酮戊二酸的含量分析是一种重要的代谢障碍检测指标。其原理是α-酮戊二酸经过加氨反应生成丙酮酸，后者能够与近无色的探针反应，使之显色，并激发出荧光。检测吸光度和荧光值可计算α-酮戊二酸的含量。

（三）磷酸戊糖途径

磷酸戊糖途径（pentose phosphate pathway）是葡萄糖分解的一种方式，可以产生还原性的NADPH，并合成磷酸核糖，为核酸合成代谢做物质准备。葡糖-6-磷酸脱氢酶（G6PDH）是磷酸戊糖途径的关键酶，催化葡糖-6-磷酸氧化为6-磷酸葡糖酸内酯，同时将$NADP^+$还原为NADPH，用于脂肪酸、胆固醇等生物合成，并维持细胞内的还原状态。因此，G6PDH的活性高低在一定程度上反映出生物体的生物合成和抗氧化能力的强弱。其测定原理是G6PDH催化$NADP^+$还原生成NADPH，在340 nm下测定NADPH的增加速率，可反映G6PDH的酶活性。

二、脂肪代谢关键酶活性和代谢产物分析

脂肪代谢是机体能量供应的重要来源，脂质的合成与分解失衡引发脂质代谢紊乱。脂肪酸合成增多，氧化分解降低，会导致细胞内脂质积累。脂肪的积累是肥胖病的基础，也是糖尿病、动脉粥样硬化、肿瘤和心血管疾病等多种疾病发生的重要危险因素。

1. 脂肪酸合成酶活性测定 脂肪酸合成酶（fatty acid synthase，FAS）催化乙酰辅酶A和丙二酰辅酶A合成长链脂肪酸，是脂肪酸合成的关键酶。FAS普遍表达于各种组织细胞中，在哺乳动物肝、肾、脑和乳腺以及脂肪组织中表达丰富。FAS在正常组织中的表达处于较低水平，而在恶性肿瘤细胞中的表达异常增高。FAS的过度表达与恶性肿瘤的发生、发展和侵袭密切相关。FAS的测定原理是乙酰辅酶A和丙二酰辅酶A在脂肪酸合酶的催化下生成长链脂肪酸时需消耗NADPH，NADPH的减少量与FAS的活性和含量成正比，通过340 nm下检测NADPH含量的变化，即吸光度的减少量可反映出FAS的活性。

2. 脂质含量检测 脂质是脂肪和类脂的总称，包括甘油三酯、胆固醇、磷脂和糖脂等。组织和细胞中的脂质含量可以反映脂肪酸的合成与分解水平，是评价脂肪酸代谢状态的重要指标。脂溶性染料能溶于组织和细胞中的脂类，它在脂类中的溶解度比在溶剂中大。当组织切片置入染液时，由于染料易溶于组织内的脂质（如脂滴）中，因而使组织内的脂滴呈橘红色。油红O属于偶氮染料，是很强的脂溶剂和染脂剂，与甘油三酯结合呈小脂滴状。这些试剂均被用于脂质含量的测定。

三、氨基酸代谢重要酶活性和代谢氨基酸含量分析

食物中的蛋白降解为氨基酸后才能被机体利用；体内蛋白质也要先分解为氨基酸才

能继续氧化分解或转化。蛋白质水解生成的氨基酸在体内的代谢包括两个方面:一方面主要用以合成机体自身所特有的蛋白质、多肽及其他含氮物质;另一方面可通过脱氨作用、转氨作用、联合脱氨或脱羧作用,分解成 α-酮酸、胺类及 CO_2。氨基酸分解所生成的 α-酮酸可以转变成糖、脂类或作为某些非必需氨基酸合成的原料,也可以经过三羧酸循环氧化生成 CO_2和水,并放出能量。

1. 谷氨酰胺酶活性分析 谷氨酰胺酶(glutaminase, GLS)催化谷氨酰胺水解成谷氨酸和氨,在氮素代谢中具有重要调控作用,尤其是调节游离氨含量和尿素代谢。其测定原理是 GLS 催化谷氨酰胺水解成 L-谷氨酸和氨,再利用奈氏试剂检测氨增加的速率,即可计算其酶活性。采用碘化汞钾的碱性溶液(即奈氏试剂)与氨氮反应生成棕色的络合物,在 420 nm 波长处,其吸光度与氨氮含量在低于 1.75 mg/L(N)浓度范围内成正比。

2. 谷丙转氨酶活性分析 谷丙转氨酶(glutamic-pyruvic transaminase, GPT)催化氨基酸和酮酸发生转氨基反应,在氨基酸代谢中具有重要作用。哺乳动物肝细胞中 GPT 酶活性很高,当肝细胞坏死时 GPT 被释放到血液,血清 GPT 活性显著增高。因此,GPT 被世界卫生组织推荐为肝功能损害最敏感的检测指标。其测定原理是 GPT 催化丙氨酸和 α-酮戊二酸发生转氨基反应,生成丙酮酸和谷氨酸;加入 2,4-二硝基苯肼溶液,不仅可终止上述反应,而且可与酮酸中的羰基加成,生成丙酮酸苯腙;苯腙在碱性条件下呈红棕色,可以在 505 nm 波长处读取吸光值并计算酶活力。

3. 谷氨酰胺含量测定 谷氨酰胺(glutamine, GLN)是非必需氨基酸,机体许多组织含有 GLN 合成酶,此酶能合成 GLN,但在剧烈运动、创伤、感染等应激和高分解状态下,机体对 GLN 的需要量大大超过了机体合成 GLN 的能力。机体合成的 GLN 量不足,导致蛋白质合成减少,小肠黏膜萎缩等现象。因而 GLN 被称为条件必需氨基酸。测定时,谷氨酰胺在谷氨酰胺合成酶的作用下生成谷氨酸和 NH_3,通过检测 NH_3的含量来计算谷氨酰胺的量。

4. 谷氨酸含量分析 虽然谷氨酸不是人体必需的氨基酸,但它可参与碳氮营养与机体代谢,有较高的营养价值。谷氨酸被人体吸收后,易与血氨形成谷氨酰胺,解除代谢过程中氨的毒害作用,因而能预防和治疗肝昏迷,保护肝脏。谷氨酸作为神经中枢及大脑皮质的主要能量来源,对于研究神经系统功能具有重要意义。其测定原理是在 NAD^+ 存在下,转氨酶和谷氨酸脱氢酶催化谷氨酸生成 α-酮戊二酸、NADH 和 NH_4,可通过检测 NADH 的含量来反映谷氨酸的含量。

四、活性氧和清除体系活性分析

活性氧(reactive oxygen species, ROS)是机体氧化反应过程中产生的一类氧的单电子还原产物,包括超氧阴离子(O_2^-)、过氧化氢(H_2O_2)、羟基自由基(OH^-)以及 NO 等。ROS 具有强氧化性,通过氧化作用导致 DNA、蛋白质、脂膜等结构破坏。过量的 ROS 可导致机体的细胞和组织功能受损，与退行性疾病、心血管疾病、肿瘤发生等密切相关。细胞内源性的 ROS 清除系统，如谷胱甘肽、超氧化物歧化酶（SOD）和过氧化氢酶等，有助于清除体内的 ROS，降低 ROS 对细胞的危害。

1. **活性氧水平分析** 在真核细胞有氧呼吸过程中，一小部分氧不能被完全还原，而生成 ROS。细胞内存在着抗氧化酶体系，及时清除代谢过程中不断产生的 ROS，使得细胞内 ROS 处于一个相对稳定的水平。过量的 ROS 可导致细胞膜、线粒体膜脂质过氧化而致其结构、功能受损，激活细胞色素 C 和凋亡信号从而诱导细胞凋亡。ROS 在多种生理和病理过程中扮演着重要角色，与器官损害、肿瘤发生密切相关。可利用荧光探针 DCFH－DA（2′，7′－二氯二氢荧光素二乙酸酯）进行 ROS 水平的检测。DA 自身没有荧光，可以自由穿透细胞膜，被细胞内的酯酶水解生成 DCFH。但 DCFH 不能通透细胞膜，进一步被细胞内的 ROS 氧化成具有绿色荧光的 DCF，其荧光强度可反映细胞内的 ROS 水平。

2. **谷胱甘肽含量测定** 谷胱甘肽（glutathione，GSH）是由谷氨酸、半胱氨酸和甘氨酸结合而成的三肽，半胱氨酸上的巯基为其活性基团。谷胱甘肽具有重要的抗氧化作用和整合解毒功能，可参与生物转化作用，从而把机体内的有害毒物转化为无害物质，排出体外。谷胱甘肽分为还原型（GSH）和氧化型（GSSG）两种形式，谷胱甘肽还原酶催化两种类型 GSH 之间的相互转变。在生理条件下以还原型谷胱甘肽为主。谷胱甘肽的检测原理是通过谷胱甘肽还原酶把 GSSG 还原成 GSH，而 GSH 可以和底物 DTNB 反应产生黄色的 TNB 和 GSSG。将两个反应合并起来后，总谷胱甘肽（GSSG＋GSH）就相当于一个颜色产生的限速因素，总谷胱甘肽的量就决定了 TNB 的产生量。清除样品中的 GSH，然后利用上述反应原理就可以测定出 GSSG 的含量。用总谷胱甘肽（GSSG＋GSH）的量扣除 GSSG 的含量，就可以计算出 GSH 的含量。

第二节 代谢途径物流分析

细胞的能量主要来源于葡萄糖、脂肪和蛋白质等三大能量代谢物质，它们有各自相对独立的代谢途径，但相互之间又相互联系、相互转化。三大能量代谢物质都可以转化为乙酰辅酶 A，进入三羧酸循环彻底氧化，生成 ATP，并释放出 CO_2。本节将主要介绍细胞的葡萄糖摄取能力、氧耗、ATP 含量、细胞内 pH 值和 CO_2 含量分析，以及与能量代谢密切相关的线粒体代谢状态分析等。

一、葡萄糖摄取能力分析及意义

人体的所有组织细胞都可利用葡萄糖，其 50%～70% 的能量由糖代谢提供。葡萄糖分别通过糖酵解和有氧氧化两种途径生成 ATP，为机体供能；并通过分解代谢途径为脂肪酸、胆固醇、核苷酸以及氨基酸的合成提供基本的原材料。因此，葡萄糖摄取能力对细胞的能量代谢至关重要。

1. 细胞水平的葡萄糖摄取能力分析 2 - NBDG是葡萄糖的结构类似物,其2位置的氧原子被一个荧光基团所取代。2 - NBDG与葡萄糖都可以通过细胞膜上的葡萄糖转运蛋白(glucose transporter,GLUT)的转运而进入细胞。2 - NBDG受到蓝光激发时,可发射出波长为542 nm左右的黄绿色荧光,并被流式细胞仪等检测仪器的相应检测通道所接收,并定量其荧光强度。检测细胞内2 - NBDG的含量可用于分析细胞的葡萄糖摄取能力。

实际检测时,在6孔培养板中接种对数生长期的细胞,以5×10^5细胞/孔,设3个复孔,37℃ 5% CO_2培养箱过夜,弃去废液,PBS洗涤细胞两遍后更换无血清无糖培养液,继续培养1 ~2 h。弃去培养液,PBS洗两遍,加入含有2 - NBDG(50 μmol/l)的无血清无糖培养液继续培养40 min,弃去培养液,PBS洗两遍。胰酶消化收集细胞,进行流式细胞仪检测。需要注意,不同细胞摄取2 - NBDG的浓度和时间不同,所以需要通过预实验优化条件;此外,2 - NBDG在细胞内的代谢时间约为1 h,因此加入2 - NBDG后应在1 h内完成检测;同时,收集的细胞样品应该保存于冰上,避免2 - NBDG的降解。

2. 葡萄糖摄取能力的在体检测 恶性肿瘤细胞生长迅速,需要大量的葡萄糖。多数肿瘤组织的葡萄糖摄取能力较正常组织明显旺盛。临床上,利用^{18}F - 脱氧葡萄糖(FDG)的正电子发射断层扫描技术(positron emission tomography,PET)在肿瘤的早期诊断和转移灶甄别等方面已得到广泛应用。目前,为动物实验也特别设计了小动物PET(microPET或animal PET)。小动物PET是进行动物模型研究的强有力工具,可在同一只动物身上进行连续的纵向研究,有利于在动物水平实现对葡萄糖摄取能力的动态分析。

我们以荷瘤小鼠为例,介绍利用小动物PET技术在体分析葡萄糖的摄取能力。取4 ~6周龄裸鼠制备荷瘤鼠模型,自成瘤之日起,用游标卡尺测量肿瘤最大径(a)和横径(b),按瘤体积$V = ab^2/2$计算体积。待瘤体最大径长至8 mm左右、体积在250 mm^3左右时,运用PET - CT显像进行检测。检测前夜小鼠禁食6 ~8 h。检测时,小鼠麻醉后仰卧固定,每只经尾静脉注射100 μl 7.4 MBq ^{18}F - FDG,1小时后进行PET显像检测,并对比分析不同组别之间的葡萄糖摄取能力的差异。需要注意,由于膀胱的充盈会影响检测的准确性,因此接种肿瘤的位置最好远离膀胱。

二、细胞氧耗分析

细胞通过葡萄糖代谢过程消耗氧气产生CO_2和水,为机体提供能量。一般情况下,在氧浓度不足时,葡萄糖经无氧氧化途径分解为乳酸;在氧供充足时,葡萄糖进入三羧酸循环代谢,所释放的还原当量进入氧化呼吸链彻底氧化。因此,葡萄糖的不同代谢途径所消耗的氧气存在较大差异。此外,细胞氧耗水平也与炎症、肿瘤和病毒感染等密切相关。目前,细胞氧耗能力主要通过细胞能量代谢分析仪进行检测。通过特殊的细胞培养微孔板设计,在测量时形成的约2 μl微环境中,利用无创的专利光学传感器同步地实时探测溶解氧(OCR),从而快速分析细胞内两大能量转换途径(线粒体的有氧氧化和糖酵解)的能量代谢状态。其基本的检测流程如下。将细胞以$(1\sim5)\times10^4$个细胞/孔的密度接种于检测板中,37℃ 5% CO_2培养过夜;更换为无血清、无酚红的检测培养基进行检测。注意不同细胞的最佳氧耗值差异较大,实验开始前需进行梯度实验,选择合适的细胞密度;检测培养基最好新鲜配制,并对 pH 值进行精确校对。

三、细胞内 pH 值分析

细胞内的氢离子浓度(pH 值)对于维持细胞的正常功能具有重要作用。细胞膜的质子泵、钠氢交换体和碳酸氢盐转运体家族等都对细胞内的 pH 值有严格的调控作用。在严重缺氧时,糖酵解代谢产物积累会促进细胞的胞质酸化。与正常细胞不同,肿瘤细胞主要以无氧氧化途径供能,产生乳酸等酸性代谢产物,使得肿瘤组织微环境的组织液 pH 值降低。

BCECF - AM 是一种可以穿透细胞膜、用于检测细胞内 pH 的荧光染料。BCECF - AM 不产生荧光,但进入细胞后可以被细胞内的酯酶剪切形成 BCECF,从而被滞留在细胞内。在适当的 pH 值条件下,BCECF 可以被激发形成绿色荧光。检测细胞样品时,需先收集细胞到离心管内,弃上清,用 HEPES 制备细胞悬液,浓度为4×10^7个细胞/ml;将 1 mmol/L 的 BCECF - AM/DMSO 溶液加入细胞悬液中(细胞悬液的 1/300 体积),BCECF - AM 的终浓度为 3 μmol/L;在 37℃ 培养 30 min;用 HEPES 缓冲液漂洗细胞 3 次,制成3×10^6个细胞/ml 的细胞悬液。使用荧光显微镜或激光共聚焦显微镜检测细胞的荧光强度。需要注意,HEPES 液使用前注意检测 pH 值;而且荧光染料均存在猝灭问题,需要尽量注意避光,以减缓荧光猝灭。

四、ATP 含量分析

ATP 在细胞的能量代谢过程中处于核心地位,在细胞的各种生理、病理过程中发挥着重要作用。细胞在凋亡、坏死状态时,ATP 水平下降;而在葡萄糖刺激、能量代谢旺盛时,细胞内的 ATP 水平增加。细胞可通过底物水平磷酸化和氧化磷酸化两种方式合成 ATP,但主要依赖于线粒体内膜中的氧化磷酸化体系合成 ATP。因此,ATP 水平的下降表示线粒体的功能受损或下降。萤火虫萤光素酶(firefly luciferase)催化荧光素产生荧光时,需要 ATP 提供能量。当萤火虫萤光素酶和荧光素都过量时,在一定的浓度范围内荧光的产生和 ATP 的浓度成正比,可实现高灵敏地检测溶液中的 ATP 浓度。注意 ATP 在室温不稳定,应尽量在冰上操作;而且萤光素酶信号猝灭较快,检测时最好使用高通量手段进行检测。

五、CO_2分析

细胞内的 CO_2 主要通过有氧氧化和磷酸戊糖途径产生。正常细胞中,只有很小一部分葡萄糖进入磷酸戊糖途径用以合成磷酸核糖和 NADPH,并伴有少量 CO_2的产生;细胞内大部分的 CO_2,则是来源于氧化磷酸化途径彻底分解葡萄糖而产生的。此外,氨基酸在氨基酸脱羧酶催化下进行脱羧作用,也会生成少量的 CO_2。少部分 CO_2可溶解于血液中,能与水生成 H_2CO_3,而 H_2CO_3解离出 HCO_3^-,与阳性离子结合形成碳酸氢盐。除了血液中,肾小管和集合管细胞中也含有碳酸酐酶,可催化 CO_2和 H_2O 结合生成 H_2CO_3,后者可以快速地解离出 H^+和 HCO_3^-,以此快速的调节肾小管周围的 pH 值。因此细胞或组织液中 CO_2分压的改变与细胞外 pH 值的改变密切相关,并提示细胞的代谢、凋亡以及细胞膜转运体的状态。细胞内的 CO_2可以通过细胞膜弥散至周围组织或培养液中,细胞能量代谢分析仪等仪器可通过探针记录细胞培养液 5 μl 微环境中的 CO_2含量变化。

六、线粒体代谢分析

线粒体(mitochondria)是真核细胞中产生能量的核心细胞器,被喻为细胞的"能量工厂"。三羧酸循环、脂肪酸氧化、氧化呼吸链(电子传递链和氧化磷酸化系统)等多种代谢过程均发生在细胞线粒体。除此之外,线粒体还参与细胞分化、细胞信息传递、细胞凋亡、细胞周期调控等重要生命过程。由于恶性肿瘤细胞的能量供给主要来源于葡萄糖的无氧酵解,而不是糖的有氧氧化过程。因此在代谢十分活跃、生长迅速的恶性肿瘤中,常发现肿瘤细胞所含线粒体数目稀少,大小不等,形态各异。

1. 线粒体分离技术 细胞样品可以直接进行线粒体 ATP、膜电位测定等分析。而线粒体结构与功能(包括呼吸链酶复合体的活性、膜电位等)的研究是在离体的线粒体中进行的,这就需要对线粒体进行体外分离。

目前的线粒体分离技术主要基于密度梯度离心法,将组织或细胞的匀浆液在悬浮介质中进行差速离心而分离线粒体。在均匀的悬浮介质中,由于沉降速度不同,组织或细胞匀浆液中的各种细胞器及其它内含物在离心时停留在不同的位置。依次增加离心力和离心时间,亚细胞组分将按其大小、重量分批进行沉降。最先沉淀的细胞器是细胞核,其次是线粒体,其它更轻的细胞器和大分子可依次分离。由于缓冲的蔗糖溶液比较接近细胞质的分散相,在一定程度上能保持细胞器的结构和酶的活性,因此最常用的分离方法是蔗糖密度梯度离心方法。另外,将缓冲液 pH 保持在 7.2 左右,使得亚细胞组分不容易重新聚集,更有利于分离。整个操作过程应注意使样品保持在 4℃,避免酶失活。

2. 线粒体呼吸链酶复合体的活性分析 线粒体呼吸链位于线粒体内膜上,由 4 个电子传递链复合物和 ATP 合成酶(也称为复合物 V)共同组成。主要基于 ELISA 双抗体夹心法测定人线粒体呼吸链复合体的活性,可反映出线粒体的电子链传递和 ATP 产生效率等能量代谢状态。用人线粒体呼吸链复合物的抗体包被微孔板,制成固相抗体。在微孔中依次加入组织匀浆液或分离纯化的线粒体。然后与 HRP 标记的线粒体呼吸链复合物抗体结合,形成抗体 - 抗原 - 酶标抗体复合物,经过彻底洗涤后加底物 TMB 显色。

TMB 在 HRP 酶的催化下转化成蓝色,并在酸的作用下转化成黄色。用酶标仪在 450 nm 波长下测定吸光度,计算样品中人线粒体呼吸链复合物浓度。但要注意,呼吸链酶复合体的活性容易受到糖代谢、细胞内 ATP 含量等因素的影响,各处理组之间的细胞状态应尽量保持均一化。

3. **线粒体膜电位检测** 线粒体呼吸链在电子传递过程中,驱动线粒体基质侧的质子(H^+)泵出到达膜间隙侧,形成外正内负的跨线粒体内膜的电势差,质子顺着浓度梯度回流则是 ATP 合成的动力。因此,线粒体的膜电位(mitochondrial membrane potential, $\Delta\Psi m$)能很好地反映线粒体的功能和活性。测定 $\Delta\Psi m$ 的方法有很多种,通常使用可以穿透质膜的亲脂性阳离子荧光物质进行检测,使用的染料有 JC－1、NAO、rhodamine－123 等。

我们以 JC－1 为例介绍线粒体膜电位的检测。JC－1 是一种广泛用于检测线粒体膜电位的理想荧光探针。可以检测细胞、组织或分离线粒体的膜电位。JC－1 有单体和多聚体两种状态,低浓度的 JC－1 以单体的形式存在,而高浓度时 JC－1 则以多聚体形式存在,两者的发射光谱不同。在线粒体膜电位较高时,JC－1 聚集在线粒体的基质中,形成聚合物,可以产生橙色荧光;在线粒体膜电位较低时,JC－1 主要以单体形式存在,可以产生绿色荧光。这样就可以通过荧光颜色的转换来分析线粒体膜电位的变化。JC－1 从橙色荧光到绿色荧光的转换说明线粒体膜电位的下降,反映出线粒体功能可能受损,同时也是细胞早期凋亡的一个检测指标。

第三节　代谢物组学研究

代谢物组学是 20 世纪 90 年代末期发展起来的一门新兴学科,是研究生物体在机体内外环境改变后,其内源性代谢产物的种类、数量及变化规律的科学。目前对于代谢物组学概念存在着两种观点,一种认为代谢物组学是“生命体系对病理生理刺激或遗传改造所产生的动态、多指标代谢响应的定量测定(metabonomics)”,另一种是指“全面、定量分析生物体系中的所有代谢物(metabolomics)”,二者在本质上没有太大差异。

代谢物组学是系统生物学研究不可或缺的重要组成部分,在疾病分型、药物毒性评价等方面取得了一定成绩。利用质谱、核磁共振等代谢物组学技术方法,鉴定有效的具有生理和临床意义的代谢物,并将代谢物在代谢池中的波动变化与整体代谢途径功能的变化相关联,可以对疾病的发生发展进行预测。代谢物组学在医药研发和临床上的快速应用,使之有可能成为对特定人群用药选择的快速筛选方法。但从总体上来说,代谢物组学仍处于发展阶段,在方法学和应用两方面均面临着极大的挑战。

一、代谢物组学研究对象和应用领域

代谢物组学的研究对象主要是相对分子质量在 1 000 以下的内源性小分子。根据

研究对象和目的不同，可将代谢产物分析分为代谢物靶标分析、代谢轮廓分析、代谢指纹分析和代谢物组学分析等四个层次。

代谢物靶标分析（metabolite target analysis）是对某个或某几个特定组分的定性和定量分析。如某一类结构、性质相关的化合物或某一代谢途径的所有中间产物或多条代谢途径的标志性组分。代谢轮廓分析（metabolic profiling）是在限定条件下对生物体特定组织内的代谢产物的快速定性和半定量分析。代谢指纹分析（metabolic finger printing）则不分离鉴定具体单一的代谢物组分，而是对代谢物整体进行高通量的定性分析。最后，代谢物组学（metabonomics & metabolomics）是对生物体或某一特定组织所包含的所有代谢物进行定性和定量分析，并研究该代谢物在病理生理条件下的动态变化规律。严格意义上讲，只有对生物体特定组织的所有小分子代谢物进行动态的定性定量分析，并与外界环境变化或病理生理条件改变结合起来分析才是真正的代谢物组学研究。目前，代谢物组学研究已广泛地应用于生物学和医学相关的多个领域，如新药筛选和研发、药物毒性评价、疾病预防和诊断等，代谢物组学将成为临床医学、基础医学和药学研究的重要工具。

二、代谢物组学研究方法

代谢物组学的研究流程包括样品采集、样品预处理、样品分离、组分鉴定、组学数据的采集和分析，以及疾病关联性分析等环节（图 7－4）。研究平台包括样品分析技术平台（实验操作部分）和数据分析平台。常用的样品分析技术包括质谱技术（如 GC/MS、LC/MS）和核磁共振（NMR）技术；数据分析平台主要依靠各种分析仪器建立的数据提取、峰对齐和去噪技术、代谢化合物谱库和生物信息学统计方法。

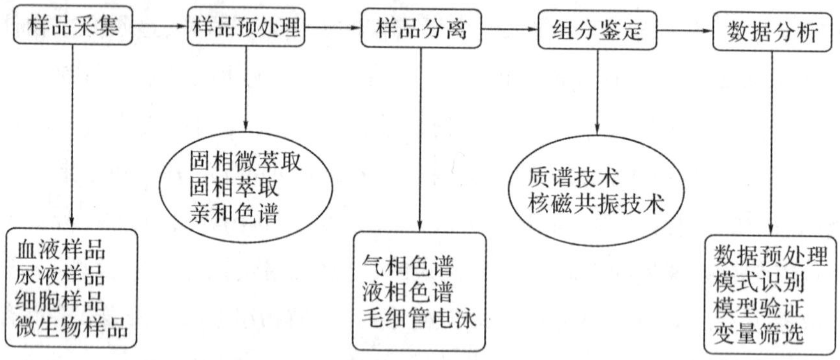

图 7－4　代谢物组学研究流程和技术种类

（一）代谢物分析样品的准备

1. 样品收集　血液、尿液、细胞、组织和微生物等样品都可以进行代谢物组学分析。组织、细胞或体液中的代谢物通常需用水或有机溶剂（甲醇、己烷等）进行提取。不同类型的样品处理条件不同，但每种方法都有一定的优缺点，需依据具体研究方案进行合理的选择。

2. 分析前的样品预处理 样品收集后需要经过固相微萃取、固相萃取、亲和色谱等方法进行预处理，才能利用 GC/MS、LC/MS 和 NMR 等方法进行化合物的分离鉴定。根据样品类型、分离方式的差异，样品预处理条件也有较大差异。

（二）色谱－质谱联用技术

色谱－质谱联用是代谢物组学分析的主要方法。在色谱分析中有两个相，一个相是流动相，另一个相是固定相。以液体作流动相，称为液相色谱；而以气体作流动相，则称为气相色谱。依据小分子代谢物的挥发性、热稳定性和气化程度等特点，合理选择气相或者液相色谱。常用术语有四个，质荷比指离子质量（以相对原子量单位计）与它所带电荷（以电子电量为单位计）的比值，写作 m/z；峰指质谱图中的离子信号，通常称为离子峰或简称峰；离子丰度是检测器检测到的离子信号强度；基峰则指在质谱图中，指定质荷比范围内强度最大的离子峰。

1. 气相色谱－质谱联用技术 利用不同小分子代谢物在流动相（载气）和固定相中分配系数的差异，使不同化合物在不同时间从色谱柱中流出，从而达到分离的目的。质谱技术将汽化的样品分子转化为带电离子，经电离、引出和聚焦后进入质量分析器。在磁场或电场作用下，按时间先后或空间位置进行质荷比分离（图 7－5A）。

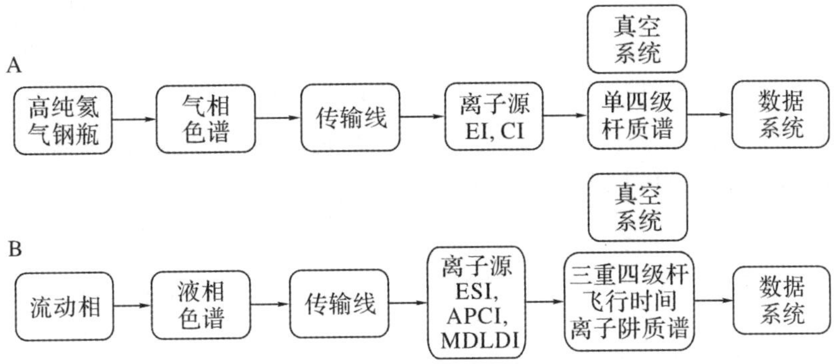

EI：电子离子源（electron ionization）；CI：化学离子源（chemical ionization）；ESI：电喷雾电离（electrospray ionization）；APCI：大气压化学电离（atmospheric pressure chemical ionization）；MALDI：基体辅助激光解吸电离（matrix assisted laser desorption ionization）

图 7－5 气相/液相色谱－质谱仪模式图

A：气相色谱－质谱仪；B：液相色谱－质谱仪

运用气相色谱－质谱联用技术（gas chromatography－mass spectrometry, GC/MS）检测代谢物实验中，很多因素会对代谢物分离和识别产生影响，如衍生化、色谱柱、分流模式、柱温箱温度和数据采集模式等，其中衍生化和色谱柱的选择很关键。需注意不同衍生化代谢物产物的质谱特性，即质量碎片的特征性强，同时分子量要适中，既适合质量型检测器检测，也有利于与基质干扰物分离。常用的衍生化试剂分为硅烷化、酰化和烷基化三类，应用最广的是硅烷化，优点是衍生物热稳定性好，挥发性强，易于制备，色谱性能好。

色谱柱包括毛细管柱和填充柱。以毛细管色谱柱为例，三个重要的参数是内径、柱长和膜厚。内径以 0.25 mm 为最常用的内径规格，有较高的柱效，负荷量较低，用于复杂多组分样品分析。大口径色谱柱，多用于大样品容量，分离能力降低，流失较大。柱长，25 ~ 30 m 中长柱一般分离 10 ~ 50 个组分的样品；50 m 长柱一般分离大于 50 个组分或包含有难分离物质对的复杂样品。膜厚以 0.25 ~ 0.33 μm 为标准液厚，一般商品柱的标准液膜，对于流出达 300℃ 的大多数样品能够很好地分析。

2. 液相色谱 – 质谱联用技术 由于大多数的样品都需适当的预处理和衍生化才能进行分析，限制了 GC/MS 的应用。LC/MS 避免了 GC/MS 中繁杂的样品前处理，可以直接分析不挥发性化合物、极性化合物、热不稳定化合物和大分子化合物，分析的范围更广（图 7 – 5B）。

运用液相色谱 – 质谱联用技术（liquid chromatography – mass spectrometry, LC/MS）检测代谢物实验中，很多因素会对代谢物分离和识别产生影响，如离子源、扫描方式、扫描模式、质量分析器、柱温箱温度和流动相的选择等，其中离子源和质量分析器的选择很关键。离子源需要根据代谢物的理化性质做有效选择，常见的有四种：电喷雾电离（electrospray ionization, ESI）属软的电离方式，适宜极性分子的分析，能分析小分子及大分子（如蛋白质分子多肽等）；大气压化学电离（atmospheric pressure chemical ionization, APCI）更适宜分析弱极性小分子；大气压光喷雾电离（atmospheric pressure photoSpray ionization, APPI）更适宜分析非极性分子；基体辅助激光解吸电离（matrix assisted laser desorption/ionization, MALDI）通常用于飞行时间质谱，特别适合蛋白质，多肽等大分子。

扫描方式实际上就是质谱的分析模式，常见的扫描方式有五种（图 7 – 6）：全扫描（full scan）质谱扫描得到一段质量范围从而获得质谱图，主要用于未知物的结构分析以及多反应监测方法开发寻找母离子最佳电离参数；子离子扫描（daughter scan）通过 Q1 选择目标物质的母离子，在 Q2 发生碰撞反应，Q3 对目标物质丰度最大的子离子进行扫描，主要用于目标化合物的跟踪，提高采集灵敏度；母离子扫描（parent scan）用 Q1 扫描能丢失指定质谱碎片的母离子，所得到的母离子质谱峰一定是能丢失指定质谱碎片的母离子，可以用于研究结构相似性化合物（如具有相同结构碎片或相同结构基团的化合物）；中性碎片丢失扫描（constant neutral loss scan）是指 Q1 和 Q3 同时进行全扫描，但是二者始终保持一定固定的质量差，只有在碰撞池中丢失的中性部分满足这个固定质量差的离子才能被检测到，主要用于研究结构相似性化合物；多反应监测（multi reaction monitoring, MRM）监测特定母离子产生特定子离子碎片的化合物，主要用于目标化合物的跟踪，提高采集灵敏度，是灵敏度最高的定量采集方式。

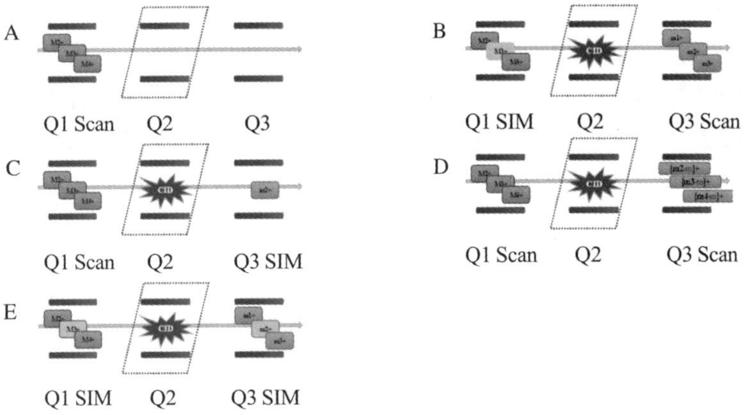

CID:collision - induced dissociation, SIM: selected m/z

图7-6 质谱扫描模式图

A:全扫描;B:子离子扫描;C:母离子扫描;D:中性碎片丢失扫描;E:多反应监测

(三)核磁共振技术

核磁共振技术(nuclear magnetic resonance, NMR)在代谢物组学研究中发挥着至关重要的作用,其可与气相或液相色谱联用,实现对液体、固体样品的精细分离和鉴定。生物样品中代谢物数目取决于 NMR 仪的磁场强度。在磁场强度较高时,由于分辨率和灵敏度的增加,使得许多在低磁场强度条件下不易被检测的代谢物能够得到检测。高磁场强度条件下的 NMR 检测有助于提供较完整的代谢物信息。其中 600 MHz 和 800 MHz 的核磁共振仪在代谢物组学研究中应用较为广泛。目前,已有超过 1 000 MHz 的核磁共振仪出现。

基于 NMR 的代谢物组学的研究优势明显,可以概括为“简便、快捷、原生态”,简便指样品不需复杂预处理,检测不需严格分析条件,避免引入干扰物的可能;快捷指常规需 1 小时,NMR 谱只需几分钟,且对低分子量和高分子量的代谢物均能给出定性和半定量的信息;原生态则反映 NMR 方法具有无损伤性,不破坏样品的原有组成,可以在生理条件下对样品进行实时检测且不影响混合物的生理生化性质甚至化学平衡,以达到模拟体内条件和进行分子水平的分析需要。NMR 的其他特点还有,避免漏检,即不需预先选定化合物,在对待测代谢物的认识非常有限的情况下意义尤为重要;无偏向性,指 NMR 对所有化合物的灵敏度是一样的,氢谱中谱峰和化合物的氢原子是一一对应的,所测的每个氢原子都有其相关的谱峰,并且信号的强弱反映样品中各组分的相对含量。当然作为一个不断在发展的技术,NMR 的代谢物组学的研究中也有明显的不足,比如检测灵敏度低,500 MHz 谱仪的 1H NMR 的检测限理论为 10 mol/L;水峰过强,体液中的生物分子一般浓度为毫摩尔级,水中质子浓度约为 100 mol/L,是生物分子浓度的 10^5 倍;检测动态范围有限,很难同时检测同一样品中含量相差很大的物质;谱峰重叠及谱线较宽等。

(四)代谢物组学数据分析和处理

质谱、核磁共振技术等代谢物组学方法在样品分析的过程中会产生海量的数据,同时加上样本的数量,就形成了庞大的含量丰富的多维数据集合,如何有序、高效运用化学计量学理论和多元统计分析方法,对采集的多维海量原始信息进行压缩降维和归类分析,从中有效挖掘出有用信息,获得有意义的结果,对代谢物组学分析结果的最终解释至关重要。

代谢物组学的数据处理过程一般包括数据预处理、模式识别、模型验证以及变量筛选等步骤。数据首先需要进行预处理。原始数据经仪器自带的代谢物组学处理软件或者在线处理软件进行基线过滤、峰识别、积分、保留时间校正、峰对齐和归一化,最终得到一个保留时间、质荷比和峰强度的数据矩阵。其次进行模式识别。通常包括监督和非监督两种分类方法,非监督方法不需要有关样品分类的任何背景信息,而监督分类便于由已知有效推测未知。目前在代谢物组学中运用较多的包括主成分分析(principal component analysis, PCA)、层次聚类分析(hierarchical clustering analysis, HCA)、非线性影射(nonlinear mapping, NLM)等非监督分类方法,以及偏最小二乘法 - 判别分析(partial least squares discriminant analysis, PLS - DA)、K - 最近邻法(K - nearest neighbor, KNN)、神经网络(neural network, NN)等监督分类方法,其中以 PCA 和 PLS - DA 方法最为常用。再进行模型验证。以 PLS - DA 模型为示例,一般经七次循环交互验证得到模型评价参数表,表中一般 A 表示主成分数,R2X 表示模型对 X 变量的解释率,R2Y 表示模型对 Y 变量的解释率,Q2 表示模型预测能力,其中主要参考 R2Y 和 Q2 的值,R2Y 和 Q2 越接近 1 表明模型越稳定可靠。最后是变量筛选。以 PLS - DA 模型为示例,用变量权重值(variable importance in projection, VIP)来衡量各代谢物的表达模式对各组样本分类判别的影响强度和解释能力,挖掘具有生物学意义的差异代谢物。以 VIP > 1 为筛选标准,初步筛选出各组间的差异物。其他常用的代谢物生物信息学分析方法还有,通路聚类分析、富集分析和关联网络分析等。由于实验设计(疾病诊断、药物毒性分析等)、研究对象(动物、临床)以及样本(血样、尿样、细胞样品等)均有差异,因此如何选择合理的数据分析方法缺乏统一的标准,代谢物组学数据的分析和处理策略需要进一步的完善。

复习思考题

1. 对肿瘤样本进行的代谢物组学分析有什么应用价值?
2. 试述线粒体代谢分析的基本技术和意义。

(张　健)

第八章 8 宏基因组学和人体微生物生态

生活在自然界中的生命体,虽然都是独立的个体,但是每一个生命体都与其所处的生物学和非生物学环境有着千丝万缕、互相依存的关系。这种生物体在一定的自然环境下生存和发展的状态,就是生态;而生态学就是研究生物体与其环境(包括非生物环境和生物环境)间相互作用规律的科学。

生活在自然－社会中的人体,除了与周围的物理环境、化学环境、社会环境有各种相互作用外,还与生物环境相互作用,而与人体相互作用的最主要的生物环境因素,就是微生物。从人类诞生之日起,其生存环境中就存在着大量的微生物和寄生虫。据统计,人类大体上有 10 万亿个细胞,而在人体内与人共生的微生物有 100 万亿个;人的基因组大约有 2.5 万个编码蛋白质的基因,但是人体内的微生物总计可以有 250 万个编码蛋白质的基因,远远高于人体。如此大量的共生微生物不可能不对作为宿主的生存和适应产生影响。针对这个问题,1958 年的诺贝尔奖获得者 Lederberg 提出超级生物体(superorganism)的概念,认为人体和其共生的微生物一起组成了一整个庞大而缜密的"个体",他们互相影响、互相协调,一起适应大自然并在其中进化。在某些情况下,这些微生物甚至也可参与人体基本的发育和进化。组学概念的提出和相关技术的建立,使人体微生物生态的研究变为现实。

第一节 宏基因组学的概念

人体内的生态环境包括了其自身,以及体内寄生的微生物和寄生虫。由于微生物的种类繁多且数量巨大,如何高效地鉴别、研究人体微生态中的不同微生物,是进一步将微生物生态信息和相关产物应用于人类健康和经济发展的前提。

一、微生物和微生物生态

人体的微生态环境主要涉及各种微生物,如人的表皮往往存在葡萄球菌、链球菌、双球菌;人的消化道存在拟杆菌、大肠杆菌、乳杆菌、粪链球菌、产气荚膜梭菌、腐败梭菌、纤维素分解菌等。这些微生物在人体内大多数情况下有助于人体对环境的适应;但是在特定情况下也会造成健康危害。所以研究人体与这些微生物之间的关系就是一个十分重要的生物学和医学问题。

(一)微生物组的概念

那么在我们体内到底有多少种类的微生物?它们在体内的位置在哪里?在各个位置的绝对数量是多少?这些问题关乎不同微生物在体内的作用和对健康的影响。微生物组(microbiome)就是指某一特定环境(比如人类体内)中全部微生物的总和;而微生物组学是对某一特定环境中全部微生物的种类、特征,其相互之间及与宿主间的作用进行系统性研究的科学。

利用"组"的概念进行科学研究或者认识世界,往往需要限定一个特定的环境和范围。同样的,微生物组学研究或描述的往往也是在一个特定的环境中的全部微生物的种类和特征。比方说可以是整个人体内的所有微生物,也可以是口腔里所有的微生物,后者称为口腔微生物组;而肠道里的所有微生物就称为肠道微生物组(图 8 -1)。从分子生物学的角度看,在一个微生物组里,需要讨论的内容就涵盖了其中所有微生物的遗传物质和生物性状,包括微生物的分类,所有微生物的基因组、转录组、代谢物组,以及基于这些生物化学基础的微生物性状、功能和相互关系。

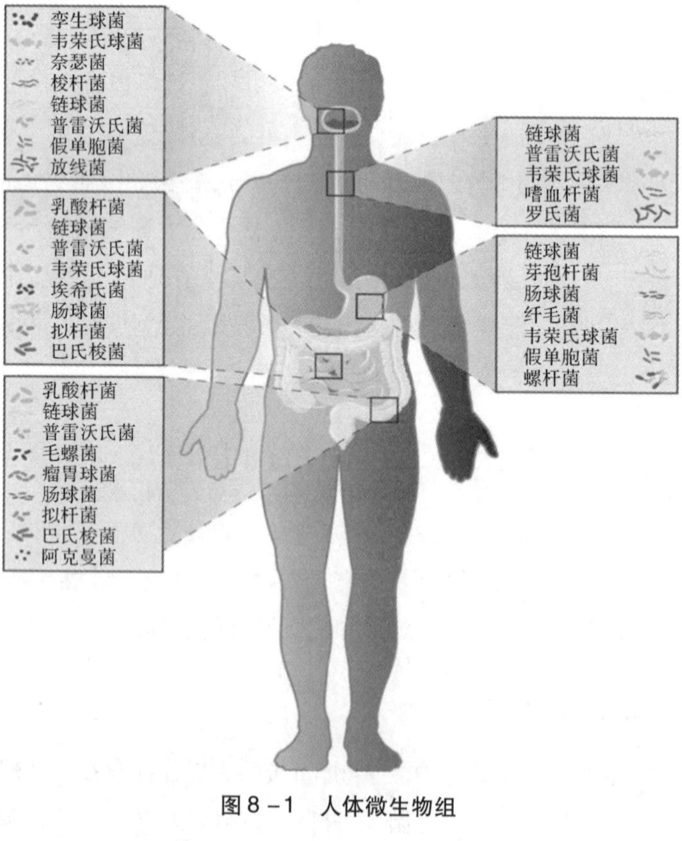

图 8 -1　人体微生物组

与微生物组相关的一个概念，被称作微生物群（microbiota）。微生物群是指被研究的动植物体上共生的或病理性的微生物生态群体，可以包括细菌、微生物、原生动物、真菌和病毒等。微生物群的概念更侧重于指认一个微生态里面的微生物种群，以及这些微生物性状和在宿主的免疫、代谢和内分泌等方面发挥的重要作用，回答“做什么”的问题；而微生物组的概念则更侧重描述其中的分子组学特征，如基因组、转录组、蛋白质组、代谢物组等。微生物生态中的微生物种类繁多，且对环境高度敏感。微生物的基因组决定其自身所有的性状及对微生态和宿主的影响，如有些对宿主有益的微生物（如代谢产生维生素K），往往属于共生微生物；而有些是对宿主有害的微生物，可在宿主体内增殖和播散（侵袭）、产生毒素，或者以其他方式影响发育、耐药、肿瘤进展等，参与宿主健康与疾病。所以微生物组的概念能更加准确地描述一个微生态中微生物的种类、分子和功能状态。但实际上微生物组和微生物群的概念经常是互换使用的。

（二）研究微生物组的传统方法

研究微生物组的传统方法就是基于微生物性状进行的分离培养和鉴定的方法。微生物可以分为非细胞型微生物如病毒，原核细胞型微生物如细菌，以及真核细胞型微生物如真菌等。每种微生物都有其特定的性状特征。例如细菌，在显微镜下有其特殊的形态，如杆菌、球菌、螺旋菌等，而且其形态可以随着生长条件的不同而有特定的变化。在电子显微镜下，细菌除了具有细胞壁、细胞膜、细胞质等基本结构外，还可以具有一些独特的结构如荚膜、鞭毛、菌毛和芽孢等。不同的细菌对于营养物质的需求和增殖所需要的条件差别很大，根据细菌的这一特征可以进行细菌的分离和培养，进而研究其基因组和其他的组学特征。培养的细菌可以有不同的菌落形态特征和生长特征，并且会产生不同的代谢产物，是对细菌进行鉴定的重要依据。微生物的分离、培养和鉴定无论是对于微生物研究还是对于相关的医学研究和工农业应用，都具有巨大的理论和实际意义。然而，微生物的种类繁多，其分离培养费时费力，极其复杂，而且成功率低，能够成功被培养的微生物不足整个微生物种类的1%。所以，利用传统方法可以研究一个微生态中的某种或某几种微生物，但很难从“组”的层面上对全部微生物进行研究。

随着人类基因组计划（human genome project，HGP）的完成，一方面基因组研究从结构基因组学进入到功能性基因组学，人们逐渐认识到人类基因组与微生物基因组之间相互作用的重要性；另一方面人类基因组计划积累的各种基因组学、蛋白质组学、代谢物组学等技术方法，推动了微生物基因组学研究，进而建立了宏基因组学技术。宏基因组学采用与传统微生物学截然不同的思路来研究一个生态系统中的所有微生物。宏基因组学技术是首先将微生态中所有生命体的遗传物质提取收集，然后进行高通量测序，再依靠生物信息学工具将测序获得的基因序列组装成不同物种的完整基因组的一项技术。根据所获得的基因组信息，就可以推断出微生态中的微生物组成、比例关系；还可以推测每种微生物的基本性状，包括其转录物、代谢物等信息。显而易见，宏基因组学技术无需微生物分离培养,理论上就可获知微生态中所有已知和未知微生物的全部遗传信息。因此无论在微生态研究、微生物学理论研究,还是在相关的医学研究和工农业生产上,都具有无可比拟的优越性,因此也迅速在不同领域得到广泛应用。例如 2003 年春我国遭遇严重急性呼吸综合征(SARS)时,经历相对较长时间才得以确定其病原体是冠状病毒。而在 2020 年初 COVID-19 爆发时,我国科学家采用宏基因组测序技术,从确诊首例病例到明确病原体是 SARS-CoV-2 仅用时10 天,为救治患者、采取有效的防疫措施和疫苗研发争取到大量的宝贵时间。

二、宏基因组学的基本概念

宏基因组(metagenome)的概念由 Handelsman 等于 1998 年提出。meta-作为英文单词的前缀有很多意思,比如"变换或变形""赝或假""超越",等等。在很多场合 meta-被翻译为"元-",其含义是指"关于某事物的某事物",如元数据 metadata 就可以被看作是"关于数据的数据"。因此"metagenome"也常常被称为元基因组,可以看作是"关于基因组的基因组",也就是环境中所有生物基因组的基因组,因此又称为微生物环境基因组。将 metagenome 称为宏基因组,采用了前缀 meta 的"超越"的含义。这一名称在微生物学界被广泛使用,因此本教材采用这一名称。

(一)宏基因组的定义

宏基因组的定义有广义和狭义之分。广义的宏基因组是指特定环境下所有生物遗传物质的总和,它决定了生物群体的生命现象,所以是以生态环境中全部 DNA 作为研究对象。以人体为例,广义的人体的宏基因组就是这个人体里包含的所有的遗传物质,包括人体自身的基因组 DNA、线粒体 DNA,以及寄生于人体的微生物、寄生虫等包含的遗传物质。狭义的宏基因组则指生态环境中全部微生物群(microbiota)的基因组,以生态环境中的所有微生物 DNA 为研究对象。显然对于医学而言,狭义的宏基因组的信息更具有现实的应用价值。考虑到一些现存的概念,我们可以进一步明确:微生物群(microbiota)指特定环境下所有微生物的种群,强调微生物的种类和相对数量;微生物组(microbiome)则指可以涵盖微生物群的基因和基因组,以及微生物群的产物与宿主环境;宏基因组(metagenome)指这个微生物群的所有个体的基因组的集合,包括质粒,强调群体的遗传学潜能。

宏基因组学(metagenomics)是以环境样品中的微生物群的基因组为研究对象,以测序分析和功能基因筛选和研究为手段,通过测序-建模分析,在分子水平上理解定义生态环境内分子之间的动态关系,以阐释微生物多样性、种群结构、进化关系、功能活性、相互协作关系,以及与环境之间的关系为研究目的的学科。宏基因组学发展的里程碑是 2007 年提出的第二基因组计划——人类宏基因组计划(human metagenome project, HMP)。随着测序技术的不断进步,人们已经获得不同组织如人的消化道、呼吸道、生殖道以及皮肤等多个组织部位中的微生物群信息;与此同时,对大自然的微生物群的研究也顺利展开,如海洋、雨林及根系微生物研究等。

(二)宏基因组学的主要研究内容

宏基因组学的主要研究目标是通过环境微生物基因组的高通量测序,结合其他组学技术,揭示特定环境中微生物的多样性、种群结构、进化关系、功能活性、相互作用及与环境之间的关系。其主要的研究内容包括以下几个方面。

1. 微生物群的多样性分析 掌握一个微生态中的微生物多样性是了解其功能的第一步。虽然可以通过各种培养技术获得一个微生态中的不同微生物的单一品系,但由于培养技术的限制,仅仅能够检测到有限的微生物多样性。通过 16S rDNA 测序或宏基因组测序技术,则可以在基因组层面迅速判断微生态的物种构成,发现新的物种,为了解微生态的演变提供最基本的物种信息。因此,宏基因组学研究的重点之一就是微生物群落中物种的多样性。了解微生物群的组成结构,将有助于了解该微生态的种群结构的稳定性,进而了解种群内微生物物种间的相互依赖、相互影响的物质基础和内在联系,为进一步的干预和应用奠定基础。

2. 微生物群的成分分析 了解了微生物群的物种多样性,下一个值得研究者共同关心的问题就是一个微生物群落中物种的丰度和密度。宏基因组学技术不仅可以测定微生态中存在哪些微生物,还可以定量检测出不同微生物物种的基因组在微生物群中的相对和绝对丰度,因此可以用来确定微生物群落中的物种丰度和密度。在许多情况下,微生物群落中的物种丰度和密度不仅可引起微生态结构和功能的改变,还可以通过干预物种丰度和密度来改善特定环境下的微生物生态。

3. 微生物群落基因组组装分析 能否获得微生物群落中各个微生物个体的全长基因组,取决于该微生物个体在群落中的丰度和测序技术的深度,也取决于基因组组装技术。目前所普遍采用的主流高通量测序技术,测得的依然是小片段 DNA 序列,这些序列片段需要采用生物信息学方法将之组装成完整的微生物个体基因组才有意义。组装过程需要合适的组装路径和生物信息学方法,这既是当前宏基因组学的难点之一,也是研究发展的方向。研究者正在积极探索和不断尝试新的方法,以获取尽可能多的个体微生物基因组信息。

4. 微生物群落中微生物个体的功能和性状分析 宏基因组测序的目的不光是提供测定基因组核苷酸序列和序列组装判断微生物个体的身份,更要了解微生态中各个微生物个体的性状和其在群落中的功能,以及微生物和宿主之间的相互关系。微生物的性状和功能理论上由其表达的蛋白、酶和相关代谢产物决定,而这些均可由其基因组中的编码基因决定。因此了解了微生态中微生物个体的基因序列,就可以推断出其性状和功能。但事实上,做到这一点不仅需要测序技术和基因组组装等生物信息学技术的不断进步,也需要其他组学技术如转录组、蛋白质组、代谢物组,以及生物化学和分子生物学实验的支持。

5. 微生物群落的代谢通路分析 代谢是微生物最重要的性状。微生物产生的各种酶,会按照环境状况完成各种分解代谢和合成代谢,以保证微生物的生存和繁殖,以及对来自环境的入侵者如噬菌体的抵抗。分析各种微生物的代谢酶编码基因,以及调控这些基因表达的操纵子结构和功能,对于了解微生物群落对环境的适应机制,以及特定微生物对环境和宿主的影响,都具有十分重要的意义。代谢通路分析往往需要与代谢物组学联合应用。

(三)宏基因组学研究的优势

从宏基因组学的概念和技术方法特征来看,宏基因组学研究的最大优势是研究对象无需分离鉴定,而是直接通过高通量基因组测序,结合其他组学技术,针对各种来自环境的 DNA 样本直接进行研究。相对于传统的微生物学研究,这种研究思路和技术对于微生物群的研究来说,具有以下优势。

1. 可以完成极端环境的微生物研究 据研究,地球大约在 46 亿年前形成,而大约 38.5 亿年前地球上开始出现生物。从那时起,微生物就遍及全球各个角落,包括土壤、海洋、动物体内,甚至出现许多人类无法涉足或人迹罕见的场所如冰川、火山口、高温的温泉等。探索自然界不同场所的微生物,像土壤里的微生物,海洋里的微生物,某种动物体内的微生物,可以使我们更好地了解大自然运转的奥秘;而研究很多极端环境下的微生物,更是具有重要的科学价值。如对温泉中的微生物研究诞生了 Taq DNA 聚合酶,是目前开展众多生命科学和医学研究以及临床 PCR 诊断不可缺少的试剂;而冰川、极地冰层的微生物可能已经存在几万年,对它们进行研究可以为了解生物和环境的早期演化提供线索。近年来,人类的太空活动日渐增多。太空里是否存在微生物?如果有的话,它们具有什么特点?这些问题只能通过宏基因组学进行研究。实际上,空间微生物组的研究已经成为一个新兴学科,日渐受到人们的强烈关注。

2. 可以更加全面地反映特定生态中微生物群的真实状态 人体内的微生物群,包括肠道微生物群等,往往与健康与疾病密切相关。然而长期以来,由于微生物技术的局限性,人们并不知道肠道微生物群包含哪些微生物种类,其相对丰度和密度怎样,在不同生理状态下有没有变化,随着宏基因组测序技术的进步与广泛应用,在不同生理或病理状态下的人体肠道发现了大量以前未知或已知但有丰度变化或有基因改变的细菌,极大地丰富了人们对多种人类疾病的发生、发展以及耐药机制的认识。例如,通过宏基因组学研究,人们认识到大脑与肠道之间存在着双向的交流机制。肠道微生物可以通过多种机制调控大脑的功能可塑性;肠道微生物可以产生多种具有生物活性的肽段和其他物质,包括神经递质、胆汁酸、脂肪酸、分支氨基酸和肠道激素等,这些分子可以通过循环系统进入大脑并向大脑传递多种信号;肠道微生物可以参与神经递质的合成和代谢,影响脑功能。此外,肠道微生物还可以被肠道免疫受体识别,进而通过免疫信号影响脑功能。

相关研究建立起了“脑－肠轴”的双相调控理论，不仅为解释多种疾病如抑郁症、孤独症等的机制提供了依据，而且为这些疾病的干预提供了新的靶点和策略。

3. 可以实时反映特定生态中微生物群的真实状态 微生物的分离培养过程不仅费力，而且十分耗时。有些微生物的培养需要在特定环境下进行，可能用时长达一周甚至一周以上才能实现。而在一个微生态中，微生物的种群组成、丰度和密度可能随着环境的变化而变化，这就要求实时掌握微生物群中各种微生物的状态。随着基因组测序技术和生物信息学分析技术的不断进步，尤其是在高通量的二代并行测序技术建立之后，能够以较高的测序深度迅速完成较大样本的基因组测序，使得实时掌握微生物群的种类、丰度和密度变化成为可能。再结合转录组、蛋白质组、代谢物组等的变化，可以迅速展示出微生物群落中主要微生物的性状和功能改变。

第二节 宏基因组学的主要技术方法

与其他的基因组学研究一样，宏基因组学的研究和应用高度依赖于测序技术和测序平台的进步。如前所述(详见第一章“绪论:从分子生物学到分子组学”)，测序技术的进步可以被划分为三代。由于第一代测序需要克隆待测序的 DNA 片段，所以应用于微生物基因组测序时，只能是先分离鉴定微生物，再克隆待测序的基因片段，然后完成测序。这一技术虽然有助于特定微生物的基因组研究，但显然不适用于宏基因组学研究。

宏基因组学研究和应用的真正发展得益于新一代或称第二代测序技术(NGS)的建立，即基于 PCR 和基因芯片发展而来的并行 DNA 测序技术。然而，随着读长增长，基因簇复制的协同性降低，导致碱基测序质量下降，因此第二代测序的读长有限，一般不超过 500 bp。对于宏基因组学研究和应用来说，第二代测序技术的最大优势是其高测序通量，可以绕开微生物的分离、培养和基因克隆，避免了文库构建过程的系统偏差，也避免许多微生物株系难以纯化培养用于鉴定的弊端，可直接对微生态中的 DNA 测序，然后通过生物信息学分析处理实现宏基因组学的主要工作目标。因此，第二代测序技术适用于扩增子测序(例如 16S rDNA 测序)，以及采用鸟枪法(shotgun method)直接进行的宏基因组 DNA 测序。

目前，DNA 测序技术正在迅速走向第三代——单分子测序技术。DNA 测序时，不需要构建 DNA 文库，不需要经过 PCR 扩增，也不需要 DNA 聚合反应，而是通过“观察”实现对每一条 DNA 分子的单独测序。目前的单分子测序有两种技术原理。一是单分子荧光测序，代表性的技术为 SMRT 技术，另一种是纳米孔测序。SMRT 技术仍然采用了边合成边测序的思路，其基本原理是以 SMRT 芯片为测序载体，DNA 聚合酶和模板结合，4 色荧光标记的 4 种碱基(dNTP)在碱基配对阶段的加入会发出不同光，根据光的波长与峰值特征可判断加入的碱基类型。SMRT 测序技术的特点是速度很快，可达每秒约 10 个碱基。而纳米孔测序技术的基本原理是在一个充满电解液的容器中，放置着镶嵌有纳米孔蛋白的分子膜。该膜上只有纳米孔可以使离子通过，其他部分离子无法通过。通过外加电场可以在膜的两侧也就是纳米孔两侧形成稳定的电位差，从而使纳米孔中有稳定的电流通过。然后在相关蛋白质和酶的辅助下，单个的 DNA 分子以较为稳定的速度通过纳米孔，而当纳米孔被特定的核苷酸占据时会对通过纳米孔的电流产生扰动。最终，测序仪记录下来 DNA 分子通过纳米孔过程中产生的电流信号，再将这一特异性的电信号利用算法软件翻译为核苷酸序列。纳米孔技术能够测定更长读长的序列，最长可达 10 Kb。第三代测序技术无需复杂的文库构建过程，可以确定更长的 DNA 的片段序列，近年来受到科学界广泛的关注。显然，第三代测序技术也完全适用于扩增子测序和采用鸟枪法直接进行的宏基因组 DNA 测序。近期已有采用纳米孔技术进行临床宏基因组诊断的报道。下面对常用的宏基因组学技术进行介绍。

一、16S rDNA 测序技术

宏基因组学测序的第一个研究目标就是微生物群中所包含的不同微生物物种的分类和鉴定。在此基础上可以进行不同微生物群落的对比、分析其物种组成以及进化关系，以及揭示不同环境下微生物群落的组成差异。微生物种类的鉴定可以用 16S rDNA 测序的方法实现。

（一）16S rDNA 测序技术的原理

核糖体是体内蛋白质合成的场所，由核糖体蛋白质与核糖体 RNA（ribosomal RNA，rRNA）组装而成。rRNA 是细胞内含量最多的 RNA，占总 RNA 的 80% 以上。细菌 rRNA 按沉降系数分为 3 种，分别为 23S、16S 和 5S rRNA，它们分别含有 2 900、1 540 和 120 个核苷酸。在核糖体中，16S rRNA 与 21 种特定的核糖体蛋白组成核糖体的小亚基。23S rRNA 核苷酸数量更多，几乎是 16S rRNA 核苷酸数量的两倍，分析困难；5S rRNA 核苷酸含量太少，没有足够的变异信息；而 16S rRNA 长度适中、具有相对高度的稳定性、基因变异信息量较大且易于提取和分析，成为细菌系统分类学研究中最常用的分子钟。

rDNA 是编码 rRNA 的基因。在大多数原核生物中 rDNA 都具有多个拷贝，5S、16S、23S rDNA 的拷贝数相同。16S rDNA 是细菌染色体上编码 16S rRNA 的 DNA 序列，存在于所有细菌染色体基因中。16S rDNA 的长度大约也是 1 540 bp，其序列中包含 9 个可变序列区域（variable region）和 10 个保守序列区域或恒定区（constant region）序列（图 8－2A）。保守序列区域可以反映细菌物种间的亲缘关系，而可变序列区域则能体现物种间的差异，且变异程度与细菌的系统发育密切相关。16S rDNA 种类少，含量大，分子大小适中，存在于所有的细菌中，在物种间具有高度多样性，其进化具有良好的时钟性质，在结构与功能上具有高度的保守性，素有“细菌化石”之称。其大小既能体现不同菌属之间的差异，又能利用测序技术较容易地鉴定其序列，是细菌分类学研究的“分子钟”，故被细菌学家和分类学家接受。

在细菌的16S rDNA中有多个保守性区段,根据这些保守区可以设计出细菌通用的引物,可以扩增出所有细菌的16S rDNA片段,并且这些引物仅对细菌是特异性的,也就是说这些引物不会与非细菌的DNA互补,而细菌的16S rDNA可变区的差异可以用来区分不同的细菌物种。因此,16S rDNA可以作为细菌群落结构分析最常用的系统进化标记分子。随着核酸测序技术的发展,越来越多微生物的16S rDNA序列被测定并收入国际基因数据库中,这也使用16S rDNA作为目的序列进行微生物群落结构分析变得更为快捷方便。

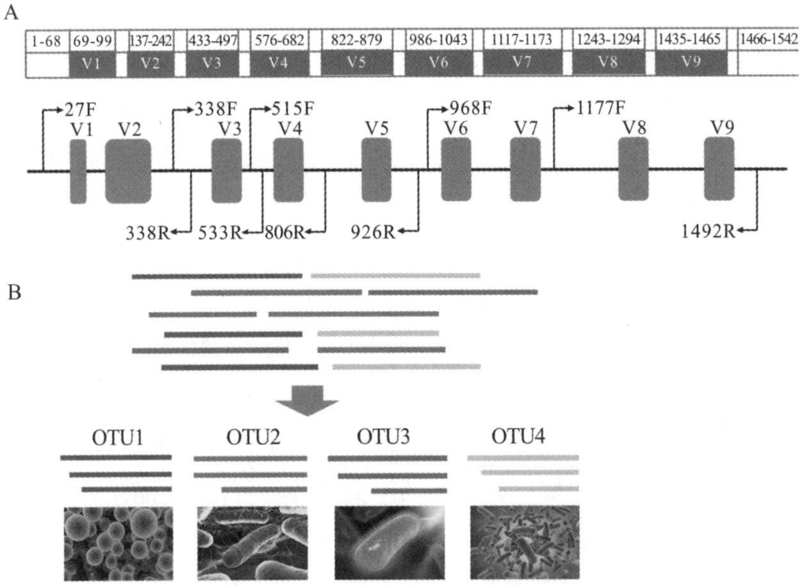

图8-2 16S rDNA测序技术的原理

A:16S rDNA的基因结构; B:OTU分析示意图

与细菌的16S rDNA测序相对应,真菌采用内转录间隔区(internal transcribed spacer, ITS)序列进行DNA测序,通过将测序得到的ITS序列与已知真菌ITS序列比较,从而获得待测真菌种属信息。ITS是位于真菌rRNA基因转录区或对应多顺反子rRNA前体中大、小亚基rRNA之间的核酸序列。用于真菌鉴定的ITS序列通常包括ITS1、5.8 S和ITS2。真菌ITS区域长度一般在500~750 bp。rDNA编码的5.8、18和28S rRNA基因高度保守,而ITS区不加入成熟核糖体,所以ITS片段在进化过程中承受的自然选择压力小,能容忍更多的变异,因而表现出广泛的序列多态性,可被用于真菌种类鉴定和群落分析。

(二)16S rDNA测序的方法

16S rDNA测序就是对样本中的细菌16S rDNA进行扩增和对扩增物进行测序。其基本流程是首先获得微生物样本,然后用常规方法提取样本中的微生物基因组DNA;下一步用事先设计好的PCR引物通过PCR扩增16S rDNA的特定可变区,引物的位置在序列保守区,可以选单个可变区或者选多个可变区进行扩增;扩增产物进行高通量测序;将测序得到的16S rDNA序列在NCBI网站上进行BLAST比对,即可获知与该序列同源性较高的已知序列，为菌株的分类提供依据。

与其他基因组测序方法一样，数据分析是测序的重要一环。在获得初始数据之后，要进行数据质量分析，以及统计测得的序列长度及分布，并对数据进行预处理和有效序列统计。然后就可以采用不同方法在不同层面进行微生物物种的分析，如在操作分类单元(operational taxonomic units，OTU)层面进行的OTU分类学统计，Alpha多样性分析，稀疏性曲线，Shannon－Wiene曲线，Rank abundance曲线等；在物种丰度层面进行的物种分类注释，Beta多样性分析，样本间OTU差异分布分析，OTU丰度分布聚类分析，主成分分析，显著性差异分析，样本组间差异分析；以及在群落结构层面进行的多样本物种分布比较，群落相似度比较，群落相似度PCA分析，基于组间进化的差异显著性(Un)Weighted Unifrac分析，RDA/CCA菌群与环境因子之间的关系分析，系统发育树的构建，以及种类分级的进化树的构建等。

高通量测序得到的16S rDNA序列有成千上万条，如果对每条序列都进行物种注释的话，工作量过大；而且16S rDNA在扩增、测序等过程中也会出现错误，可进一步降低结果的准确性。因此在16S rDNA测序分析中常常引入操作分类单元(OTU)的概念。OTU是在数量分类学方面作为对象的分类单位之总称，是一个假定的分类单元；OTU通过一定的距离度量方法计算两两不同序列之间的距离度量或相似性，继而设置特定的分类阈值(通常为97%相似性)，获得同一阈值下的距离矩阵，进行聚类操作，形成不同的分类单元。简而言之，每个OTU代表一种16S rDNA，所以一个OTU对应于一个物种，通过OTU分析就能知道样品中微生物的多样性和丰度(图8－2B)。

具体来说，OTU首先对相似性序列进行聚类，分成数量较少的分类单元，然后基于分类单元进行物种注释。这不仅简化了工作量，提高了分析效率，而且OTU可在聚类过程中去除一些测序错误的序列，提高分析的准确性。OTU聚类的方法多种多样，可以在QIIME软件中实施。不同聚类方法基于不同的算法，得到的聚类结果虽然不同，但是大体的聚类流程都是一致的：挑选非重复序列、与16S数据库比对、去除嵌合体序列、序列之间距离计算。在微生物群落多样性分析中，通常将序列相似性大于97%的Tags(PE Read拼接后成为Tags)定义为一个OTU，之后在每个OTU中选取代表性的Tag进行物种注释。通俗意义上理解，每个OTU对应一个物种信息。

(三)16S rDNA测序的应用

16S rDNA测序最主要的应用是环境微生物群落多样性的分析。在一个特定的微生物群环境下，可以预见存在大量、不同种类的微生物物种，这些物种的种类不同、丰度不同、密度不同，这些群落结构的要素还会随着时间和环境的改变而变化，进而影响到整个群落的功能、物种之间的相互作用以及微生物与宿主之间的相互作用。微生物群落多样性分析就是利用高通量测序平台，通过对16S rDNA高变区域进行测序，揭示研究对象环境中的微生物群落的物种组成、相对丰度、群落类型以及进化关系等。

对于环境微生物群落多样性的分析，16S rDNA 测序具有许多优势。首先，这一分析无需分离和培养菌群中的微生物，直接从环境样本中提取基因组 DNA，然后通过扩增 16S rDNA 可变区进行测序即可达到目的，解决了大部分菌株不可培养的难题；如果需要更高精确度的判断可以扩增 16S rDNA 的多个可变区。其次，通过成熟、稳定的样本制备流程，严格控制 PCR 循环数，能够客观还原样品本身的菌群结构及丰度比例。而且高通量测序的大数据量优势，能检测出丰度低至万分之一的痕量菌。

当然，16S rDNA 测序也有其特殊的局限性。很多细菌具有多拷贝甚至十多个拷贝的 16S rDNA 基因，这些 16S rDNA 拷贝之间的序列可能不完全相同，这使得单用 16S rDNA 测序作为细菌分类指标受到挑战。上述问题甚至可以使得使用 16S rDNA 的不同变异区得出的细菌分类不一致。此外，16S rDNA 测序只能回答细菌的存在、丰度等群落结构相关的问题，而不能回答细菌基因的功能、代谢特征等与微生物组、宿主互作的机制问题。回答这些问题需要进行宏基因组测序以及其他的宏基因组学研究。

二、宏基因组测序

宏基因组测序是指对特定环境中的微生物群体进行全基因组的高通量测序，再通过各种生物信息学工具分析特定环境中微生物群体的多样性与丰度，进而分析微生物群体的基因组成和功能，以及微生物与环境、微生物与宿主之间的相互作用关系及其分子基础，发现具有特定功能的基因。宏基因组测序的特点除了具有一般宏基因组学研究的无需分离和培养微生物、可以全面获得微生物群体的多样性与丰度信息等优点外，还能较大幅度扩展微生物资源的利用，为环境微生物群落的研究提供有效工具。宏基因组的深度测序可以揭示特定环境中真实的物种多样性和遗传多样性，挖掘具有应用价值的基因资源，应用于开发新的微生物活性物质。相比于基于 16S rDNA 测序，基于全基因组测序的宏基因组研究方法可以全面地分析微生物的物种、基因组成。

（一）宏基因组测序的基本流程

宏基因组测序的样本来自环境微生物群的基因组 DNA，其测序目前多采用第二代测序技术，而后续的生物信息学方法则需要使用其独特的方法和工具。

1. 样品制备 宏基因组测序样本可以是任何待检环境样本，如土壤、海水、淡水、患者体液以及其他临床检验样本等。样品制备一般包括两个步骤，分别为样品收集和 DNA 提取。DNA 的提取与通常的方法无异，只是要极力避免污染，尽量确保使用的所有试剂的“无菌”状态。这是由于二代测序的高敏感性，在 DNA 文库中即便极低含量的混杂 DNA 也会被扩增并测序，所以一旦引入污染菌群，就会对样品中真实的信号产生覆盖。

在收集样本过程中，按照一般的 DNA 样本处理原则，原始样本或已提取的 DNA 都应 0℃以下低温运输；对 DNA 样品应进行样品质量检测，如采用琼脂糖凝胶电泳分析 DNA 的纯度和完整性；利用紫外分光光度计检测 DNA 样本的纯度（OD260/280 比值）；

并对 DNA 浓度进行精确定量。应该注意到微生物的微生态极其复杂，而且微生物对生态环境高度敏感。所以，当应用宏基因组测序进行临床诊断时，应尽可能详细地记录样本提供者的年龄、性别、饮食和生活习惯等信息。同时，需要注意临床上一些可变因素，样本处理的情况及实验技术所使用的试剂盒、引物等。而动物实验存在同笼效应，即个体和个体之间会相互影响。因此，体内实验涉及宏基因组测序时，需要设计合理的对照，控制可变因素。

2. **文库构建和上机测序** 获得良好的样本 DNA 后，可根据不同的二代、三代测序平台采用不同的建库方案及上机测序流程。例如，对于二代测序，将检测合格的 DNA 样品用超声波破碎仪随机打断成长度约为 350 bp 的片段；按照程序进行末端修复、3′端加 A、加测序接头、纯化、片段选择、PCR 扩增等步骤完成整个文库制备。完成文库制备后，先用电泳及紫外分光光度计进行初步定量，再对浓度≥15 ng/μl 的文库进行精确定量；然后用毛细管电泳对文库的插入片段大小进行检测，若片段大小符合预期再使用 qPCR 方法对文库的有效浓度进行准确定量；文库有效浓度应大于 3 nM；确定建库质检合格后，把不同文库按照有效浓度及目标下机数据量的需求，混合后进行测序。

3. **数据分析** 与常规的二代测序一样，测序获得的原始数据（raw data）存在一定比例低质量数据，例如含有带接头的、重复的以及测序质量很低的 reads，会影响后续的序列组装和分析，所以需要对原始的测序数据进行预处理，获取用于后续分析的有效数据（clean data）。对于来自动物宿主的宏基因组测序来说，还需与宿主数据库进行比对，过滤掉可能来源于宿主 DNA 的污染。

宏基因组测序的数据分析方法主要分为两种。一是测序序列分类（read classification），即将宏基因组测序结果与数据库中已知微生物基因组的比对，按照比对结果对 reads 进行分类，并根据各微生物 reads 的相对丰度分析样本中各微生物的相对种群丰度；二是宏基因组组装（metagenomic assembly），指根据宏基因组测序结果，将微生物基因组数据组装为完整的基因组序列。

测序序列分类目前常用的工具有 Kraken2、MetaPhlAn2 等。其中 MetaPhlAn2 是分析微生物群落（细菌、古菌、真核生物和病毒）组成的工具，在宏基因组研究中应用广泛，可方便地获得微生物的物种丰度信息，并可进一步统计和可视化。MetaPhlAn2 整理了超过 17 000 个参考基因组，包括 13 500 个细菌和古菌，3 500 个病毒和 110 种真核生物，汇编整理了超过一百万类群特异的标记基因，可以实现精确的分类群分配，准确估计物种的相对丰度、种水平精度，以及株鉴定与追踪。

宏基因组组装常用的策略有两种，一是基于序列重叠（overlap）关系进行拼接，二是基于 de Bruijn 图进行组装。由于二代测序产生的序列短而且数目庞大，如果利用重叠关系直接进行组装耗费时间，而且结果并不可靠。一种基于 k－mer 的 de Bruijn 组装策略则成为更有效的解决方法。用于宏基因组组装的软件有很多，如 metavelvet，

SOAPdenovo, megahit, ibda－ud, metaspades 等。组装完成后即可进行基因（开放阅读框架，open reading frame，ORF）预测、基因丰度的分析、基于基因丰度的样品间相关性分析、基于物种丰度的降维分析，以及基因功能注释如代谢通路、同源基因簇、碳水化合物酶等的功能注释和丰度分析。

（二）宏基因组测序的应用

宏基因组测序的第一个应用是微生物群中的物种分类，也就是在一个特定环境下存在什么样的微生物，也可以说是微生态中微生物的种类和丰度。判断微生态中微生物的种类和丰度，首先是看其中是否有新的微生物出现，如人体样本中是否存在新的致病性微生物，这对于临床感染性疾病的诊断尤其是未知病原体的鉴定，具有巨大的临床价值。其次可以判断微生态中各种微生物的丰度。微生物丰度的变化在环境上有极为重要的意义。在人体内，生理状态下和不同疾病状态往往伴随有微生物丰度改变，有些改变与疾病的进程、预后以及对治疗的反应性有重大关系。所以用宏基因组测序对微生态中的微生物进行分类和微生物丰度的检测，具有重要的实际价值。

宏基因组测序的第二个应用是微生物群落的功能分析。微生物的性状同样取决于其基因组。采用宏基因组测序技术及基因组组装等手段，可以确定微生态中所有的基因的结构，进而推测其生物学功能。包括对微生物基因编码产物的推测，了解微生物的分子结构、特征和功能特征，据此可以推测微生物与环境之间、微生物与宿主之间的相互作用关系和作用的物质基础；还包括可以发现难以培养或不可培养的微生物中的天然代谢产物以及处于“沉默”状态的天然产物。如果再结合其他的微生物组学技术，则可以更加深入地了解微生物的功能。

如前所述，宏基因组学分析的目标是多方面的，包括对微生物群落进行分类和鉴定，进而进行不同微生物群落的对比、分析其物种组成及进化关系，除了揭示不同环境下微生物群落的组成差异之外，还需要阐释微生物种群及其不同微生物物种的功能意义，如生化特性、功能特性、基因组成；另外还包括微生物与环境或宿主的相互作用，对特定生态环境中起关键作用的菌群和功能基因的鉴定，微生物菌群对宿主影响的关键分子等。这些研究不能仅仅依靠微生物的基因组测序，而是需要进一步的其他相关组学技术和平台，如宏转录组测序技术、宏蛋白质组技术、宏代谢物组技术等。

三、其他相关的微生物宏组学技术

宏基因组学的价值一方面在于了解微生物群落的物种组成和丰度，另一方面在于解释微生物种群的性状和功能。在微生物种群的性状和功能研究方面，其他的微生物组学技术也可以发挥重要作用。

（一）宏转录组测序

宏转录组（meta transcriptome）测序指在整体水平上研究某一特定环境、特定时期的生物群体全基因组转录情况，尤其是编码蛋白质的基因（mRNA）的转录，以及转录调控规律。所以，宏转录组学（meta transcriptomics）的研究对象是微生物组 mRNA。通过研究特定生境、特定时空下微生物群落中活跃转录的物种的组成，有助于了解微生物群落形成及演变的规律和机制；另一方面，揭示微生物群落中以及特定微生物种类的活性基因的表达，结合理化因素的检测和功能分析，可以了解微生物群落间的生化特征形成的分子机制，了解其形成特定功能以及微生物与环境之间和与宿主之间相互作用的关键分子和作用机制；此外，宏转录组测序还有助于新的活性物质的发现。

宏转录组测序的基本流程是首先提取微生物群落的总 RNA，然后去除其中的 rRNA 之后，再反转录合成 cDNA；进一步按照测序技术平台的技术要求构建合适长度的插入片段文库并进行定量；再对这些文库进行高通量测序；获得的数据按照常规高通量测序要求进行质量检测、reads 的过滤以及采用多种数据库进行功能注释，最后优化宏转录组的活性、功能、代谢谱注释。可以选择的功能注释数据库有多种，根据研究需求选择 KEGG、EggNOG、CAZy、NR、Swiss - Pro、GO、VFDB、CARD 等数据库；也可通过微生物基因信息精确识别物种来源，获取物种以及物种以下水平的“高分辨率”活性物种精细组成谱；进一步可以通过多种多变量统计分析和机器学习方法，系统、深入地挖掘宏转录组大数据中差异相关的活性物种和对应功能，从而精确识别关键的活性生物标记物。这些分析最终能精确定量整个菌群中具有活性的物种精细组成及其对应功能的表达水平，进而锁定菌群中的关键生物标记物、阐明其生物学意义。所以，宏转录组测序不仅是宏基因组测序的有力补充，还有其独特的研究价值。

16s rDNA 测序、宏基因组测序、宏转录组测序的优缺点比较见表 8 - 1。

表 8 - 1　不同宏基因组学测序方法的比较

方法	优势	缺点
16S rDNA 测序	样本处理和分析简单，价格低，分析速度快；与基因组组成更接近；适用于低生物量和易污染样本；公共数据库较完善	无法分辨菌群活性；受到扩增偏好的影响；受引物设计和可变区选择的偏好影响，需要微生物菌群背景知识；鉴定限于属的水平；实验需设阴性和阳性对照；功能注释欠缺
宏基因组测序	直接能推断微生物功能基因的相对丰度；能获得已知物种的菌株水平和系统发育特征；无需微生物学背景；无 PCR 偏好性影响，能获得测序基因组物种的生长速率；允许组装微生物群体平均基因组；可发现新的基因家族	价格高，样品准备复杂，受宿主 DNA 污染干扰，病毒、质粒注释较差；需要更高的测序深度；无法分辨微生物活性；平均基因组的组装往往不准确
宏转录组测序	能够获得正在转录的微生物基因信息；有效区分休眠和死亡的微生物或细胞器 DNA；能捕获动态个体变异信息，评估微生物活性	成本高，样品准备复杂；对宿主 mRNA 污染敏感；需要搭配 DNA 测序

（二）宏蛋白质组学技术

蛋白质是生命体中执行各种生命功能的主体。虽然上述16S rDNA测序、宏基因组测序以及宏转录组测序可以描绘出微生物群落的物种组成和丰度，以及解释微生物种群的性状和功能。但具体到微生物种群的性状和功能，仍然需要明确微生物群落的具体蛋白质组成和丰度。宏蛋白质组（metaproteomics）或环境蛋白质组学的概念最初由Wilmes和Bond在2004年提出，是指特定时空中微生物群落所表达的所有蛋白质。与上述微生物基因组相关的研究一样，宏蛋白质组学可以研究各种微生物群落的蛋白质构成，如海洋中的微生物、土壤中的微生物、发酵食品中的微生物、人体的肠道微生物、粪便微生物，等等。通过这些研究可以捕捉新的功能基因和代谢途径，并鉴定与特异胁迫有关的蛋白。蛋白质组学联合宏基因组数据可以更好地揭示环境群落分类多样性、功能多样性和生物过程。然而，与基因组研究不同，蛋白质组研究的成分复杂、干扰物多、受外界环境因素影响大、微生物组组成复杂，尤其是外源性动植物、宿主蛋白、储存过程中的污染和降解等，而从复杂样品中提取蛋白的难度较高，容易大量损失蛋白。这些困难使得宏蛋白质组的研究和应用难度远高于宏基因组相关研究。

宏蛋白质组分析的基本流程包括以下几个步骤。首先是环境中总蛋白的提取；然后通过一维或二维凝胶电泳或高效液相色谱（HPLC）对蛋白进行分离；接着采用质谱检测对样本中的蛋白进行定性和定量分析；最后采用各种生物信息学分析工具对数据进行统计分析，将群落遗传结构与功能结构联系起来，同时也可鉴定蛋白进行进一步的反向遗传学研究。宏蛋白质组的检测技术与其他蛋白质组一样，依赖于质谱检测，虽然一些现成技术如2DGE－LC－MS、2DLC－MS、Itraq及Label－free可以用于宏蛋白质组分析，但对质谱的扫描速度、分辨率、质量精度要求高，与一些常用的定量蛋白质组技术并不兼容，如无法从物理上对微生物组的蛋白质进行标记。在数据分析方面，目前也缺乏优质的微生物蛋白质组数据库。宏蛋白质组学数据需要与宏基因组、宏转录组测序数据进行联合分析，才能获得给定位点的环境微生物群落的所有蛋白质组成的即时数据。总体而言，宏蛋白质组技术仍然需要进一步发展，才能广泛用于微生物组研究。

（三）宏代谢物组学技术

代谢物组的概念在1998年首次提出。宏代谢物组学（metabonomics）就是对特定时空环境下微生物群落内所有代谢物进行定量分析，揭示代谢物与生理病理变化的关系的科学。与所有的生命体一样，新陈代谢是微生物的基本特征。代谢物是参与代谢过程的各种小分子化合物，分子量通常在1 000 Da以内。在微生物群落中，代谢物常参与各种信号转导过程，不仅调节微生物群落的组成和丰度，还会影响微生物宿主在各个方面的生理功能，因此越来越受到医学领域的关注。此外，微生物代谢物历来具有工农业生产价值。因此，了解微生物群落的宏代谢组（metabonome），即特定时空条件下微生物群落中全部代谢化合物的种类和丰度，就可以深入了解微生物群落的生理状态，具有重要的理论意义和应用价值。与其他宏组学技术一样，宏代谢物组学的基本技术流程也分为样品收集与制备、代谢物检测、数据分析三个步骤。代谢物种类和含量会受到微生物群落的基因组成、环境条件改变的影响，而有些代谢物易于分解或与其他物质发生反应。因此宏代谢物组研究对样本收集和制备要求很高，且随不同的研究侧重而有所变化。代谢物的定性定量分析技术多样，如质谱、电子电离、两性压力化学电离（APCI）、电喷雾电离（ESI）、高效液相色谱（HPLC）、毛细管电泳、气相色谱、核磁共振（NMR）等。通过联用这些技术，可同时定性、定量分析多种代谢物。但对于微生物分析来说，同样面临各种污染等问题。而且由于代谢物的化学结构和数量的巨大差异，定性定量分析均存在挑战。宏代谢物组学的数据分析主要涉及多种统计模型的构建和多变量数据分析，包括聚类分析、代谢通路分析、比较性覆盖分析等。然而，由于高通量技术产生了海量数据，研究者往往会被大量的信息所困扰，很难得到有意义的结论。因此，宏代谢物组学数据的全面提取和解释仍存在难点。但这并不影响对特定代谢物的功能进行进一步的研究。

第三节　宏基因组学的应用

宏基因组学可通过环境中微生物 DNA 样本的高通量测序，结合生物信息学和其他相关宏组学检测和分析，在分子水平上揭示研究对象环境中的微生物群落的物种组成、相对丰度、群落类型以及进化关系，阐释其中已知或未知的特定微生物物种的功能意义，包括其生化特性、功能特性、基因组成等，进而推断其与环境或宿主的相互作用关系，并对特定生态环境中起关键作用的菌群和功能基因进行鉴定。概括起来，宏基因组学可以回答关于微生物群落的两个关键问题：群落中有什么微生物？这些微生物有什么作用？宏基因组测序的实际应用也是围绕这两个方面展开。下面介绍在医学和工农业生产中，宏基因组学的部分应用。

一、正常人体微生态研究

正常状态下的人和动物都生存于开放的大自然环境中，在其身体的各个部位都存在着大量的微生物。这些微生物生活在健康动物各部位、数量大、种类也相对较稳定，且一般有益无害，称为正常菌群。但在特殊情况下，菌群的数量、组成、功能等发生失调，则会影响人体健康。因此研究正常人体菌群的结构、组成和功能，对于维护健康、治疗疾病都具有重要意义。宏基因组学技术则为检测与分析人体菌群的结构、组成和功能，提供了有力的手段。

人体寄生的正常微生物群以细菌为主，在人类的皮肤、黏膜以及一切与外界环境相通的身体部位，如口腔、鼻咽腔、消化道和泌尿生殖道中经常有大量的微生物存在，约有几十亿至百万亿数量级，而且以一定比例混合存在，不对人体造成危害或引起疾病。例如皮肤上存在表皮葡萄球菌、金黄色葡萄球菌；鼻腔中存在葡萄球菌、类白喉分枝杆菌、肺炎球菌、流感嗜血杆菌；口腔中存在球菌、乳杆菌属、拟杆菌属；胃内虽是强酸环境但仍然存在少数耐酸菌；肠道中则存在拟杆菌、双歧杆菌、优杆菌、大肠杆菌、肠球菌。这些细菌中厌氧菌占99%，好氧菌占1%。它们有些在人体只作暂时停留；而有些由于与人类长期相互适应，形成了伴随终生的共生关系。

（一）正常菌群参与人体发育和稳态维持

人体正常菌群形成的确切机制还有待研究，与年龄、遗传和环境因素可能都有关。如影响肠道菌群的早期因素可能包括了分娩方式、哺乳、肠道内环境、食物因素、药物因素、生物钟、遗传因素、年龄以及菌群内部因素。成年后特殊情况下如减肥手术、粪菌移植手术等也会影响肠道菌群。

人们对于菌群在正常个体中的作用已经进行了大量的研究。为此，人们建立了特殊的动物饲养环境：在绝对无菌环境下饲养、在其体内外检查不到任何正常菌群的动物，称为无菌动物；而在绝对无菌环境下饲养、人为地接种上某已知微生物的无菌动物或无菌植物，称为悉生生物，即“已知其上所含微生物群的生物体”。通过对无菌动物的研究发现：在没有正常菌群存在的状态下，其免疫系统的机能特别低下，若干器官（如原来充满大量细菌的盲肠）变小；动物出现特殊营养要求，例如需要维生素 K；对原本属于非致病菌的枯草杆菌（Bacillus subtilis）和藤黄微球菌（Micrococcus）等变得极为敏感，并易患病；因这种原生动物得不到细菌作食物，对原来易患的阿米巴痢疾反而不易患。

人的婴幼儿从小也会接触各种环境微生物，并受到环境微生物的影响。据统计，通常每户家庭灰尘样本中平均都能找到约 9 000 种微生物，包括真菌约 2 000 种、细菌约 7 000 种。儿童床上的微生物与儿童自身携带的微生物有关联性。有研究认为儿童早期床上的微生物可以减少儿童以后患哮喘、过敏和自身免疫性疾病的风险。所以，建议小孩房间无需过于频繁地更换床单。

近年来，还有大量研究发现正常菌群会参与人体一些重要器官和系统，如中枢神经系统发育、功能和人类行为。研究发现，肠道微生物可以刺激迷走神经，影响中枢神经系统的功能，还可以产生或诱导产生不同的神经递质、激素类分子、代谢物、免疫调节分子等，通过肠黏膜屏障进入血液循环，进而跨越血脑屏障调控神经功能；来自肠道微生物的微生物相关分子模式（microorganism - associated molecular patterns，MAMPs），比如脂多糖（LPS）、细菌脂蛋白 BLP 和 PSA，以及其他代谢物可以刺激免疫系统，进而通过免疫分子或免疫细胞影响中枢神经系统。

这些研究或观察都从不同层面表明正常菌群是人体重要的生理组分，对人体健康来说必不可少。正常菌群不仅与人体保持平衡状态，而且菌群之间也相互制约，以维持相对的平衡。在这种状态下，正常菌群发挥其营养、拮抗和免疫等生理作用。

1. **拮抗作用** 正常菌群的首要作用是其在人体的特定正常部位生长后，对其他的菌群，尤其是有害微生物的寄生有拮抗的作用。正常菌群往往是厌氧菌，可以与黏膜上皮细胞紧密接触，占据了微生物寄生的位置；而且由于正常菌群在这些部位的数量往往很大，在营养竞争中处于优势；还可通过自身代谢来改变环境的 pH 值或释放抗生素，有利于自身生长的同时也能抑制外来菌的生长。

2. **营养作用** 正常菌群广泛参与人体的物质代谢与生物转化。如蛋白质、碳水化合物、脂肪及维生素的合成，胆汁的代谢、胆固醇的代谢、激素转化过程，以及药物的代谢等，都有正常菌群的参与。

3. **免疫作用** 正常菌群产生的抗原物质可以刺激宿主的固有免疫系统，从而限制了自身对宿主的危害。这些刺激作用还可以增强宿主对病原体的抵抗力，甚至辅助宿主的自身稳态，如具有抑癌作用。

除了这些共同作用之外，不同宿生部位的正常菌群还会参与这些部位的特殊功能。如皮肤表面的正常菌群主要有葡萄球菌、类白喉棒状杆菌、绿脓杆菌、丙酸杆菌等，它们是人体的第一道屏障，参与皮肤细胞的代谢，并起到了免疫和自净的作用。而肠道的正常菌群是人体最大、最复杂也是最重要的微生物生态系统，因肠道的部位和生理状态不同，其种类和分布也有很大的不同。肠道菌群主要是厌氧菌，如双歧杆菌、尤杆菌、消化球菌等，数量大体稳定，具有合成维生素、蛋白质，生物拮抗等生理作用，维护人体健康；而小部分的致病菌在生理平衡状态下不会危害宿主，但若数量超出正常水平则会致病；还有一些常驻菌介于非致病和致病之间，如大肠杆菌、链球菌等，它们具有生理作用的同时还能产生毒素。此外在外耳道、眼结膜、鼻咽腔、尿道、阴道等部位都会有正常菌群的分布。

生物体内多数组织器官在理论上而言都是无菌的，正常菌群中的细菌偶尔可能会少量侵入这些部位，但是会被机体的固有免疫系统所清除。但有些理论正逐步被修正。有报道利用宏基因组测序发现正常人体器官存在一些微生物；而近期研究发现，实体肿瘤中的确存在有微生物。它们与宿主的关系和相互作用是值得深入研究的问题。

（二）正常菌群的致病性

生理状态下的正常菌群一般能维持平衡，菌群内部的各种微生物之间相互制约而保持相对稳定。但是正常菌群的稳定是相对、可变和有条件的。正常菌群与宿主间是互生关系，在某些特殊条件下，也会转化为寄生关系。如果正常菌群与宿主间或正常菌群各菌种间的平衡被打破，正常菌群就会显示出致病作用，严重时可以引起感染。这种状况往往是由于长期大量使用抗生素、免疫抑制剂等外来因素引起的。在机体防御机能减弱时，一部分正常菌群也会成为病原微生物。此外，正常菌群进入到非正常部位，或者由于外界因素的影响，破坏了各种微生物之间的相互制约关系，正常菌群都会引起疾病，称为菌群失调（dysbiosis）。菌群失调常见于以下情况。

1. 外界或内源因素破坏了人体与正常菌群之间的平衡，或者破坏了微生物之间的相互制约关系，正常菌群中的各个细菌的数量和丰度发生变化，出现临床症状。如长期服用广谱抗生素，对药物敏感的细菌被抑制，不敏感的白色假丝酵母、耐药性的葡萄球菌大量繁殖，引起病变；儿童的消化不良、成人的胃肠炎时好氧菌、肠杆菌数量增加，拟杆菌、双歧杆菌减少；而痢疾患者的拟杆菌减少、肠杆菌增加，并出现痢疾杆菌等。

2. 人体不同部位的正常菌群，离开原来的寄居场所，进入身体的其他部位，即正常菌群的易位。如大肠菌群进入腹腔或泌尿生殖系统，引起腹膜炎、肾炎、膀胱炎。有些外伤或手术也可导致正常菌群的易位。

3. 人体正常菌群和人体是互生关系，但也是相对、可变和有条件的。人体防御机能减弱如烧伤、黏膜受损、受凉、过度疲劳时，正常菌群可以致病。这样的细菌被称为机会致病菌或条件致病菌。

在有些重大疾病如肿瘤，微生物群落可能以多种机制参与肿瘤的发生和发展：①菌群可以直接通过某些效应分子影响宿主细胞，激活细胞促肿瘤信号通路，如 Wnt/β－catenin 信号通路。比如，幽门螺杆菌（H. pylori）的效应蛋白 CagA 可进入细胞并与细胞的 E－cadherin 作用，使 E－cadherin 与 β－catenin 蛋白解聚，后者进入细胞核与转录因子 TCF/LEF 结合并促进促癌靶基因的转录。而核梭杆菌（F. nucleatum）可通过 FadA 蛋白调控 β－catenin 信号，促进肿瘤发生。长期暴露于幽门螺杆菌蛋白 VacA 可以抑制自噬；而核梭杆菌蛋白 Fap2 与宿主多糖 Gal－GalNAc 的互作可促进核梭杆菌驻留与结直肠癌，进而通过 TIGIT 抑制宿主天然杀伤细胞（NK 细胞）的免疫监视功能。②多种人类病毒如 HPV、HBV、HCV、HTLV、EBV 和 KSHV，可以引起病毒性肿瘤。这些病毒可编码癌蛋白，激活相关信号通路、引起表观遗传改变，以及损伤 DNA 损伤修复机制，引起细胞基因组不稳定和细胞转化。③促炎信号、屏障的破坏，促进基因组不稳定和慢性炎症，促进肿瘤发生和进展。④菌群失调和微生物群落的失衡可以多种机制促进肿瘤，包括促进微生物的易位，抑制免疫，MAMP 激活 TLR 受体后通过 NF－κB 和 STAT3 促进癌症，等等。

（三）人类微生物组计划

鉴于微生物组对人体健康的重大影响，2007 年底，美国国立卫生研究院（NIH）宣布正式启动酝酿了两年之久的“人类微生物组计划（HMP）”。这一计划由美国主导，有多个欧盟国家、日本和中国等十几个国家参加。计划将使用新一代 DNA 测序技术进行人类微生物组 DNA 的测序工作。这是人类基因组计划完成之后的一项规模更大的 DNA 测序计划，其目标是通过绘制人体不同器官中微生物宏基因组图谱，解析微生物菌群结构变化对人类健康的影响。

中国作为此项计划的参与者一直积极推动此项计划的研究工作，中国科学院上海生命科学研究院、上海交通大学、中国科学院北京基因组研究所、中国科学院微生物研究所和浙江大学等学术单位参与了这一计划。

该计划分为两个阶段。第一阶段主要以健康人群为对象描绘人体微生物的全景图。第二阶段的人类微生物组计划作为第一阶段的延续，联合多组学研究策略探究微生物在健康与疾病中扮演了什么角色。2019 年《自然》(*Nature*)杂志报道了人类微生物组计划第二阶段，即人类微生物组整合计划(Integrative Human Microbiome Project，iHMP 或 HMP2)的完成。该计划包括了微生物组与早产、微生物组与炎症性肠病、微生物组与前期糖尿病三部分研究内容。

关于微生物组与早产(pre－term birth，PTB)的研究，收集了 597 名不同遗传背景的孕妇的 12 039 个样本，进行 16S 多样性、宏基因组、宏转录组、细胞因子等组学分析，并对其中的 45 名早产孕妇和 90 名足月孕妇(term birth，TB)进行了纵向分析，发现 L. crispatus 是一种与 PTB 负相关的菌，在欧洲血统人群中富集；而 BVAB1 是一种与 PTB 正相关的微生物富集于非洲血统的孕妇，这为非洲血统较欧洲血统早产风险更大提供了解释；通过 PTB 和 TB 的差异菌群构建的模型发现 BVAB1、Prevotella cluster 2、S. amnii 和 TM7－H1 能够预测 PTB 风险，并且提出可能是微生物产生的短链脂肪酸(SCFA，如丙酮酸、乙酸、L－乳酸和丙酸盐)促进炎症从而导致 PTB；PTB 和 TB 的差异菌群与促炎细胞因子的表达高度相关，这说明在妊娠期宿主与微生物存在着复杂的互作关系。

关于微生物组与炎症性肠病(CD)的研究从 5 个学术医疗中心共招募了 132 位受试者，根据初始内镜和组织病理检测结果，将未诊断为 IBD 的个体作为对照，对 651 例活体组织切片、529 例血液和 1 785 例粪便样本进行了宏基因组、转录组、蛋白质组、代谢组等组学分析，研究结果表明与非菌群失调样本相比，菌群失调样本中 SCFA 普遍减少，且 CD 患者的甘氨鹅脱氧胆酸、初级胆酸盐及甘氨酸和牛磺酸偶联物出现富集。患者的微生物移位、免疫相关通路、宿主代谢等，会在 IBD 病理状态下表现失调。

关于微生物组与前期糖尿病(prediabetes)的研究，在 4 年内每 3 个月对 106 位受试者进行健康走访，采集了受试者健康状态及生病状态下的血液、粪便和鼻拭子样本，联合 16S 多样性分析、蛋白质组、代谢组、转录组和基因组等组学技术，研究结果发现：①临床实验室检测数据和细胞因子个性化差异最为显著，而转录本在各个样本间差异不大；个体间肠道微生物群落的差异性要比肠道微生物预测基因的差异性更为显著。②呼吸道病毒感染(respiratory viral infections，RVI)和疫苗接种后分子通路变化的广泛差异，并鉴定到了与免疫反应、代谢和神经通路等有关的失调分子通路，与此同时肠道和鼻腔微生物稳态也发生了变化。③多组学技术能更好地从健康时间点中筛选出病毒感染或疫苗接种等压力刺激事件。④在胰岛素敏感和胰岛素抵抗受试者中，肠道微生物与宿主免疫和代谢存在不同的协调作用。⑤通过检查该受试者 T2D 发生过程中的多组学检测数据，作者确定了数百个先于疾病确诊而变化的分子，这些分子很可能与该受试者T2D的发生机制具有潜在的相关性。这一研究运用多组学测序手段，揭示了在健康状态下和疾病发生时葡萄糖代谢失调个体和健康个体间生物学通路和生理反应的差异性，并为进一步研究健康状态、前驱糖尿病状态和T2D状态的区别与内在联系提供了一个开源的数据库。

二、感染性疾病的诊断

目前在全球，感染性疾病导致患者死亡占全部死因的25%以上，每年1 300万儿童死于感染性疾病。在中国，感染性疾病占所有疾病的50%以上，造血系统肿瘤患者75%死于感染，实体肿瘤患者50%死于感染，脓毒症（严重感染）患者病死率高达50%。准确诊断病原体种类并揭示其特征是临床抗感染治疗的前提。

（一）细菌性感染的诊断

传统的微生物鉴定方法分为培养和非培养两类。临床公认的“金标准”是分离培养和生化鉴定。这种方法的操作周期长、失败率高，并且不是每种病原体都可以培养。而非培养的方法，比如涂片镜检、抗体抗原免疫等，在采样当天即可报告结果。这些方法的时效性强，但在敏感性和特异性上存在较明显的劣势，而且传统的微生物鉴定方法对于未知或者罕见的病原微生物，无法快速识别。

随着测序技术的不断提高和普及，宏基因组测序快速诊断感染性疾病已经成为标准的临床检验。第一例采用宏基因组测序进行诊断的病例在2014年由《新英格兰医学杂志》（*New England Journal of Medicine*）报道。据此治愈了一位原因不明、反复发热、具有癫痫及脑积水症状的14岁男孩。该患者经常规治疗及病原筛查都没有确诊原因，随后对脑脊液样本进行宏基因组测序（mNGS）筛查，结合生物信息学分析结果诊断为钩端螺旋体（leptospira）感染。随后针对性地使用万古霉素和头孢吡肟治疗后，康复出院。

到目前，宏基因组测序技术已经在临床诊断中广泛应用，形成了新的学科，即“临床宏基因组学”，采用的技术也从二代测序技术快速进入到最新的三代测序技术。与传统诊断技术相比较，宏基因组测序诊断技术有明显的优势。传统微生物诊断的方法是体液培养检测和药敏试验，诊断阳性率仅为10%左右；PCR检测在敏感性、特异性和检测时效上明显优于培养法，但因为该法基于已知病原菌的基因组序列，所能提供的信息有限，依然不能解决临床诊断阳性率低的问题；而宏基因组测序技术对于混合感染和未知致病性微生物的检测阳性率是传统检测方法无法逾越的。

宏基因组技术诊断感染性疾病是利用高通量宏基因组测序（mNGS）和关联的组学分析技术，检测样本中存在的所有DNA或RNA信息，从而能够分析整个微生物组以及患者样本中的人类宿主基因组或转录组，迅速查明致病性微生物。这种诊断技术不依赖于传统的微生物培养，也无需特异性扩增，直接对临床样本中的核酸进行无差别、无选择性的高通量测序,然后与已知的微生物序列数据库进行比对分析,判断样本包含的病原微生物种类,能够快速、客观地检测临床样本中的病原微生物(包括病毒、细菌、真菌、寄生虫)。

在急危重症感染中,患者往往因为遗传性疾病、肿瘤、营养不良、器官移植、药物等因素导致免疫缺陷,除了遭受普通感染外,尤其容易受到机会性感染,即机会致病菌引起的感染。这类感染涉及的微生物种类复杂,很难根据经验提前预判,常规检测方法无法覆盖。宏基因组测序理论上可以报告所有已知基因组序列的病原体。已经纳入的病原体有 8 000 多种,包括 3 000 余种细菌、4 000 余种病毒、200 余种真菌和 140 种寄生虫。

除了病原体覆盖广、准确性高,宏基因组测序还可以获取耐药突变信息和毒力基因,评估病原体的药物敏感性,精准指导临床用药。宏基因组技术与传统诊断技术的比较见表 8 – 2。

表 8 – 2　宏基因组技术与传统诊断技术的比较

诊断方法	阳性率	耗时	通量
涂片镜检	小于 10%	1 h	1 种微生物
细菌培养后质谱鉴定	小于 10%	3 ~ 14 d	数十种微生物
抗原抗体检测	小于 10%	3 ~ 5 d	1 种微生物
PCR 检测	10% ~ 30%	2 h ~ 3 d	1 种微生物
多重 PCR 检测	10% ~ 30%	2 h ~ 5 d	6 ~ 33 种微生物
mNGS	25% ~ 50%	1 ~ 3 d	1 万 ~ 2 万种微生物

(二)病毒宏基因组学在病毒感染诊断中的应用

病毒是一类特殊的微生物,不具有完整的细胞形态和功能,所以其生活史中必然有一个阶段是寄生在其他原核或真核细胞中的。但病毒对人类健康影响极大。许多人类的传染病由病毒引起。因此对病毒感染引起的疾病进行病因诊断,就成为一个重要的医学问题。由于病毒的观察十分困难,所以传统的诊断病毒感染的方法主要依赖于免疫学方法,以及近年来普及的 PCR 方法。对于已知病毒感染的诊断,这些方法能够满足,但是对于未知病毒的感染就无能为力了。

病毒宏基因组学是诊断未知病毒感染的有力工具。病毒宏基因组学是宏基因组学的一个分支,是通过宏基因组测序来确定和研究特定环境中的病毒群落的一门学科。其应用的范围主要包括分析特定环境中的病毒群落、解释潜在的病毒感染的病原和病因、发掘潜在的新的病毒性疾病、挖掘新的活性物质,等等。病毒有 RNA 病毒、DNA 病毒之分。病毒宏基因组学都可以进行有效地分析和诊断。

病毒宏基因组学最初发端于 2002 年,Breitbart 等应用鸟枪测序法首次对美国加州海岸的 2 处海洋中的病毒群体进行研究,发现 374 ~ 7 114 个潜在的新病毒;2005 年 Edwards 等首次提到病毒宏基因组学这一概念,并用其描述了环境中的病毒群落——噬菌体;2006 年 Zhang 等应用宏基因组学在人的粪便中发现了大量的植物病毒;2007 年 Delwart 等再次提到病毒宏基因组学这一概念,并对宏基因组学挖掘新病毒的方法进行了阐述;2010 年 Li 等分析了蝙蝠粪便中的病毒群落,发现了大量新的哺乳动物病毒和昆虫病毒。到 2020 年,病毒宏基因组测序技术迅速确定了 COVID－19 的病原体,即 SARS－COV－2。

病毒宏基因组的研究策略与技术路线和一般宏基因组测序基本相同,但病毒序列存在高度变异性。在样品的处理中,需要进行解冻、稀释、离心、过滤、消化等步骤;遗传物质的分离与富集需要关注 DNA 和 RNA 病毒的区别,对 RNA 病毒需要进行反转录获得双链 cDNA、PCR 扩增、产物纯化和遗传物质的分离富集;接着是构建文库,根据宏基因组学文库筛选方法和研究目的的不同,构建宏基因组学文库的载体和方法也各有不同,构建的宏基因组学文库分为载体克隆文库和基于新一代测序技术的加接头的文库;后续的测序和生物信息学分析与一般的宏基因组测序相同。

病毒宏基因组测序对于新发传染病的诊断具有极其重要的应用价值。在 2020 年初新型冠状病毒引起的肺炎大流行中,我国科学家开展的病毒宏基因组测序对迅速鉴定病原体做出了巨大贡献。

冠状病毒于 1937 年被发现,其病毒颗粒直径约 80～120 nm,具囊膜(envelope),属套式病毒目(Nidovirales)、冠状病毒科(Coronaviridae)、冠状病毒属(Coronavirus)。冠状病毒基因组为线性单股正链的 RNA,基因组 5′端具有甲基化的帽状结构,3′端具有 poly－(A)尾,基因组全长约 27～32 Kb,基因组相对较大。

1965 年发现了感染人的冠状病毒,约 30% 普通感冒由冠状病毒引起。在 2003 年和 2011 年,冠状病毒感染先后引发了严重急性呼吸综合征(SARS)和中东呼吸综合征(MERS),传染快、临床症状严重、致死率高,引起人们广泛关注。尤其是从其基因组结构推断病毒一定会不断变异,并以新的传播方式再次侵袭人类。2019 年 12 月 31 日确认 COVID－19 是一种新型的、急性的、经呼吸道传播的传染性肺炎之后,我国武汉病毒研究所的石正丽教授课题组即获得 7 例患者的咽拭子或肺泡灌洗液样本,利用冠状病毒通用引物进行 PCR,发现 5 例为阳性,基本确定本轮传染由冠状病毒引起;进一步对其中 1 例的肺泡灌洗液利用病毒保存液稀释后提取总 RNA,进行高通量测序(NGS)和数据的生物信息学分析,获得病毒基因组序列,与以往的冠状病毒序列进行比对,确定了本次传染的病毒是一种新型的、通过血管紧张素转换酶(ACE)2 感染人的冠状病毒,并通过病毒学实验加以验证。与此同时,上海复旦大学公共卫生临床中心/公共卫生学院的张永振教授课题组也获得 1 例肺炎患者的肺泡灌洗液,并采用类似策略进行病毒宏基因组测序分析,得到相同结论。两项研究在 2020 年 1 月 20 日即对外公布,发表于 2020 年 2 月 3 日的《自然》(*Nature*)杂志。这些研究对 COVID－19 的诊断、流行监测和控制、疫苗研发、药物研发等,具有无与伦比的重大意义。

三、宏基因组学在工农业中的应用

微生物学历来在动物学、植物学、海洋生物学等学科以及工农业生产中有巨大的应用价值。目前,对于深海、极地、火山、空间等极端环境中的微生物群落还所知甚少。这些都为宏基因组的应用提供了巨大的空间。例如各种酿造,都是依赖微生物的发酵,菌群的作用无疑是发酵成功与否最关键的因素。又比如生物冶金,又称为微生物浸出技术,是利用微生物自身代谢过程对硫化矿中硫、铁等元素的氧化还原作用,从矿石中选择性地浸出有价金属的过程,具有经济价值巨大和环境友好等特点。但微生物浸出技术应用于冶金是一个极其复杂的过程。参与浸矿的微生物种类繁多,而目前发现的浸矿微生物种类还很少,这些微生物在浸矿过程中的作用以及它们在微生物群落中的变化规律和种群间的协同关系也不清楚。可以想象宏基因组技术会在其中发挥巨大作用。

植物与动物体表面一样,存在着大量正常菌群,包括根际微生物和附生微生物。根际微生物(根圈微生物)生活在根系临近土壤,依赖根系的分泌物、外渗物和脱落细胞而生长。这些细菌多数为革兰氏阴性菌,如假单胞菌属、土壤杆菌属、无色杆菌属、节杆菌属等,一般是对植物发挥有益作用的正常菌群。附生微生物则是生活在植物地上部分表面,借植物外渗或分泌物质为营养的微生物。主要为叶面微生物,鲜叶表面一般含 10^6 个/g 细菌,还有少量酵母菌和霉菌,放线菌很少。通过宏基因组学技术完整地了解植物的正常菌群,无疑对于农业生产具有重大意义。

海洋开发关乎国计民生,海洋微生物是海洋研究的重要方向。由于海洋生物活性产物大都痕量存在,难以化学合成;而产生这些海洋活性物质的海洋微生物难以人工培养。所以将宏基因组技术与海洋生物学进行有机的结合,可以促使人们了解许多海洋微生物的基因组序列及其功能产物,在海洋天然药物研究、海洋极端环境微生物研究、海洋微生物多样性探索中具有十分重要的应用前景。

微生物还在环境保护和污染修复中有巨大的应用潜力。对不同环境场景的微生物群落进行宏基因组分析,可以挖掘环境中特定的污染物降解基因和功能菌株,有助于进行生物修复;还可以获取有价值的功能基因,进行新物质合成;发掘极端环境微生物的新物种,了解其耐受机制,可以帮助极端环境的污染修复。深入挖掘宏基因组数据,结合蛋白质组和代谢物组分析,可以分离出重要的编码基因和基因调控元件组,编成具有某种活性功能或可降解污染物的基因簇,以降解本来不易降解化合物,如环境中的石油烃、有害化合物、重金属等;也可以从环境微生物中分离出新的基因、化合物和生物催化剂。利用获得的基因信息可以构建新的工程菌,用于处理各种复杂污染物,以及在废水处理的各种反应器系统、污染物降解系统,以及微生物对环境和气候的监测等研究中发挥作用。

利用微生物基因组信息开拓天然产物新资源已经展开。例如 Brady 和 Clardy 等人构建了一个含有约七百万个重组子的环境 DNA(eDNA)黏粒(cosmid)文库,筛选出具有抗芽孢杆菌活性的克隆65个，并从其中一个克隆发酵物中分离出一系列具有抗菌活性的长链N2酰基酪氨酸类新化合物。Wang等人首次以链霉菌为宿主构建了土壤样品宏基因组文库，并从中分离得到了外源基因的表达产物Terragigine A2E和Norcardamine。其中，Terragigine类为首次从eDNA重组微生物产物中发现的新类型的化合物。这些产物都具有潜在的应用价值。

在《科学》(*Science*)杂志公布的2021年十大科技进展中，对宏基因组测序的应用做了进一步的拓展——古土壤DNA。宏基因组测序检测的是一个生态环境中的所有遗传物质或DNA。其中不仅包括微生物的，也包括其他物种的遗传信息。最近，科学家们从洞穴的地面土壤中发现古代DNA序列，从洞穴泥土中首次采用宏基因组测序技术获得了人类细胞核DNA序列，并利用这些核DNA序列绘制了人类和动物对几个洞穴的占领情况。其中，在西班牙的Estatuas洞穴，核DNA揭示了80 000～113 000年前生活在那里的人类的遗传特征和性别，并表明在100 000年前结束的冰川期之后，尼安德特人的一个谱系取代了其他几个谱系；在佐治亚州Satsurblia洞穴拥有25 000年历史的土壤中，科学家们发现了此前未知的尼安德特人的女性人类基因组，以及野牛和现已灭绝的狼的遗传痕迹；在墨西哥Chiquihuite洞穴中，将12 000年前的黑熊DNA与现代熊的DNA进行比较，科学家们发现在最后一个冰河时代之后，洞熊的后代向北迁徙至阿拉斯加。这项从古代土壤中提取核DNA和测序的技术仍在改进中，它将为我们解答更多古代物种兴衰的问题。中国科学院古脊椎动物与古人类研究所研究员付巧妹博士也开展了古DNA研究。她领导的团队通过中国南北方人群的古基因组研究，表明中国南北方古人群早在9 500年前就已经分化，并在至少8 300年前出现融合与交流，且一直以来是基本延续的，没有外来人群的“大换血”。研究还提示南岛语系人群起源于中国南方的福建及其毗邻地区。此外，还通过古基因组研究发现距今约1.1万年的中国南方未知现代人群。这些研究，为中华民族的形成演化及中华文明的探根溯源提供了重要的线索和佐证。

复习思考题

1. 什么是宏基因组学?
2. 什么是肠道菌群？其与人体健康有什么关系?
3. 如何理解宏基因组学在医学中的重要意义?

（韩 骅）

第九章 9 常用组学技术

分子组学是研究在一个生物集合中的所有的特定类别分子的组成和相互关系的科学。生物集合,既可以是一个细胞,也可以是在某种特定条件下的一个个体,又或者是一份生物样本;特定分子则可以是核酸、蛋白质或小分子代谢物等。鉴于生物系统的复杂性,要想研究一个生物集合中的所有特定类别分子,就必须具备可以高效地对这些分子同时进行检测和观察的技术。组学中的高通量(high throughput)技术就是指一次可以检测或者观察大量分子样品的技术。这里的“大量”并没有一定的数量界线,但一般是要远高于人力可以进行的检测和观察的数量范围。

最早的高通量技术可能就是流式细胞技术(flow cytometry)。流式细胞技术是一种利用流式细胞仪对单个细胞的分子特征进行定量分析的技术。流式细胞仪的主要组成部分包括光源、液流通路、信号检测传输和数据分析系统。其工作原理是首先采用荧光染料标记细胞样本上的特定分子;标记后的细胞在流式细胞仪上液流的作用下,以单个细胞的形式依次通过检测探头,并同时记录下每个细胞的多项参数,进而进行各种定量分析。高速的液流和精确的记录,使得流式细胞仪可以在短时间内高速分析数十万个甚至更多细胞且多达数十项的参数。现在,流式细胞仪不仅是免疫学、细胞生物学、分子生物学的基本研究工具,而且已经成为临床检验的常规项目。

用于分子组学的高通量技术主要有高通量检测技术和高通量筛选技术。目前,常用的高通量检测技术包括高通量核酸测序技术、高通量蛋白质检测技术和高通量代谢物检测技术。高通量筛选技术是通过自动化手段,对大量样品进行生物活性或药理作用检测,根据待测样品的种类分为非细胞相筛选、细胞相筛选、生物表型筛选。无论是高通量检测还是高通量筛选技术都会产生海量数据,远远超出人工分析计算的能力。所以伴随高通量技术的生物信息学技术也应运而生。

第一节 高通量检测技术

生物大分子主要包括携带遗传信息的核酸，以及遗传信息表达的产物蛋白质；而遗传信息作用的最终产物包括机体内的各种代谢物。所以分子组学的高通量检测技术的检测对象主要是核酸序列、蛋白质以及代谢物。

一、高通量核酸测序技术

核酸包含脱氧核糖核酸（DNA）和核糖核酸（RNA）。核酸作为遗传信息的载体，其储存遗传信息的方式是核酸分子的碱基排列顺序。碱基序列在物种及细胞中世代传递，可表达成为蛋白质的氨基酸序列，完成机体的代谢，因而也是生命体性状的来源。核酸碱基序列的异常改变会造成生命体的性状变化，在一定情况下可以引起疾病或参与疾病的进展。因此，通过对碱基序列的测定可解析物种的遗传信息，探讨基因结构、功能及其相互关系；同时也是临床分子诊断的重要依据。

核酸序列分析技术根据其发展历史可分为第一代、第二代以及第三代测序技术。1977 年 Sanger 和 Gilbert 分别提出双脱氧链终止法和化学降解法，标志着第一代测序技术的诞生。第一代测序技术需要复杂的人工操作，能够解读的序列信息有限，因而达不到高通量的要求。2005—2007 年，基于“边合成边测序”原理和“边连接边测序”原理的第二代并行测序技术诞生，使得测序技术进入到高通量时代，并诞生出大量的应用，但其读长依然有限。2008 年至今，随着物理学、化学、材料学与生命科学的不断发展和融合，以单分子测序和长读长为标志的第三代测序技术应运而生，使得测序技术实现了高通量兼高质量。

（一）第一代测序技术

20 世纪 60 年代，Robert 等利用小片段重叠法，耗时 7 年首次完成对酵母丙氨酰 - tRNA 序列 76 个核苷酸序列的测定。70 年代初，华裔分子生物学家吴瑞提出位置特异性引物延伸策略，并于 1971 年首次成功测定了噬菌体 12 个碱基的黏性末端序列，这是文献记录最早的 DNA 序列分析方法。1973 年，Gilbert 和 Maxam 利用化学降解法测定出 Lac 抑制子结合区 24 个碱基的 DNA 序列。Sanger 紧随其后于 1975 年报道了更为简易的加减测序法，并于 1977 年在此基础上创建了双脱氧链终止测序法。同年，Gilbert 和 Maxam 在原有方法上合创了化学降解测序法。上述两种测序方法的原理虽大相径庭，但是都生成了相互独立的若干组带放射性标记的寡核苷酸混合物，这些混合物有共同的起点，随机终止于一种或多种特定的碱基。通过对各组寡核苷酸混合物进行聚丙烯酰胺凝胶电泳即可从放射自显影片上直接读出 DNA 核苷酸顺序。

1. 化学降解测序法 化学降解测序法，即先对 DNA 片段的 5′或 3′末端进行放射性标记，再采用特异性化学试剂修饰和裂解特定的碱基位点，从而得到一系列有着共同放射起点但长度不一的 DNA 片段混合物。这些以特定碱基结尾的 DNA 片段依据断裂点的位置决定其片段长度及聚丙烯酰胺凝胶电泳的排布，最后经放射自显影技术检测末端标记的分子，自下而上直接识读 DNA 碱基序列。

2. **双脱氧链终止法** 该方法是以待测单链 DNA 为模板，以 dNTPs 为底物，在寡核苷酸引物的引导下依据碱基配对原则，利用 DNA 聚合酶催化 dNTP 的 5′磷酸基团与引物的 3′－OH 末端生成 3′,5′－磷酸二酯键。通过磷酸二酯键的形成，新的互补 DNA 链得以从 5′→3′方向不断延伸。ddNTP(双脱氧核苷三磷酸)作为链终止剂通过 5′三磷酸基团掺入正在延伸的 DNA 链中，由于较 dNTP 在 3′位置缺少一个羟基，而不能与后续的 dNTP 形成 3′,5′－磷酸二酯键，进而终止 DNA 链的延伸。最终产生 4 组分别终止于 3′末端每一个 A、T、C、G 位置上的 DNA 片段混合物。由于对引物进行了事先标记，可以实现 4 个测序反应在同一反应管中进行，所以通过高分辨变性聚丙烯酰胺凝胶电泳和放射自显影技术即可直接读出新合成链的 DNA 碱基序列，进而推断出互补待测 DNA 链的碱基序列。

随着 PCR 技术、荧光标记技术及自动化技术的问世及发展，链终止法测序逐渐发展成为热循环测序或线性扩增测序，即在原有的 Sanger 测序法的基础上使用 Taq DNA 聚合酶，利用热循环仪的高效能自动循环，在单一引物的引导下进行 DNA 双链模板的扩增。此外，荧光素标记替代了原有的 ^{32}P 或 ^{35}S 单一放射性核素标记，荧光信号接收器和计算机信号分析系统替代了放射自显影技术，初步实现了 DNA 测序的自动化。荧光标记分为单色荧光标记和多色荧光标记，其中单色荧光标记要求 4 个测序反应在不同的测序反应管中进行，并且于 4 个不同的泳道中电泳。而多色荧光标记则实现了 4 个不同测序反应在一个泳道中同时电泳，避免了不同泳道间迁移速率的差异，提高了测序的准确性，同时大大减少了加样的工作量。荧光标记引物法使荧光标记和终止反应分别发生在同一段 DNA 的两端，4 个测序反应在 4 个反应管中进行后合并在同一泳道中进行电泳。而荧光标记 ddNTP 法使标记和终止过程合二为一，实现了 4 个测序反应在同一反应管中进行且同时电泳，并且消除了测序过程中聚合酶暂停的假象。荧光信号检测系统和计算机信号分析系统的出现使得同时快速分析多个样本成为可能，大大降低了时间和人力消耗。在这些技术进步的基础上开发的自动测序仪，每天可读取 1 000 个碱基；而毛细管阵列电泳(capillary array electrophoresis, CAE)采用共聚焦荧光扫描装置进行检测，每支毛细管在 1.5 h 内可读取 350 bp，DNA 序列分析速度可达 6 000 bp/h，测序仪的通量也逐渐增大。

(二)第二代测序技术

第一代测序技术的主要缺陷是耗时久、通量低，不能满足深度测序和重复测序等大规模基因组测序的需求，从而促使人们探究新的更高效的测序技术。1996 年 Ronaghi 和 Uhlen 建立了焦磷酸测序，其原理与第一代测序技术最大的不同是边合成边测序，在商品化后成为第二代高通量测序的先行者。此后于 2006 年和 2007 年相继推出 Solexa 高通量测序系统和 SOLiD 高通量测序系统。上述 3 种高通量测序系统的出现标志着新一代测序技术(next generation sequencing,NGS)的诞生,也称为第二代测序技术或高通量测序技术(high - throughput sequencing)。

NGS 通过捕捉新合成的末端标记来确定 DNA 的序列,其最显著的特点是高通量和自动化。不同于第一代测序技术对模板进行体外克隆后进行单独反应,第二代测序技术将模板 DNA 打断成小片段并通过桥式 PCR 或乳液 PCR 对文库进行扩增,同时对几十万到几百万条 DNA 模板进行测序。第二代测序技术的出现使得对一个物种的基因组和转录组深度测序成为可能,保持高准确性的同时大大降低了测序的成本,提高了测序速度。以人类基因组为 3 Gb(gigabases),一台 96 道毛细管测序仪通量为 48 000 bp/run 计算,使用一代测序技术,大概需要测序 62 500 次才能完成人类基因组 1x 的测序。每个测序反应按照 2 小时计算,假设每台测序仪每天测序 10 次,每周工作 7 天,整个过程约需要 17 年,而使用高通量测序技术仅需 1 周即可完成人类基因组测序。

1. 焦磷酸测序 焦磷酸测序是一种由 DNA 聚合酶、ATP 硫酸化酶、萤光素酶和三磷酸腺苷双磷酸酶催化的新型酶联级联化学发光测序技术,通过对 DNA 合成反应中释放的生物光信号完成实时检测。引物和单链模板 DNA 退火后,在 DNA 聚合酶的作用下催化 dNTP 的聚合反应。若 dNTP 与模板配对,DNA 聚合酶将其掺入到引物延伸链中,并释放等摩尔数的焦磷酸(PPi)。在三磷酸腺苷硫酸化酶催化作用下,无机焦磷酸转变为 ATP。在 ATP 存在的情况下萤光素酶催化荧光素氧化产生光信号,并被高灵敏度的 CCD 实时检测。ATP 和未掺入的 dNTP 由三磷酸腺苷双磷酸酶降解,淬灭光信号,并再生反应体系。dNTP 的聚合反应与光信号的释放偶联起来,一一对应,最终通过对荧光信号及其峰值的读取实现待测 DNA 模板准确、快速、实时测序。

基于这一原理的 454 测序系统将焦磷酸测序技术与乳液 PCR 及光纤芯片技术相结合,发展成大规模平行焦磷酸测序技术。该技术读长可超过 400 bp,10 小时运行可获 100 万条序列读长,4 亿 ~6 亿个碱基信息,且准确率达到 99% 以上。该系统在读长上具有明显的优势,使得后续的拼接工作更加高效和准确,是基因组从头测序、转录组分析和基因组结构分析等应用的理想选择。但是由于使用的是焦磷酸测序原理,对瞬时发光进行检测,限制了其更大的通量,并且对同聚物的检测不够准确,同聚物越长,可能产生的误差越大。除此之外,和其他高通量测序平台相比,其测序成本更高。

为了克服这些问题,人们开发出基于半导体芯片(Ion Torrent 芯片)的新一代革命性高通量测序平台。该测序平台在文库制备上基本是 454 测序平台的延续,但测序过程不再检测荧光素或生物素来源的光信号,而是通过检测 dNTP 结合时释放出的 H^+ 来获取序列的碱基信息。Ion Torrent 芯片是布满小孔的高密度半导体芯片,应用了互补型金属氧化半导体(complementary metal - oxide - semiconductor, CMOS)技术。每一个小孔相当于一个反应池，内置 pH 敏感型晶体管。当 dNTP 结合到 DNA 链上时，释放的 H^+ 导致反应体系中的 pH 发生改变，通过晶体管传感器的电流发生相应的改变，传感器将化学信号转变为数字信息即完成一次检测。Ion Torrent 系统检测的优势在于其使用的是未经任何修饰的天然 dNTP，因此更有利于酶促反应的进行，可以产生较长的读长(400 bp)，试剂成本相对于其他测序系统更低，并且该测序系统无须 CCD 扫描、荧光激发等环节，几秒就可以检测合成插入的碱基，大大缩短了运行时间，操作也更为简易，整体上机测序可在 2 ~ 3.5 小时内完成。但是，当连续相同的 dNTP 结合到 DNA 链上时，释放更多的 H^+，传感器对电流的感应可能出现偏差，因此 Ion Torrent 测序系统对连续碱基数量的判断存在偏差。

2. Solexa/Illumina **测序系统**　Solexa 测序系统依然以边合成边测序作为基本设计理念，并使用桥式 PCR 和可逆性末端终止(reversible terminator)作为其核心技术。桥式 PCR 扩增是指当制备好的单链 DNA 文库通过流动池时，与芯片表面的单链引物互补，一端被固定在芯片上，另一端随机和附近的另外一段引物互补，也被固定，形成“桥”。将桥型 ssDNA 扩增为桥型 dsDNA，再将桥型 dsDNA 变性释放出互补单链，锚定到附近的固相表面再形成 ssDNA。经过 30 轮扩增 - 变性循环，最终形成 1 000 拷贝的单克隆 DNA 簇，达到测序反应所需信号强度的模板量。随后扩增子被线性化，进行边合成边测序。在 Sanger 测序法的基础上，Solexa 测序系统采用特异性荧光标记的 4 种不同的 dNTPs，由于这些 dNTPs 的 3′ - OH 末端带有可化学切割的部分，每轮反应只能添加一个 dNTP，其他没有被结合的 dNTPs、DNA 聚合酶及荧光基团被移除，并开始新一轮的反应，这些 dNTPs 称为可逆终止子。根据捕捉的荧光信号并经过特定的计算机软件处理，从而获得待测 DNA 的序列信息(测序原理如图 9 - 1 所示)。Solexa 的读长为 100 ~ 150 bp，但和 454 测序系统相比，后续拼接工作的计算量和难度依然较大。由于 Solexa 技术在合成过程中每次只能添加一个 dNTP，因此很好地解决了同聚物测定的准确性问题。

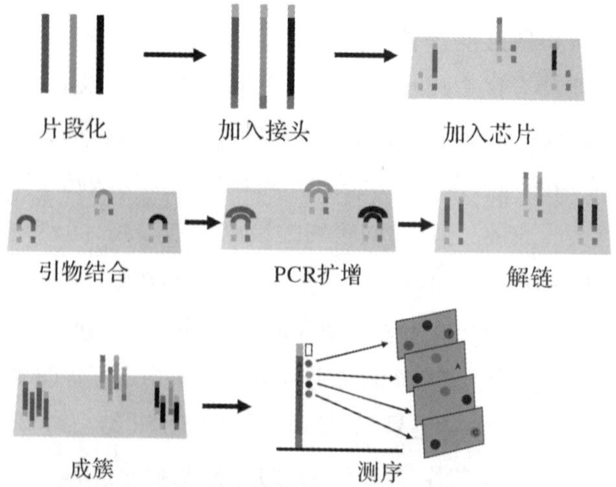

图 9 - 1　桥式 PCR 原理示意图

Illumina 平台在第二代测序市场中占主导地位，其产品也在不断发展。2017 年推出的 NovaSeq 系列运行速度大于现有仪器的 70%，只需 1 小时即可完成全基因组测序，被认为是 Illumina 迄今为止推出的最强大的测序仪，预示着“100 美元”基因组测序时代的到来。

3. SOLiD/Life Technologies **测序系统**　2007 年 ABI 公司推出了 SOLiD 测序平台。就测序通量而言，SOLiD 3 系统是革命性的，单次运行可产生 50 GB 的序列数据，相当于 17 倍人类基因组覆盖度。此后 SOLiD 不断升级，SOLiD 5 平台的测序通量已达到 30 GB/d，成本低于 60 美元/GB，准确率高达 99.99%。

寡聚物连接检测测序（sequencing by oligo ligation detection，SOLiD）基于连接酶法，以四色荧光标记寡核苷酸的连接合成反应取代传统的聚合酶连接反应。该方法原理是：链荧光探针（3′－XXnnnzzz－5′）与一段通用引物（n）相连，按照碱基互补配对原则与单链 DNA（模板链）配对。探针的 5′端分别标记了 CY5、Texas Red、CY3、6－FAM 等 4 种颜色的荧光染料，分别对应数字 3、2、1、0。这个 8 碱基的单链荧光探针是双碱基编码探针，即第 1、2 位碱基（XX）是确定的，3～5 位（nnn）为随机碱基，6～8 位（zzz）为可以和任何碱基配对的特殊碱基。当荧光探针能够与模板链配对而连接时，就会发出代表第 1、2 位碱基的荧光信号。在记录荧光信号后，通过化学方法在第 5 和第 6 位碱基之间进行切割，这样就能移除荧光信号，以便进行下一个位置的连接。因此，每次连接反应都加入 5 个碱基，最后一次连接反应后（一般片段文库是 7 次连接反应，双端测序文库是 5 次连接反应）将新合成的链变性、洗脱。接着用 n－1（在引物 n 的基础上将测序位置向 3′端移动了一个碱基的位置）进行第 2 轮测序，直至第 5 轮测序（单向测序），最终可以完成所有位置的碱基测序，并且每个位置的碱基均被测 2 次。按照第 0、1 位，第 1、2 位……的顺序把对应于模板序列的颜色信息连起来，到由“0、1、2、3……”组成的 SOLiD 原始颜色序列。这就是 SOLiD 独特的两碱基测序法。

SOLiD 系统将目标序列的所有碱基都读取了 2 遍，因此其最大的优势就是高准确率（99.999%）。由于 SOLiD 系统不采用 PCR 反应进行 DNA 合成与测序，因此对于高 GC 含量的样本具有非常大的优势。但是该技术的最大读长只能达到 75 bp，且在荧光解码阶段，容易产生连锁的解码错误。除此之外，SOLiD 技术还受制于其工业生产，最终在巨大的市场压力下不再开发新的仪器而退出第二代测序的舞台。

目前，第二代测序技术在满足通量的同时，由于技术本身的局限性，读取的单一序列长度为 75～100 bp，现阶段高通量测序的技术瓶颈——通量高的读长短，读长长的通量低。通量决定了测序所需的时长和成本，而读长则决定了对获取的 DNA 片段进行拼接还原基因组真实情况的难度，读长越长，其进行拼接还原基因组真实情况的难度就越低。现有的第二代测序技术是通过采集荧光信号进行识别的，因此需要进行扩增建库，这部分与操作人员水平有关，是第二代测序中最容易产生人为干扰的部分。此外，将扩增产物作为测序模板，扩增的过程可能产生错误、信息缺失和序列偏向性，导致原始样本中拷贝数很少的片段在扩增后被湮灭等。虽然研究人员在软件和算法的研发上做了很多努力，但第二代测序数据分析的局限性依然存在。

（三）第三代测序技术

理想的测序方式是对原始的 DNA 模板进行直接、准确的测序且不受读长的限制。早在 20 世纪 80 年代，研究人员已经开始为实现这个目标而努力，最终单分子实时（single molecule real - time，SMRT）测序技术和纳米孔（nanopore）测序技术实现了长读长、单分子测序，再次颠覆了测序领域。第三代测序技术以不经扩增的单分子测序和长读长为标志，一次可读取长达数万碱基的片段，大大降低了拼接难度，更重要的是大大减少了过去无法定位的漏洞。但是目前的第三代测序技术错误率高这一问题仍未找到很好的解决办法，离临床实际应用仍有相当长的距离。

1. SMRT **测序技术**　SMRT 测序技术由 Webb 和 Craighead 提出，Korlach、Turner 和 Pacific Biosciences（PacBio）将其进一步发展，并于 2009 年作为 PacBio 测序平台推出。PacBio SMRT 测序技术使用了一个特制的流动单元，其中包含了成千上万底部透明的皮升孔 - 零模波导（zero - mode waveguide，ZMW）孔，这是 PacBio SMRT 技术的关键点之一，它可以将反应信号从周围游离的 dNTP 的强大荧光背景中区别出来。ZMW 孔外径只有 100 余纳米，还不足检测激光波长的 1/2，激光从底部打上去后不能穿透小孔进入上方溶液区，能量被限制在小孔内，恰好足够覆盖待测部分，使得信号仅来自这个小反应区域，孔外过多游离的 dNTP 依然留在黑暗区，从而实现将背景荧光降到最低。PacBio SMRT 将聚合酶固定在孔底部，DNA 链通过 ZMW 即完成单分子的检测。不同荧光标记的 dNTP 结合在每个孔的单分子模板上时可激发出不同波长的荧光，根据荧光波长与峰值可判断加入的 dNTP 的种类。SMRT 技术的测序速度很快，每秒约 10 个碱基，通量可达 7GB/d。但由于是单分子测序，反应中的每个错误都会被忠实地记录下来，难以分辨，这就形成了此款测序仪最致命的问题——准确性仅为 85%。

2. Nanopore **测序技术**　Nanopore 测序概念于 20 世纪 80 年代首次被提出，它基于物理电学，利用单链 DNA 分子通过纳米孔时对局部电流的改变来完成碱基序列的测定。Bayley 于 2005 年成立 Oxford Nanopore Technologies（ONT）公司，2014 年第一个消费级别的纳米孔测序仪的原型机——MinION 在 ONT 诞生。MinION 一经推出就引起科学界的广泛关注，被认为是最有前景的单分子测序仪。

ONT 单分子测序技术与以往的测序技术皆不同，它不是通过检测光、颜色或 pH 实现碱基序列的读取，而是基于电信号的测序技术。ONT 测序技术以 α - 溶血素来构建生物纳米孔，核酸外切酶依附在孔一侧的外表面，一种合成的环糊精作为传感器共价结合到纳米孔的内表面，这个系统被镶嵌在一个脂质双分子层内。为了提供既符合碱基区分检测又满足外切酶活性的物理条件，脂质双分子层两侧为不同的盐浓度，在合适的电压下，核酸外切酶消化单链 DNA，单个碱基落入孔中，并与孔内的环糊精短暂地相互作用，影响了流过纳米孔原本的电流，A 与 T 的电信号大小很相近，但 T 在环糊精停留的时间是其他核苷酸的 2 ~ 3 倍，所以每个碱基都因可产生特有的电流干扰振幅而被区分开来。特定 DNA 序列通过纳米孔会产生特定的电压改变，成为 k - mer，相比于 1 ~ 4 种可能的信号，ONT 技术拥有 1 000 多种可能的 k - mer，尤其是天然 DNA 序列中存在修饰碱基时。

ONT 测序技术的主要特点是超长读长（目前获得的最长的序列达到 900 Kb）、读取速度快（每秒可以读取 500 bp）、高通量和便携性（ONT MinION 只有 USB 设备大小）。但该技术拥有超过 1 000 种独立的信号，其错误率也较高，此外修饰的碱基会改变原有的 k - mer 设定的电压变化，所以碱基的修饰对 ONT 而言同样是一大挑战。

（四）高通量测序技术的应用——文库构建

测序技术面世至今其应用范围不断扩大，从考古学到犯罪调查，到临床应用如产前诊断、遗传病筛查、肿瘤基因突变检测等，再到基因表达调控研究、宏基因组学研究等。在基因组层面，测序技术的最主要目的是对部分或完整的物种基因组进行测序，包括全基因组测序以及全外显子测序等。在基因调控层面，测序技术可以与染色质免疫共沉淀结合检测蛋白质 - DNA 之间的相互作用（ChIP - Seq），与重亚硫酸盐结合进行 DNA 甲基化检测，通过转录组测序分析细胞内基因表达水平（mRNA、miRNAs、lncRNAs 等）。以上的种种应用均是测序技术的拓展，其主要区别在于测序前的文库构建具有较大差异。由于目前主流的测序技术为第二代测序，即高通量测序技术，因此后续介绍的主要是第二代测序平台的文库构建原理及步骤。

根据测序的样本类型不同，构建的测序文库可分为 DNA 类文库及 RNA 类文库。其中 DNA 类文库根据研究目的不同又可分为 DNA 类文库、de novo 文库、外显子文库等；RNA 类文库可分为转录组文库、小 RNA 文库等。以上文库在文库片段大小、接头设计、扩增过程、捕获途径及探针类型等方面各不相同，其文库构建基本原理如下。

1. **DNA 类文库构建** 目前高通量测序技术可检测的 DNA 样本主要来源于组织、细胞、各类微生物的基因组 DNA，或各类体液的小片段 DNA（如血浆中循环游离的肿瘤 DNA 等）。虽然这些 DNA 样本看似类型不同，但在进行高通量测序 DNA 文库制备时，其制备步骤基本相似：首先是对样本 DNA 进行提取，再将其片段化（小片段 DNA 样本的文库构建无需片段化），通过凝胶电泳或磁珠选择合适大小的片段，随后对 DNA 进行末端修复、5′端磷酸化，在其 3′端加适当的接头，扩增并定量形成最终的文库。

（1）*DNA 提取方法* DNA 提取目前可用的方法主要为有机溶剂提取法、离心柱提取法以及磁珠吸附提取法等三种。①有机溶剂提取法，即酚/氯仿提取法，其主要利用 DNA 易溶于水而不溶于有机溶剂，而蛋白质在有机溶剂存在时可变性沉淀的原理，根据核酸和蛋白质对酚和氯仿变性作用的反应性不同分离核酸与蛋白质后，在高盐条件下利用乙醇沉淀以收集 DNA。②离心柱法，主要利用了 DNA 分子固相结合的原理，将 DNA 吸附于离心柱的吸附膜（如玻璃纤维素膜）上，同时离心去除蛋白质及 RNA 等其他分子。③磁珠吸附法，利用生物磁珠（细小粒径的超顺磁微球）表面交联的丰富的活性基团，可以与各类生化物质偶联，并在外加磁场的作用下实现分离。

（2）DNA 片段化方法　在对样本进行 DNA 提取后，需对提取的 DNA 样本进行片段化以符合各测序平台的读长。目前 DNA 片段化主要通过物理方法（如超声打断、雾化等）以及酶消化法（即非特异性核酸内切酶消化法）等。①超声打断法，主要是利用几何聚焦声波能量，通过 >400 kHz 的球面固态超声传感器将波长为 1 mm 的声波能量聚焦在样品上，在等温条件下核酸样本可被断裂成小片段分子并保证完整性。②非特异性核酸内切酶消化法，也是 DNA 片段化的常用方法，该方法利用非特异性核酸内切酶对双链 DNA 进行随机切割，进而产生 100～800 bp 的双链 DNA 片段。

（3）DNA 片段大小的选择　片段化后的 DNA 样本可通过凝胶电泳或磁珠吸附以筛选合适大小的 DNA 片段进行下一步文库制备。当样本浓度足够且质量尚可时，实验室可使用 Agencourt AMPure XP 磁珠进行片段大小选择。但当样本质量不高时，如福尔马林固定石蜡包埋样本应选择凝胶电泳进行片段回收，如 E－Gel SizeSelect 凝胶或 Pippin Prep 试剂盒。

（4）文库构建　回收纯化后的 DNA 片段应进行末端修复及 5′端磷酸化，并随后在其 3′端加上适当的接头，以利于后期连接反应。末端修复常通过 T4 DNA 聚合酶及 Klenow 酶实现，也可用 Taq DNA 聚合酶直接替代 Klenow 酶。加接头的目的是将待测的目的片段锚定在测序芯片/半导体磁珠上。同时，接头旁的附加引物可大批量扩增足量的测序片段模板，从而提高检出率。根据检测平台及测序原理不同，接头序列中的引物序列及条形码序列也各不相同。目前，添加接头序列的方式有两种：一种为 TA 克隆式连接；另一种为 PCR 方式连接。两种方式均具有相对良好的连接效率，在不同文库构建方式下有不同的应用。

2. **RNA 类文库构建**　DNA 是生物遗传信息的主要载体，但若需要将遗传信息向表型转化，作为中间桥梁的 RNA 有着不可或缺的重要地位。与 DNA 分子相比，RNA 的分子质量相对较小且种类繁多。除了 mRNA、tRNA 以及 rRNA 这三种参与蛋白质合成的 RNA 外，miRNA、lncRNA 等非编码 RNA 也在遗传信息的表达和调控过程中发挥着重要的作用。与 DNA 测序直接提取样本进行文库构建不同，在决定如何制备 RNA 类文库前，首先需要考虑测序实验的主要目的，并根据实验研究对象的不同选择不同类型的 RNA 样本及文库构建方式。如果研究目的是整个转录本，则需提取完整且纯净的总 RNA；如果研究目的仅是 mRNA 转录本，则提取时需去除 rRNA 干扰，文库构建时只需要筛选富集带有 poly－A 尾的 RNA；如果研究目的是 miRNA、snoRNA 等小分子 RNA，则需要在文库构建前通过片段选择以富集小分子 RNA。此外根据研究目的不同，还有诸如

RIP-seq 等不同应用,具体文库构建的方式需要针对不同的应用场景进行优化,总体上 RNA 类文库构建分为 RNA 提取、干扰 RNA 去除、文库构建三个步骤。

(1)RNA 提取 目前总 RNA 提取的方法有 Trizol 提取法,离心柱提取法以及磁珠吸附提取法等三种。①Trizol 提取法,主要利用了 Trizol 试剂含有苯酚、异硫氰酸胍等物质,能迅速破碎细胞并抑制细胞释放的核酸酶的特点,在异丙醇的作用下可完整沉淀样本中总 RNA 分子。②离心柱提取法,采用一系列裂解液裂解组织或细胞,同时抑制核酸酶,硅胶膜特异性吸附 RNA 后多次漂洗去除 DNA、蛋白质及其他杂质,最后经低盐溶液洗脱 RNA。③磁珠吸附提取法,利用硅基磁珠对核酸的亲和吸附能力,在高盐环境和外加磁场的作用下对 RNA 进行分离。

(2)干扰 RNA 去除 以 mRNA 转录本测序为例,由于直接对样本总 RNA 进行测序将产生许多无用的 rRNA 冗余信息,因此在提取到合适标准的总 RNA 后,需对占提取总 RNA 80% ~90% 比例的 rRNA 进行干扰去除。目前去除 rRNA 干扰的方式有两大类,包括 poly(A)纯化法和 rRNA 直接去除法。①Poly(A)纯化法的原理是基于大部分真核生物中的 mRNA 及长链非编码 RNA 均带有 poly(A)尾结构。该方法可通过使用带有 oligo(dT)的磁珠直接进行靶向杂交富集,也可通过使用 oligo(dT)引物进行反转录以扩增捕获带有 poly(A)尾的 RNA。②rRNA 直接去除法主要是针对不含有 poly(A)尾的转录本、存在部分降解的总 RNA 样本以及原核生物样本,去除总 RNA 中的 rRNA 则需利用 rRNA 直接去除法。目前 rRNA 直接去除法可以使用 rRNA 特异探针杂交消减法、依赖于双链特异核酸酶的 cDNA 均一化法、选择性引物扩增法等。

(3)文库构建 在 RNA-seq 中,完成 rRNA 清除后,主要采用 mRNA 进行打断再反转录处理的文库构建方法。目前 mRNA 进行片段化处理的方法有碱处理法、二价阳离子溶液处理法(Mg^{2+}、Zn^{2+})及酶(RNase Ⅲ)处理法。其中,前两种处理法应在较高的温度(如 70℃)下进行,以减少 RNA 结构的改变。

在完成 cDNA 反转录过程后,后续的末端修复、5′端磷酸化,以及加接头、扩增并定量最终文库的处理均与 DNA 类文库构建过程类似。在完成文库定量及标准化处理后,RNA 文库即构建完成。

3. 文库制备的质量评价及影响因素 高通量测序文库制备的目标是在 DNA 或 cDNA 片段上连接特定的接头,使其能够在各种高通量测序平台上测序。文库制备的流程看似简单,但其中存在诸多因素,而文库的质量和数量对最终测序结果具有重要影响。以 Illumina 测序为例,当上机前文库浓度偏低时,扩增所形成的 DNA 样本簇将减少,测序数据量将减少,可能导致测序失败;而当上机前文库浓度过高时,文库样本流经 Flowcell 时将产生过多的结合,从而导致簇生成过密,最终在一级生物信号分析时无法区分各簇的荧光信号,从而造成测序失败。因此,在上机测序前,对文库进行质量控制检测以评估文库质量与数量是一项关键步骤。

(1)文库片段大小　文库片段大小可通过琼脂糖凝胶电泳或微流控芯片技术进行检测。其中琼脂糖凝胶电泳能够获得文库的片段大小范围,但不能确定文库片段大小的精确分布。该方法灵敏度低,且无法检测含量较低的小片段和大片段,检测烦琐费时,效率低下。而微流控芯片技术,如 Agilent 2100 和 Caliper 芯片生物分析仪,可通过收集荧光信号对文库片段大小进行更精确的测定。因此,在进行初次片段大小选择时可使用琼脂糖凝胶电泳,而在上机前文库测定时则需使用灵敏准确的微流控芯片。

(2)文库 DNA 或 RNA 浓度　文库浓度检测主要依赖于 Qubit 荧光计、实时定量 PCR 及生物分析仪等检测手段。Qubit 是新一代核酸和蛋白定量仪,采用 Molecular Probes 荧光染料检测特定目标分子的浓度。其能够对 DNA 和 RNA 进行准确定量,一般应用于文库峰分布较为广泛的情况。实时定量 PCR 技术,可通过绘制标准曲线法对未知模板量进行定量分析。生物分析仪可在毛细管电泳时收集荧光信号以对文库每一个核酸片段进行精确测定,因此该方法适用于文库峰较为尖锐的情况。

(3)文库的转化率和复杂度　文库转化率为测得产量与理论最高产量之间的比值,即有多少起始样本被最终转化为两端有接头的片段。转化率很大程度上受到连接效率的影响,因此为了保证良好的转化率,需要对文库制备过程中的酶及缓冲液进行优化。不仅如此,在计算过程中,还需要考虑 PCR 的扩增效率及纯化过程中产生的损失。

保证良好的连接效率不仅可提高转化率,还可以尽可能地提高文库复杂度。在文库制备过程中,若转化率高,偏向性少,则能从样品中捕获更多的特异分子,即文库复杂度高。复杂度高的文库数据集中的重复读取更少,可以带来更多有意义的信息。而重复的读取不能带来有意义的信息,甚至可能导致变异频率的改变。同时,低复杂性的文库在信号读取时往往产生簇信号混杂,易产生低质量的测序数据。因此,在数据分析时保证一定的文库复杂度尤为重要。

二、基因芯片技术

基因芯片(gene chip)技术是由分子生物学、物理学、化学和计算机科学等多学科交叉融合诞生的核酸分子检测技术。其原理是将大量已知序列的探针分子阵列固定于微小支持物的表面,与荧光标记的核酸样本进行杂交反应,再用荧光信号扫描仪定量检测与探针发生特异性结合的样本核酸片段,获得样本中相应核酸的定量信息。基因芯片上固定的探针主要包括 cDNA、寡核苷酸两种类型,这些探针固化于芯片上形成基因探针的微集阵列,因此,基因芯片又被称为微阵列(microarray)。由于基因芯片的高通量特点,所以常用于基因组学研究,如基因表达谱研究、基因突变检测、多态性分析、基因组作图和功能基因组研究等。但这一技术也被拓展到蛋白质芯片、组织芯片(tissue microarray 或 tissue array)、芯片实验室(Lab – on – A – Chip)等领域。

(一)基因芯片技术的基本流程

采用基因芯片检测核酸的过程主要包括芯片制作、样品准备、分子杂交、检测分析等步骤。

1. 基因芯片的制作 用于DNA芯片制作的固相支持物有实性材料(硅芯片、玻片和工程瓷片等)和膜性材料(聚丙烯膜、尼龙膜、硝酸纤维素膜等)两类。基因芯片的制作方式有两种。一是核酸的原位合成;二是将事先制备好的基因探针有序地固化于支持物表面。通过采用显微光蚀刻(照相平版印刷)、压电打印、分子印章等技术,在芯片的特定区域原位合成寡核苷酸而制成的芯片称为原位合成芯片,代表性的芯片包括Affymetrix公司的GeneChip产品系列等。另一种更常见的制备方式是在芯片以外,采用常规分子生物学技术如基因克隆与PCR扩增、人工合成寡核苷酸等,预先制备cDNA或合成寡核苷酸探针,然后通过精密的自动化机械打印系统,将探针点样或打印到包被的固相支持物(或称载体)上的一个较小的区域,然后再固定在支持物上。

2. 样品的准备 样品的准备过程包括采用常规方法从组织细胞中分离纯化核酸样品,再对待测样品中的靶DNA进行特异性扩增,并在扩增过程中进行标记。目前样品的标记主要采用荧光标记法,也可用生物素、放射性核素等标记,样品的标记在其PCR扩增、反转录等过程中进行。反应中DNA聚合酶、反转录酶等可选择荧光标记的dNTP作为底物,在拷贝延伸的过程中,将其掺入到新合成的DNA片段中。此外,PCR过程中还可应用末端荧光标记的引物,使新形成的DNA链末端带上荧光。常用的荧光分子包括Cy3、Cy5、荧光素FITC或生物素等,其中生物素可用链霉亲和素偶联的荧光素或丽丝胺、藻红蛋白等引导进一步检测。常用的标记方法包括反转录标记法、随机引物延伸法、PCR线性扩增法等。

3. 杂交反应 芯片的杂交过程与常规的分子杂交过程基本相似,先预杂交,再加入含有靶基因的杂交液杂交3~24 h或以上,然后洗脱、干燥,以待检测。基因表达谱芯片杂交时,需要较长的时间(往往要求杂交过夜),需要高盐浓度、高的样品浓度、较低的杂交温度,但严谨性要求较低,这有利于提高检测的特异性、保证较高的灵敏度并可检测出低拷贝的基因。杂交后的芯片要经过严谨条件下的洗涤,洗去未杂交的一切残留物。杂交和洗脱的条件都必须通过实验进行优化以保证特异性。

4. 扫描与分析 芯片杂交及清洗后,带有荧光标记的靶DNA与其互补的DNA探针形成杂交复合物,在激光激发下,荧光分子发射荧光。运用基因芯片扫描仪对荧光信号进行检测、分析,得到芯片杂交图像的同时,探针的荧光信号强度也用具体数值反映出来。在得到原始数据后,必须对微阵列上探针的荧光强度进行标准化处理、分析才能鉴定出差异表达的基因。标准化就是校正荧光标记物的标记效率和检测效率之间的差异。这些差异可导致Cy5和Cy3平均比值的波动,因此在分析前就必须对荧光强度进行校正。进一步可根据标准化后的探针的荧光信号强度,来筛选差异表达的基因。由于在杂交过程中标记了 Cy3 和 Cy5 的样品与探针发生竞争性杂交,探针同时结合了两个样品中碱基序列互补的核酸片段,因此芯片上每一个探针都同时显示出 Cy3 和 Cy5 的两种荧光信号,可以根据其 Cy3 和 Cy5 的比值(Ratio 值)来鉴定差异表达基因:Cy3 与 Cy5 的比值(Cy3/Cy5)在 0.5 ~2.0 范围内的基因不存在显著的表达差异,而比值大于 2 或小于 0.5,则认为该基因的表达出现显著改变(即为差异表达基因)。

目前,准确获取芯片正确的荧光信息一直是基因芯片技术的核心。基因芯片技术高通量的特点,意味着相对较高的误差。限制基因芯片技术发展的问题主要集中在芯片探针的制作,特别是高密度探针阵列的加工合成,现有方法产率不高,聚合效果尚待提高,导致应用受限。杂交反应过程中的误差也会大大影响芯片的使用,例如杂交发生在“固 - 液”交界面使互补配对反应并不彻底,荧光信号的检测和分析灵敏度低、干扰多、信息杂,需要进一步分析处理。

(二)基因芯片技术的其他应用

基因芯片技术可以对大量的生物样品平行、快速、敏感、高通量地进行基因分析,不仅可用于基因表达谱分析,而且在 DNA 序列测定、基因表达分析、基因组研究、基因诊断、药物研究与开发,以及工农业、食品与环境检测等领域也得到越来越广泛的应用。

1. DNA 序列分析 基因芯片技术通过大量固化的寡核苷酸探针与生物样品的靶序列进行分子杂交,根据产生的杂交图谱排列出靶 DNA 的序列,这种测序方法称为杂交测序(sequencing by hybridization)。对未知序列的分析,则可采用有一定长度的寡核苷酸序列的集合。

2. 基因突变检测 人类基因组中常见的基因突变包括点突变、插入突变、缺失突变等形式,采用寡核苷酸芯片可对这些突变类型进行检测。基因芯片可用于基因组基因突变的检测,亦可用于突变基因组表达谱的分析。

3. 基因诊断 利用基因芯片技术,不仅可以在 DNA 水平上寻找和检测与疾病相关的内源基因及外源基因,而且可以在 RNA 水平上检测致病基因的表达异常,因而在遗传病、感染性疾病、肿瘤等疾病的基因诊断中得到广泛应用。目前基因芯片常用于病原体的检测或诊断,应用时针对病原体的保守基因序列、特异序列或与疾病相关的特异基因来设计探针(合成寡核苷酸或进行 PCR 扩增)或采用基因组 DNA 探针。

4. 药物研发 基因芯片技术在药物研究与开发中可应用于药物筛选、新药发现、合理用药、中草药鉴定和真假药辨别等方面。药物筛选是新药开发的途径之一。它以疾病机理为基础,选择特定生物分子作为靶标进行高通量筛选。其中的关键是选择合适的靶标和提高筛选效率。利用基因芯片技术可比较正常组织细胞与病变组织细胞中大量相关基因表达的变化,从而发现一组疾病相关基因作为药物筛选靶标,进而可直接筛选特定的基因文库以寻找药物作用的靶点。药物筛选要求平行、快速、高通量,基因芯片在这方面无疑具有优越性。

三、高通量蛋白质检测技术

蛋白质组的复杂性，决定了蛋白质组研究技术必须具备高分辨率的分离能力、高通量的序列测定能力、对低丰度蛋白质的识别能力，以及与之配套的大规模数据解析能力等。以双向凝胶电泳、高效液相色谱、生物质谱和生物信息学等为主的核心技术的创新和发展，成为蛋白质组研究飞速发展的决定性因素。蛋白质分离技术和质谱鉴定技术是蛋白质组研究的两大支撑技术。目前蛋白质组研究按分离模式的不同主要有两种技术路线，一是传统的基于凝胶电泳的蛋白质分离技术结合生物质谱鉴定的技术路线，如 2 - DE 结合 MALDI - TOF - MS；另一种是多维液相色谱与生物质谱相结合的技术路线，其特点是结合多种互补的蛋白质或肽段分离手段，首选不同的色谱技术，实现蛋白质或多肽的高效分离，并与串联质谱技术结合，实现多肽序列的高准确鉴定。下面对双向凝胶电泳及生物质谱鉴定技术做一介绍。

（一）双向凝胶电泳

双向凝胶电泳是根据蛋白质的等电点和分子量这两个一级属性，采用等电聚焦电泳（IEF）和变性聚丙烯酰胺凝胶电泳（SDS - PAGE）将蛋白质混合物在电荷和分子量两个水平上进行分离。传统等电聚焦电泳技术和 SDS - PAGE 在最好状态下可在各自方向上分辨 100 个不同的蛋白质，因此，理论上双向凝胶电泳的分辨能力可达到 10 000 个蛋白质点。目前在 30 cm × 40 cm 的凝胶上已可达到这一分离能力，而普通胶（20 cm × 20 cm）可分辨约 3 000 个点（基本的实验流程见第六章“人类蛋白质组学”）。

（二）基于辅助激光解析电离飞行时间质谱鉴定蛋白质

质谱（mass spectrometry）分析法是通过测定样品离子的质荷比（m/z）来进行成分和结构分析的方法。基质辅助激光解吸附电离（matrix - assisted laser desorption ionization，MALDI）技术和电喷雾电离（electrospray ionization，ESI）技术，可以使核酸或蛋白质、多肽等生物大分子产生带单电荷或多电荷的分子离子，从而能够测定其分子量，并且通过串联质谱分析还可以得到生物大分子的结构信息。具有高灵敏度和高质量检测范围的生物质谱技术使生物大分子的微量分析成为可能，因此质谱技术真正进入了生命科学领域，成为蛋白质组研究的核心技术之一。

1. 基质辅助激光解吸电离飞行时间质谱 基质辅助激光解吸电离（MALDI）作为一种离子源，通常用飞行时间（time of flight，TOF）作为质量分析器，所构成的仪器称为基质辅助激光解吸电离飞行时间质谱（MALDI - TOF - MS）。MALDI 的基本原理是将样品与小分子基质（肉桂酸、芥子酸及其衍生物）混合共结晶，当用不同波长的激光（通常为 337 nm）照射晶体时，基质分子与样品分子同时从靶上解离。而基质分子所吸收能量转移至样品分子，形成带电离子并进入质谱进行分析。样品产生的离子在加速电场的作用下获得相同的动能，经过一个真空无电场飞行管道，较轻的离子速度快，较早到达检测器，较重的离子较晚到达检测器，飞行时间与$(m/z)^{1/2}$成正比。MALDI 产生的离子多为单电荷离子，质谱图中的谱峰与样品各组分的质量数有一一对应关系，因此，MALDI - TOF - MS 最适合分析蛋白质水解后的肽混合物。

2. **肽质量指纹谱鉴定技术** 肽质量指纹谱(peptide mass fingerprinting, PMF)是目前蛋白质组研究中较为常用的鉴定蛋白质的方法。由于每种蛋白质的氨基酸序列(一级结构)不同，蛋白质被位点特异性蛋白酶水解后，产生的肽片段序列也各不相同，其肽混合物质量数亦具特征性，所以称为肽指纹谱，可用于蛋白质的鉴定。用实验测得的蛋白质酶解肽段质量数在蛋白质数据库中检索，寻找具有相似肽指纹谱的蛋白质，从而鉴定蛋白质。

3. **基质辅助激光解吸电离飞行时间串联质谱技术** MALDI - TOF - MS 鉴定蛋白质时，通常需要匹配 4 个甚至更多的肽段才能实现蛋白质的有效鉴定。但是，如果被鉴定的凝胶点内含有多个蛋白质，或者该凝胶点的丰度低，所产生的有效质谱信号较少时，仅靠肽段的质量数信息，无法实现胶内蛋白质的有效鉴定。依赖于新型串联型 MALDI - TOF - TOF 质谱仪，则可以实现肽段的序列测定。该类质谱仪在离子飞行路径中添加了一个碰撞池，从而可以选择母离子，利用高能量将肽段裂解成为碎片离子。根据碎片离子谱图，可以实现目标蛋白质高可靠性鉴定。

四、高通量代谢物检测技术

物质代谢是细胞生命活动的基础。细胞的能量摄取以葡萄糖、脂类和氨基酸等为主，每种营养物质都有其特定的代谢通路，但彼此间又相互联系、相互转化。在这些代谢通路中，存在着控制代谢速度和代谢方向的关键代谢调控酶，决定着代谢产物的产生、代谢途径物流的方向和细胞的代谢模式。葡萄糖、脂类和氨基酸等营养物质分别具有各自相对独立的细胞内代谢途径，经历多步骤、多环节的可控反应完成其代谢过程。细胞内关键酶的含量或活性是决定代谢方向的关键调控环节，可以反映出细胞的代谢状态和特征。对于酶的含量可以通过常规的 RNA 和蛋白质水平检测，分析关键酶的含量。而利用特定的酶促反应，可以分析酶的活性。同时，某些代谢中间产物可以在不同代谢通路间相互转换，其含量分析可反映出细胞的代谢流方向。

代谢物组学的研究流程包括样品采集、样品预处理、样品分离、组分鉴定、组学数据的采集和分析，以及疾病关联性分析等环节(图 9 - 2)。研究平台包括样品分析技术平台(实验操作部分)和数据分析平台。常用的样品分析技术包括质谱技术(如 GC/MS、LC/MS)和核磁共振(NMR)；数据分析平台主要依靠各种分析仪器建立的数据提取、峰对齐和去噪技术、代谢化合物谱库和生物信息学统计方法。

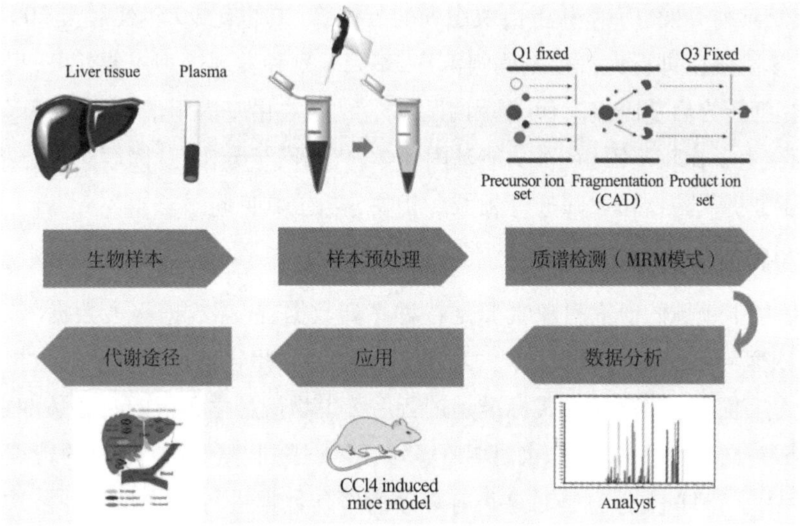

图9－2 代谢物组学研究流程

第二节 生物信息学

高通量技术无疑会产生大量的数据。对这些数据进行特征分析，从中发现各种分子的演变规律，是一个巨大的、靠人力无法胜任的运算任务。因此，随着计算机科学、网络技术等前沿科学技术的不断发展，诞生出专门分析各种生物数据的学科和技术，即生物信息学。

一、生物信息学基本概念

从细胞水平进入分子水平以来，生命科学在分子水平上进行了广泛而深入的研究，生物化学、分子生物学、免疫学以及遗传学领域涌现出大量的数据资料。面对各种各样的生物学原始实验数据，如何对其进行分析以揭示其蕴含的生物学意义，成为生命科学领域的一大挑战。随着计算机技术、网络通信技术的飞速发展，计算机技术不断地被运用到分子生物学等学科的研究中，于是产生了一门新兴的学科——生物信息学（bioinformatics）。生物信息学是一门以生物学、计算机科学、数学为主的多学科交叉的新兴学科，主要以计算机科学和数学为研究手段对生命科学领域研究获得的大量实验数据进行获取、加工、存储、检索、比较和分析，从而达到更好地解释数据的目的。生物信息学的出现极大地推动了分子生物学的发展，在生物学、医学领域都有着十分广泛的应用。受篇幅限制，本节主要阐述以高通量测序数据为例的生物信息学的基本概念。

（一）生物信息学的发展历程

生物信息学的发展大致经历了前基因组时代、基因组时代和后基因组时代。20世纪90年代之前为前基因组时代，该阶段主要是各种序列比对算法的建立、生物数据库的建立、检索工具的开发、DNA 和蛋白质序列的分析等;20 世纪 90 年代后至 2001 年,为基因组时代,该阶段以进行大规模基因组测序、基因识别和发现等为主要任务;目前的生物信息学研究已转为后基因组时代,基因组学研究的重心由基因组的结构向基因组的功能转移,从而产生了比较基因组学、功能基因组学、代谢网络分析、基因表达谱分析、蛋白质结构与功能分析及药物靶点筛选等领域。相关分析工具见附录。

(二)生物信息学数据存储格式

生物信息学领域的研究对象主要是各种序列数据、注释数据等大数据,各种生物医学大数据必然涉及各种数据的存储。为方便数据分析,生物信息学涉及的数据有其特定的存储格式标准。这些存储格式标准是进行后续生物信息学分析的必备条件之一。

1. FASTA 文件　序列数据(如 DNA 序列、RNA 序列、氨基酸序列)的特点是有一定的顺序关系。FASTA 文件就是对这类有顺序的序列数据进行存储的一种格式。在这种格式中,碱基或氨基酸用单个字母表示,且允许在序列前添加序列名及注释。常用的基因组序列、转录本序列、蛋白质序列等文件都是用 FASTA 格式存储的,其后缀有 fasta,. fa 或. fa. gz(gz 压缩)。

FASTA 格式主要由两部分构成(图 9－3):序列注释信息和具体的序列信息。序列注释信息占一行,开始于一个标识符:“ >”,然后是一些描述信息,注明序列的名称和其描述信息。为了保证后续分析软件能够区分每条序列,单个序列的标识必须具有唯一性。紧接着下一行是具体的序列信息,只允许使用既定的核苷酸或氨基酸编码符号。序列信息是有顺序的,从第一个字符开始编号 1,随后按照顺序进行排列,直到将所有序列信息列完。核苷酸符号通常大小写均可,而氨基酸用大写字母。对于核酸序列,除了 A、C、G、T、U 分别代表各种核酸之外,R 代表 G 或 A(嘌呤);Y 代表 T 或 C(嘧啶);K 代表 G 或 T(带酮基);M 代表 A 或 C(带氨基);S 代表 G 或 C(强);W 代表 A 或 T(弱);N 代表 A、G、C、T 中的任意一种。对于氨基酸序列,除了 20 种常见氨基酸的标准单字符标识外,B 代表 Asp 或 Asn;U 代表硒代半胱氨酸;Z 代表 Glu 或 Gln;X 代表任意氨基酸。

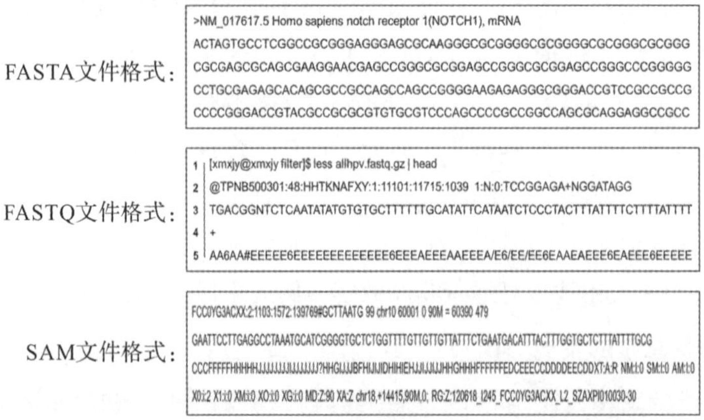

图 9－3　FASTA 文件格式、FASTQ 文件格式和 SAM 文件格式对比

2. FASTQ **文件** FASTQ 是基于文本，保存生物序列（通常是核酸序列）和其测序质量信息的标准格式（图 9－3）。其序列及质量信息都是使用一个 ASCⅡ字符标示，最初由 Sanger 开发，目的是将 FASTA 序列与质量数据放到一起，目前已成为高通量测序结果的标准存储格式。FASTQ 文件大小依照测序数据量的不同而有很大差异，范围可从几 MB 到上百 GB。文件后缀通常都是. fastq，. fq 或. fq. gz（gz 压缩）。

FASTQ 文件中每个序列通常有 4 行：第一行是序列标识及相关描述信息，以@ 开头，是这一条 read 的名字，是根据测序时的信息转换过来的，它是每一条 read 的唯一标识符，同一个 FASTQ 文件中不会重复出现，甚至不同的 FASTQ 文件中也不会重复；第二行是测序 read 的序列信息，由 A、C、G、T、N 这 5 种字母构成，N 代表测序时无法被识别出来的碱基；第三行以"＋"开头，后面的信息同第一行或什么也不加；第四行是 read 的质量信息，与第二行的序列相对应，每一个碱基都有一个质量评分，用 ASCⅡ码表示（图 9－4）。

碱基质量值（phred quality score，用 Q 表示），即碱基错误率 P 的对数值，描述的是每个测序碱基的可靠程度。例如，如果该碱基的正确率是 99%，则质量值就是 20（简称 Q20）；如果是 99.9%，则质量值是 30（简称 Q30）。根据碱基质量值可以判断该碱基被识别错误的可能性。

Q值	ASCII码	符号	P值	Q值	ASCII码	符号	P值
0	33	!	1.00000	22	55	7	0.00631
1	34	"	0.79433	23	56	8	0.00501
2	35	#	0.63096	24	57	9	0.00398
3	36	$	0.50119	25	58	:	0.00316
4	37	%	0.39811	26	59	;	0.00251
5	38	&	0.31623	27	60	<	0.00200
6	39	'	0.25119	28	61	=	0.00158
7	40	(	0.19953	29	62	>	0.00126
8	41	)	0.15849	30	63	?	0.00100
9	42	*	0.12589	31	64	@	0.00079
10	43	+	0.10000	32	65	A	0.00063
11	44	,	0.07943	33	66	B	0.00050
12	45	-	0.06310	34	67	C	0.00040
13	46	.	0.05012	35	68	D	0.00032
14	47	/	0.03981	36	69	E	0.00025
15	48	0	0.03162	37	70	F	0.00020
16	49	1	0.02512	38	71	G	0.00016
17	50	2	0.01995	39	72	H	0.00013
18	51	3	0.01585	40	73	I	0.00010
19	52	4	0.01259	41	74	J	0.00008
20	53	5	0.01000	42	75	K	0.00006
21	54	6	0.00794				

图 9－4 ASCⅡ码表格

3. BAM&SAM **文件** 当测序得到的 FASTQ 文件比对到基因组之后，我们通常会得到一个以 SAM 或 BAM 为扩展名的文件。SAM 全称是 sequence alignment/map format，BAM 是 SAM 的二进制文件，BAM 存储空间更小（约为原来的 1/6）。SAM 是一种序列比对存储格式，由 Sanger 制定，是以制表符为分隔符的文本格式，主要用于表示测序序列比对到基因组上的结果。由于 SAM 格式可记录最全面的序列比对信息，且后续开发了各种简易的 SAM 格式处理软件，现在基本上所有的短序列比对数据都是用 SAM 格式存储，目前已成为默认标准。

SAM 由头文件（header）和比对结果（record）两部分组成。头文件由数行以@起始的注释构成，用不同的 tag 表示不同的信息，主要有：@SQ，比对的参考序列信息；@RG，序列分组的信息，一般设置为测序的 lane ID；@PG，比对程序使用的参数；@SM，样本 ID 信息。SAM 文件比对结果见前文图 9－3。

该比对结果记录了以下内容：序列的读段（read）的名称；SAM 标记（flag）；read 比对到的染色体；read 在参考序列的 5′端起始位置；MAPQ（mapping quality）描述比对的质量，数字越大，特异性越高；CIGAR（compact idiosyncratic gapped alignment report）表示 read 比对的具体情况，记录插入、缺失及错配等比对信息；配对 mate 序列比对到的染色体号；配对 mate 序列所在染色体上的位置；DNA 模板的长度；read 序列信息；read 碱基质量信息；比对程序的标记信息等。

（三）生物信息学分析平台搭建

随着以高通量测序技术为代表的生物组学技术的发展，生物科学研究产生的数据规模越来越大。新的技术及其产生的大规模数据使得生命科学研究中生物信息学分析的重要性越来越高。生物信息学分析平台是数据分析工作的基础，它应能满足对海量数据进行存储、分析所需要的硬件及专业软件要求。一般而言，生物信息学分析平台至少有一台服务器或计算机集群，并在上面部署必需的生物信息学分析软件，搭建相应的分析流程和相关数据库，以满足生物信息学分析在计算方面的硬件和软件要求。

1. **计算机硬件的选择** 由于生物组学的数据量非常庞大，对于大多数的计算工作，个人计算机已无法完成，这就需要具备高性能处理速度的计算机服务器来完成。硬件系统可根据不同的计算规模分为工作站、塔式服务器、机架式服务器以及计算机集群服务器 4 种类型。

高通量组学数据的分析主要消耗的计算资源为处理器（CPU）、内存和存储。以一个人全基因组测序数据分析为例，一般标准测序深度为 30×，而人类基因组约为 30 亿个碱基，即共需检测约 900 亿个碱基，再加上每个碱基对应的质量值及每条 read 的序列标识，一个全基因组测序原始数据文件占用的存储空间约为 200 GB，原始测序数据在序列比对等过程中产生的中间文件也会消耗大量的存储空间。此外，参考基因组文件、构建的比对索引文件、各种数据库注释文件等都会占用一部分存储空间，因此需要的存储空间至少是 1 TB。比对软件 BWA 和变异识别软件 GATK 对内存的最低要求不高，6 GB 即可，但数据分析消耗的时间会很长，目前的很多生物信息学分析软件都采用并行加速算法，即通过更多地调用 CPU、内存等计算资源，缩短数据分析所用时间。因此，CPU、内存和存储空间应根据各实验室搭建的生物信息学分析流程对计算资源的消耗情况，以及该实验室基因检测的样本量来决定，计算平台的搭建应在满足日常分析需求的基础上，尽可能适当增加计算资源配置。

2. **系统的安装及配置** 绝大部分的生物信息学分析软件和运行环境都基于 Linux 操作系统，这是因为早期的生物信息学分析比对软件在 20 世纪 90 年代就已开发使用，很多软件都是基于 Linux 系统编写的，早期的生物信息学家已经习惯使用 Linux 操作系统。此外，Windows 操作系统的图形化界面会占据更大的内存，计算速度也会受到影响，生物信息学分析数据量较为庞大，需要消耗大量的计算资源，对于计算机资源，Linux 操作系统具有明显的优势。目前生物信息学分析平台主要使用 Linux 操作系统，从事生物信息学分析的人员必须掌握 Linux 操作系统的基本操作。

（四）核酸测序生物信息学分析流程

生物信息学分析流程（bioinformatics pipeline），是指将各种不同的生物信息学分析软件、参考数据库信息通过计算机编程按照一定的方式结合在一起，从而使用高性能计算机完成从原始数据到得出检测结果的整个数据分析过程。一个完整的生物信息学分析流程要通过性能确认预先设定好软件的每个分析参数及相关质控阈值，并且能够自动完成从数据的质量控制到结果报告的整个过程。针对不同的测序平台、测序方法，其数据分析流程及所使用的软件会有所差别，但其主要分析步骤是一样的，包括原始数据的质量控制、数据比对、数据比对后处理等。

1. **原始数据的生成和质量控制** 根据 Illumia 测序仪原理，测序过程中首先产生的是代表碱基信息的光学信号，要想得到 DNA 的序列信息，首先要进行碱基识别（base calling），即将测序仪记录的光学信号转化为碱基信息（reads）。由于目前测序仪的通量较大，一般会同时将多个样本进行混合测序，因此还需要通过文库制备时样本中加入的分子标签（barcode）对样本进行分选（de - multiplex）。随后生成的就是每个样本的 FASTQ 格式原始数据。

一般测序得到的下机数据为原始数据（raw data），在数据分析之前需要对其进行质量控制，即除去不好的序列，保留好的序列，包括剪切接头序列和末端低质量的碱基，筛除低质量的序列、污染序列和过短序列，以保证数据满足后续的分析。质控流程：拿到数据后，首先利用测序数据质控软件，如 FASTQC 查看数据质量，根据 FASTQC 的结果报告判断应该进行哪些数据过滤。在进行数据过滤后，要对过滤后的数据重新进行质量评估，确定各种污染和低质量碱基或接头序列已经清除。质量控制的主要指标包括：测序数据量、碱基质量值、碱基分布以及 GC 含量等。

（1）*测序数据量* 根据靶向 Panel 大小，在进行方法学性能确认时，综合测序深度和测序覆盖度的均一性，建立一个测序数据量的阈值。统计 reads 数是否达到性能确认时建立的标准（一般 reads 长度都是预先确定的）。

(2)*碱基质量* 每个位置上的碱基质量值(per base sequence quality)分布:在一些生物信息学分析中,如以检测差异表达为目的的 RNA - seq 分析,一般要求碱基质量在 Q20 以上即可,而以检测突变为目的的数据分析中,一般要求碱基质量在 Q30 以上(图 9 - 5A)。

(3)*碱基分布* 一个完全随机的文库内每个位置上 4 种碱基的比例应该大致相同,因此图 9 - 5B 中的 4 条线应该能够相互平行且接近。在 reads 开头出现碱基组成偏离往往是建库操作造成的;在 reads 结尾出现的碱基组成偏离往往是测序接头污染造成的。如果在任何一个位置上的 A 和 T 之间或 G 和 C 之间的比例相差 10% 以上则报“警告”;任何一个位置上的 A 和 T 之间或 G 和 C 之间的比例相差 20% 以上则报“不合格”。

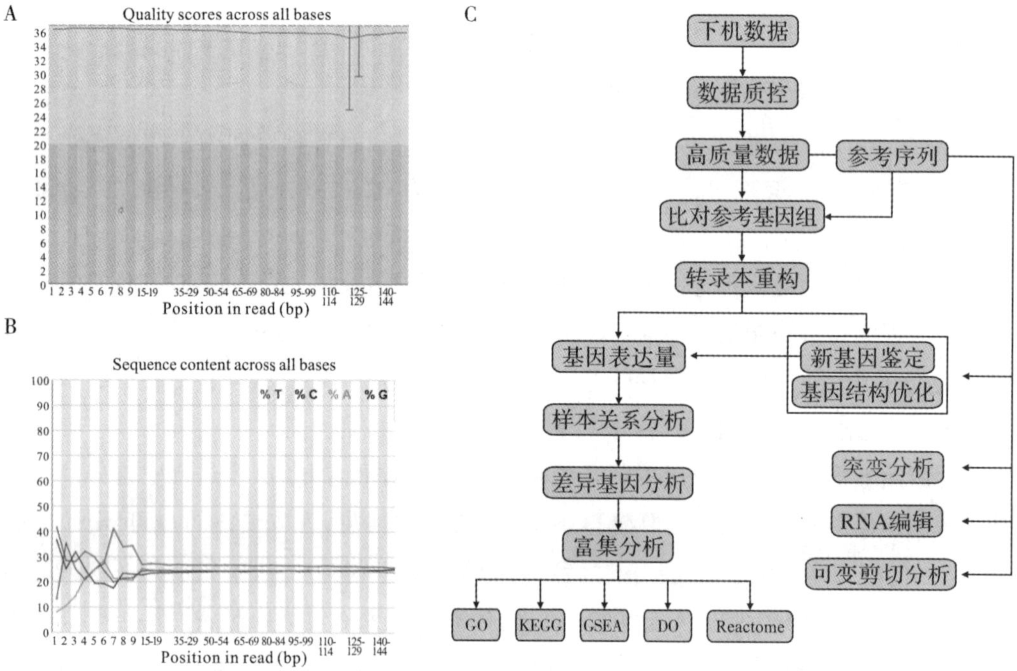

图 9 – 5 测序数据质量控制与转录本测序分析流程

A:碱基质量示意图;B:碱基分布示意图;C:转录本测序分析流程示意图

(4)*GC 含量分布检查* 检测每一条序列的 GC 含量。在一个正常的随机文库中,GC 含量的分布应该接近正态分布,且中心的峰值和所测基因组的 GC 含量一致。如果 GC 含量分布图是非正态分布,出现两个或多个峰值,表明测序数据中可能有其他来源的 DNA 序列污染,或者有接头序列的二聚体污染。这种情况下需要进一步确认这些污染序列的来源,然后将污染清除。

2. 数据比对 通过质控的数据需要使用比对软件将测序 reads 比对到参考基因组或者转录组中,得到 SAM 格式文件,随后将 SAM 转换成 BAM 格式,比对完成后,统计 BAM 文件的比对信息进行第二次质控(比对数据质控),主要指标包括:比对率(mapping ratio)、靶向捕获效率以及平均测序深度和测序深度均一性。比对率(mapping ration)指测序数据能够比对到参考基因组或转录组的比例,计算公式为 mapping ratio = mapped reads/total reads,一般比对率要达到95%;根本指标为 mapping reads 的量达到性能确认时建立的标准即可。靶向捕获效率是衡量目标区域捕获的情况,捕获效率应不少于性能确认时建立的标准,捕获效率与捕获试剂盒有关,一般为50% ~60%。以上三种指标均应达到性能确认时所建立的标准。

3. 比对后处理 比对后处理(post - alignment processing)的过程一般是由生物信息学分析流程建立时决定的,比对后处理并不是必需的。是否进行比对后处理要根据测序文库制备的方法和所使用的比对和变异识别软件的不同来决定,因此在建立生物信息学分析流程时需要根据所使用的比对和变异识别软件进行性能确认,以判断是否进行比对后处理步骤。

(1)去除重复的 reads(removal of duplicate reads) 由于质量问题、测序错误、比对错误、等位基因等被认为是 duplicate。Duplicate 来源有两种:一种是由于 PCR 扩增导致完全一样的 reads;另一种是比对到基因组上同一位置不同的 reads。第一种 duplicate 去除比较简单,在比对之前除去也可以节省比对时间;第二种较为复杂,对于 DNA 和 RNA 都有不去除的理由,例如,cDNA 的等位基因来源于父本和母本的重组,而等位基因的 SNP 差异有可能表现出相关的生物信息,如果去掉 duplicate 就会丢掉一些信息。此外,使用扩增子捕获的文库制备方法,PCR 之后会产生大量的 duplicate,因此也不能去除。

(2)碱基质量值重新校正(base quality core recalibration) 对原始比对结果的另一个质量控制是对碱基的质量值进行重新校正。由于各种系统误差,测序仪报告的碱基质量不精确,比实际质量分数偏高或偏低。系统误差和随机误差不同,它其实是一种错误,这可能是来自测序反应中的物理化学因素,也可能是测序仪本身存在的缺陷所致。碱基质量值校正原理:利用机器学习的方法建立误差模型,根据建立的模型对碱基质量值进行调整。调整后更精确的碱基质量值能够提高后续变异识别的准确率,减少假阳性和假阴性的变异识别。

以上生物信息学分析基本流程适用于大部分高通量测序类型,但是在分析具体测序对象时,还需要根据分析的目的不同选择适当的分析策略,如进行转录本测序的生物信息学分析(图 9 -5C),主要是寻找差异表达的基因,其在数据比对结束后,需要对转录本的 reads 数进行统计,然后根据基因片段的长度、大小进行归一化定量处理,寻找差异表达的基因,最后根据差异表达基因进行后续的功能分析,以发现与生物学过程相关的差异基因或信号通路等。而对于 miRNA 的研究,除了寻找差异表达的 miRNA 以外,还需要对 miRNA 下游靶基因进行预测。

二、其他组学数据的分析

质谱鉴定所获得的是肽段或碎片离子的质量信息。要从这些信息中鉴定出目标蛋白质序列,需要使用专用的数据库搜索工具。常用的肽质量指纹谱数据搜索工具有 Mascot、Phenyx 和 ProFound 等;而用于串联质谱数据库搜索的工具有 Mascot、OMSSA、Sequest、X! Tandem 以及国内科学家自主研发的 pFind 软件包(http://pfind.ict.ac.cn)等。上述部分资源可以在网站 ExPASy(http://us.expasy.org/tools/)上找到相应链接。

质谱、核磁共振技术等代谢物组学方法在样品分析的过程中会产生海量的数据,同时加上样本的数量,就形成了庞大的含量丰富的多维数据集合,如何有序、高效运用化学计量学理论和多元统计分析方法,对采集的多维海量原始信息进行压缩降维和归类分析,从中有效挖掘出有用信息,获得有意义的结果,对代谢物组学分析结果的最终解释至关重要。代谢物组学的数据处理过程一般包括数据预处理、模式识别、模型验证以及变量筛选等步骤。

原始数据经仪器自带的代谢组学处理软件或者在线处理软件进行基线过滤、峰识别、积分、保留时间校正、峰对齐和归一化,最终得到一个保留时间、质荷比和峰强度的数据矩阵。模式识别:通常包括监督和非监督两种分类方法,非监督方法不需要有关样品分类的任何背景信息,而监督分类便于由已知有效推测未知。目前在代谢物组学中运用较多的包括主成分分析(principal component analysis, PCA)、层次聚类分析(hierarchical clustering analysis, HCA)、非线性影射(nonlinear mapping, NLM)等非监督分类方法,以及偏最小二乘法 - 判别分析(partial least squares discriminant analysis, PLS - DA)、k - 最近邻法(K - nearest neighbor, KNN)、神经网络(neural network, NN)等监督分类方法,其中以 PCA 和 PLS - DA 方法最为常用。模型验证:以 PLS - DA 模型为示例,一般经七次循环交互验证得到模型评价参数表,表中一般 A 表示主成分数,R2X 表示模型对 X 变量的解释率,R2Y 表示模型对 Y 变量的解释率,Q2 表示模型预测能力,其中主要参考 R2Y 和 Q2 的值,R2Y 和 Q2 越接近 1 表明模型越稳定可靠。变量筛选:以 PLS - DA 模型为示例,用变量权重值(variable importance in projection, VIP)来衡量各代谢物的表达模式对各组样本分类判别的影响强度和解释能力,挖掘具有生物学意义的差异代谢物。以 VIP > 1 为筛选标准,初步筛选出各组间的差异物。其他常用的代谢物生物信息学分析方法还有通路聚类分析、富集分析和关联网络分析等。由于实验设计(疾病诊断、药物毒性分析等)、研究对象(动物、临床)以及样本(血样、尿样、细胞样品等)的差异,使得如何选择合理的数据分析方法缺乏统一的标准,代谢物组学数据的分析和处理策略需要进一步的完善。

第三节 高通量筛选技术

高通量检测技术解决了对一个生物体系中特定种类分子的全面检测和定量对比。而高通量筛选技术则侧重于从生物体系的大量分子中找到具有特定特征或功能的分子。这不仅对于功能组学具有十分重要的意义,对于生物制药等无疑也有重要的应用价值。

下面仅作简单介绍。

一、高通量筛选的概念

高通量筛选(high throughput screening,HTS)技术是指以分子、细胞水平的实验方法为基础,通过自动化操作,高通量检测采集和分析实验数据,实现快速、灵敏检测数以千万的样品,以得到具有特定结构和功能的目标分子。高通量筛选具有微量、快速、灵敏和准确等特点,在功能组学和生物制药等领域具有重要价值。

高通量筛选依赖灵敏的生物功能报告系统、数量庞大的样本库,以及自动化实验操作和观察分析系统。所以,要实现高通量筛选,首先要具备符合要求的样本库,如候选药物的化合物库、天然产物化合物库等。这些化合物库可以实现候选分子筛选的规模化,提高有特定功能的候选分子发现的概率,可以大幅提升发现新药的机会和质量。其次是要具备灵敏的生物筛选系统。常常采用某种易于自动化观察的细胞行为并建立筛选体系,如细胞的增殖、死亡,用荧光报告基因建立的特定基因的可视化表达体系等。高通量筛选采用的是细胞、分子水平的筛选模型,样品用量低,节省了样品资源,降低了单药筛选成本。目前,还可以在一个筛选系统中,在保持细胞结构和功能完整的前提下,同时检测被筛样品对细胞形态、生长、分化、迁移、凋亡、代谢途径及信号转导各个环节的影响,在单一实验中获取大量与基因、蛋白及其他细胞成分相关的信息,确定其生物活性和潜在毒性,称之为高内涵筛选(high content screening,HCS)。最后是高度自动化操作。随着对高通量药物筛选的重视程度不断提高,用于高通量药物筛选的操作设备和检测仪器也都有了长足发展,实现了计算机控制的自动化,减少了操作误差的发生,提高了筛选效率和结果的准确性。所以,高通量筛选不仅需要普通的药学技术和理论,而且需要与分子生物学、细胞生物学、数学、物理学、计算机科学等多学科紧密结合。

二、高通量筛选技术的特征

高通量筛选采用分子和细胞实验模型(筛选模型),通过自动化技术实现样品库中大量候选分子功能的灵敏、快速、高通量观察记录,并以计算机对数以千万计的样品数据进行分析处理,可迅速得出科学准确的实验结果。有研究显示,一个实验室采用传统的方法,借助 20 余种药物作用靶位,1 年内仅能筛选 75 000 个样品;高通量筛选技术发展初期,采用 100 余种靶位,每年可筛选 100 万个样品;高通量筛选技术进一步完善后,每天的筛选量就高达 10 万种化合物。高通量筛选要求同时处理大量样品,实验体系必须微量化。药物高通量筛选模型可根据其生物学特点分为以下几类,如受体结合分析法、酶活性测定法、细胞因子测定法、细胞活性测定法、代谢物质测定法、基因产物测定法等。

(一)FLIPR 荧光检测法

放射性检测技术如亲和闪烁(SPA)检测方法,灵敏度高,特异性强,促进了高通量药物筛选的实现，但存在环境污染问题。光学测定技术属于非同位素标记测定法，因而比较受欢迎，如用分光光度检测法筛选蛋白酪氨酸激酶抑制剂、组织纤溶酶原激活剂等。荧光检测技术如 FLIPR(fluorometric imaging plate reader)荧光检测法，可在短时间内同时测定荧光的强度和变化，对测定细胞内钙离子流及测定细胞内 pH 和细胞内钠离子流等，是非常理想的一种高效检测方法。同时采用 FDSS(functional drug screening system)进行实时多通道荧光检测，96 微孔板、384 微孔板、1 536 微孔板一次性加样，实现实时荧光强度信号检测。

(二) AlphaScreen 检测法

AlphaScreen 检测法(amplified luminescence proximity homogeneous assay)是基于发光接近检测。其主要优势在于待测物质的范围宽泛，从小分子到大型复合物；均相体系、快速、稳定，灵敏度更高；不需要荧光标签的引入，避免了空间位阻影响生物分子的相互结合；可用于检测生物学粗提物例如细胞裂解物、血清、血浆、体液等，而不会影响测读效果。AlphaScreen 技术主要的限制在于反应体系对于强光或是长时间的室内光敏感；其次，某些化合物对于单体氧分子的捕获会降低光信号；供体珠光漂白效应使得信号检测以单次为佳。与 ECL、FMAT 技术相似，AlphaScreen 也需要高能激光器，因而对于检测仪器平台的技术要求高。

高通量筛选技术虽然已取得了长足的发展，但也仍然存在许多难题，如体外模型的筛选结果与整体药理作用的关系，对高通量筛选模型的评价标准以及新的药物作用靶点的研究和发现等。随着医药学的进步，高通量筛选技术在创新药物的研发中，一定会开拓出更广阔的空间。

复习思考题

1. 高通量测序技术中针对 DNA 类和 RNA 类分子文库构建有什么差异？
2. 核酸测序生物信息学分析流程包括哪些？

（晏贤春）

第二篇

肿瘤组学

第十章 10 肿瘤基因组突变

恶性肿瘤目前依然是人们健康的重大挑战之一。在我国，恶性肿瘤的发病率逐年上升，最新统计数据表明每年新发病例约 400 万例，每年死亡人数也有 240 余万，提示恶性肿瘤的治疗效果依然不佳。深入了解肿瘤发生和发展的关键分子机制，是最终征服肿瘤的必由之路。

第一节 基因突变在肿瘤发生发展中的意义

恶性肿瘤的基本病理机制是基因突变引起的体细胞恶性增殖。机体从一个受精卵发育到成熟个体、再到死亡的过程中，细胞经历了增殖、分化、迁移、死亡、老化等基本的行为改变；同时，通过各种信号分子与其他细胞以及体内外环境相互作用，每个细胞的行为都受到严格的调控。当基因组中编码那些调控细胞增殖、分化、死亡、老化等基本行为的关键分子的基因发生突变后，就会引起或促进肿瘤的发生或发展。因此，目前认为恶性肿瘤是一类由基因组基因突变引起的疾病。

一、癌基因和抑癌基因

突变后引起恶性肿瘤的基因主要有两类。第一类是原癌基因（proto - oncogene），正常情况下调控细胞增殖、抑制细胞分化与凋亡，生理状态下其表达和活性受到严格调控。当基因突变改变了其表达模式或其编码的蛋白质的结构与功能时，原癌基因被激活为癌基因（oncogene），促进细胞的持续恶性增殖。第二类是抑癌基因（tumor suppressor gene，TSG），正常情况下抑制细胞增殖、促进细胞分化和凋亡，当突变引起抑癌基因的表达抑制或失活时，细胞生长失控。此外，还有多种基因与恶性肿瘤的发生和发展密切相关。如基因组中有大量编码维护基因组稳定性、完整性和负责 DNA 损伤修复的分子的基因。当这些基因失活时，细胞基因组突变率增加，因此，这些维护基因组稳定性的基因也表现出肿瘤抑制作用。

（一）癌基因

癌基因（oncogene）是指能在体外引起细胞转化，在体内诱发肿瘤的基因。其编码产物通常作为正调控信号,促进细胞的增殖和生长。按照来源可将癌基因分为两类,一类存在于病毒(主要是逆转录病毒)基因组中,称为病毒癌基因(viral oncogene,*v - onc*);一类存在于真核细胞基因组中,称为细胞癌基因(cellular oncogene, *c - onc*)。病毒癌基因和细胞癌基因的结构高度相似,提示其具有共同的起源。细胞癌基因正常情况下受到严格调控,其存在并不能引起癌症,因此又称为原癌基因(proto - oncogene)。当基因突变造成原癌基因的持续不可控表达,或造成其编码蛋白质的结构改变和持续功能活化时,原癌基因产物才能促进细胞的持续恶性增殖,这种经突变激活的原癌基因通常被称为活化的癌基因。原癌基因的激活是肿瘤发生的重要原因。

1. **病毒癌基因** 第一个病毒癌基因是在逆转录病毒中发现的。1911 年,Francis P. Rous 等在实验中发现,当把鸡肉瘤组织来源的无细胞滤液接种在活鸡体内时,可诱发新的肉瘤,进而证实诱发新肉瘤发生的是一种逆转录病毒,被命名为 Rous 肉瘤病毒(Rous sarcoma virus,RSV)。后来的研究发现,Rous 肉瘤病毒基因组中有一个特殊的片段 *src*,能够使正常细胞转化为肿瘤细胞,*src* 即是第一个发现的病毒癌基因。目前已发现的病毒癌基因有 30 余种,大多数是逆转录病毒,少数也存在于一些 DNA 病毒中。

逆转录病毒的遗传物质是 RNA,病毒进入宿主细胞后,以病毒 RNA 为模板,在其逆转录酶的催化下合成双链 DNA 的前病毒(provirus),随后病毒 DNA 随机整合于宿主细胞基因组中,通过 DNA 重组,前病毒可将宿主细胞的原癌基因转导到自身基因组内,使得原来的野生型病毒变成携带恶性转化基因的病毒(图 10 - 1)。病毒癌基因是原癌基因经过拼接、截短和复杂重排后形成的融合基因,也因此具有比原癌基因更强的对细胞恶性转化的能力。

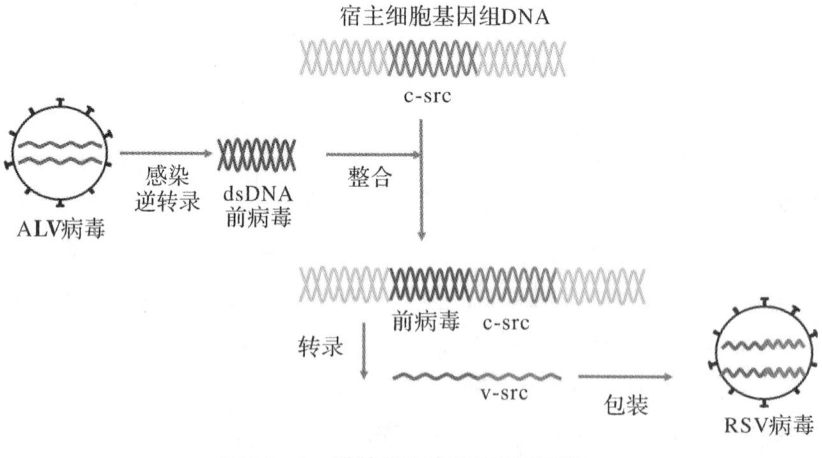

图 10 - 1 逆转录病毒捕获原癌基因

2. **细胞癌基因** 细胞癌基因广泛存在于从酵母到人类的正常细胞的基因组中,基因序列高度保守。正常情况下,这些基因在严格的时空调控下适度表达,其产物不仅对细胞和机体无害,而且对于维持细胞的正常功能具有重要作用,调控细胞的生长与增殖,是细胞发育、组织再生、创伤愈合等必需的分子。在某些诱导因素(如放射线、化学物质等)作用下,细胞癌基因发生结构变异或过表达,导致细胞生长、增殖与分化异常,细胞发生恶变,形成肿瘤。

细胞癌基因编码的蛋白质的正常生理功能是调控细胞增殖与分化。正常生理状态下细胞对增殖受到细胞环境信号和内源信号的严密调控。来自细胞外环境的有丝分裂信号如生长因子、激素等介导的信号首先由细胞表面或胞浆的生长因子或激素受体感受,然后通过胞膜和胞浆的信号转导分子传到细胞核内,再通过转录调控因子激活细胞核内基因组 DNA 上的特异基因,经过转录和翻译表达为基因产物,最后作用于 DNA 合成和细胞分裂。由此可见,细胞癌基因主要是生长因子、生长因子受体、信号转导分子和转录调控分子。按照功能相关性,细胞癌基因可被分为不同家族(表 10-1)。

表 10-1　细胞癌基因的分类

类别	癌基因	表达产物
src 家族	*abl*、*fes*、*fgr*、*fps*、*fym*、*kek*、*lck*、*yes*、*src*	多具有酪氨酸蛋白激酶活性并与胞膜结合,多有同源性
ras 家族	*H-ras*、*K-ras*、*N-ras*	为 21kD 的小 G 蛋白,即 p21
myc 家族	*C-myc*、*L-myc*、*M-myc*	DNA 结合蛋白
sis 家族	*sis*	p28,与 PDGF-β 同源
erb 家族	*erb-A*、*erb-B*、*fms*、*trk*	细胞骨架蛋白类
myb 家族	*C-myb*、*A-myb*、*B-myb*	核内转录调节因子

3. 原癌基因的活化机制

(1)点突变(point mutation)　基因在放射线或化学致癌物等因素作用下发生单个碱基的改变,称为基因的点突变。点突变是原癌基因活化的主要方式。原癌基因发生点突变后,可能造成基因编码蛋白中氨基酸残基的改变,进而引起编码蛋白的结构和功能的异常,最终导致癌变。例如 *H-ras* 原癌基因的活化就是该基因中编码 Ras 蛋白第 12 位氨基酸残基的密码子 GGC 突变为 GTC,造成原本甘氨酸变为缬氨酸,导致 Ras 蛋白自身的 GTP 酶活性降低或丧失,不能把 Ras 蛋白结合的 GTP 水解为 GDP,使 Ras 一直处于结合 GTP 的状态,致使增殖信号持续作用,细胞发生恶性转化。大量临床样本检测表明,约 1/3 的肿瘤组织都带有 *ras* 基因点突变。

(2)基因扩增(gene amplification)　即指基因的拷贝数增加。细胞内一些基因通过不明原因的复制成多拷贝,这些 DNA 或以游离的形式存在,或再次整合入染色体形成均染区。随着基因拷贝数的增加,相应原癌基因表达蛋白的量也随之持续增加,使细胞发生癌变。例如,常见的癌基因 *myc* 主要就是通过基因扩增而被激活。*myc* 在神经母细胞瘤、前列腺癌、膀胱癌等多种肿瘤中都存在基因扩增现象。

(3)染色体易位(chromosomal translocation)　指染色体中一条染色体的断片移接到

另一条非同源染色体的臂上。通常没有遗传物质的丢失或增加,但会引起染色体结构的变化,如果发生在重要的基因附近,还会造成重要的遗传变化。例如,Burkitt 淋巴瘤细胞中,位于 8 号染色体的 *c-myc* 基因易位到 14 号染色体免疫球蛋白重链基因的调节区附近,使 *c-myc* 基因与具有强转录活性的免疫球蛋白启动子排列在一起并受其调控,导致 *c-myc* 基因转录水平升高,驱动淋巴细胞大量恶性增殖,引发肿瘤。

(4)*病毒基因启动子及增强子插入* 位于逆转录病毒基因组中的 LTR 序列,含有较强的启动子和增强子,插入到宿主细胞原癌基因附近或内部,可启动或影响邻近基因的转录,使原癌基因过度表达,从而导致细胞癌变。如禽白血病病毒引起的淋巴瘤,就因为该病毒 DNA 序列整合到宿主正常细胞的 *c-myc* 基因附近,其 LTR 也同时被整合,成为 *c-myc* 基因的启动子,使其表达量比正常高 30～100 倍。

(二)抑癌基因

1. **抑癌基因及其功能** 早在 20 世纪初,Theodor Boveri 就提出正常细胞中存在特异的抑制细胞增殖的因素,并推测可能与染色体有关。1969 年,Henry Harris 进行体细胞杂交实验,将肿瘤细胞株与正常细胞融合,发现杂交细胞具有正常表型,接种动物通常并不产生肿瘤,这提示正常细胞中可能存在肿瘤抑制基因,进一步研究明确了抑癌基因的存在。

抑癌基因(TSG)是一类在调控细胞生长、增殖和分化过程中起着重要的负向调节作用,并能潜在抑制肿瘤生长的基因,也称为肿瘤抑制基因。抑癌基因的编码产物主要包括细胞周期调节蛋白、转录因子、转录因子调节蛋白、应激调节因子或结构蛋白等,主要在细胞周期和细胞应激中发挥调控作用。若抑癌基因发生突变,则不能表达正常产物,或其编码蛋白质产物的活性受到抑制,使细胞增殖调控失衡,导致肿瘤发生。目前已发现的一些 TSG 及其作用见表 10-2。

表 10-2 常见抑癌基因及其作用

名称	作用	相关肿瘤
p53	编码 p53 蛋白(转录因子)	多种肿瘤
p16	编码 P16 蛋白	黑色素瘤
Rb	编码 Rb 蛋白(转录因子)	视网膜母细胞瘤,骨肉瘤,肺癌
WT1	编码锌指蛋白(转录因子)	肾母细胞瘤
VHL	编码转录调节蛋白	小细胞肺癌,宫颈癌
DCC	编码表面糖蛋白(细胞黏着分子)	结肠癌

2. **抑癌基因失活机制** 抑癌基因的失活和原癌基因的激活一样,会导致细胞转化和肿瘤的发生。但突变癌基因的作用是显性的,而抑癌基因突变的作用往往是隐性的。原癌基因的两个等位基因只要激活一个就能发挥促癌作用,而抑癌基因理论上需要两个等

位基因都失活才会导致其抑癌功能完全丧失。抑癌基因失活的方式是多种多样的，对多数抑癌基因来说，可能通过多种失活方式共同作用，其中以突变、杂合性丢失和启动子区甲基化异常三种方式最为常见。但由于在每代细胞中甲基化发生的频率远低于杂合性丢失，因此，杂合性丢失仍被认为是抑癌基因失活的主要机制。

(1)基因突变　抑癌基因发生突变后，导致其编码的蛋白质功能或活性减弱或者丧失。这种突变属于功能丧失性突变(loss of function mutation)，最典型的例子就是抑癌基因 *TP53* 的突变，目前已在超过半数人类肿瘤中发现 *TP53* 的基因突变。

(2)启动子区甲基化　甲基化程度与基因表达呈负相关，很多抑癌基因的启动子区 CpG 岛呈高甲基化状态，导致相应抑癌基因低表达或不表达。例如，在家族性腺瘤息肉所致的结肠癌中，*APC* 基因启动子区高度甲基化使转录受到抑制，导致 *APC* 基因失活，引起 β-连环蛋白在细胞内的积累，从而促进肿瘤发生。

(3)杂合性丢失　在人类正常体细胞中，每个基因通常都是成对存在的，即分别来自父方和母方同源染色体相同位置，称为等位基因(allele)。等位基因各自编码蛋白质产物，决定某一性状。当一个个体带有一对完全相同的等位基因时，则该个体(或细胞)就这个基因而言是纯合的(homozygous)；反之，如果这对等位基因不相同，则该个体(或细胞)就这个基因而言是杂合的(heterozygous)。杂合性丢失(loss of heterozygosity，LOH)就是指个体的正常体细胞染色质上的 TSG 位点为杂合性位点，在肿瘤细胞中这些杂合性位点会以高频率失去其杂合性，表现为纯合特征的现象。1983 年，W. K. Cavenee 等通过对比视网膜母细胞瘤病例和正常组织的限制性酶切位点多态性标记，发现 Rb-1 位点等位基因在生殖系 DNA 中为杂合性，而在肿瘤中为纯合性，Rb-1 位点等位基因丧失杂合性可能是导致视网膜母细胞瘤发生的原因，因此 LOH 的概念被首次提出。LOH 导致抑癌基因失活的经典例子就是 *RB* 基因的失活。此后，通过在肿瘤中寻找 LOH 位点，大量的 TSG 被鉴定出来。

二、肿瘤细胞基因突变的原因和特征

虽然癌基因和抑癌基因的突变是肿瘤发生的原因，但对临床上的肿瘤样本或实验动物中的肿瘤模型进行全基因组测序，却会发现除了癌基因和抑癌基因的突变外，肿瘤细胞的基因组还存在大量的其他突变。事实上，人类和动物的基因组在正常情况下也在不断地经历各种基因突变，有些来自 DNA 复制过程中核苷酸的异常掺入，有些来自环境因素如宇宙射线的致突变作用，还有些则来自细胞自身物质代谢中产生的致突变化学分子如活性氧族(ROS)。因此，肿瘤细胞的基因突变是十分复杂的。

(一)引起肿瘤细胞基因突变的因素和突变类型

1. 肿瘤的致突变因素　在肿瘤发生阶段，引起癌基因和抑癌基因突变的因素可以来自细胞外环境和细胞内环境改变。在肿瘤进展阶段，异常的肿瘤微环境产生大量代谢物累积，有些会造成基因组突变。

(1)环境致突变因素　环境来源的致突变因素有物理因素、化学因素和生物因素。物理因素包括自然存在的和人为的各种类型的电离辐射，如宇宙射线、放疗引起的辐射等。引起 DNA 突变的化学因素可以来自环境污染物、食品添加剂、某些药物、吸烟等。有些可以直接引起 DNA 损伤，有些则可在其代谢过程中产生某些分子造成 DNA 损伤。而引起 DNA 损伤的生物因素包括某些生物毒素，还有多种可以整合入基因组 DNA 的病毒，如乙型肝炎病毒、反转录病毒等，可在整合入 DNA 时造成基因组突变。

(2)内源致突变因素　基因组 DNA 复制过程中的错误掺入是生理状态下 DNA 突变的重要因素。还有一些基因组 DNA 编码的 DNA 碱基修饰酶如活化诱导的胞嘧啶脱氨酶(activation - induced deaminase，AID)，在一定条件下可以发挥 DNA 突变酶的作用。细胞在生理和病理状态下，可以产生某些致突变化学分子引起基因突变。如在炎症状态下，细胞内产生的活性氧族分子(ROS)是 DNA 损伤的另一个重要因素，包括各种氧来源的自由基和非自由基，如超氧阴离子(O_2^-)、过氧化氢(H_2O_2)、羟自由基(OH^-)、臭氧(O_3)等。在肿瘤进展中，肿瘤微环境经历大量、持久的代谢改变，如持续的慢性非可控炎症，会造成肿瘤细胞持续发生基因组突变，在肿瘤恶性进展、耐药等恶性行为中发挥重要作用。

2. 肿瘤细胞基因突变的类型　上述 DNA 损伤因素会造成肿瘤细胞各种形式的 DNA 损伤。除了一般的 DNA 碱基序列的改变和 DNA 链的断裂外，还有染色体碎片化和重排等肿瘤特有的基因突变。

(1)核苷酸序列的改变　指 DNA 碱基序列的变化，包括点突变(point mutation)、移码突变(frame shift mutation)、动态突变(dynamic mutation)等。这些核苷酸碱基序列改变有不同的形式。碱基置换突变(substitution)指 DNA 分子中一个碱基对被另一个不同的碱基对替换，形成点突变。根据替换的碱基，点突变又分为转换和颠换。转换(transition)，即一种嘌呤被另一种嘌呤取代，或一种嘧啶被另一种嘧啶取代；颠换(transversion)，指嘌呤取代嘧啶，或嘧啶取代嘌呤的突变。DNA 的缺失(deletion)突变指一个 DNA 片段的丢失，而插入(insertion)突变则指 DNA 序列中增加了一段外来的 DNA。插入突变和缺失突变在基因组水平具有类似的后果，因而被笼统称为插入缺失突变或得失位(indel)，其长度通常在 1 ~ 10 Kb 之间。而微插入缺失突变(microindel)指 1 ~ 50 个核苷酸的插入或缺失突变。插入缺失突变可造成比 SNP 更大的基因序列和潜在功能变化。

核苷酸碱基序列改变会产生不同的功能后果。发生在基因组的非功能区时可能没有大的功能后果；发生在编码区时根据对密码子的影响，可以是同义突变(same sense mutation，不改变氨基酸序列)、错义突变(missense mutation，改变氨基酸序列)或无义突变(nonsense mutation，突变为终止密码子)。但是随着对基因组功能元件认识的不断深入，一些以前认为不影响基因组功能的突变，实际上可能还是会改变基因组的功能。

(2)DNA链的断裂　DNA链的断裂代表另一类基因组的突变,包括单链断裂和双链断裂。其中,DNA双链断裂代表着最为严重的DNA损伤。双链断裂后,着丝粒远端的DNA片段在细胞分裂后不能均等进入子代细胞而丢失,造成子代细胞的突变。同时,断裂的染色体DNA也会引起染色体易位,造成细胞功能的改变。

(3)染色体碎裂和重排　肿瘤细胞中,由于多种内外环境因素的作用,还会发生一类灾难性的染色体断裂,称为染色体碎裂(chromothripsis),表现为染色体上出现大范围的、成簇的重排现象,断裂的DNA末端随意地进行连接,基因频频出现缺失。其原因可能是大量双链DNA断裂促使染色体发生大范围的碎裂,随后染色体碎片就会被重新组装成一条新的嵌合型染色体。染色体碎裂无疑造成细胞的生存危机,但如果细胞克服这类危机而生存下来,就很可能会演变成更具恶性特征的肿瘤细胞。

(二)肿瘤基因突变的来源

和所有的体细胞一样,肿瘤细胞的遗传物质也来自生殖细胞遗传。肿瘤细胞中的基因突变同样可以来自先天遗传或后天基因突变。

1. **来自生殖细胞的种系突变**　个体基因组中编码大量DNA损伤修复的分子,其中某些关键分子突变可以发生在生殖细胞中,因此是可以遗传的。这些突变不直接引起细胞的恶性转化,但它们导致染色体不稳定性显著增加,造成全身多系统损害和肿瘤易感性增加,称为基因组不稳定综合征。如Fanconi贫血、Bloom综合征、毛细血管扩张性共济失调、Werner综合征等。基因组不稳定往往造成肿瘤风险增加。

2. **体细胞突变**　肿瘤中发生的主要的基因突变是发生在体细胞中的体细胞基因突变。如前所述,虽然癌基因和抑癌基因的突变是正常细胞转化为恶性肿瘤细胞的始动因素,但肿瘤细胞中除了癌基因和抑癌基因的突变外,更多的是其他基因组位点的突变;甚至可以说,肿瘤基因组中存在的基因突变并非都与肿瘤的发生发展相关。目前的研究可以鉴定出有些基因对肿瘤的发生发展起主导作用,有些基因突变的意义相对小一些,有些基因突变可能不影响肿瘤进展。

(1)驱动突变　在肿瘤细胞中具有选择性生长优势的突变被称为驱动突变(driver mutation)。在肿瘤形成中,驱动突变使得肿瘤细胞具有生长优势,促进肿瘤细胞的恶性增殖和恶性肿瘤对微环境的改造和适应,从而形成恶性肿瘤。因此,鉴定肿瘤的驱动突变是建立分子靶向治疗的前提。例如,原癌基因表皮生长因子受体(EGFR)的基因突变是非小细胞肺癌(NSCLC)最常见的驱动突变,在亚洲患者中占比高达60%。EGFR是具有酪氨酸激酶活性的重要跨膜蛋白。在配体与表皮生长因子受体结合后,EGFR发生二聚体化,引起酪氨酸残基的自磷酸化,进而引起下游信号分子的磷酸化而激活多种促进细胞增殖的信号通路的激活,包括MAPK、Akt和JAK-STAT通路。这些信号通路依次触发基因转录,同时控制细胞增殖、分化和生存的通路被持续激活导致肿瘤发生(图10-2)。随着分子生物学尤其是组学技术的发展,许多驱动基因突变被发现,相应的靶向药已运用于临床,通过靶向治疗可以显著延长患者生存期,提高生活质量。未来,随着对重要驱动基因突变的深入研究,靶向治疗有可能涵盖更多的驱动突变。

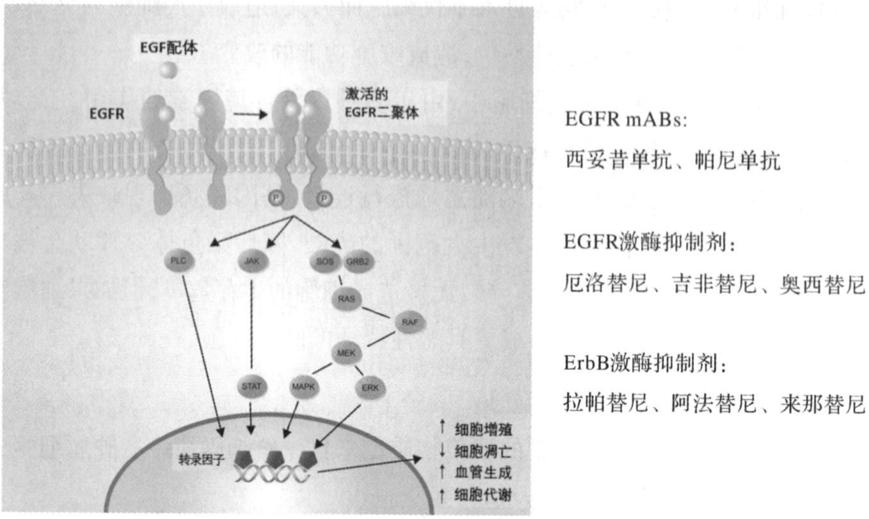

图 10－2　EGF－EGFR 信号通路和针对 EGF－EGFR 信号通路的靶向药

值得注意的是,恶性肿瘤的发生并不是一个驱动突变"一蹴而就"的,而是经历了漫长的适应和进化的结果。首先,正常细胞中最初的癌基因或抑癌基因突变常常发生在双链 DNA 分子的一条链上。这样的突变需要在被修复之前能够通过细胞增殖而形成突变的双链 DNA,从而"固化(fixation)"在基因组。组织慢性炎症往往产生多种生长因子促进细胞增殖,从而促进突变的固化。此外,恶性肿瘤的发生还是一个多阶段的、不断累积驱动突变的过程。例如对结直肠癌的研究显示,随着结肠组织从正常至高度癌变进展的过程,组织中的上皮细胞会不断积累越来越多的包括癌基因和抑癌基因的突变:早期腺瘤就已经表现出 5 号染色体长臂的杂合性丢失;而对于体积稍大的腺瘤,几乎 50% 会另外携带突变的 K－*ras* 癌基因;在体积更大的腺瘤中,18 号染色体长臂倾向于发生高频率的杂合性丢失;最后几乎一半的结肠癌会在此基础上发生 17 号染色体短臂的杂合性丢失(图 10－3)。因此,肿瘤的基因组测序对于理解恶性肿瘤的形成具有重要的意义。

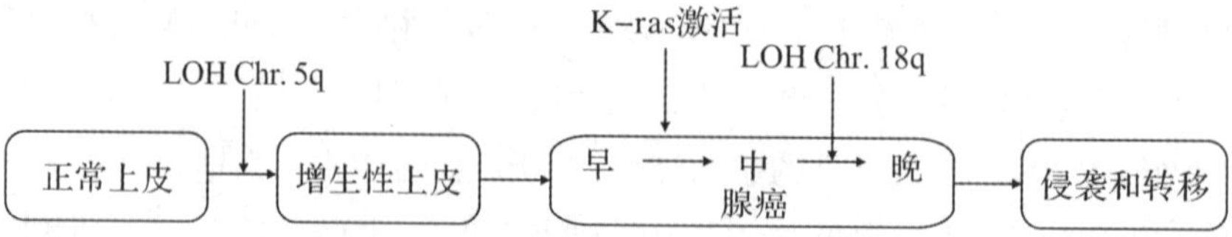

图 10－3　肿瘤生长过程的多阶段性

(2)乘客突变　与驱动突变相对应的是乘客突变(passenger mutation),又称为携带突变、非驱动突变。乘客突变是对肿瘤细胞的选择性生长优势无直接或间接影响的突变。乘客突变没有被选择的压力,不会赋予克隆增长优势,因此也就不对肿瘤发展有所贡献。乘客突变之所以会出现在肿瘤基因组中，是因为体细胞分裂过程中经常发生没有功能后果的体细胞突变。但乘客突变也并非完全没有意义，有些突变可能产生新的肿瘤抗原，也可以作为肿瘤免疫治疗的靶标。

（三）肿瘤细胞的基因组不稳定性

细胞的正常增殖取决于 DNA 的正确复制和染色体的正确分离和传代。在有丝分裂过程中，亲代 DNA 经过半保留复制而倍增，携带复制后的亲代遗传信息的 DNA 经过高度压缩折叠，形成染色体。染色体经过一系列事件将遗传物质精确地、均等地分配给两个子代细胞。正常情况下，细胞的基因组相对稳定，能在细胞分裂时精确地复制，并确保染色体正确复制和分离。但在肿瘤中，肿瘤微环境富含致突变因素，肿瘤细胞中的有丝分裂系统存在不同程度的缺陷，使得肿瘤细胞容易出现各种基因突变，尤其是细胞有丝分裂时染色体分离错误导致子代细胞中整条染色体非整倍体突变，或者 DNA 损伤引起染色体结构改变，造成的基因易位、缺失、反转、断裂等，统称为肿瘤细胞的基因组不稳定性（genomic instability，GI）。

基因组不稳定性导致的染色体结构异常是肿瘤细胞的一个关键特征。事实上，所有肿瘤都伴随有肿瘤细胞基因组不稳定性。例如，2/3 的人类肿瘤在细胞分裂过程中获得或丢失整条染色体；*Ras* 通常在肿瘤细胞中高表达，导致中心体复制，在有丝分裂后期形成多级纺锤体，染色体错误分配形成微核或双核细胞；而抑癌基因 *Rb* 和 *P53* 的突变也通过影响中心体、纺锤体等导致有丝分裂异常。大多数实体肿瘤晚期复发并最终致死的关键原因就是肿瘤细胞获得的耐药性。基因组不稳定性可引起基因组范围的遗传变异，这些变异会赋予肿瘤细胞克隆性生长与遗传进化的优势，最终导致肿瘤的耐药以及肿瘤的复发。因此，由于基因组不稳定性增加，肿瘤细胞往往通过变异 - 筛选，出现更加恶性的肿瘤细胞，表现为生长更快、对不利微环境（如营养缺乏、放化疗）耐受性更强、更具侵袭性等。

肿瘤细胞的基因组不稳定性可以表现为多种形式。

1. **染色体不稳定**（chromosomal instability，CIN） 即染色体畸变，涉及染色体拷贝数或结构的扩增或缺失，范围从点突变到小规模基因组改变甚至整条染色体数目变化。肿瘤细胞中会出现大量的染色体畸变；在极端情况下，会发生染色体碎裂和重排。随着染色体畸变，肿瘤细胞会出现基因突变和基因表达的改变，造成肿瘤细胞表型变化。在环境筛选下形成更加恶性的肿瘤细胞。

2. **微卫星不稳定** 微卫星是由 2 ~ 6 个核苷酸组成的串联 DNA 重复序列。人类基因组中有 50 000 ~ 100 000 个微卫星位点，正常情况下呈稳定遗传。肿瘤的基因组不稳定可以表现为基因组中微卫星 DNA 重复序列的增加或减少。这些微卫星不稳定不一定影响肿瘤细胞的表型，但可以是反映肿瘤基因组不稳定的一个指标。

3. **脆性位点与姐妹染色单体交换自发频率增加** 染色体上易于形成缺口或发生断裂的特定位点，称为脆性位点。姐妹染色单体交换是同一染色体的两条单链之间发生的同源重组,脆性位点与姐妹染色单体交换自发频率的增加反映了基因组不稳定性的增加。

4. DNA **损伤增加** 由体内或体外的物理、化学、生物因素引起的 DNA 结构和化学修饰改变,或是 DNA 损伤修复系统缺陷,导致 DNA 损伤未能及时纠正。

5. **表观遗传变异** DNA 序列没有变化的情况下,发生 DNA 甲基化、组蛋白修饰或染色质构象变异等表观修饰改变。

第二节 肿瘤基因组测序

虽然一般认为恶性肿瘤是由于癌基因和抑癌基因突变引起的,但肿瘤细胞中累积了大量的基因组突变。其中有些突变对肿瘤进展起推动作用;有些有助于耐药和放疗抵抗;有些辅助肿瘤的侵袭和远距离转移。此外,个体之间以及同一个体肿瘤的不同阶段,其肿瘤细胞的基因突变都可能不同。这些异质性的突变给肿瘤治疗带来了极大的困扰,是肿瘤基础和临床研究必须回答的问题。随着测序技术不断发展,利用大规模测序技术,并通过研究室之间的广泛的合作,人们终于有希望得到一套完整的与所有癌症基因组改变相关的"图谱",以提高人们对癌症发病分子机制的科学认识以及诊断、治疗和预防的能力。这就是肿瘤基因组测序计划。毫无疑问,肿瘤基因组测序计划对于理解癌症的分子机制,建立个体化的治疗方案,即精准医疗(precision medicine),具有极其重要的意义。

一、肿瘤基因组测序计划

从测序技术而言,肿瘤基因组测序的平台和方法与常规测序无异。既可以使用二代测序技术,也可以随着测序技术的进步采用三代测序技术。但是,由于肿瘤类型的多样性、个体之间的异质性、肿瘤进展的复杂性等因素,要从肿瘤基因组测序中获得有价值的生物学信息,却需要组织多中心之间的合作,规范研究流程,对大量的肿瘤样本进行测序。这就诞生了不同的肿瘤基因组测序计划。其中知名度最高、应用也最广泛的有"癌症基因组图谱计划"和"国际癌症基因组联盟计划"。我国的研究团队不仅参与了上述国际计划,而且还有许多针对地域及高发肿瘤的基因组测序计划。

(一)癌症基因组图谱

癌症基因组图谱(The Cancer Genome Atlas,TCGA)计划,是由美国国立卫生研究院(NIH)的国家癌症和肿瘤研究所(National Cancer Institute,NCI)和国家人类基因组研究所(Human Genome Research Institute, NHGRI)于2006 年联合启动的,其主要测序工作至2015 年完成。TCGA 计划是第一个人类肿瘤的基因组测序计划,其实施对于其他各种规模和目标的基因组测序计划有一定的示范作用。这样的大型科学合作计划需要从不同的医院、研究单元收集患者资料和标本;进行统一的病理学诊断;采用相同的技术流程进行样本处理和测序;所得到的数据也需要采用统一的格式进行处理和保存,并用统一的出口向研究同行和公众开放。这对于参与计划的人员和单位的合作精神、合作能力、共享机制都是严峻的考验。为此,该计划设计了严密的工作流程(图 10-4)。

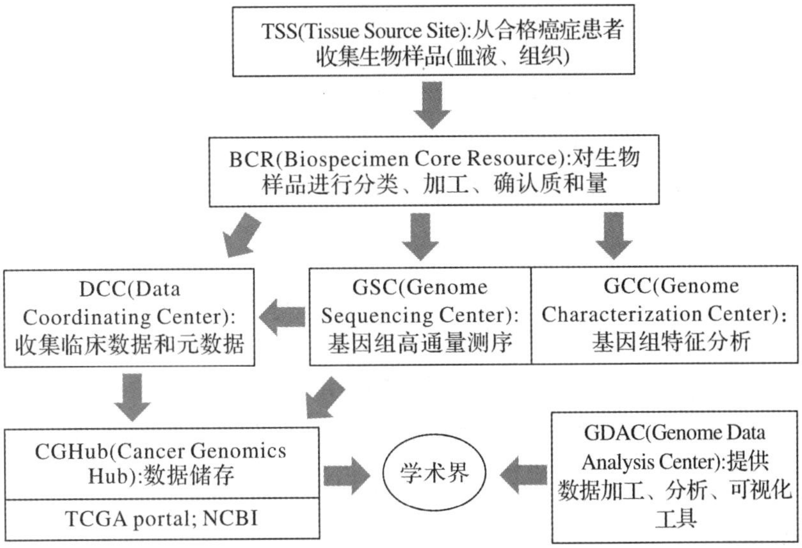

图 10-4 TCGA 计划的实施框架

TCGA 计划的第一阶段耗时三年,收集多形性胶质母细胞瘤和卵巢癌的数据,将肿瘤组织与癌旁组织进行测序;2009 年再对 20 多种肿瘤进行大规模研究。截至目前,收录了 11 000 个肿瘤样本,33 个肿瘤类型的数据,20 000 多名患者的临床与基因信息,其中包括 10 种罕见肿瘤,数据量达到 2 500T。TCGA 计划在理解癌症的分子机制,绘制癌症基因图谱,提高诊断、治疗和预防癌症的能力,对基础和临床肿瘤学研究等方面起到了巨大的推动作用。TCGA 是肿瘤相关的公共数据挖掘的最常用的数据库之一,其所获得的肿瘤基因组测序信息部分公开供研究者免费下载使用。其网址见附录。

(二) ICGC

国际癌症基因组联盟(International Cancer Genome Consortium, ICGC)成立于 2007 年,由来自世界各地的研究所组成,其每个成员项目都对至少一种癌症的变种和亚种的基因变化进行全方位、高解析度的测序研究,这些研究都以数据收集和分析的通用标准为依据。ICGC 共有三个提议:第一个提议是构建约 25 000 个肿瘤的基因组图谱,称之为“25K Initiative”,旨在对来自世界范围内不同肿瘤研究的数据进行整合,制定了统一的数据管理规范,使得肿瘤数据得以共享,对于肿瘤研究有极大的推动意义;第二个提议是泛癌全基因组分析,全称“Pan - Cancer Analysis of Whole Genomes”简称为 PCAWG,通过比较多种肿瘤的基因组图谱,分析不同肿瘤的异同;第三个提议是加速肿瘤基因组学研究,全称“Accelerating Research in Genomic Oncology”,简称为 ARGO,即通过分析至少 10 万名肿瘤患者的基因组图谱和临床数据,对肿瘤的发生、治疗提供一定的参考。ICGC 的网址见附录。

PCAWG 联合了跨越四大洲的约 750 家合作单位，对代表 38 个癌种、超过 2 600 份样本进行了全基因组测序，所获成果以 6 篇论文的形式刊登在 2020 年 2 月 *Nature* 杂志上。通过合作，研究人员发现了在肿瘤基因组中反复出现的 705 个遗传突变，并指出这些突变可能对于肿瘤生长有重要作用。在这 705 个突变中，有约 100 个突变发生在基因组蛋白质编码区以外。平均每个肿瘤基因组含有 4 ~ 5 个驱动突变，这让肿瘤细胞具有选择性优势。研究中仅有 5% 的肿瘤样本中未检测出驱动突变。与之相对的，许多癌症样本呈现出基因组灾难性事件的标记，其中包括染色体重排（占肿瘤样本 17.8%）及染色体碎裂（22.3%），这些都会导致严重的基因组结构性改变。

PCAWG 的研究成果对癌症的遗传学原因给出了新的解释。目前研究的最大瓶颈在于缺乏与患者病情后续发展及治疗手段相关的临床数据，这些数据可以让研究人员鉴别出能够预测临床结果的遗传学改变。"国际癌症基因组联盟 - 加速基因组肿瘤学研究"（ICGC - ARGO）的项目目前正在进行，以填补相关研究领域空白。

二、肿瘤基因组数据库的挖掘

从技术上来讲，收集到足够的肿瘤样本和患者信息、进行规范的基因组测序，都可以由特定的研究单元或单元的协同组合实现。但如何从肿瘤基因组测序数据中抽提出对癌症研究，尤其是对临床治疗有指导意义的信息，却绝非易事。这需要开发有效、可及、相对简便的数据分析方法和平台，使更多的研究者和医生能够对公共数据进行迅速有效的分析，从中提取到癌症关键信息。下面仅以 TCGA 数据库为例进行介绍。

（一）TCGA 数据库的数据类型

按照规范进行 TCGA 测序，所获得的数据经过规范化后，与临床信息一起存放于 TCGA 数据库，供研究者和医生使用。其中的数据类型主要包括以下与癌症相关各个方面的数据信息。

1. **样本生物信息**（biospecimen） 包括患者的种族、肤色、年龄等基本信息以及肿瘤样本的全面的临床信息（clinical），包括肿瘤的病理诊断、肿瘤的分级和分期、接受治疗的状况，以及患者的生存情况等。

2. **测序原始数据**（sequencing reads） 包括对肿瘤样本进行的各种组学测序和基因芯片检测的原始数据，如转录组测序、基因组 DNA 测序、基因组甲基化测序等的原始数据，供研究者自行分析。

3. **转录组数据**（transcriptome profiling） 这是在原始测序数据基础上获得的转录组测序结果，包括组织中 mRNA 表达水平、非编码 RNA 如 lncRNA 和 microRNA 表达水平等。

4. **单核苷酸变异**（simple nucleotide variation，SNV） 通过将肿瘤样本的测序与参考基因组对比，可以获得相对于正常组织，癌症中特异的单核苷酸变异，称做 SNV。SNV 很可能是一种体细胞突变，因此对于癌症研究具有重要的参考价值。

5. **拷贝数变异**(cope number variation，CNV) 通过基因组测序可以获得基因组上相关位点的拷贝数变异,如微卫星不稳定、Indel 以及特定癌基因的扩增等信息。

6. DNA **甲基化**(DNA methylation) DNA 甲基化芯片分析和 DNA 甲基化测序都是肿瘤基因组研究的常用手段,得到的数据代表肿瘤细胞基因组在不同位点的甲基化水平,由此可以推测肿瘤基因组的表达状况,对认识肿瘤的发生发展机制和制定治疗策略具有重要意义。

由上述 TCGA 的数据类型的介绍可见,肿瘤基因组数据可以分为三个等级(Level)。Level 1 为原始测序数据(以 fastq、fasta 文件等展示);Level 2 为中间文件,主要是一些比对结果如 bam 等;Level 3 为经过处理的结果文件,如基因表达量、基因组突变结果等。对于研究者来说,并非所有数据都可以随意获取,绝大部分 Level 1 和 Level 2 的数据是限制下载的,Level 3 的数据大部分是开放下载的,可以通过网页或其他工具下载,Level 3 的数据基本可以满足临床医生或者科研工作者的需求。这些数据包含丰富的数据类型和癌症类型,可以很容易获取大样本的数据;且从 TCGA 下载的数据已经经过了前期烦琐的标准化处理,节省了人工处理时间和资源;TCGA 中包含丰富的临床信息,因此更容易和临床表型结合研究,得到对临床研究有指导意义的结果。下面就以一个特定基因为例,介绍一下通过 TCGA 数据库可获得哪些信息。

(1)*表达水平的分析* 对比在癌组织相对于癌旁组织中 mRNA 或其他功能性 RNA 如 miRNA、lncRNA 等的表达水平是否有显著差异,以及在癌组织的不同临床指标分组的情况下,是否有显著差异的 mRNA、lncRNA 和 miRNA 等。在此基础上可以寻找潜在的生物标志物,即通过结合临床信息,筛选在特定癌症中,哪些基因可以作为肿瘤预后疗效等的生物标志物。通过共表达分析和对多个因子间相关性分析,可以筛选出在特定癌症中哪些因子可能是共表达的;通过不同因子如 miRNA 和其靶基因间的相互关系的预测分析,可以筛选出在特定癌症中的不同因子之间的相互作用。

(2)*结构水平的分析* 通过 TCGA 数据与标准基因组序列数据的比较,可以进行特定癌症中发生位点突变的基因的统计分析,以及通过 TCGA 筛选哪些基因在特定癌症中发生了拷贝数变异。这些结果对于揭示肿瘤发生和发展的驱动基因具有重要价值。

(3)*泛癌分析* 泛癌症图谱(Pan – cancer Atlas)分析是 TCGA 计划的“升级版”,对已完成的 TCGA 研究成果进行进一步补充和总结,不仅关注肿瘤基因组测序还对其他类型的数据(如蛋白质组数据)进行整合分析,并将其与临床表现和影像检查数据进行关联性对比。通过这些研究,研究人员根据不同肿瘤间的基因变异和表达的相似性,提出可以按照分子类型给癌症“归类”。已经发表的研究对 33 种癌症、1 万多个肿瘤病例的基因、表观遗传和蛋白质组学变化进行分析,确认约 300 种导致癌症的基因,并发现已经获批的疗法覆盖了超过半数肿瘤病例的基因突变,这将为癌症诊断和治疗提供新思路。这一方向的研究还在不断深入和拓展中。

（二）肿瘤基因组数据的“可视化”

肿瘤基因组测序的数据在发现肿瘤驱动基因和通路、肿瘤治疗的分子靶点，以及肿瘤分类等方面具有巨大的应用价值。但这些数据的解读高度依赖于生物信息学工具的使用，这对于广大研究者尤其对于非基因组学专业的研究者和临床医务工作者来说却十分困难。数据的“可视化”为研究者从基因组数据中提取知识提供了直观的手段，并且可以整合不同类型的数据、探索数据的科学和临床价值、发现罕见的基因组事件。可视化的数据还能最大程度地验证数据的质量，进而鉴别在肿瘤发展中起关键作用的事件。

人们已经开发了大量的基因组数据的可视化工具，而且随着组学技术和生物信息学的发展，新的可视化工具还在源源不断地产生。下面以 TCGA 数据类型和可视化为例，仅介绍几种常用的可视化工具的概念和方法。

1. 基因组坐标图 基因组坐标图（genomic coordinates）用于标示某个基因组改变在基因组中的位置。常用的基因组坐标图有两类。

（1）基因组浏览器（genome browser） 整合基因组学视图（Integrative Genomics Viewer，IGV）可上传数据，并进行测序数据、芯片结果和临床资料的匹配，方便进行患者分层。UCSD 癌症基因组浏览器（UCSC Cancer Genomics Browser）可用于分析经过预处理的 TCGA 数据，但不能上传数据。专家基因组浏览器（Savant Genome Browser）的功能类似 IGV，但可拓展相关用途。

（2）环状图（circular plot） 将所有染色体的基因组坐标表示在一张环状图上，然后可将由不同染色体位点造成的不同变化之间的相互关系表示在图的外周，如染色体内及染色体间的转位。具体工具如 Circos。

2. 热图 热图（heatmap）常用于表示转录组及用方阵储存的基因组学数据。在肿瘤基因组数据的热图中，列常常代表肿瘤样本，行则往往代表基因、转录本、微阵列探针等基因组因素，不同颜色或颜色的深浅被用于代表检测的数值，如表达水平、突变状态等。热图对数据的顺序无要求，可以把基因组位点远隔的数据根据分子或临床特征进行分组比较，但难以表达基因间的结构功能关系。常用的工具有 Gitools、cBio Cancer Genomic Portal、IntOGen、Caleydo StratomX、CircleMap（环形）等。

3. 网络图 网络图用于标示不同元素（如基因）之间的功能联系，这些元素难以用 Heatmap 或非环形基因组坐标图表示，需要用节点（nodes）和连线来表示。网络图的常用工具有 Cytoscape，可整合表达数据和突变等信息，组成功能相互作用（FI）网络，发现驱动突变。

第三节 基因组测序在肿瘤预防、诊断和治疗中的应用

恶性肿瘤在中国已经成为发病率第二的疾病，其疾病的易感性、发生发展的过程、对现有治疗的应答以及患者的预后，无不与肿瘤细胞的基因组序列改变有关。基因测序技术的出现，对肿瘤的筛查、预防及诊断具有极其重要的推动作用。

一、肿瘤易感性筛查

虽然已经明确肿瘤是因体细胞基因突变而发生的恶性疾病，但大量的研究显示来自遗传的许多基因组变异与个体的肿瘤易感性密切相关。例如，遗传性的 *BCRA1* 基因杂合子突变，会大幅提高携带此变异的女性的乳腺癌、卵巢癌等生殖系统恶性肿瘤的发病率，并使发病时间大幅提前。那么，通过对有乳腺癌家族史的正常个体进行靶向基因组测序，就可以预先判定该个体对乳腺癌等的敏感性。对于敏感个体就可以通过改变生活方式进行预防；并通过经常性体检等措施尽量在早期发现疾病，从而可以采取有效的治疗措施；甚至可以根据实际情况采取手术切除敏感器官等极端措施加以预防。随着人们对肿瘤的发病机制的认识越来越深入，鉴定了大量的肿瘤遗传易感性基因位点。基因测序技术的改进和发展极大地降低了测序成本，缩短了测序时间，吸引了越来越多的可能携带某些癌症易感基因的高风险人群或者是已经患病的人群进行个人类基因组测序，以尽早采取针对性预防措施。但是对于普通人来说，是不是有必要进行肿瘤易感基因的筛查，仍存在伦理争议。

二、肿瘤的分类和生物标志物

肿瘤的诊断传统是在依靠临床症状、体征和实验室及物理诊断的基础上，进行病理检查以确诊。病理学检查不仅可以根据肿瘤的细胞学和组织学特征进行确诊，还可以对肿瘤进行分类；而这一分类对于肿瘤的治疗而言是最为重要的参考。然而，肿瘤本质上是分子异常的疾病，其治疗也是靶向肿瘤的关键驱动分子才能最为有效。因此，相对于病理诊断，肿瘤基因组测序能更加准确地反映肿瘤的分子特征。的确，随着前述癌症基因组计划的实施，不仅揭示了许多肿瘤的分子特征，还对多种肿瘤提出了新分类方法，以更好地适应临床治疗。例如，胶质母细胞瘤是第一个纳入 TCGA 前期研究的恶性肿瘤。对 206 例样品的测序和对拷贝数变异、基因表达改变、基因突变和甲基化资料分析显示，几乎一半的胶质母细胞瘤标本存在有 RB、TP53、RTK/RAS/PI3K 通路异常，提示 CDK 抑制物、PI3K 或 PDK1 抑制物以及抗 RTK 药物有潜在治疗价值；MGMT（O6 – methylguanine – DNA methyltransferase）启动子甲基化与烷化剂治疗的 MMR（mismatch repair）缺陷高突变者表型相关。在测序的基础上，2010 年提出胶质瘤新分类法，即 Proneural 型（存在 PDG – FRA/IDH1 改变）、Neural 型、Classical 型（存在 EGFR 改变）和 Mesenchymal 型（存

在 NF1 改变)。这种新的分类方法对于临床治疗效果的判断、耐药的发生等具有重要的指导意义。

结肠癌和直肠癌以往被认为是不同的肿瘤,但 TCGA 发现除去发生超突变的肿瘤(占 16%)外,结肠癌和直肠癌在基因组和表观组改变上明显相似,包括 DNA 拷贝数变异、mRNA 表达谱、启动子甲基化状态、miRNA 表达谱等。对 276 例肿瘤样本的分析发现,结直肠癌的常见突变为 ARID1A、SOX9、FAM123B 等,且非超突变肿瘤中更常见 APC 和 TP53 突变;而升结肠部位的肿瘤与其他部位的肿瘤有显著不同,存在更多的超甲基化,常有 *ERBB2* 基因扩增,可作为治疗的潜在靶点。就信号通路而言,94% 的肿瘤存在 WNT 通路基因突变,尤其多见 APC 突变;RTK - RAS 和 PI3K 通路可见 IGF2、IGFR、ERBB3、MEK、AKT 和 MTOR 突变,也可作为潜在的治疗靶点。

胃癌是我国高发的恶性肿瘤。以往胃腺癌的分类称为 Lauren 分类法,分为肠型和弥漫型,对临床治疗意义不大。新分类根据基因、表观和蛋白质变化分为 4 类:①EBV 阳性肿瘤(EBV),有 PIK3CA 突变,高水平 DNA 超甲基化,*JAK2*、*PD - L1*、*PDCD1LG2* 基因扩增;②微卫星不稳定肿瘤(MSI),有高突变表型,*MLH1* 基因下调;③基因组稳定肿瘤(GS),与弥漫型肿瘤相关,有 *RHOA* 和 *CDH1* 基因突变,RHO 家族基因融合;④染色体不稳定肿瘤(CIN),有明显的非整倍体,*RTK* 基因扩增,*TP53* 基因突变。

除了肿瘤分类外,肿瘤基因组测序还能为每位肿瘤患者的分子类型和疾病进展状态提供精准检测的指标,即肿瘤生物标志物。肿瘤生物标志物对于肿瘤的治疗具有重要价值。虽然从人群的角度,每种肿瘤可以分为若干类型,但每位肿瘤患者的肿瘤标本都有其独特的分子改变,且会随着疾病的进展而改变。这就要求肿瘤的治疗需要针对每个患者、各个阶段的特定分子改变,才能取得满意疗效。类似这样的治疗理念就是精准医疗(precision medicine),其基础就是肿瘤基因测序基础上的生物标志物检测。如通过对非小细胞肺癌的研究,发现 EGFR 是否发生突变影响对非小细胞肺癌的治疗,如果 EGFR 受体发生了突变则患者在使用靶向药物易瑞沙时,治疗效果显著,而没有发生突变的患者治疗效果不显著,因此在肿瘤的治疗过程中,以 EGFR 是否发生突变作为非小细胞肺癌患者治疗的标志物,可以更好地为患者提供个性化治疗。

三、肿瘤基因组突变的特征和肿瘤靶向治疗

肿瘤基因组测序可以从深度和广度两个方面更加全面地揭示肿瘤基因突变的特征,从而不仅为理解肿瘤的发生发展机制奠定基础,还可为肿瘤的靶向治疗提供潜在靶点。

(一)肿瘤基因组突变的特征

综合肿瘤基因组计划的测序结果,发现不同的肿瘤之间的基因组突变率高度可变,有些肿瘤如某些小儿肿瘤可以少到每个外显子组仅 1 个碱基替换(<0.1/Mb),而某些诱变剂诱导的肿瘤可多达 100/Mb。这与最初认为的肿瘤中存在均一分布的突变(约 1/Mb)

完全不同。肿瘤内部基因组不同区域突变率变化很大,活跃转录的区域由于偶联修复的缘故而存在更多突变。在突变谱方面,碱基改变的类型(C>T,C>G,等等)在肿瘤类型之间和不同肿瘤样本之间高度可变,可能由于外源因素(UV、吸烟)和内源因素(DNA 突变修复缺陷)在肿瘤间的影响不同,有些肿瘤出现 Kataegis 现象(即集群性突变),及 DNA 重排断裂点附近发生的超突变现象,涉及 AID 和 APOBEC 家族 RNA 编辑酶。此外,肿瘤基因组测序还揭示了肿瘤中的染色体畸变、染色体碎裂、染色体链(chromoplexy)等特有的突变方式。

从突变涉及的基因的功能来看,在早期生物化学和分子生物学研究发现肿瘤中 RTK、Wnt、TGF-β 等通路的关键突变的基础上,肿瘤基因组测序研究进一步发现了新突变。如 50% 的黑色素瘤存在 BRAF 突变;30% 乳腺癌和结直肠癌存在 PIK3CA 突变;EGFR 突变见于 15% 的 NSCLC;FGFR 突变见于突变 20% 的子宫内膜瘤;而 JAK2 突变见于 MDS。此外,研究发现 IDH1、IDH2 突变见于 70% 二级胶质母细胞瘤、少突胶质细胞瘤、高级别星形细胞瘤和 30% 的 AML;还发现在肿瘤中存在细胞分化的主导转录因子的基因扩增,并且促进肿瘤细胞生存;甚至表观遗传调控因子、RNA 拼接因子和蛋白稳态调控分子,也在肿瘤中存在各种突变。进一步的大规模测序有望鉴定和发现肿瘤中的全部基因突变和 CNV,实现肿瘤的靶向治疗。

(二)肿瘤分子靶向治疗

基因组测序在肿瘤治疗方面的应用目前主要是药物靶向治疗。肿瘤基因组测序可以鉴定不同肿瘤中的驱动突变,经过实验验证后可以作为分子靶向药物研发的靶标。此外,肿瘤基因组测序鉴定的各种突变蛋白,可以作为肿瘤新生抗原被免疫系统识别,因此对肿瘤免疫治疗有重要意义。

1. 针对肿瘤细胞的靶向治疗 肿瘤基因组测序中鉴定的大量驱动突变是在细胞中发挥不同作用的酶,如受体酪氨酸激酶等。对于各种酶,理论上而言都可以开发相应的抑制剂,经临床验证后可作为抗肿瘤药物应用于治疗。在这一方面,已经有大量成功的例子。此外,耐药是靶向治疗目前面临的主要障碍,基于新一代测序技术的全基因组化学诱变筛选可以无偏移地鉴定肿瘤细胞的耐药突变,这些技术可望在新一代靶向药物的开发和在耐药机制的研究中发挥更大的作用。对于肿瘤基因组测序鉴定的所谓不可成药分子,如各种作为蛋白质相互作用及蛋白质-DNA 相互作用平台的转录因子,其一般不具有酶活性,所以难以开发出抑制剂。针对这类分子,近年的研究也建立了靶向治疗的新途径,如靶向蛋白质降解的蛋白降解靶向联合体(proteolysis targeting chimeras, PROTAC)技术。PROTAC 是一种异双功能分子,分子的一端连接结合靶蛋白的配体,一端连接 E3 连接酶的配体,因此可以人工结合靶蛋白和 E3 连接酶,使得靶蛋白泛素化并被细胞内的 26S 蛋白酶体识别并降解,发挥治疗疾病的目的。

2. 抗肿瘤免疫治疗 近年来,免疫治疗成为肿瘤临床治疗的有力手段,如肿瘤疫苗治疗、溶瘤病毒治疗、免疫检查点治疗、嵌合抗原受体T细胞治疗等。其中肿瘤疫苗治疗和免疫检查点治疗高度依赖于肿瘤抗原的表达。肿瘤抗原可以分为至少三类，肿瘤相关抗原是在胚胎或生殖系细胞表达而在正常成体细胞不表达、但肿瘤细胞高表达的分子；肿瘤新抗原是肿瘤细胞基因突变产生的新蛋白质形成的抗原；此外还有一些病毒抗原可以作为肿瘤抗原刺激免疫应答。肿瘤基因组测序可以鉴定大量以前未曾发现的肿瘤新抗原，在肿瘤疫苗治疗和免疫检查点治疗中发挥重要作用。

复习思考题

1. 对肿瘤样本进行的基因组测序有什么应用价值？
2. 试述肿瘤精准医疗的概念和基本技术原理。

（梁　亮）

第十一章 11 肿瘤表观遗传组学和RNA组学

基因表达调控紊乱是肿瘤的基本特征,涉及基因表达的各个环节。其中,表观遗传是指不涉及核酸序列改变,但可导致细胞的性状在细胞世代间传递的因素的总称。表观遗传在分子水平表现为细胞的基因表达模式在细胞世代间的传递,其决定因素则是DNA甲基化、组蛋白共价修饰和一些非编码RNA(non - coding RNA, ncRNA)调控的染色质可及性。此外,非编码RNA还在其他不同层次上调控细胞的基因表达。研究表明,表观遗传调控和非编码RNA调控的基因表达改变都在肿瘤的恶性表型和进展中发挥重要作用。

第一节　肿瘤进展的表观遗传调控

肿瘤进展中存在大量的表观遗传改变,如基因组DNA甲基化水平的减低,特异性组蛋白修饰的缺失和抑癌基因启动子区高甲基化失活。这些表观遗传学异常通过修饰、控制染色质的空间结构,调控肿瘤细胞中关键基因的持久、可传递表达改变,参与肿瘤进展。由于其不改变基因组DNA序列,这些表观遗传学异常均是可逆性改变,这就为肿瘤的表观遗传学治疗提供了依据。近年来,肿瘤表观遗传学治疗取得了显著的进展,这主要得益于全基因组高通量测序技术的出现以及计算处理能力的增强。研究者可以检测到与表观遗传学修饰相关的全部基因的表达改变,并迅速转化为肿瘤诊疗和预防的手段。

一、肿瘤中的表观遗传改变

表观遗传机制具有高度保守性,存在于所有高等真核生物体中,参与维持基因组的稳定和表达,并在机体生长发育过程中起重要作用。异常的表观遗传学改变是肿瘤的重要特征,参与肿瘤的发展(图11 - 1)。

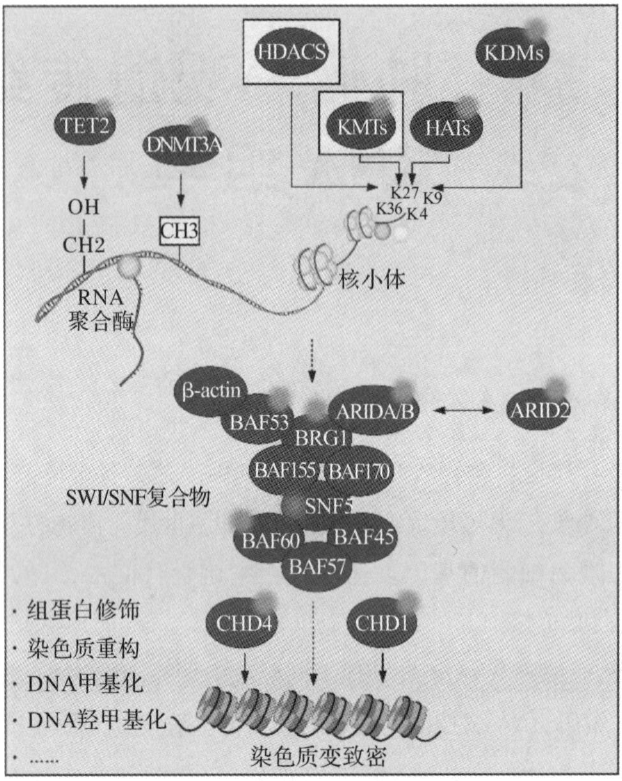

图 11－1 肿瘤中的表观遗传改变

(一)全基因组低甲基化

在肿瘤的进展过程中,启动子 CpG 岛胞嘧啶的异常高度甲基化和整体基因组的低甲基化,导致整个基因组的不稳定性增加和基因表达谱的改变,包括抑癌基因和肿瘤抗原的沉默以及癌基因的表达上调。最新研究表明肺癌患者不同强度的吸烟习惯与 CpG 位点基因甲基化有很强的相关性。而且也有研究证实,DNA 甲基化具有显著的组织特异性。除肿瘤以外,DNA 甲基化还与衰老相关性疾病,精神疾病和免疫系统疾病等相关。肿瘤特异性甲基化的基因能在循环肿瘤细胞(circulating tumor cells, CTCs)、血液、尿液及其他体液中被检测,因此常用于肿瘤早期的诊断和预后的研究。在结肠癌、前列腺癌、乳腺癌、肝癌和白血病中也发现甲基化相关分子 DNMT3A、DNMT3B 和 DNMT3L 的含量升高。研究表明 DNMT3A 的缺乏会引起部分基因的低甲基化并抑制白血病的恶化,但也有证据表明 DNMT3A 和 DNMT3B 是抑制淋巴系统恶性肿瘤的肿瘤抑制基因。

(二)组蛋白修饰改变

组蛋白作为真核细胞染色质中高度保守的结构蛋白,与 DNA 共同构成核小体。组蛋白会在翻译后被修饰,组蛋白修饰的类型和 DNA 甲基化的程度将会决定特定的染色质结构。组蛋白修饰包括磷酸化、甲基化、乙酰化、泛素化、糖基化、ADP 核糖基化、去氨基化、类泛素化和脯氨酸异构化等。组蛋白修饰不仅能可逆性抑制或促进基因转录而且还可以影响 DNA 损伤修复、复制，干细胞形成和细胞状态变化等过程。研究表明 H3K9ac、H3K9me3、H4K16ac 水平降低与非小细胞肺癌（NSCLC）和急性髓性白血病（AML）的复发相关，组蛋白 H3K4ac、H3K18ac 和 H3K27me3 的修饰在口腔鳞癌的进展和预后中起重要作用，组蛋白甲基转移酶 SUV39h、EZH2、MLL、NSD1、RIZ 与肿瘤相关，其中 EZH2 过表达与乳腺癌、前列腺癌、多发性骨髓瘤和淋巴瘤密切相关。

（三）非编码 RNA 失调

非编码 RNA（ncRNA）是能被转录，但不能通过翻译生成蛋白质的功能性 RNA，它们在生命活动中也发挥着重要的功能。相对于癌旁组织，肿瘤中存在着诸多差异表达的非编码 RNA，它们参与调节肿瘤的发生发展。与其他表观遗传机制相似，非编码 RNA 可以调控关键癌基因、抑癌基因的表达，进而通过肿瘤中的信号通路调控细胞代谢；非编码 RNA 也可以直接调控代谢酶和转运蛋白的表达。比如，一些 circRNA 能调控肿瘤细胞的多种恶性行为，包括肿瘤细胞的增殖、凋亡、转移、代谢、衰老和耐药性，与肿瘤患者的预后相关。circRNA 通常为低水平表达，但最新研究发现数十种 circRNA 以细胞或组织特异性的方式高度表达。尽管大多数环状 RNA 的功能尚不清楚，但其在基因调控中的重要作用正在被逐步证实。

（四）染色质结构重构

染色质重构与基因表达、DNA 复制及修复、细胞凋亡以及肿瘤的发生密切相关。其主要机制包括 ATP 依赖的染色质重塑复合物、共价组蛋白修饰、组蛋白变异和 DNA 甲基化等。根据功能结构域的不同可以将 ATP 依赖的重塑复合物主要分为 ISWI、SWI/SNF、INO80 和 CHD 等亚家族。ISWI 复合物在核小体阵列和核小体自由区重塑从而调控基因表达、异染色质的建立与复制、DNA 修复以及 rRNA 基因表达的协调。研究表明 SWI/SNF 家族复合物是肿瘤抑制因子而非致癌因子，它可在特定组织中产生特殊功能的广泛多样性的复合物。在对 44 项全基因组和外显子组测序报道的人类肿瘤中发现，SWI/SNF 复合物的大多数突变高于背景突变率，其突变率达到 19.6%，广泛涉及实体瘤及血液系统肿瘤，包括卵巢透明细胞、胰腺、肾细胞、肝细胞、膀胱、胃、乳腺肿瘤和血液恶性肿瘤，甚至在某些癌症中不止一个亚基突变。INO80 复合物能促进 DNA 复制叉的稳定、DNA 合成的恢复和 DNA 损伤的耐受，这些与复制叉上重构核小体有关。此外，INO80 复合物还参与端粒调节、着丝粒稳定性和染色体分离等。研究发现在前列腺癌中 TP53 位点的缺失与局部三维结构的改变和新的拓扑相关域边界形成相关。

二、表观遗传改变对肿瘤进展的作用

作为存在于所有高等真核生物中最普遍的表观遗传修饰，已被证实在多种肿瘤中异常表达,并在细胞增殖、侵袭、转移等一系列恶性生物学行为的调控中发挥重要作用。

(一)驱动肿瘤细胞的恶性行为

表观遗传改变与肿瘤发生发展密切相关,但该改变是肿瘤驱动性改变还是伴随性改变,目前尚无定论,或者说两种情况可能都存在。研究发现,许多已知的抑癌基因因突变而失活;同时,其启动子 CpG 岛被高度甲基化而导致该基因进一步灭活,可能促使了肿瘤的发生发展。小鼠肿瘤模型中也进一步证实,肿瘤的发生发展需要表观遗传机制的直接参与。有一些肿瘤细胞甚至需要表观遗传改变来支撑其适应性生存,这种伴随性的表观遗传改变往往是肿瘤对放化疗药物不敏感的重要根源之一。值得一提的是,在基因组学的研究中,我们已在人类肿瘤中发现大量的表观遗传改变,如大范围异常和核结构改变。比如,位于核周边的基因组甲基化区逐渐变为低甲基化,同时抑制性染色质标记增多,成为大范围表观遗传沉默(long range epigenetic silence, LRES)。同样,当敲除甲基化转移酶 DNMT3A 后,引起基因组的低甲基化,促进肿瘤发展。也有报道,表观遗传的异常改变参与到肿瘤的上皮间充质转化(EMT)过程,促进细胞性状改变,也是肿瘤发生发展的重要因素。虽然肿瘤发生与表观遗传改变孰先孰后尚难下定论,但表观遗传改变对肿瘤发生发展的重要性毋庸置疑。

(二)影响基因组完整性

基因组的突变率在整个基因组并非均一的,碱基改变造成单核苷酸变异(SNV),而序列组成、染色质结构、核结构等则影响 SNV 和基因组结构。例如,5 - 甲基胞嘧啶比未甲基化的胞嘧啶更容易脱氨,分别产生尿嘧啶(U)和胸腺嘧啶(T);当其与鸟嘌呤 G 配对时,U 更容易激发错配修复,所以在 CpG 处的 SNV 中 C 到 T 的突变高于其他形式的 SNV 约 10 倍,而该突变不易被修复而产生更多的突变,大大增加了基因组的不稳定性。甚至,如果错配修复酶 MLH1 发生突变,将进一步使基因组突变率呈数量级增加。除此之外,还有染色质结构的区域效应,即局部染色质结构影响突变频率。研究发现,大范围(Mb 级)抑制性染色质(H3K9Me3)与 SNV 显著正相关,而开放性染色质的突变率则明显较低,这很可能是因为开放性染色质在进行活跃的转录,这利于及时发现并修复突变位点。当细胞发生严重的低甲基化时,基因组会偏向于更不稳定。比如,甲基转移酶 DNMT 的缺陷会促使染色体的不稳定,包括增加微卫星不稳定(MSI)和其他重复序列不稳定、增加端粒长度、引起着丝粒重组等。同时,表观遗传对 DNA 的修复也有较重要的影响,比如 DNMT 的缺陷造成的染色体不稳定与 DNA 修复相关,DNA 修复酶的表观遗传沉默会大大增加突变率和基因组不稳定。有研究发现,15% 的结直肠癌患者中由于 DNA 修复酶 MLH1 的表观遗传沉默(启动子 CpG 高甲基化)而发生了 MSI,而错配修复酶 MLH1 和 MSH2 的多态性会影响肿瘤发生的风险。此外,O6 - 甲基鸟嘌呤 DNA 甲基转移酶(MGMT)修复 O6 - 甲基鸟嘌呤(造成 G 到 A 突变),结直肠癌中 MGMT 启动子甲基化会增加 KRAS 和 TP53 突变,还可增加替莫唑胺的耐药性。因此,表观遗传改变通过多种方式影响到基因组的完整性，而基因组的序列修饰及其不稳定性则在一定程度上决定并影响了不同的肿瘤表型。

（三）基因突变引起表观遗传异常

在表观遗传改变中往往伴随着基因突变及表观调控基因的异常。比如，表观遗传修饰调控蛋白 SMARCB1/SNF5 的突变驱动着横纹肌瘤的发生，大约半数的肝癌、膀胱癌有表观遗传调控基因的突变存在，在髓母细胞瘤 12 个最重要的突变基因中，6 个是表观遗传调控基因，甚至表观遗传调控分子的突变参与大部分肿瘤细胞的表达谱变化。DNA 甲基转移酶 DNMT3A 在急性髓性白血病和其他髓性肿瘤及 T 淋巴瘤中的突变，引起功能丧失，异柠檬酸脱氢酶 IDH1/2 的突变则与胶质瘤的发生发展密切相关。另有发现，儿童和成人脑瘤中有组蛋白变异体 H3.3 的突变，与广泛的 DNA 低甲基化相关，尤其与近端粒区的低甲基化与端粒的替代延长（ALT）相关；在胰腺神经内分泌瘤中的 ATRX 和 DAXX 突变，影响该变异体 H3.3 结合到端粒区，而且原始神经外胚层肿瘤也存在 H3.3 突变。还有，组蛋白甲基化的 H3K36 甲基转移酶 NSD1、NSD2、SETD2 的突变与 AML、多发性骨髓瘤及肾透明细胞癌的发生发展密切相关；EZH2 的 H3K9 去甲基酶 KDM6A 在多种肿瘤中存在突变。组蛋白乙酰化的乙酰转移酶（HAT）CREBBP 突变见于滤泡性淋巴瘤和急性淋巴细胞白血病（ALL），EP300 突变和 LOH 见于多种上皮癌。表观遗传的阅读器 BRD3/4 与 NUT 基因融合，融合蛋白与乙酰化组蛋白相结合，干扰转录，与肺癌、肝癌的发生发展关系密切。多种基因的突变在很大程度上引起了表观遗传异常，进而影响了肿瘤进展。

第二节　肿瘤表观遗传组学

表观遗传机制在肿瘤的发生发展中发挥重要作用，并且是肿瘤的潜在生物标志物和干预靶点。表观遗传组学可以全面了解肿瘤的表观遗传改变，成为肿瘤的基础和临床研究的有力工具。

一、表观遗传组学在肿瘤研究中的应用

在肿瘤发生发展过程中，表观遗传组学的异常改变与复杂的基因调控网络紧密关联，调节肿瘤细胞增殖分化、代谢、应激等相关基因的表达，影响肿瘤细胞及肿瘤微环境中的免疫应答等。

（一）肿瘤基因表达调控

在真核结构基因的调控元件中，CpG 二联核苷呈簇分布而形成 CpG 岛。CpG 岛常分布在基因启动子或第一个外显子区域。正常细胞中 CpG 岛往往是未甲基化或低甲基

化的，然而在一些肿瘤细胞中 CpG 岛高度甲基化，这使得抑癌基因、DNA 修复基因沉默，继而导致肿瘤的发生发展。比如，在成人 AML 中，存在着雌激素受体的甲基化，参与甲基化调控的因素包括 DNMT、TET 以及 IDH1/2；在 ALL 中若出现降钙素基因高度甲基化，则提示预后较差。组蛋白的氨基末端部分是其翻译后修饰的重要位点，参与组蛋白修饰的酶包括组蛋白乙酰转移酶（HAT）、组蛋白去乙酰化转移酶（HDAC）、组蛋白甲基转移酶（HMT）、组蛋白去甲基化酶（HDMD）等。研究证实，组蛋白甲基转移酶、组蛋白去甲基化酶、组蛋白修饰识别酶，三者间的异常调控在肿瘤的发病机制和靶向治疗中都具有十分重要的意义。而 EZH2 作为催化组蛋白 H3K27 甲基化的甲基转移酶，也是 PRC2 蛋白复合物的催化亚基，介导了基因的转录抑制；PRC2 中的 EZH2 活性丧失与骨髓增生异常综合征（MDS）的发生及 AML 的转化发展密切相关。

与此同时，非编码 RNA 作为表观遗传调控中的重要一环，在肿瘤发生发展中扮演着不可或缺的角色。研究显示，上游非编码区转录出的 lncRNA 可通过使组蛋白发生不同类型的修饰影响下游基因的表达。比如，从抑癌基因 *p21* 反义链反转录出的 lncRNA 可使正义链启动子区组蛋白 H3K27 发生甲基化，进而抑制 *p21* 的转录导致肿瘤发生；弥漫大 B 细胞淋巴瘤（DLBCL）肿瘤组织和细胞系中 lncRNA 父系表达基因 10（PEG10）表达上调，其表达水平与临床症状、疾病评分、临床治疗效果显著相关。微小 RNA（miRNA）作为单链非编码微小 RNA 分子，具备广泛的基因调节功能。研究发现，AML1 - ETO 融合基因导致染色体重塑引起 *miR - 193a* 基因沉默，进而导致 PTEN、let - 7b、let - 7c 的表达水平下调。而 let - 7 作为目前研究最广泛的 miRNA，其在 ALL 中的下调多伴有癌基因产物 c - Myc 的表达上调。由此，表观遗传修饰能从 DNA、蛋白质、RNA 等多个水平上实现对基因表达的调控，对其进行深入探究，将对肿瘤的诊断及治疗发挥重要的推动作用。

（二）肿瘤代谢

肿瘤代谢是近年来肿瘤生物学研究的热点之一。肿瘤细胞中存在的代谢改变包括有氧糖酵解、葡萄糖摄取量增加、谷氨酰胺代谢异常活跃、利用非主要供能物质供能等，这些改变满足了肿瘤发生发展过程中旺盛的能量和物质需求，帮助细胞适应缺氧的肿瘤微环境，进而为肿瘤增殖、侵袭、迁移等生物活动提供支持。肿瘤细胞的表观遗传修饰与代谢之间存在复杂的相互关系，一方面肿瘤细胞中代谢小分子常常作为表观修饰酶的辅因子、修饰供体、激动或拮抗分子而影响表观修饰酶的活性，如 SAM/SAH 比值可以影响甲基转移酶的活性进而调控 DNA 和组蛋白的甲基化，乙酰辅酶 A 和 NAD^+ 影响组蛋白的乙酰化等；另一方面表观遗传修饰可以直接改变代谢酶、转运蛋白、信号转导、转录因子等的表达来调控细胞代谢（图 11 - 2）。

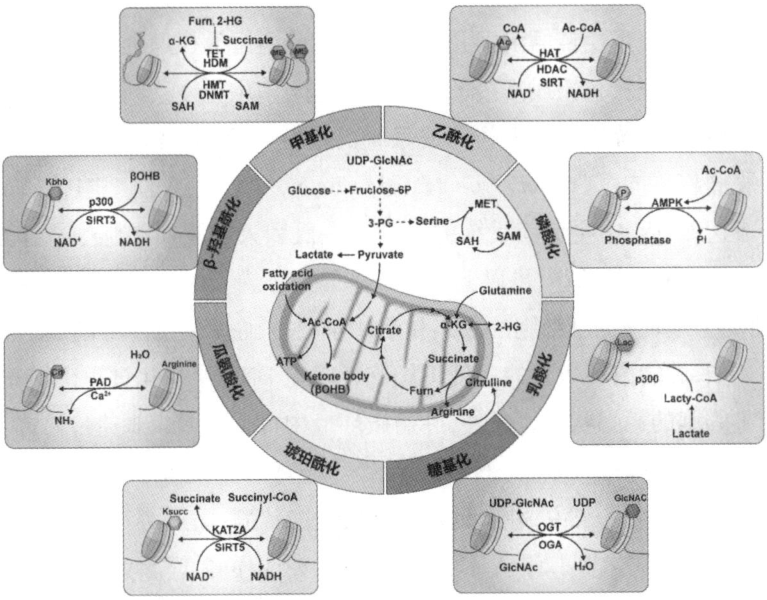

图 11－2　肿瘤中的表观遗传改变与肿瘤代谢的关系

例如，基因组 DNA 低甲基化状态使得多种肿瘤中的 PKM2 表达上调。在糖酵解中，其限速酶 PKM2 可催化磷酸烯醇式丙酮酸生成丙酮酸。PKM2 以四聚体、二聚体和单体三种不同形式稳定存在，而 PKM2 的四种同工酶通常以四聚体的形式存在。PKM2 单体酶活性低，且可定位于细胞核，这与肿瘤“Warburg 效应”的产生和维持密切相关。还有，Sirtuins 成员构成另一类组蛋白或非组蛋白（尤其是线粒体蛋白）去乙酰化酶家族，其酶活性的发挥依赖于代谢产物 NAD^+，参与抗衰老途径，并与许多疾病尤其是肿瘤的发生有关。如 SIRT6 可以直接与 HIF－1α 和 C－Myc 相互作用，并通过组蛋白去乙酰化作用抑制其转录，在结肠癌、胰腺癌和肝癌中均检测到了 SIRT6 缺失；SIRT7 对 H3K18ac 去甲基化作用具有选择性催化活性，也可以直接抑制 C－Myc；与 SIRT6/7 相反，SIRT2 通过间接稳定 C－Myc 参与肿瘤代谢调控，其对 H4K16Ac 去甲基化作用有催化活性，导致泛素蛋白连接酶 NEDD4 表达受到抑制，NEDD4 可以通过泛素化途径负调控 C－Myc，而 SIRT2 本身在肿瘤细胞系中被 MYC 上调，构成一个正反馈循环，通过 MYC 依赖性转录正调控糖酵解和谷氨酰胺代谢，促进肿瘤发生。表观遗传修饰的动态变化和代谢组之间的交叉会话是细胞适应外界营养条件变化和自身生命维持的一个重要方面。细胞中表观遗传修饰的建立依赖于代谢过程中产生的重要的中间产物，其修饰类型的变化作为响应细胞代谢变化的调控结果。另外，表观遗传修饰或者代谢通路中蛋白质的突变会导致某些重要基因表达的失调，反过来有助于肿瘤的发生。

（三）肿瘤免疫

表观遗传机制不但决定了基因表达的方式与水平，还决定了肿瘤微环境中肿瘤免疫的模式、强度等。在肿瘤细胞用于获得免疫逃逸的许多分子机制中,诱发表观遗传改变是一个关键因素,而表观遗传的沉默几乎可以影响到所有的抗原处理与递呈过程。肿瘤细胞通过表观遗传调控,直接或间接下调肿瘤细胞与宿主免疫系统相互作用的关键分子的表达,而影响免疫系统识别或损伤免疫系统的活性。比如,肿瘤细胞在演进过程中选择性地降低肿瘤相关抗原(tumor - associated antigen, TAA)、人白细胞抗原(HLA)和共刺激分子的表达而逃避宿主免疫系统的识别。在鼠和人的肿瘤细胞中应用组蛋白去乙酰化酶抑制剂5AZA 和 FK228,可以上调多种抗原加工递呈分子,如癌睾丸抗原、MHC - Ⅰ、MHC - Ⅱ等。同时,免疫细胞的成熟和活化都要受到表观遗传不同层次与水平的全方位调控。比如,肿瘤微环境中的免疫 T 细胞耗竭与 DNA 甲基化过程密切相关,而地西他滨能逆转 T 细胞的耗竭状态。此外,肿瘤微环境中可逆性的表观遗传修饰又为肿瘤免疫治疗提供了可控的途径与方法。不但如此,表观遗传机制还对肿瘤微环境的重塑发挥关键作用。从某种意义上来说,肿瘤也是一种表观遗传病,通过对其与免疫调控的研究,寻求通过表观遗传机制重塑肿瘤微环境,改善整体炎性环境、解除免疫抑制、纠正免疫耐受。如诱导 T 细胞相关炎症、克服非 T 细胞相关炎症、增强肿瘤免疫原性等综合措施,以加强抗肿瘤免疫,恢复其免疫监视功能。在不同的层次与级别上调控肿瘤微环境,恢复对肿瘤细胞的免疫杀伤作用。

二、表观遗传组学在肿瘤诊断治疗中的应用

肿瘤组织具有显著的表观特征:一是癌基因的低甲基化和抑癌基因的高甲基化;二是 DNA 启动子区 CpG 岛甲基化增强,而整个基因组甲基化水平却较正常细胞低。基因异常 DNA 甲基化检测正被开发为生物标志物,用于乳腺癌、结肠癌、肝癌和肺癌等肿瘤的诊断和预后评估。同时,DNA 甲基转移酶抑制剂、组蛋白乙酰化酶抑制剂的单用或联用,以及与其他药物的联合应用,也在临床应用或进行临床前试验,有些已取得较为理想的效果。

(一)诊断

1. DNA 甲基化作为肿瘤标志物 基于 DNA 甲基化在肿瘤组织中的显著特征,诸多甲基化特征已用作临床诊断,比如 MGMT、SEPT9 等,还有一些正在从试验走入临床阶段。

研究人员根据癌症患者 DNA 启动子区域广泛存在的甲基化现象,提出了 CpG 岛甲基化表型(CpG island methylation phenotype, CIMP)的概念。其中用 5 个经典的甲基化标志物(CACNA1G、IGF2、NEUROG1、RUNX3 和 SOCS1)区分结直肠癌中 CIMP 程度的高低。尽管 CIMP 被认为是最有潜力的预测结直肠癌的分子标志物,但其预测作用仍存在问题,难以在临床实践中广泛应用。目前的研究将 CIMP 与 BRAF、KRAS 等其他肿瘤分子生物标志物联合应用,用于结直肠癌诊断和预后预测。而 Septin 作为一组进化保守的 GTP 结合蛋白,参与细胞周期调控、极性决定、细胞分裂等重要细胞功能。研究发现,循

环血液中甲基化的 Septin9 可能是结肠癌的特异性肿瘤标志物。目前，我国已于 2015 年批准 Septin9 用于结直肠癌诊断，它是全国首款基于液体活检的血液基因甲基化结直肠癌检测产品。

O6－甲基鸟嘌呤－DNA 甲基转移酶（O6－methylguananine－DNA methyltransferase，MGMT）是一种重要的 DNA 修复酶，可去除 DNA 中 O6－鸟嘌呤的突变细胞毒性化合物，能快速修复烷基化剂对 DNA 烷基化的损伤，使细胞对烷基化剂产生耐受。正常组织在生理条件下 MGMT 表达水平很低，但在烷化剂或辐射作用下 MGMT 表达水平升高。2018 年 NCCN 指南明确提出，MGMT 是胶质母细胞瘤（GBM）重要的预后和疗效预测因子。按照 MGMT 启动子是否存在甲基化可将 GBM 分成两类，其中未甲基化类患者对替莫唑胺（TMZ）耐药，疗效不佳。MGMT 甲基化除了可预测患者对化疗反应外，还可用于预测胶质母细胞瘤在没有辅助烷基化化疗情况下的放疗反应和预后。目前，MGMT 检测试剂盒已研发，研究人员正力求寻找更加灵敏、便捷、微创甚至无创的检测手段。

除此之外，LINE－1（long interspersed nuclear elements 1）、p16 等分子也被用作肿瘤生物标志物。LINE－1 属于非长末端重复逆转录因子家族，散布于整个基因组 DNA 中。人体正常组织中大量的 LINE－1 呈现出被甲基化状态，而肿瘤组织中则表现为去甲基化。研究证明，去甲基化的 LINE－1 可作为肿瘤检测标志物。*p16* 是一个重要的肿瘤抑制基因，定位于人类染色体 9p21。DNA 甲基化导致 *p16* 失活的频率甚至高于基因突变导致的失活频率。研究表明，*p16* 高甲基化与结直肠癌、肝癌和年轻肺癌患者预后较差相关，并已成为人乳头状瘤病毒（HPV）常用的一种替代标志物。

2. 非编码 RNA 作为肿瘤标志物 根据对肿瘤发生的影响，恶性肿瘤相关 miRNA、lncRNA 等可分为促癌分子及抑癌分子。ncRNA 通过影响细胞增殖、凋亡、迁移及侵袭等多种生物学过程发挥促癌及抑癌功能，且包括 miRNA、lncRNA、circRNA 等在内的多种非编码 RNA 在肿瘤组织及癌旁组织中的差异性表达，发现及鉴定肿瘤相关非编码 RNA 标志物对肿瘤诊断及精准治疗中将产生划时代意义。

在众多的 ncRNA 中，miR－34a 是研究较早和较为成熟的 miRNA，其表达受 *p53* 基因调控，通过结合到众多的靶基因 3′－UTR 区而抑制靶基因的翻译或降解靶基因 mRNA，从而发挥抑癌功能。研究表明，lncRNA、mRNA 和 circ RNA 均能作为竞争内源性 RNA（competing endogenous RNA，ceRNA），以此中和 miR－34a 的抑癌功能。miR－34a 不仅可作为诊断和预后评估标志物，也有望作为肿瘤治疗的靶点，相关的小鼠动物模型和纳米载体药物递送研究正在进行。2013 年，一种填充 miR－34a 模拟物的特殊脂质纳米粒子 MRX34，作为第一个 ncRNA 治疗药物用于肿瘤患者临床Ⅰ期试验。2016 年，MRX34 又进行了晚期黑色素瘤患者临床Ⅰ、Ⅱ期试验。虽然由于严重副作用而停止了临床试验，但它开创了 ncRNA 临床治疗的先河。

此外，lncRNA 基于其独特的组织特异性和肿瘤特异性表达模式，有望成为肿瘤诊断和预后评估的有效生物标志物。但迄今为止,尿 PCA3 是唯一经 FDA 批准的可用于分子肿瘤诊断试验的非编码 RNA(PRO - GENSA PCA3)。lncRNA 不仅有可能作为标志物用于肿瘤的诊断和预后,也可能作为肿瘤治疗的靶点,但真正应用于治疗,依然任重道远。

(二)治疗

1. DNA **甲基转移酶抑制剂**(DNMTi) DNA 甲基转移酶抑制剂是一类胞嘧啶核苷类似物,它可以掺入正在复制的 DNA 链中,与 DNA 甲基转移酶活性中心共价结合,启动该酶蛋白降解途径,实现对其功能不可逆的抑制作用。通过抑制 DNA 甲基转移酶(DNMT)的活性来促进抑癌基因的表达从而减少肿瘤细胞的产生,所以 *DNMTs* 可以作为特异性抗肿瘤药物的有效靶点。

(1)核苷类抑制剂 主要包括地西他滨(DAC)和阿扎胞苷(AZA)。研究发现,低剂量的 AZA 和 DAC 可以诱导之前因甲基化而沉默的细胞周期蛋白使其再次活化从而诱导细胞分化,减少增殖和增加子代细胞的凋亡,高剂量用药可直接引起肿瘤细胞死亡。提示该类药物只有在低剂量下才能发挥与去甲基化相关的抗肿瘤效应,这一发现开创了表观遗传学治疗的先河。更深入的机制研究发现,低剂量的 DNMTi 能够在避免细胞毒性的同时实现全基因组的 DNA 甲基化和转录组的持续变化。AZA 主要是通过核苷转运体进入哺乳动物的 DNA 和 RNA 中发挥作用,与 RNA 相比其与 DNA 结合程度较低,但其对 DNA 的合成抑制作用远大于对 RNA 的。它通过非竞争性抑制 DNA 甲基转移酶 1(DNMT1)使胞嘧啶甲基化阻滞,从而导致甲基转移酶耗尽实现 DNA 的低甲基化,但对静止的不能分裂的细胞无效。而 DAC 可被不同的激酶磷酸化并且仅存在于 DNA 中,对肿瘤有双重作用,在高剂量时具有细胞毒性而低剂量时可有效绕过突变性凋亡缺陷。DAC、AZA 等药物低剂量短时间的暴露即可获得持久疗效,这种效果涉及从肿瘤起源到进展的几乎所有信号通路,可以减少从血液系统肿瘤到实体瘤在内多种肿瘤细胞的肿瘤特质。在一系列临床试验支持下,DAC 与 AZA 已被美国食品药品监督管理局(FDA)批准用于多种血液系统肿瘤的治疗。同时,考虑到 AZA 在甲基化机制中的作用,它还被批准作为治疗骨髓增生异常综合征的一线药物。

(2)核苷衍生物类抑制剂 与恶性血液病相比,治疗实体瘤的难题之一就是实体瘤分裂细胞数量有限,而且 AZA 和 DAC 是 S 期特异性药物,需要结合到 DNA 才能实现其表观遗传效应,另外这两种抑制剂的氮杂胞嘧啶环在水溶液中非常不稳定,在体内则迅速被胞苷脱氨酶(CDA)脱氨水解,其在血浆中的 1 小时清除率超过 90%,大大限制了其在实体瘤中的疗效。目前临床的解决策略集中于高剂量下的有计划给药,但又由于该药较强细胞毒性造成的用药限制,整体治疗效果仍不理想。如何优化 DNMTi 药物的药物代谢动力学是目前研究的热点,改变底物分子、避免 CDA 降解是新药开发的策略之一。因此更稳定的下一代甲基化抑制剂——核苷衍生物抑制剂,有望提高对肿瘤的疗效。相比于核苷类,核苷衍生物抑制剂具有更高的稳定性和更低的毒性,如 zebularin,它是一种缺乏4－氨基的胞苷，其不仅可以抑制DNA甲基化并重新激活沉默基因，而且可以增强肿瘤细胞对化疗和放疗的敏感性、抑制细胞分裂和血管活性，其作用机制是通过稳定DNMTs与DNA的结合来阻止甲基化和抑制复合物解离，并且其细胞毒性低，所以可以长时间用药维持去甲基化的状态。此外，胞苷类似物需要转化成5－氮杂－2′－脱氧胞苷三磷酸才能与DNA结合，而且是通过抑制甲基化的酶来调控新的细胞分裂，从而稀释甲基化的DNA，这就部分解释了为何甲基化抑制剂的临床效果常常有滞后性，加上其半衰期短，所以对于那些增殖性低的疾病可能会影响用药效果。SGI－110是一种双核苷酸，由5－氮杂－2′－脱氧胞苷和脱氧尿苷组成，可诱导p16表达，并且抑制胞苷脱氧酶的脱氨作用，比5－氮杂－2′－脱氧胞苷更稳定，是一种耐受性好、毒性小的新型药物，但其仍存在水溶液中不稳定的缺陷。

（3）非核苷类抑制剂　在白血病、前列腺癌和乳腺癌中表现出良好的抗肿瘤作用。有研究人员使用硅片筛选方法和甲基化抑制试验，确定出一种新型的选择性非核苷DNMT1抑制剂DC－05能显著抑制癌细胞增殖。也有发现，作为一种喹诺酮类非核苷化合物，SGI－1027能快速诱导多种癌细胞中DNMT1蛋白酶的降解并诱导沉默的抑癌基因*P16*、*MLH1*和*TIMP3*的去甲基化和重新表达。还有针对DNMT3A的小分子抑制剂5－azacytidine已经被批准用于AML患者的临床治疗。DOT1L抑制剂SYC－52221和EPZ004777以剂量和时间依赖的方式减少DNMT3A突变细胞系肿瘤细胞增殖并诱导细胞凋亡、周期阻滞和终末分化。除此之外，还有一直备受关注的小RNA。从理论上来讲，长度为4～8个核苷酸的RNA分子即可以充分地占据DNMT的催化区域，而且不超过30个核苷酸的RNA使用很方便，因此针对DNMTs的小RNA抑制剂，可以通过竞争性抑制来降低DNMT1的活性，具有很好的应用前景。比如miR－155－5p，已证实能与结肠癌细胞中的DNMT1结合从而抑制酶的活性，进而显著增加基因组的低甲基化。同时，小干扰RNA是一种具有显著基因调控效率的非编码RNA，能有效治疗感染和癌症等多种疾病，siRNA通过转录后水平激活RNA诱导的沉默复合物直接诱导靶基因沉默。由腺病毒复制表达的干扰性lncRNAs与肿瘤相关的内源性microRNAs oncogenic miRNAs（OncomiRs）的靶基因竞争性结合，并消耗OncomiRs，从而保护大量抑癌基因不被OncomiRs抑制，实现对癌细胞的靶向干预治疗。

2. **组蛋白去乙酰化酶抑制剂（HDACi）**　组蛋白去乙酰化酶（HDAC）是一组从组蛋白赖氨酸尾部去除乙酰基的高度保守的酶。HDAC对组蛋白的去乙酰化促进了染色质的闭合和抑制基因转录。此外非组蛋白的乙酰化也非常重要。因此乙酰化和去乙酰化共同维持基因的正常转录。HDACi是一种新的抗肿瘤药物，通过调节基因表达发挥其作用。其对恶性肿瘤有广泛的作用，主要包括抑制细胞分化、细胞周期及血管生成，促进细胞凋亡和免疫调节。HDACi在各种血液系统恶性肿瘤中都有抑制作用，包括：霍奇金淋巴瘤、骨髓恶性肿瘤、皮肤T细胞淋巴瘤和外周T细胞淋巴瘤。HDACi通常耐受性较好，最常见的副作用是疲劳，胃肠道紊乱和可逆性骨髓抑制，其中大部分为轻度至中度，而且不增加心脏毒性。现在 vorinostat 和 romidepsin 在美国已经被批准用于皮肤 T 细胞淋巴瘤的治疗。在动物模型中的研究发现 HDAC 抑制剂通过下调细胞周期调节因子如细胞周期蛋白 D1、c - Myc 和 AKT 来促进黑色素瘤细胞的凋亡、诱导细胞分化、抑制肿瘤生长和诱导抗恶性肿瘤增殖的基因表达。HDAC 抑制剂通过阻断关键性黑色素瘤细胞激活酶从而抑制活化的 MEK1/2 和 ERK1/2 的表达。此外，HDAC 抑制剂同时可能干扰了对癌细胞生长至关重要的 HSP90 - client 蛋白（包括 AKT 和 RAF）的有效折叠。但是，HDAC 抑制剂不能重新激活因启动子甲基化而导致的沉默基因的表达，这也为在 HDAC 抑制剂使用后再运用 DNMT 抑制剂提供了理论依据，两种药通过协同作用增强基因的重新表达和药物敏感性。此外，小分子抑制剂包括针对组蛋白去乙酰化酶的 belinostat 和针对组蛋白甲基转移酶 EZH2 的抑制剂 EPZ6438 已被批准用于临床试验。EZH2 抑制剂 EPZ005687 对 EZH2 有高选择性，从而显著降低了带有 EZH2 Y641 和 A677 突变的淋巴瘤细胞系的生存能力。

3. **联合用药** 研究发现表观遗传沉默可能导致肿瘤对化疗药物的抵抗，而针对表观遗传机制的药物会增强对化疗的敏感性，而且多项研究表明表观遗传药物似乎可以通过几种机制增强内源性抗肿瘤免疫应答，其中 DNA 去甲基化是克服肿瘤免疫逃逸的有效途径。DNA 甲基化抑制剂和 HDAC 抑制剂的联合用药正在进行临床试验，此外还有与维 A 酸、免疫调节剂和酪氨酸激酶抑制剂联合用药治疗血液系统恶性肿瘤。探索 DNA 甲基转移酶抑制剂 decitabine 和组蛋白去乙酰化酶抑制剂 panobinostat 联合烷化剂 temozolomide 治疗黑色素瘤安全性和耐受性的Ⅱ期临床试验证明联合用药是安全可行的。一些研究表明，经 p21 介导的生长停滞的细胞在低甲基化剂和组蛋白去乙酰化酶抑制剂的细胞毒性作用下解除抑制。实体瘤和恶性血液病对 HDAC 抑制剂的敏感性不同的一个可能的原因就是后者具有较少的基因突变和完整的凋亡途径。在对 11 例乳腺癌和 11 例结直肠癌测序的 13 023 个基因中，单个肿瘤平均有 90 个突变基因，其中 11 个为致癌基因，而且在实体瘤中的大量突变基因通常在不同肿瘤中是不重叠的。如果实体瘤具有内在的耐药机制，那么增加剂量或者开发针对 HDI 分子效应的药物可能会克服其耐药性。一项Ⅱ期研究表明 azacitidine（每天 75 mg/m^2，连续 5 天）和免疫调节药物 lenalidomide（10 mg/d，21 d，28 d 为 1 个周期）的联合用药患者的耐受性良好，并且对高风险 MDS 的患者非常有效，44% 的患者达到完全缓解，总反应率为 72%。HDACi 联合 Aza 可以通过增强免疫信号和减少 MYC 驱动的细胞增殖从而实现强大的抗肿瘤作用。此外，组蛋白脱乙酰基酶抑制剂可以增强 PD - 1 免疫治疗在肺腺癌和黑色素瘤的疗效。随着系统生物学的发展，DNMTi 与 HDACi 或免疫治疗相结合可能成为表观遗传治疗的一种有效途径。

4. **其他联合应用** 研究发现，DNMTi 是放疗的敏感剂，一方面，放疗在细胞周期 G1

期耐药，G2、M 期敏感，而 DNMTi 是 G1 期敏感，二者可协同发挥作用；另一方面，DNMTi 的细胞毒作用可以使放疗导致的单链损伤 DNA 更加难以修复，实现放疗的协同效应。临床前研究证实，小剂量 DAC 可以显著增加放疗引起的骨肉瘤细胞凋亡率。HDACi 同样具有放疗增敏的效果，其作用在非小细胞肺癌、鳞癌等细胞系研究中已获证实，已经完成的 HDACi 与脑肿瘤放疗联合应用的Ⅰ期临床试验也已证实了其安全性，目前一些Ⅰ或Ⅱ期的临床研究仍在进行。目前研究显示，表观遗传学治疗导致放疗敏感的部分机制可能与 *P53*、*RASSFIA*、*DAPK* 等基因的高甲基化失活有关。

乳腺癌中雌激素受体的表达对于激素治疗效果至关重要，现已证实表观遗传学治疗可以使沉默的雌激素受体基因重新表达，恢复对他莫昔芬的敏感性。不仅如此，研究表明，对于绝经后妇女芳香酶抑制剂耐药的乳腺癌患者，DNMTi 联合 HDACi 可明显增加芳香酶抑制剂的疗效，起到恢复激素敏感和激素协同的效应。在一项随机双盲的Ⅱ期临床试验中，entinostat 明显改善了绝经后妇女芳香酶抑制剂耐药患者对于依西美坦的效果，无病生存期与整体生存期均得到了显著提高，展现了很好的临床前景。目前，一些Ⅲ期临床试验正在进行中。

5. **联合免疫治疗** 免疫检查点治疗是近年来肿瘤治疗的最大热点，机体免疫系统中细胞毒性 T 淋巴细胞对肿瘤细胞的免疫耐受是肿瘤形成的基础，近年来最大的进展来源于对控制 T 淋巴细胞抗肿瘤效应的配体、受体间缺陷的认识，目前应用的抗 CTLA－4、抗 PD－1、抗 PD－L1 等药物即是针对 T 细胞或肿瘤表面配受体抑制分子的抗体，通过机体免疫系统对肿瘤的重新识别实现肿瘤杀伤。在随后的一系列临床试验中，免疫检查点治疗在黑色素瘤和非小细胞肺癌中获得了显著的疗效，基于此，2015 年，FDA 批准了该治疗在上述肿瘤中的临床应用。尽管如此，多数肿瘤患者对该治疗仍不敏感，未来的联合治疗仍应是免疫治疗发展的方向。在 Wrangle 等的研究中，5 个接受了表观遗传学治疗后进展的非小细胞肺癌患者入组了抗 PD－1 和抗 PD－L1 的免疫治疗，与整体仅有的 20%缓解率（无进展生存 >24 周）相比，该 5 例患者全部实现了临床缓解，而且其中 3 例患者按照 RECIST 标准实现了高级反应，这一结果引起了高度关注，作者得出结论，之前的表观遗传学治疗大大改善了免疫检查点治疗的疗效。随后的基础研究逐渐揭示了相关的机制。HDACi 尤其是 DNMTi 可以使 NY－ESO－1 和 MAGE 等发育性抗原重新表达，诱导了癌细胞的免疫原性，增强了免疫治疗的效果。这些抗原通常在胚胎早期表达，在正常成熟细胞中表观遗传失活。其中还有一些内源性逆转录病毒获得了重新表达，这些双链 RNA 被细胞质所识别，可以诱导干扰素相关病毒防御机制的上调。此外，表观遗传学治疗还可通过恢复肿瘤细胞减弱的 HLA－Ⅰ类抗原的抗原性，增强 T 细胞活性，增加肿瘤细胞对于自然杀伤细胞的敏感性等，协同免疫治疗，发挥疗效，而且二者之间无明显不良反应重叠。近来的一项重要研究显示，短时间、小剂量 AZA 处理的 63 种乳腺癌、结直肠癌和卵巢癌细胞系，有明显共性的免疫相关基因上调，研究者将其中涉及免疫调节通路且两倍以上上调的基因统称为AIMs(AZA immune gene set),随后的临床检测也验证了这组基因在经历了表观遗传学治疗的患者体内类似的改变。研究者推测,未来可以将患者按照AIM水平进行分层,用以预测免疫治疗疗效。应该说,表观遗传学与免疫治疗的联合刚刚开始就已经展示出了巨大的优势,更多的临床试验正在进行,结果令人期待。

第三节 肿瘤RNA组学和非编码RNA组学

肿瘤细胞中的基因组DNA突变、表观遗传组改变,以及在RNA加工、转运和降解等方面的变化,势必引起肿瘤细胞的转录组的改变。细胞转录组涵盖的RNA,根据其是否编码蛋白质分为编码蛋白质的mRNA和非编码RNA,而非编码RNA除了参与蛋白质合成的rRNA和tRNA以及其他一些看家RNA外,还有大量参与基因表达调控的非编码RNA,如长链非编码RNA(long noncoding RNA,lncRNA),微小RNA(microRNA,miRNA),环状RNA(circular RNA,cirRNA)等。关于细胞的转录组学已经在前面的章节做过介绍。本节将重点介绍在肿瘤中发挥调节作用的非编码RNA组学。

一、肿瘤与非编码RNA

调节性的非编码RNA是在基因表达过程中发挥调控作用的非编码RNA,其表达丰度不恒定,一般随着组织发育进程、外界环境和细胞性状而呈时空特异性表达。根据大小,小于200个核苷酸的非编码RNA被称为小RNA,包括miRNA、siRNA、piRNA;而大于200个核苷酸的非编码RNA则被称为长链非编码RNA,包括lncRNA、cirRNA等。调节性非编码RNA广泛参与编码基因的转录调控,并在蛋白质的翻译等转录后水平也发挥关键调控作用。许多调控性非编码RNA不仅是细胞增殖、分化和凋亡的重要调控因子,而且与细胞的异常表型和人类重要疾病密切相关。比较分析正常生理和疾病发生发展过程中的非编码RNA的表达和作用,有助于从新的角度揭示疾病发生的机制,并为疾病诊断和治疗提供新的基因靶点和分子标记。因此,非编码RNA与疾病的发生、发展、诊断和治疗有密切的关系,是当前分子生物学的热门研究领域之一。

(一)miRNA与肿瘤

miRNA是一类长度约22个核苷酸的单链小RNA分子,主要参与转录后水平的基因表达调控。成熟的miRNA由较长的初级转录物经剪切加工而产生,随后组装进RNA诱导的沉默复合体(RISC),通过碱基互补配对的方式识别靶mRNA,并根据互补程度的不同指导RISC降解靶mRNA或者阻遏靶mRNA的翻译,从而负性调控靶基因的表达。

1.肿瘤相关miRNA的功能分类 根据其在肿瘤细胞和肿瘤微环境中的主要作用特征,肿瘤相关的miRNA可分为如下几类。

(1)促癌性miRNA(OncomiR) 肿瘤细胞中miRNA的异常高表达通过直接与多个肿瘤抑制基因结合而下调这些mRNA的表达,从而促进肿瘤细胞的生长、侵袭和转移。

因此,从功能上抑制 OncomiR 是一种有效的肿瘤治疗策略。可以将与 OncomiR 互补的、人工合成 anti - miR 引入肿瘤细胞,阻止 OncomiR 与目标 RNA 的结合,从而抑制肿瘤细胞的增殖和转移。

(2)肿瘤抑制 miRNA(TS - miR) 与 OncomiR 相反,TS - miR 在肿瘤中的异常低表达,通过解除对多种促癌基因表达的抑制作用,在肿瘤的发生和恶性进展中发挥促进作用。由于 TS - miR 可同时抑制多种促癌基因的表达,因此将合成双链(ds) - TS - miR 模拟物引入癌细胞的替代治疗被认为是一种合理的治疗方法。

(3)转移相关的 miRNA(MetastamiR) 通过直接靶向参与癌细胞迁移、侵袭、定植,以及肿瘤干细胞和肿瘤细胞的上皮间质转化(EMT)的基因来促进肿瘤转移。因此,靶向 MetastamiR 能显著抑制肿瘤转移,控制 MetastamiR 的表达是开发新的能够抑制肿瘤细胞的迁移、侵袭以及肿瘤远距离转移的治疗方法的潜在策略。

(4)肿瘤微环境中的相关 miRNA 血管生成在肿瘤微环境中对肿瘤细胞的生长、存活和转移起着重要作用,因此是一种潜在的治疗靶点。血管内皮细胞中血管生成相关 miRNA(AngiomiRs)的表达通过调节细胞因子信号、金属蛋白酶、血管内皮生长因子信号和血小板源性生长因子信号促进肿瘤组织中的血管生成。此外,参与肿瘤免疫系统的 miRNAs(Immuno - miRs)通过调节肿瘤微环境中炎症信号和 NF - κB 通路中的关键分子,调控肿瘤细胞逃避免疫监视。因此,治疗性地控制肿瘤微环境中 AngiomiR 或 Immuno - miR 的表达可能是抑制肿瘤微环境中血管生成或提高肿瘤免疫治疗效果的一种新的治疗方法。

2. 肿瘤中 miRNA 表达遗传的机制 miRNA 由基因组中特定位点的 miRNA 基因编码,其表达过程在转录层面与 mRNA 很相似,且往往伴随某个 mRNA 共表达。miRNA 的成熟是由 miRNA 的微处理器(microprocessor)逐步加工完成,包括内切酶(Drosha 和 Dicer)和转运蛋白。产生过程首先是 pri - miRNA 在细胞核内被 Drosha - DGCR8 复合体切割形成 60 ~70 nt 的 pre - miRNA,然后再被 Dicer - TRBP 复合体切割成 20 ~22 nt 的成熟 miRNA,进而调节基因表达。

肿瘤中 miRNA 的异常表达是由多种类型的基因突变和表观遗传改变引起的,并通过调控靶基因表达在癌症的发生和发展中发挥作用。miRNA 表达的变化与肿瘤发生有关,许多肿瘤中可检测到特定 miRNA 水平的异常。miRNA 表达水平的下降可能由于其生物合成的任何步骤缺陷造成的,导致 miRNA 作用的靶蛋白表达水平上调,细胞过度增殖、浸润转移、抑制凋亡或异常分化等,最终导致肿瘤形成。

(1)miRNA 加工相关基因及蛋白异常与肿瘤 Dicer 缺乏或功能失调对发育及肿瘤发生具有明显相关性。研究发现,Dicer 调节细胞分化,优先分配到与分化相关的高尔基体网状结构区域,并在成熟核生长阶段不断地调整分布;Dicer 调节细胞数量,当 Dicer 缺乏时,卵母细胞在减数分裂过程中停滞、出现无序纺锤体及染色体配对缺失等;Dicer 的失调与肿瘤的发生密切相关,部分非小细胞肺癌患者中 Dicer 蛋白下调,并与患者存活率和肿瘤低分化状态存在相关性,鼻咽癌患者结果类似。Dicer 对肿瘤发生的作用可能是非直接的,可能通过其缺失而导致具有肿瘤抑制因子效应的 miRNA 的减少而起作用。

AGO 蛋白是 siRNA 和 miRNA 介导的 RISC 复合物的关键组成部分。AGO1 在肺和肾组织发育中高表达,在肾肿瘤和生殖细胞肿瘤中表达显著上调,提示 AGO1 在这些组织胚胎发生的分化过程中起着重要作用。

(2)染色体异常所致的 miRNA 失调与肿瘤　肿瘤中的染色体异常包括染色体重组、扩增、缺失、插入突变等,除了会改变蛋白质编码基因外,还会改变非编码 RNA 的基因。研究表明,约 50% 的慢性淋巴细胞白血病患者中存在染色体 13q14 的杂合或纯合型缺失;同样的,在多发性骨髓瘤、前列腺癌患者中也检测到 13q14 的缺失。据此推测,在染色体 13q14 区域,至少存在一种或多种抑癌基因。基因分析结果表明,miR-15a 和 miR-16-1 位于 13q14 中约 30 Kb 的缺失区域。具体的机制,Bcl-2 是 miR-15a 和 miR-16-1 的靶标,二者通过抑制 Bcl-2 的作用,启动细胞凋亡,从而发挥肿瘤抑制作用;而 miR-15a 和 miR-16-1 的缺失或下调,会导致 Bcl-2 表达水平升高,促进白血病、淋巴瘤、前列腺癌的发生。

Let-7 定位在 3p21 区域,研究发现此区域与肺癌的发生相关。Let-7 在肺癌中的表达量比正常组织低,并且,Let-7 的表达量可预测患者预后,肺组织中 Let-7 表达水平低的患者预后比表达水平高的患者差。其他肿瘤中也表现出类似的结果。研究表明,Ras 是 Let-7 的下游调控蛋白,而 Let-7 的表达下降会上调 Ras,进一步上调 Ras 介导的 MAPK 信号通路,促进肿瘤发生发展;同时,Let-7 还调节细胞周期相关蛋白和基因,如 CDK6、CDC25 和 c-Myc 等。

B 细胞瘤和其他一些恶性肿瘤中,染色体 13q31.3 区域多出现异常,miR-17-92-1 簇定位于此区域。研究发现,c-Myc 能直接结合到此位点促进其表达。miR-17-92-1 簇与 c-Myc 协同作用,加快肿瘤生长、增强肿瘤抗凋亡能力;miR-17-92-1 簇的 miR-17-5p 和 miR-20a,可以负性调控转录因子 E2F1,后者可以促进细胞周期从 G1 期到 S 期的转变。而 E2F1 又是 c-Myc 的直接靶基因,c-Myc 直接转录激活 E2F1,但是又通过 miR-17-92-1 簇限制 E2F1 的翻译,从而达到对增殖信号的严密控制,形成精密的调控网络。

3. 肿瘤与其他小 RNA　除了 miRNA,其他的小 RNA 也可参与肿瘤的发生发展。piRNA 是一类长度约为 30 个核苷酸的单链小 RNA,主要存在于哺乳动物的生殖细胞和干细胞中,通过与 Piwi 亚家族蛋白结合形成 piRNA 复合物(piRC)来调控基因沉默途径。研究发现 piRNA 也可以特异性表达于人类组织,调控发育相关信号通路。在不同的肿瘤中检测到 piRNA 表达异常,并调控肿瘤细胞的恶性行为。siRNA 是长度为 20~25 个核苷酸的双链 RNA 分子,主要参与 RNA 干扰(RNA interference,RNAi),降解特定的

mRNA 序列,干扰互补的核苷酸序列的表达,因此是靶向沉默 mRNA 序列的潜在手段。

(二)lncRNA 与肿瘤

lncRNA 是长度大于 200 个核苷酸的非编码 RNA,大多数非编码 RNA 都属于这一类。lncRNA 可与蛋白质、DNA 和 RNA 相互作用,通过多种机制(如基因印记、染色质重塑、细胞周期调控、剪接调控、mRNA 降解和翻译调控等)在多种层面上(如表观遗传学、转录调控及转录后调控等)调控基因的表达水平,参与肿瘤的增殖、凋亡及侵袭转移等多个生物学过程。circRNA 分子呈封闭环状结构,不受 RNA 外切酶影响,表达更稳定,不易降解。circRNA 分子富含 miRNA 结合位点,在细胞中起到 miRNA 海绵(miRNA sponge)的作用,进而解除 miRNA 对其靶基因的抑制作用,升高靶基因的表达水平。

1. **lncRNA 的分类** 根据其在染色体上与编码基因的相对位置,将 lncRNA 大致分为五类。

(1)正义 lncRNA(sense lncRNA) 由蛋白编码基因的正义链转录,与位于同一链上蛋白质编码基因的至少一个外显子重叠,且转录方向相同。正义 lncRNA 可能和蛋白质编码基因部分重叠,也可能覆盖蛋白编码基因的整个序列。

(2)反义 lncRNA(antisense lncRNA) 由蛋白编码基因互补的 DNA 链转录,其转录方向相反,并与正向基因至少有一个外显子重叠。

(3)内含子 lncRNA(intronic lncRNA) 位于蛋白质编码基因内含子区域,且与其外显子没有重叠的转录本。

(4)双向 lncRNA(bidirectional lncRNA) 与蛋白编码基因共享启动子,但转录方向与蛋白质编码基因相反。

(5)基因间 lncRNA(intergenic lncRNA) 位于两个蛋白质编码基因之间,能够独立转录。

2. **lncRNA 的作用模式** lncRNA 主要有四个典型的作用模式(图 11 -3)。

(1)信号(signal) lncRNA 的第一种作用是调控下游基因转录。研究表明,在不同的刺激条件和信号通路下,lncRNA 会被特异性地转录,并作为信号传导分子参与特殊信号通路的传导。一些 lncRNA 被转录后,具有调控下游基因转录的作用。利用 RNA 进行调控,由于不涉及蛋白质的翻译,因此具有更好的反应速度,对于机体的某些急性反应可以作出更迅速的响应。转移相关的肺腺癌转录本 1(Metastasis - associated lung adenocarcinoma transcript 1,MALAT1)是在肺癌转移灶中高度表达的 lncRNA,还与多种其他肿瘤的转移、深度、组织学分期和生存期等相关。BM742401 在多数肿瘤中呈现低表达,与胃癌患者的转移和生存期相关。具体的,BM742401 通过表达基质金属蛋白酶抑制细胞的侵袭和转移。

(2)诱饵(decoy) 这一类 lncRNA 被转录后,它能与 DNA 结合蛋白(如转录因子)结合,从而阻断该蛋白分子的作用,进而对下游基因的表达进行调控。此外,lncRNA 还可以作为“海绵”吸附 miRNA，阻断 miRNA 对其下游靶 mRNA 的抑制作用，进而间接调控基因的表达。lncRNA EPIC1 可以通过它的 129 ~ 283 nt 区域与 c - Myc 蛋白相互作用，共同调控 c - Myc 靶基因的转录，从而促进肿瘤细胞周期进程，促进肿瘤细胞无限增殖。lncRNA 可以增强或抑制某些抑癌基因的转录活性，从而影响肿瘤的发生等。

（3）引导（guide） lncRNA 可与转录因子等蛋白结合，然后将蛋白复合物定位到特定的 DNA 序列上。这种作用模式可能通过 lncRNA 与 DNA 的相互作用实现，也可能通过与 DNA 结合蛋白的相互作用实现。研究发现 lncRNA 介导的这种转录调控作用可以是顺式作用模式，也可以是反式作用机制。染色体末端的端粒稳定性是肿瘤细胞具有无限复制的潜能的重要决定因素，lncRNA TERRA 可以顺式结合端粒，也可以反式结合基因靶标。TERRA 和染色质重塑蛋白 ATRX 共享数百个靶基因，并且在这些基因座上具有功能拮抗作用。在端粒上，TERRA 与端粒 DNA 竞争性结合 ATRX，从而抑制 ATRX 的定位并确保端粒稳定性，维持了肿瘤细胞无限复制、无限增殖的特性。

（4）支架（scaffold） lncRNA 还可以起到一个“中心平台”的作用，使两个或多个蛋白结合在这个 lncRNA 分子上形成复合物。在细胞中，当多条信号通路同时被激活，这些下游的效应分子可以结合到同一条 lncRNA 分子上，实现不同信号通路之间的信息交汇和整合。lncRNA 与乳腺癌的相关研究发现，BC200、XIST、MALAT - 1、BC1 等 lncRNA 在乳腺癌与正常乳腺组织中的表达存在显著性差异。其中，BC200 在乳腺癌及多种肿瘤中均有表达，而在正常乳腺组织不表达。而 HOTAIR 在乳腺肿瘤中高表达，与转移和生存期相关。H19 在多种肿瘤如食管癌、结肠癌、肝癌等中表达上调，发挥癌基因的作用。而结肠癌、肝癌等研究模型发现，缺失 H19 可促进肿瘤的发生或肿瘤的进展，提示 H19 发挥抑癌基因的作用。因此，H19 是作为癌基因还是抑癌基因的作用，主要根据 lncRNA 的功能和不同肿瘤类型确定，而具体准确的功能和生物学作用有待进一步研究确定。

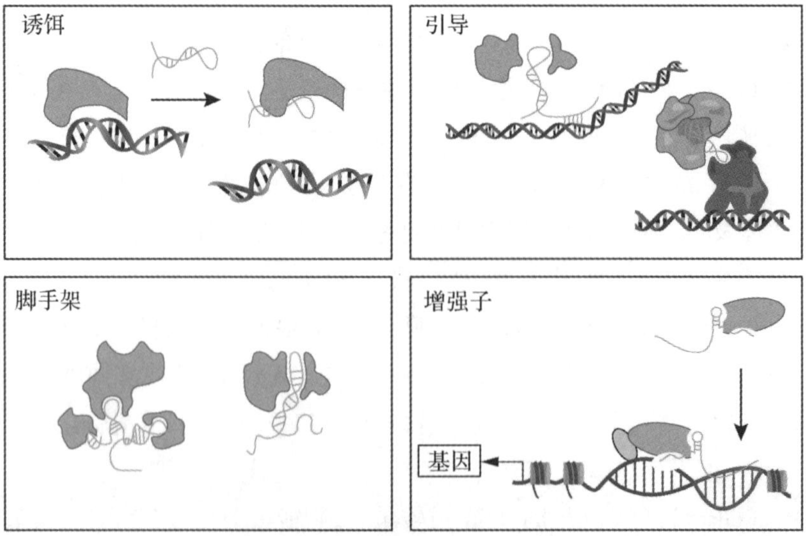

图 11 - 3 lncRNA 的典型作用机制

二、肿瘤的非编码 RNA 组学

非编码 RNA 组，是细胞内所有非编码 RNA 的集合。需要指出，对于非编码 RNA 组，一般来说就是指细胞内的 miRNA，lncRNA 以及 cirRNA 等非编码 RNA 的集合。非编码 RNA 参与胚胎发育、组织分化、信号转导、器官形成等基本的生命活动及疾病的发生和发展进程。值得关注的是，非编码 RNA 与肿瘤的发生存在密切的关系，正常组织及对应的肿瘤中存在差异表达，并且特异性非编码 RNA 可作为肿瘤的预测因子。失调或异常的非编码 RNA 可因合成异常、染色体异常、基因突变、表观遗传学异常及转录调控异常等多种机制在肿瘤的发生和发展中发挥重要作用。对非编码 RNA 作用机制的深入研究可以更好地了解其在肿瘤发生发展过程中的作用，并能够为临床肿瘤的精准治疗提供新的靶点和方向。

（一）非编码 RNA 组学在肿瘤研究中的应用

1. 鼻咽癌与 miRNA 鼻咽癌是指发生在鼻咽部的恶性上皮细胞肿瘤，分为 3 种病理学类型：WHO – Ⅰ型，角化性鳞状细胞癌；WHO – Ⅱ型，非角化性鳞状细胞癌（分化型）；WHO – Ⅲ型，非角化性鳞状细胞癌（未分化型）。其中，Ⅰ型与头颈部肿瘤类似，东西方人群无区别，对放疗不敏感；而Ⅱ型和Ⅲ型主要在中国华南、东南亚流行，西方国家少见，对放疗敏感。鼻咽癌发病因素主要包括 EB 病毒感染，遗传易感性和环境 – 饮食因素等。最新的研究发现，非编码 RNA，特别是 miRNA 与鼻咽癌关系密切。miRNA 作为重要的基因表达调控分子，在鼻咽癌发生发展中意义重大。综合多项研究的结果，鼻咽癌中经常表达下调的 miRNA 主要有 miR – 29c/b/c、miR – 34b/c、let – 7、miR – 26a、miR – 30、miR – 100、miR – 142、miR – 143、miR – 145、miR – 150、miR – 152、miR – 195、miR – 200a/b、miR – 342、miR – 449a、miR – 497、miR – 625、miR – 768 – 3p，而表达上调的有 miR – 18a、miR – 99a/b、miR – 17、miR – 25、miR – 192、miR – 193a/b、miR – 196b、miR – 205 等，这些 miRNA 分子的靶基因及生物学功能值得更加深入的研究和探索。

EB 病毒感染是重要的鼻咽癌发病因素，EB 病毒感染时，miR – 155 在 EB 病毒感染的细胞中表达上调十分明显；并且，miR – 155 对感染了 EB 病毒的 B 淋巴细胞存活颇为关键，如果剔除 miR – 155，这些被 EB 病毒感染的人 B 细胞将凋亡；此外，miR – 155 可以抑制 IκB 激酶，进一步活化 NF – κB 通路和干扰素通路，使 B 细胞处于 EB 病毒潜伏状态。miR – 18a 在鼻咽癌组织中上调显著，与鼻咽癌患者临床预后、侵袭和转移密切相关；miR – 18a 可直接靶向 Dicer，促进鼻咽癌细胞的生长、迁移和侵袭，并可调控 EMT 相关的分子 E – cadherin 及癌基因 *K – Ras*。鼻咽癌患者的血清 miRNA 表达谱发生显著变化，血清中 miR – 17、miR – 20a、miR – 29c 和 miR – 223 的表达水平在肿瘤患者与正常对照之间存在显著差异，可作为预后指标，具有较好的敏感性和特异性。

2. 肺癌与 miRNA 研究多集中于将 miRNA 用于肺癌的诊断和预后预测的分子标志

物，治疗靶标及疾病分型的标志物。miRNA 表达谱可作为非小细胞肺癌的分子分型依据。研究表明 5 个 miRNA（miR－210、miR－182、miR－486－5p、miR－30a、miR－140－3p）表达谱可以区分肺鳞癌患者和健康人；2 个 miRNA（miR－25 和 miR－223）的表达在非小细胞肺癌的血清中明显升高，可以作为诊断和判断治疗效果的标志；6 个 miRNA（miR－205、miR－99b、miR－203、miR－202、miR－102 和 miR－204）表达谱可以区分非小细胞肺癌的两种不同亚型（肺腺癌和鳞癌），其中，miR－99b 和 miR－102 在肺腺癌细胞中的表达高于在鳞癌中的表达，miR－205 在肺癌细胞中的表达增高，在肺腺癌细胞中却没有上调；miR－155 可作为肺癌预后的标志物，高表达 miR－155 的患者生存率明显较低。血清中的 miRNA 对于寻找肿瘤标志物具有重要的作用，因为血清 miRNA 技术更迅速、便捷，有利于临床应用，是肿瘤早期诊断、个体化治疗和判断预后的关键。

3. **肝癌与 miRNA** 相比于正常肝组织，乙肝肝硬化和乙肝相关肝癌组织中，miR－602、miR－1295p、miR－210、miR－6715p、miR－30b 等表达上调，而 miR－143、miR－199a－5p、miR－195、miR－99a、miR－519e、miR－130a、miR－597 表达下调。miRNA 表达谱在肝癌中同样具有组织特异性，有助于肿瘤的诊断、治疗监测和预后判断。对于肝细胞癌，miR－21 和 miR－221 明显升高，具有重要意义。有研究发现，肝癌组织和细胞系中 miR－21 表达明显增加，当增加体外培养细胞中的 miR－21 后，不仅可以促进肿瘤细胞的增殖转移和侵袭，还可以促进正常肝细胞发生细胞迁移，提示 miR－21 是肝细胞癌发生发展的重要促成因素。miR－21 可作用于 *PTEN* 基因，通过促进基质金属蛋白酶 MMP－2、MMP－9 的表达，介导肿瘤细胞侵袭和转移。miR－221 具有周期蛋白依赖性激酶抑制因子 P27 和 P57 的靶点，引起细胞周期从 G1 期向 S 期转变，进一步诱导细胞增殖；miR－221 的靶点还包括 Bcl－2 家族成员促凋亡蛋白 BMF，因此在肝癌细胞中可抑制凋亡，促进肿瘤细胞增殖。

4. **肺癌与 lncRNA** lncRNA LET 在肺鳞癌中显著下调，并进一步稳定核因子 90，导致缺氧诱导的肿瘤细胞的侵袭。lncRNA MALAT1 与非小细胞肺癌的转移显著相关，在转移患者中明显升高，可预测肺癌的转移，并且通过外源性封闭 MALAT1 表达后，细胞的侵袭能力和成瘤能力下降，并引起转移相关基因（*CXCL5*、*CSF1*、*COL6A1*）的下调。

5. **食管癌与 lncRNA** H19 是第一个发现的 lncRNA，在胎儿和胎盘都有较高的表达。成年人中，H19 在乳腺、心肌、骨骼肌和肺有少量表达，如果 H19 高表达，会引起细胞增殖停止，发挥抑制细胞生长的功能，提示 H19 与肿瘤发生关系密切。研究发现，H19 在食管癌中发生缺失，提示 H19 在食管癌中发挥抑癌基因的作用。需要注意的是，H19 在不同肿瘤中具有癌基因和抑癌基因的双重作用，具体取决于特定的组织学特性和不同的生物学背景。此外，HOTAIR 在食管癌患者中表达上调，与食管癌转移、疾病进展及患者的生存率相关，可作为评价食管鳞状细胞癌的预后指标。

6. **肝癌与 lncRNA** lncRNA－HULC 在肝组织中表达上调，可引起多个肝癌相关基因的表达。HULC 在肝癌及肝转移癌的组织中特异性高表达，此外 HULC 还影响其临近基因 *SLC35B3* 的表达。HULC 调节肝癌发生、发展的关键性信号转导通路，并可以作为肝癌早期诊断和治疗监测的靶点。

7. **脑胶质瘤与 lncRNA** lncRNA 可通过多种途径调节 DNA 甲基化、组蛋白修饰、染色质重构，以及作为 miRNA 的前体在脑肿瘤的发生和发展中发挥重要调节作用。研究表明，lncRNA 表达谱与胶质瘤临床分型、恶性进展及组织分化关系密切。其中，CRNED 与 HOTAIRM1 与星形胶质瘤恶性程度呈正相关，恶性程度越高，二者表达水平越高；MEG3、C21orf131、LOC158696 等与星形胶质瘤恶性程度呈负相关，恶性程度越高，三个 lncRNA 表达水平越低。并且，有研究发现 lncRNA 的差异表达还可以用来区分星形胶质细胞和少突胶质细胞瘤，该工作有助于辅助临床鉴别诊断。特别是 HOTAIR，在脑胶质瘤中作为细胞周期的关键调节因子，其表达水平与胶质瘤级别、进展和预后呈负相关。同时，还是判断多形性胶质母细胞瘤预后的重要标准，并可以进一步用于分子分型诊断。

三、非编码 RNA 组学在肿瘤临床诊断治疗中的应用

（一）非编码 RNA 常用研究方法

非编码 RNA 参与了增殖、分化、发育和代谢等细胞活动，并且在不同的生物体、细胞发育阶段和疾病模型中可出现不同的表达模式或突变，进而调控基因表达。现阶段非编码 RNA 的研究工作主要分为两个方面，大规模的鉴定新的非编码 RNA 和通过各种方法研究非编码 RNA 的功能。研究者利用理论预测并结合实验发现，可大规模鉴定非编码 RNA。主要通过计算机从已有的非编码 RNA 中提取特征信息，然后用此特征信息做全基因组搜索。理论预测的结果，最终需要实验确定，因此理论预测与实验验证相辅相成。

非编码 RNA 的异常表达在肿瘤的发生、发展中扮演着原癌基因或抑癌基因的重要作用，但绝大多数非编码 RNA 的生物学功能及与疾病的关系尚未阐明。目前，针对肿瘤相关非编码 RNA 的实验研究方案通常包括：利用基因芯片、高通量测序、qPCR 等技术检测和比较肿瘤与正常组织中的非编码 RNA，筛选出与肿瘤相关的差异表达或共表达的非编码 RNA；在此基础上，通过生物信息学预测分析，获得非编码 RNA 调控的候选靶基因，以及非编码 RNA 转录调控特征等功能信息，为后续靶基因的鉴定提供实验依据；分析人工调控非编码 RNA 后对细胞生物学表型的影响，通过免疫共沉淀、蛋白质谱、非编码 RNA－mRNA 复合物分析等实验方法，对靶基因进行分子生物学鉴定，检测对靶基因 mRNA 和蛋白质表达水平及下游信号通路的影响，阐明非编码 RNA 的功能机制；分析候选非编码 RNA 及靶基因与肿瘤分期、病理类型，肿瘤复发、转移、生存期等临床指标间的关系，确定临床意义；分析甲基化和组蛋白修饰及转录因子对非编码 RNA 的转录调控，以及相关蛋白质在非编码 RNA 转运、加工和修饰过程中的作用。

（二）非编码 RNA 的组学研究

利用组学方法检测非编码 RNA 在不同发育阶段、生理及病理状态的表达水平，可揭示其参与不同生物学过程的功能。研究中首先从生物样品中成功分离出非编码 RNA，方可进一步进行组学分析及后续功能分析。目前，研究者常用各种专业的非编码 RNA 提取试剂盒，从各种类型生物样品中有效纯化非编码 RNA。而随着科学研究技术的不断进步，有试剂盒可直接对培养细胞进行 miRNA 和非编码 RNA 的表达谱分析，而无需进行 RNA 纯化。

1. **非编码 RNA 表达芯片检测**　一张表达芯片上包含成千上万个探针，可高效、高通量地筛选差异表达的非编码 RNA，目前 lncRNA 和 miRNA 表达谱芯片较为成熟，具有很高的杂交特异性和灵敏度。利用芯片，可高通量分析不同组织细胞、特定时间和不同处理条件下，非编码 RNA 的差异表达情况。实验中，表达谱芯片经杂交后，需要获取图像和荧光强度信号，从而进行定量分析。具体来说，芯片经杂交和洗涤后，通过扫描仪读取荧光信号，并去除背景噪声后，生成图像文件，可获得杂交信号的相对强弱和数据信息。进一步对数据信息进行标准化处理后，可进行数据分析，采用相对应的统计学方法，获得差异表达非编码 RNA，进而探索其生物学意义。

2. **高通量测序**　随着测序技术的不断发展，高通量测序技术不仅保持了高准确度，而且大幅提高了测序时间，并降低了测序成本。高通量测序技术通量高、对遗传物质检测完全且准确度高、重复性好，且测序成本不断降低，使用率大大增加。测序方法和平台多采用二代测序。对测序所得的数据进行生物信息学分析及处理，与现有的非编码 RNA 数据库进行比较和比对，可获得数据库已有的非编码 RNA 的表达信息，包括结构、长度、表达水平等。对于 lncRNA，对测序数据进行质量评估后，估计碱基质量分布、GC 含量、重复度分析等，并去除接头引物、低质量序列及高度重复序列，对过滤后的数据建立转录本。将建立好的转录本与已知的 lncRNA 数据库进行比对，筛选出已知的 lncRNA；将未比对上的转录本与已知的蛋白质数据库进行比对，去除比对上的序列；然后采用特定软件预测新的 lncRNA，并进行家族分类、功能分析等。对于 miRNA，测序数据同样经过数据库比对，去除已知序列，再进行软件预测，过程类似。

（三）非编码 RNA 在临床肿瘤诊断、监测和治疗中的应用和意义

临床影像学及血清学检查是肿瘤诊断的关键，但往往只有在肿瘤发展到一定阶段才能检测出来，因此寻找肿瘤标志物进行准确检测，尤其是早期诊断，一直是肿瘤研究的重点。常见肿瘤标志物有蛋白酶类、肿瘤特异性抗原、肿瘤代谢产物、激素、癌基因、抑癌基因及甲基化 DNA 等，在肿瘤早期诊断、个体化治疗、预后判断等方面具有重要意义。目前临床应用的肿瘤标志物如甲胎蛋白（AFP）、癌胚抗原（CEA）等，在肿瘤的筛查、诊断和疗效监控等方面发挥重要作用，但仍存在缺点、不能满足对肿瘤诊断的需要，归因于已有的标志物灵敏度和特异性较低，不能作为确诊的指标，并且标志物应与治疗效果呈相关

性。因此寻找新型、灵敏并应用方便的肿瘤标志物非常必要，而非编码 RNA 与肿瘤的发生发展联系密切、具有良好的前景。

1. 诊断 肿瘤发生的早期，由于此时肿瘤组织很小，影像学检测难以分辨，而非编码 RNA 与肿瘤的发生关系密切，肿瘤异常表达的非编码 RNA，对于肿瘤诊断，尤其是早期诊断，具有重要意义。肿瘤早期诊断方面，研究较多的有前列腺抗原 3（prostate cancer antigen 3，PCA3），是一种前列腺特异性的 lncRNA，在前列腺癌中表达异常升高，相比临床广泛使用的前列腺特异性抗原（prostate specific antigen，PSA）具有更高的特异性和敏感性。HOTAIR（HOX antisense intergenic RNA）是乳腺癌诊断和预后判断的一个重要标志物，是乳腺癌转移和预后不良的危险因素。但是，相对其他生物大分子，血液中的长链 RNA 非常不稳定，极易被降解，是作为肿瘤标记分子的缺陷。

肿瘤的 miRNA 可以进入血液循环，并长期稳定存在，且不同的 miRNA 表达谱可以反映机体的不同生理或病理状态；肿瘤患者血清中的一些 miRNA 表达明显与健康人不同，且 miRNA 的量在一定水平上反映肿瘤的大小，因此检测和分析血液中的 miRNA 可作为肿瘤检查的新手段。循环外泌体（exosome）及携带的 miRNA 可作为肺癌诊断和预后的标志物。研究表明，肺腺癌患者的外周血中，外泌体的平均浓度为 2.85 mg/ml，miRNA 的浓度为 158.6 ng/ml；而正常人外周血中外泌体的浓度为 0.77 mg/ml，miRNA 的浓度为 68.1 ng/ml。

miRNA 具有高度的肿瘤特异性和组织特异性，并具有高度的稳定性，具有重要优势。miRNA 可在体液、组织中稳定存在，且 miRNA 可形成稳定的包涵体和微囊泡，能够抵抗 RNase 的消化，适合血清、血浆等体液检测。miR-92a 在结直肠癌和进展期腺瘤中特异性升高；并且，结直肠癌患者外周血中显著升高的 miR-92a 手术切除原发病灶后，水平又降低，提示 miR-92a 可作为结直肠癌早期诊断的标志物。miRNA 在粪便中也能保持稳定，结直肠癌和腺瘤患者的粪便中 miR-21 水平显著升高，也可以作为诊断的标志物。乳腺癌中，miR-21 上调明显，与乳腺癌临床分期、淋巴结转移、预后不良显著相关。

2. 治疗 以往药物开发的研究集中于寻找具有调节功能的蛋白质因子或蛋白质复合体作为药物靶点，如酶类、受体、信号分子等。而靶向 mRNA 是新的方向和策略，如 RNA 干扰，反义核酸等。现阶段研究明确表明 miRNA 与多数疾病的发生发展密切相关，因此可通过设计药物上调或下调 miRNA，使基因沉默而达到治疗目的。具体研究分两大类：导入 miRNA 模拟物，增强其对于靶基因的作用；设计小分子物质拮抗 miRNA，抑制其对于靶基因的作用。研究多集中于后者，如 miRNA 反义寡居核苷酸（anti-miRNA oligonucleotide）和 miRNA 拮抗分子（miRNA antagomir）。miRNA 反义寡居核苷酸指与体内 RNA 序列具有互补序列，通过碱基互补配对方式与互补链杂交，调控相关基因的翻译过程，发挥相应作用。miRNA 拮抗分子是通过化学方法合成的寡核苷酸，具有与天然

miRNA 形成互补的序列，抑制 miRNA 的作用。未来，通过化学修饰合成核酸和优化药物传递系统（DDS），预计 miRNA 疗法的发展将快速推进。除上述外，miRNA 小分子抑制剂也有望成为治疗的方法。

复习思考题

1. 简述表观遗传机制在肿瘤进展中的主要作用。
2. 试述非编码 RNA 测序在肿瘤诊断中的应用价值。

（张　晓　徐欣元）

第十二章 12 肿瘤蛋白质组学和代谢物组学

基因组中蕴含的遗传信息经过时空特异性的可控表达，产生基因表达的终端产物蛋白质，以及由蛋白质调控的代谢物。蛋白质和代谢物是执行生命活动的主要分子，在生命表型的形成中发挥着关键作用。肿瘤是机体在各种致癌因素作用下，细胞恶性增生而形成的新生物。其中，实体肿瘤组织中不仅包含了恶性肿瘤细胞，也包含了来自宿主非突变细胞的肿瘤微环境细胞，包括免疫细胞、血管细胞和肿瘤基质细胞等。无论是带有突变的肿瘤细胞、还是不带有突变的肿瘤微环境细胞，与正常组织细胞相比都有极其异常的表型。这些表型形成的根源来自基因组、表观组等的异常，但直接影响肿瘤表型的是蛋白质和代谢物。

第一节　肿瘤蛋白质组学

肿瘤是一种由多基因参与的复杂疾病，蛋白质的表达异常、翻译后修饰方式改变等在肿瘤的发生、侵袭转移、耐药等恶性过程中发挥着重要调控作用。蛋白质组学研究技术在肿瘤早期诊断、标志物的筛选鉴定和药物研发等领域发挥着不可替代的作用。

一、肿瘤的蛋白质合成、降解与修饰

肿瘤蛋白质的合成与降解采用了与正常细胞相同的分子机制，但在合成、降解速率、选择性、调控等特性方面，肿瘤细胞与正常细胞有很大的不同，以使肿瘤细胞获得和维持其不可控增殖等恶性表型。此外，肿瘤中广泛存在的异常蛋白质翻译后修饰（PTM），在肿瘤细胞的恶性表型中也发挥了重要作用。

（一）肿瘤细胞的蛋白质合成

正常细胞中蛋白质的翻译涉及核糖体、tRNA、氨基酸和多种翻译因子的复杂过程，可分为翻译起始、延伸、终止和核糖体再循环等步骤。其中翻译起始是翻译调控的限速步骤。全基因组研究显示肿瘤细胞中存在广泛的 RNA 丰度与相应蛋白质水平不匹配的现象，提示 RNA 水平改变并不能完全解释肿瘤细胞的恶性表型。肿瘤细胞为了获得不

可控的快速增殖等恶性特征，除了促进癌基因活化、抑癌基因失活、基因突变扩增等多种方式，还以多种途径改变蛋白质的翻译调控。

1. **对翻译机器的调控** 真核翻译起始因子4F（eIF4F）复合物是促癌信号在翻译水平调控基因表达的主要位点。该复合物包括主要帽结合蛋白eIF4E、支架蛋白eIF4G、RNA解旋酶eIF4A。在不同肿瘤中，每种组分都可能被异常调控。例如，多种促癌信号通路都可以通过激活eIF4E促进肿瘤进展；MYC可以促进eIF4E的转录；Ras则通过MAPK信号促进eIF4E磷酸化而促进其活化。mTOR信号通过eIF4E结合蛋白4EBP抑制物抑制eIF4E活性。此外，eIF4E还在肿瘤细胞的选择性翻译过程中发挥重要作用，以适应代谢微环境、抵抗治疗和促进侵袭转移（图12-1）。

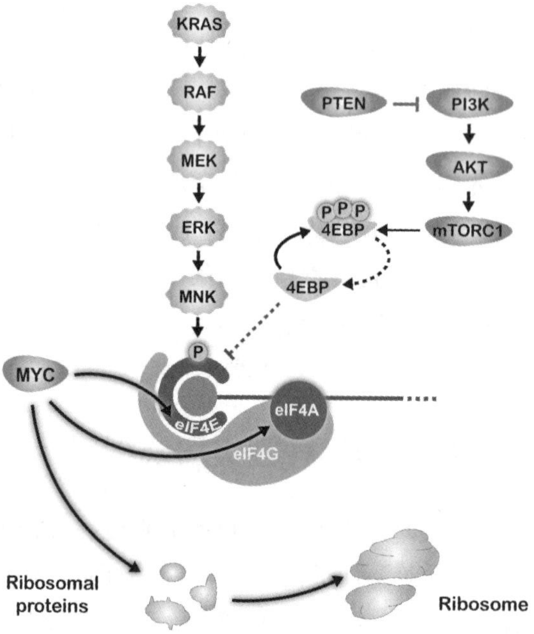

图12-1 癌基因对eIF4E的调控

除了eIF4E，eIF4F复合物的其他组分也在肿瘤细胞中通过调控翻译环节，发挥促癌作用。eIF4A是RNA解旋酶，可以解开mRNA的5′-UTR存在的二级结构，促进对43S核糖体复合物的扫描以起始翻译，这对于拥有长5′-UTR的mRNA分子尤为重要。MYC可以通过转录上调eIF4A1表达，促进淋巴瘤形成。支架蛋白eIF4G也在多种肿瘤中上调，并与肿瘤的转移相关。eIF4GI可以直接结合于多种肿瘤相关分子mRNA的内部核糖体进入位点（IRES）、招募其他翻译调控因子并促进帽非依赖的翻译，参与血管形成、低氧应答和细胞生存等表型。最近的研究还表明，另一个起始复合物eIF3可调控多种肿瘤相关信号分子的翻译，调控细胞增殖。值得关注的是，eIF3和RNA的N6甲基腺苷调控分子存在相互作用，进而调控选择性翻译。此外，非编码RNA如miRNA、lncRNA等也广泛参与蛋白质的翻译调控。有趣的是，虽然多种癌基因信号可以普遍上调tRNA

表达以提高细胞的翻译水平，但也可选择性上调某些特定的 tRNA 以根据 mRNA 的密码子偏向选择性翻译特定的 mRNA。例如，研究表明，乳腺癌中 tRNA－Glu/UUC 和 tRNA－Arg/CCG 的上调可以密码子特异性方式增强 EXOSC2 和 GRIPAP1 的表达，促进肿瘤发展。

2. mRNA **结构改变对翻译的影响** 除了翻译环节，肿瘤细胞也可以从 mRNA 的角度选择性地提高促癌 mRNA 的翻译。

(1) mRNA 上的顺式调控元件 mRNA 非翻译区的特征性序列有助于其选择性翻译并发挥促癌活性。如 mRNA 的 5′末端富含嘧啶基序（TOP）调控编码翻译机器相关的 mRNA 翻译效率，mTOR 信号可以调控含有此基序 mRNA 翻译，促进细胞增殖；其他一些促癌信号也可调控含有 TOP 的 mRNA 而发挥促癌作用。除了 TOP 外，mRNA 上还包含一些调控翻译的顺式作用元件，受到多种促癌蛋白的反式作用调控，促进肿瘤细胞的恶性表型。

(2) 替代翻译起始位点 替代翻译起始位点（ATIS）是位于正常起始密码子（AUG）上游、可以与正常起始密码子以相同阅读框翻译的起始位点。许多 ATIS 都是上游小阅读框（uORF）起始密码子，可以抑制下游主阅读框的翻译，存在于约 50% 的人类基因。研究发现，癌基因富含 uORF，作为其在生理状态下静息调控的机制之一。促癌应激可以绕过 uORF 的抑制作用，造成癌基因表达的增强。

(3) 结构性调控因子 RNA 的空间结构也是选择性翻译的重要调控机制。促癌蛋白如 c－MYC 的 mRNA 往往包含较长的 5′－UTR，在生理状态下可形成二级结构，阻碍翻译，从而精确调控这些对细胞生理状况极其重要的蛋白的表达。而肿瘤细胞可以过度活化其 eIF4E 复合物，尤其是其中的 eIF4A 解旋酶，提高促癌基因的表达。此外，许多促进肿瘤表型的 mRNA 分子都含有 IRES，可以在多种应激状态如低氧、内质网应激、DNA 损伤等情况下，通过 IRES 促进其翻译，发挥促癌作用。

（二）肿瘤的蛋白质降解

体内的蛋白质降解方式主要包括非 ATP 依赖性的溶酶体降解途径和 ATP 依赖的泛素化－蛋白酶体降解途径两种类型。肿瘤细胞进化出多种机制，对蛋白质进行特异性降解或抑制降解，以促进其恶性表型。此外，特异性地针对这些蛋白质进行靶向降解有助于抑制肿瘤的恶性增殖，成为潜在的肿瘤治疗策略。利用肿瘤细胞的泛素蛋白酶体系统可特异性地降解靶蛋白，最终抑制肿瘤细胞增殖。蛋白质水解靶向嵌合体（proteolysis targeting chimera，PROTAC）技术应运而生，成为靶蛋白降解模式转换的新方式，为抗肿瘤的小分子药物研发开辟了新的途径。

1. **泛素化降解途径** 泛素化介导的蛋白质降解系统是细胞内降解蛋白质的主要系统。泛素化给需要被降解的蛋白质打上“标签”，然后由蛋白酶体系统将之降解为氨基酸。泛素化介导的蛋白质降解，以及去泛素化介导的对降解的抑制作用对多种信号通路的活性调控至关重要，如炎症通路、代谢调控通路等。许多重要的癌基因或抑癌基因产物都受到泛素化降解的调控，这些调控机制的失活或激活，会改变这些调控细胞增殖、分化、凋亡的关键分子的水平，促进肿瘤的发生发展。例如，p53 蛋白是体内最关键的抑癌分子。泛素化 E3 连接酶 MDM2/MDMX 是 p53 最主要的负调控分子，可以介导 p53 的泛素化降解。多种促癌因子可以作用于 p53 的泛素化和去泛素化，调控 p53 的蛋白质水平，发挥促癌作用。另一个重要的癌蛋白 MYC 也是高度不稳定的蛋白质分子，由泛素化介导的蛋白降解系统进行降解。多种 E3 泛素连接酶可以促进 MYC 的泛素化降解，这些酶的突变或表达沉默可以上调 MYC 的蛋白质水平，发挥促癌作用。

2. 溶酶体降解途径　在生理状态下，自噬－溶酶体系统清除因衰老、应激而受损的细胞器或蛋白质分子，在发育和组织稳态维持中发挥重要作用。在肿瘤中，根据肿瘤类型、发展阶段和细胞所处的状态，自噬可以发挥促癌或抑癌的双重作用。一方面，自噬－溶酶体降解系统可清除受损的细胞器和蛋白质分子，提高细胞的应激能力，维持细胞稳态，当自噬系统受损时，促进肿瘤发生。例如，在人肝细胞肝癌（HCC）中存在自噬分子 Beclin1 的单等位基因缺失或表达水平下降，提示 Beclin1 是抑癌基因。其他的 ATG 自噬分子也常常与肿瘤相关，如在胃癌、结直肠癌、肝癌中都检出 ATG5 的突变。另一方面，自噬－溶酶体途径也可介导促癌活性。肿瘤细胞中的自噬往往是升高的，可以清除受损的线粒体、抑制 DNA 损伤等，促进肿瘤细胞生存。此外，自噬可以抑制坏死和炎症，间接发挥抑癌作用；自噬还可以通过促进肿瘤细胞向血液循环中播散、增强循环肿瘤细胞在转移靶器官的定居，以及促进肿瘤细胞的生存而促进肿瘤转移；并且在放疗、化疗等肿瘤治疗中通过保护细胞、促进生存而对抗治疗。

（三）肿瘤中的蛋白质翻译后修饰

蛋白质的翻译后修饰（PTM）是细胞中蛋白质的主链或特定氨基酸残基侧链被共价连接或去除新的化学基团。蛋白质共价修饰极大地丰富了蛋白质组的多样性，在调节蛋白质的稳定性、定位和功能等方面发挥极其重要的作用。已报道的 PTM 修饰方式超过 650 种，主要包括磷酸化、糖基化、泛素化、亚硝基化、甲基化、乙酰化、短链和长链酯酰、乳酸化及氧化还原修饰等多种方式，而多种蛋白质翻译后修饰的交叠，使得蛋白质的表达调控呈现极其复杂的多样性（详见第六章“人类蛋白质组学”）。

在肿瘤发生发展过程中，多种蛋白质修饰方式的改变导致大量蛋白质的结构功能异常，引发其参与的分子作用网络改变，导致细胞行为异常，进而调控肿瘤细胞的增殖分化、侵袭转移和治疗抵抗等过程；而且这种复杂的蛋白质翻译后修饰调控网络会进一步加剧肿瘤蛋白质组学的复杂性，对肿瘤的靶向干预形成了重大挑战。

1. 磷酸化　蛋白质磷酸化是在激酶的作用下将 ATP 的磷酸基转移到蛋白质的氨基酸侧链，最常见于丝氨酸、苏氨酸和酪氨酸，但也可见于其他氨基酸。共价连接的磷酸基团可以由特异的磷酸酶去除，因此蛋白质磷酸化是可逆的。蛋白质磷酸化修饰广泛参与发育、免疫、代谢等生命过程。异常的蛋白质磷酸化可见于各种肿瘤，如结直肠癌、肝癌、肾癌、白血病等。异常磷酸化发挥的作用随着磷酸化蛋白质的功能而各有不同。如 SRC 磷酸化 HK1 的 Tyr732,可促进糖酵解,进而促进肿瘤细胞的增殖、侵袭和转移。

2. **乙酰化** 乙酰化是通过乙酰供体如乙酰辅酶 A 或乙酰磷酸将乙酰基共价连接在蛋白质的 N 末端或赖氨酸残基的游离氨基,由相应的乙酰转移酶和去乙酰化酶催化。在不同的肿瘤中都存在蛋白质的异常乙酰化。如肿瘤中往往存在组蛋白的低乙酰化,并且可检测到组蛋白乙酰转移酶 p300 和 CBP 的突变。这些改变引起关键基因的表达异常,促进肿瘤的发生发展。此外,许多代谢调控分子如 ATM、ABL1、CDK9、BTK、CDK1、PKM2 等,都存在乙酰化修饰。由此产生的代谢改变有利于肿瘤细胞的代谢重塑,进而促进肿瘤进展。

3. **短链和长链脂肪酸酰基化修饰** 除了乙酰化外,体内还存在大量其他的短链脂肪酸(short chain fatty acid,SCFA),往往来源于食物消化和肠道微生物代谢,一般在 6 碳以下,也可以进行蛋白质的酯酰化修饰,如丙酰化、丁酰化、琥珀酰化,等等。蛋白质的短链酯酰化修饰在肿瘤的代谢重编程中发挥了重要作用。如在黑色素瘤中,组蛋白的乳酸化修饰已被证明可以促进肿瘤的发生发展,其机制是通过影响 YTHDF2 的表达,进而调控 TP53 和 PER1 蛋白的表达。

蛋白质的长链脂肪酸酰基化修饰一般涉及 12 个或更多碳链的直链脂肪酸。如棕榈酰化(palmitoylation)修饰、肉豆蔻酰化(myristoylation)修饰等,常常通过调控信号转导分子的细胞内定位尤其是膜定位来调控关键信号通路的活性。与肿瘤相关的信号通路如 AKT 信号、STAT3 信号等,都受到长链脂肪酸的酰基化修饰。

4. **甲基化修饰** 蛋白质的甲基化是在甲基转移酶的催化下,将 S－腺苷蛋氨酸的甲基转移到被修饰蛋白的赖氨酸、精氨酸、组氨酸、谷氨酰胺等残基的侧链上;去甲基化则由相应的去甲基化酶催化。蛋白质的甲基化是最常见的翻译后修饰之一,广泛调控蛋白质的功能和稳定性等性质。异常的蛋白质甲基化与肿瘤的发生发展密切相关。蛋白质甲基转移酶和去甲基化酶在肿瘤中广泛存在异常表达,通过调控癌基因、抑癌基因的异常表达与活性,或影响相关信号通路的活性而调控肿瘤的发生与发展。

此外,蛋白质的泛素化、SUMO 化、糖基化等修饰,也都在肿瘤发生发展中起到调控作用,在此不一一赘述。

二、肿瘤的蛋白质组学

蛋白质组学(Proteomics)是以蛋白质组为研究对象,分析细胞、组织或生物体等生物样本中的所有蛋白质的组成、水平和结构特征的科学。蛋白质组学的研究对象可以是一个个体、一个器官、一份组织细胞培养甚至是一个细胞的全部蛋白质。蛋白质组具有高度的时空动态性和组织细胞特异性,不同组织细胞的蛋白质谱存在差异,即使同一组织在不同的发育阶段也会呈现出较大的差异性。同时,蛋白质还受到包括磷酸化、乙酰化、甲基化、糖基化、泛素化等多种翻译后修饰，这些翻译后修饰对于蛋白质的稳定性、亚细胞定位、相互作用网络等方面发挥着重要作用，极大地增加了蛋白质组研究的多样性。

(一)蛋白质组学在肿瘤研究中的应用

随着蛋白质组学概念的提出，研究人员从组织和细胞蛋白整体水平研究肿瘤成为可能。蛋白质组学研究技术已经广泛应用于多种肿瘤标志物的筛选和鉴定，构建了肿瘤的多维组学分子图谱，更全面地揭示了肿瘤发生发展的分子机制，为提升肿瘤的临床治疗水平、改善预后提供了重要的科学依据。目前蛋白质组学已成为肿瘤研究必不可少的方法。

1. **定量蛋白质组技术**　通常利用定量蛋白质组学技术分析肿瘤组织或细胞的蛋白质表达谱变化，对比分析蛋白质组学的关键分子表达水平差异，并进行下一步的功能验证。肿瘤蛋白质组分析研究的样本可以来自细胞系、临床治疗样本或者患者血清及其他体液。定量蛋白质组学的分析方法主要依赖于质谱技术的快速发展。分为标记策略和非标记的定量策略，其中标记策略又分为体内标记(如 SILAC 标记)和体外标记(如 iTRAQ 标记)等。

(1)二维凝胶电泳定量　二维凝胶电泳是蛋白质组学的常用方法。第一维采用等电聚焦(IEF)，根据等电点(pI)分离蛋白质；第二维采用 SDS－PAGE，根据分子量分离蛋白质。凝胶经染色，后续的定量采用 MALDI－MS。传统的二维凝胶电泳定量准确度较低，而且耗时费力、实验重复性低。近年来随着标记技术的引进和电泳方法的改进，使得这一方法得到广泛应用，尤其常用于蛋白质翻译后修饰的检测。

(2)基于定量 MS 的技术　基于质谱的定量蛋白质组学技术又分为标记和非标记的定量策略。标记定量蛋白质组学就是利用标记技术标记蛋白质后再进行蛋白质组的定量，稳定同位素标记是定量蛋白质组的常用方法，标记策略又分为体内标记(如 SILAC、15^N 标记)和体外标记(如 iTRAQ、TMT 标记)，分别通过代谢掺入标记或化学反应进行标记。如 SILAC 技术属于体内标记，即在细胞培养基中加入轻、中或重型稳定同位素标记的必需氨基酸如赖氨酸和精氨酸实现蛋白质的标记，然后用 LC－MS 对样品进行分析即可进行相对定量。iTRAQ 技术则属于体外标记，采用多个稳定同位素标签特异性标记多肽的氨基基团，之后进行串联质谱分析，从而测得不同样本中蛋白质的相对含量。非标记定量蛋白质组学的基本原理是利用质谱技术对蛋白质样本进行分析，通过比较不同样本中蛋白质的峰面积或峰高度来确定它们的表达量差异，具有更高的灵敏度和更广泛的适用范围。

(3)靶向蛋白质组技术　靶向蛋白质组学有针对性地选择离子进行质谱数据采集，可用于大量样本分析，准确性、灵敏度和重现性良好，主要针对特定的目标蛋白进行定量组学研究，应用于蛋白质翻译后修饰、蛋白质构象、蛋白质相互作用、动力学以及代谢和信号传导途径的系统级研究。其定量方法主要是 MRM(multiple reaction monitoring)和 PRM (parallel reaction monitoring)。

(4)蛋白质微阵列　或称蛋白质芯片,将少量样品固定于固相表面形成“芯片”,对待测样本进行分析。分析蛋白质微阵列将特定的抗体固定在芯片表面,用于捕获复杂样品中的目标蛋白质,测量样品中蛋白质的表达水平和结合亲和力;功能蛋白质微阵列则用于探测目标蛋白质的某些功能,如蛋白质-RNA相互作用和酶-底物相互作用;反相蛋白质芯片是将组织或细胞的蛋白质结合到芯片上,然后用针对目标蛋白质的抗体对芯片进行检测。

(5)表面增强激光解吸电离飞行时间-质谱技术(surface-enhanced laser desorption/ionization-MS,SELDI-MS)　源自基质辅助激光解析电离飞行时间质谱(MALDI-TOF-MS)技术,将基质改为以色谱原理设计的蛋白芯片,增强了分离能力,即利用激光脉冲辐射使芯片表面的分析物解析成带电离子,质荷比不同的离子在电场中飞行时间不同,从而获得强度不等、分子量不同的谱图。

2. 蛋白质翻译后修饰组技术　肿瘤具有高度复杂性。虽然基因组学技术已经在转录研究中广泛应用,但很少能提供机制相关信息。而蛋白质组学技术不仅能提供分子的丰度,还能在组学水平展示分子的某些特征,如翻译后修饰、相互作用等。尤其是随着蛋白质组学技术的不断发展,发现了一系列在肿瘤发生发展过程中发挥关键调控作用的蛋白质分子,特别鉴定出多种新的蛋白质翻译后修饰方式,极大地丰富了蛋白质分子的作用网络,并为肿瘤的靶向干预和药物研发提供了全新的研究视角。

(1)磷酸化蛋白质组技术　据估计细胞内的蛋白质大约三分之一是磷酸化的,在肿瘤中经常出现改变。磷酸化蛋白质组学(Phosphoproteomics)就是对样本中的磷酸化蛋白质组进行组学分析,内容包括磷酸化蛋白质的鉴定以及磷酸化位点和水平鉴定。所采用的方法主要是基于质谱的磷酸化蛋白质组学方法,可准确的表征和定量复杂样品中的磷酸化蛋白质和肽段,基本流程包括蛋白质消化、磷酸肽富集、样品分馏、色谱分离和质谱检测,以及最终的生物信息学分析。

(2)糖基化蛋白质组技术　糖基化是广泛存在的蛋白质翻译后修饰,在许多重要的生物学过程中发挥关键作用,如细胞信号传导、宿主与病原体的相互作用、免疫应答、癌症等。糖蛋白质组学(glycoproteomics)是大规模分离、富集和鉴定糖蛋白的组学方法,目的是分析特定细胞或组织中聚糖和糖基化蛋白的完整组库。基本流程包括不同蛋白质样本在溶液或SDS-PAGE胶中进行变性、还原与烷基化,运用胰蛋白酶或其他蛋白酶酶切、脱盐,采用简单高效的方法富集糖肽后,进行液相色谱-质谱检测,最后进行生物信息学分析。

上述蛋白质组技术在多种肿瘤的研究中已经得到广泛应用。例如,慢性乙型肝炎病毒(HBV)感染是肝癌发生的最重要原因。对HBV感染的肝癌组织和癌旁肝组织标本进行蛋白质组和基因组研究,通过对基因突变、基因表达谱、蛋白质组和磷酸化蛋白质组的多组学数据联合分析,发现了肝癌中各种细胞代谢和信号通路的变化趋势,全面揭示了肝癌的分子特征，为肝癌的准确分型和个体化治疗、疗效监测和预后监测提供了新思路。此外，利用早期胃癌的肿瘤组织和邻近正常组织标本，进行蛋白质组、磷酸化蛋白质组和N－糖化蛋白质组的多维度蛋白质组学研究。发现弥漫性肿瘤与非弥漫性肿瘤在mRNA水平和蛋白质表达谱上存在显著差异，为胃癌的分子分型和早期诊断提供了新策略。同时，也有科学家将蛋白质组大数据与人工智能（AI）相结合，致力于开发基于蛋白质组和其他分子组学的辅助临床诊断新方法，助力实现肿瘤等人类重大疾病的精准辅助诊断。但是，蛋白质组学在肿瘤研究中仍面临一些问题。肿瘤组织具有高度的异质性，其组织微环境的组成异常复杂，不同细胞间具有巨大的蛋白质浓度差异，可以达到10^6倍，而且蛋白质分布呈现显著的动态变化特征，精准高效地鉴定出特定细胞的蛋白质组分将面临巨大挑战；细胞内的各种蛋白质修饰是一个持续发生的动态过程，精准鉴定各种蛋白质修饰水平具有较大的时空差异性；由于蛋白质样品的降解速率差异，如何保持蛋白质样品在处理过程中的稳定性有一定难度；肿瘤细胞可以适应组织微环境的缺氧、营养缺陷等各种不同应激条件，而在蛋白质组学分析过程中如何保持这些条件的稳定将决定着分析结果的可靠性。这些问题的解决有待于蛋白质组技术的进一步发展。

（二）蛋白质组学在肿瘤临床诊断治疗中的应用

蛋白质组学在肿瘤的药物研发和液体活检诊断过程中发挥着不可估量的作用，而且在这两个领域都有大量成功的例子。

1. 蛋白质组技术用于药物研发　药物发现有三个要素：生物活性化合物、靶分子和疾病表型。创新药物的筛选可以采用靶分子筛选模式或疾病模型筛选模式。蛋白质是体内最重要的生物活性物质，其水平受到表达、降解、亚细胞定位、与其他分子的共价及非共价结合的影响，这也组成了体内超过600万种的蛋白质形式（proteoforms），许多蛋白质还具有多效性功能。基于质谱的蛋白质组技术在创新药发现中发挥了越来越重要的作用。例如，靶向蛋白降解是利用药物分子干预蛋白质水平实现治疗目的。PROTAC（proteolysis targeting chimeras）药物就是利用细胞泛素－蛋白酶体系统靶向降解目标蛋白的策略。定量蛋白质组学技术可以在蛋白质组水平，利用高分辨质谱定量比较不同样品中相同蛋白质的含量，在PROTAC药物研发中发挥着无可替代的作用。

在药物靶点的鉴定方面，化学蛋白质组学（chemoproteomics）可以直接筛选和鉴定小分子化合物与蛋白质的结合。化学蛋白质组学是利用一系列功能各异的化学探针，结合常规蛋白质组学技术，在复杂体系（如细胞裂解液、活细胞）中鉴定小分子与蛋白质相互作用。其在药物靶点发现、创新药物先导化合物筛选中得到越来越广泛的应用。

（1）小分子药物靶点发现　化学蛋白质组学技术广泛应用于包括天然产物、代谢物、合成药物和多肽等小分子药物的靶点。其基本技术流程包括生物活性分子探针的设计与合成、探针在复杂蛋白质组中原位标记结合蛋白质、标记蛋白质的分离、肽段样品制备、质谱检测以及数据分析。根据已知分子信息设计合成的分子探针不仅保留了小分子

与潜在靶标蛋白的结合能力，还能实现后续结合蛋白质的分离富集，是鉴定目标蛋白的关键。随着化学生物学的发展，生物正交反应在化学蛋白质组学中广受重视。如铜催化炔基-叠氮之间的点击化学反应（CuAAC）可以简单有效地进行小分子的功能化修饰，且由于修饰基团很小，基本不影响小分子原本的活性。对于小分子与靶标的非共价结合，还可采用光交联亲和技术（photoaffinity labeling，PAL），将非共价结合转化为共价结合。

（2）共价药物先导化合物筛选　基于活性的蛋白质组学分析（activity-based protein profiling，ABPP）是利用不同反应活性的化学探针研究蛋白质的活性与功能。例如，以靶向半胱氨酸的特异性化学探针为通用型探针，当共价小分子优先占据靶点蛋白质的活性半胱氨酸残基时，则会与通用型探针产生竞争，减弱探针的标记强度；再结合定量蛋白质组学技术，能够高效准确地鉴定共价小分子修饰蛋白质及其位点。

2. 蛋白质组技术用于液体活检　液体活检与常规组织活检相比有很多优势。液体活检是非侵入或轻微侵入的，对患者造成的伤害小；可以检测到肿瘤的系统性指标，克服组织活检的局限性；可以随着肿瘤变化进行实时监测等。液体活检的目标分子可包括两类，一类是体液中的非细胞组分如蛋白质、核酸、脂质、糖类和其他小分子代谢物等；另一类就是细胞和亚细胞组分如循环肿瘤细胞、外泌体等。蛋白质组技术被广泛应用于液体活检技术的进步及临床应用。

（1）质谱技术　非假说驱动的蛋白质组技术被广泛应用于液体活检中生物标志物的发现和验证。以目前的技术可以在血清中检出数百到一千多个蛋白质，而在尿液质谱检测可以检出数千个蛋白质。这些技术已经被用于肺癌、乳腺癌、结直肠癌等的分析。此外，还可设计特定目标蛋白组合的质谱检测方案，直接用于临床诊断。

（2）抗体/抗原阵列　可采用平板或微珠支持的抗体阵列，利用免疫检测的原理，进行特定的蛋白质组检测，用于临床诊断具有较高的敏感度。抗原阵列又被称为功能蛋白阵列，常用于检测蛋白质的功能特征，如蛋白质互作、翻译后修饰等。

（3）适配体技术　适配体是短的单链DNA或RNA分子或多肽，可形成特定的空间结构，可以较高亲和力特异性结合于靶分子。可用于靶分子的捕获，进而进行蛋白质组分析。

（4）邻位延伸分析技术（proximity extension assay，PEA）　是一种基于抗体的免疫分析和PCR或二代测序技术靶向蛋白质组定量方法。先针对目标蛋白设计抗体，并给每种抗体连接互补的寡核苷酸探针；抗体与目标蛋白特异性结合后，抗体上的探针对进行近距离杂交，形成PCR模板，继而利用引物对样本进行扩增，再通过qPCR或二代测序进行定量检测。已应用于结直肠癌等的检测。

（5）反相蛋白微阵列（reverse phase protein array，RPPA）　RPPA需要先将待测样本以高密度微阵列的形式打印到固相基底上，然后再用特异性抗体检测样本中的蛋白质，从而批量地获取几百种蛋白质的定量数据。目前可检测数百个蛋白质，涵盖主要的癌症和药物靶点相关的细胞信号通路。已被用于恶性血液病和肿瘤的检测。

第二节　肿瘤代谢和代谢物组学

虽然一般认为肿瘤的病因是基因突变，但肿瘤的恶性表型是由突变基因的产物引起的。以往对肿瘤细胞中的分子异常更多关注于蛋白质，但是肿瘤细胞的代谢改变早就为人所知。随着分子生物学和代谢物组学技术的发展，人们已经认识到肿瘤细胞的代谢改变，即代谢重编程过程是肿瘤细胞适应其环境并不断进展的根本机制之一，参与调控了肿瘤细胞的增殖、侵袭、转移和治疗抵抗等重要过程。通过测定肿瘤细胞代谢过程中的关键酶活性、代谢产物含量、分析细胞氧耗、CO_2等代谢途径的物流方向，可实时监测细胞或个体的代谢状态，并进一步明确与疾病的相关性。综合运用代谢物组学的研究策略可以筛选获得差异变化的代谢物（群），在全面认识肿瘤的代谢状态和模式的基础上，发现新的特征性代谢标记物，为肿瘤的诊断和治疗提供新的策略。

一、肿瘤的代谢特征

基因突变赋予了肿瘤细胞逃避细胞－细胞的接触抑制，并获得了多种生长因子介导的非可控增殖能力。而肿瘤微环境中血管化缺陷可直接导致慢性营养剥夺和氧浓度的降低。为了生存和适应这些严酷的代谢应激压力，肿瘤细胞通过主动调整它们的代谢途径来捕获外部代谢物，使代谢酶活性的效率最大化。肿瘤因此被称为代谢病。代谢重编程是肿瘤的特征性改变之一，包括大分子生物合成增加、生物能量增加和氧化还原平衡的维持等。较正常细胞而言，即使在有氧环境中，肿瘤细胞也高度依赖糖酵解，即“Warburg 效应”。肿瘤细胞通常具有较高的葡萄糖摄取率，随之而来是乳酸的大量积累，同时也伴随着糖酵解通路的各关键酶的表达上调。当糖酵解通路受到抑制时，肿瘤细胞的增殖和转移能力下降，且可以在一定程度上逆转化疗耐药。

（一）肿瘤细胞代谢重编程

肿瘤细胞的代谢改变导致生物大分子的物质合成原料和生物能量增加，这是肿瘤细胞增殖的关键。这些代谢途径包含大量的氧化和还原过程，不可避免地产生大量的活性氧（ROS）。ROS 在一定程度上可通过诱导基因组不稳定性促进肿瘤进展。然而，不受控制的 ROS 积累会激活细胞死亡信号。因此，肿瘤细胞需通过上调产生还原剂 NADPH 的代谢过程和抗氧化酶来维持氧化还原稳态。而且，肿瘤细胞存在广泛而显著的异质性，使得不同的肿瘤细胞对代谢重编程的需求、方式都可以不同。肿瘤细胞代谢重编程的特征还在不断被发现，几个突出特征如下：

1. **营养需求的改变**　正常细胞通过摄取葡萄糖支撑其能量代谢，且会在增殖时在生长因子、环境信号（如力信号）的作用下上调葡萄糖转运体 GLUT1、增加葡萄糖摄取。肿瘤细胞可在多种因素作用下增加葡萄糖摄取，以适应迁移、生物合成以及快速增殖过程中增加的能量需求。此外，肿瘤细胞合成代谢增加也可通过上调多种氨基酸转运体的表达以增强其氨基酸摄取。增加的氨基酸不仅可用于蛋白质合成，也可用于核苷酸、己糖单位等的合成，以及能量代谢等。肿瘤细胞除了获取传统的小分子营养物质如葡萄糖和氨基酸外，还可根据需要采用多途径的营养获取方式，如自噬、巨吞饮（macropinosome）、清道夫受体，甚至吞入环境中的整个细胞等方式，从环境获得额外的营养供应。肿瘤细胞有更多的电子受体需求，而 NAD^+ 是主要的电子受体，因此肿瘤细胞会采用更有效的方式促进电子受体的再生。肿瘤细胞的快速增殖也对氮元素的需求也显著上升，而肿瘤微环境中氮元素主要来自谷氨酰胺。

2. **生物合成的改变** 传统观点认为戊糖磷酸途径（PPP）可以为细胞提供生物合成的原料和条件。p53 可驱动葡萄糖流向戊糖磷酸途径。KRAS G12D 驱动突变可提高谷氨酰胺及 NADPH 的合成。除此之外，HIF－1α 活化和 MYC 也可使 NADPH 的合成增加。三羧酸循环（TCA）是分解代谢的核心机制。但在肿瘤细胞中，TCA 的多种中间产物也被广泛用于生物合成。如柠檬酸可以被运输到线粒体外，产生乙酰辅酶 A 用于脂肪酸合成和胆固醇合成；而苹果酸可以参与 NADPH 的生成；α－酮戊二酸、草酰乙酸则用于谷氨酰胺、门冬氨酸的合成，门冬氨酸可进一步用于嘧啶碱基的合成。

3. **氧化应激和保护机制改变** 肿瘤细胞通过上调核转录因子红系 2 相关因子 2（NRF2）的活性，以维持氧化还原稳态。在非小细胞肺癌和 71% 的浸润性乳腺癌中，NRF2 的激活可诱导合成谷胱甘肽、TRX、PRXs 和 NADPH 合成机制的抗氧化酶的表达。另外，致癌突变以及一些致癌信号均可上调 NADPH 的产生。在肿瘤发生发展的不同过程中，ROS 水平有较大差异，因此 ROS 在肿瘤不同阶段中的作用仍然存在一定争议。因此，了解支配 ROS 相关信号的细胞代谢将为靶向肿瘤细胞提供有价值的帮助。

（二）肿瘤细胞代谢调控的改变

代谢通路的活性基本上是由代谢酶和代谢物（包括底物和产物）决定。在肿瘤细胞中，代谢酶的改变对于其代谢重编程至关重要。

1. **代谢酶的表达改变** 肿瘤是由致癌基因和抑癌基因突变引起的恶性增生性疾病。多种癌基因的突变可以调控代谢酶的表达，促进肿瘤细胞的代谢重编程。例如，MYC 可活化谷氨酰胺的摄取，而 TP53 则能够调节肿瘤细胞的脂质代谢。值得注意的是，肿瘤细胞中广泛存在的表观遗传改变是肿瘤细胞代谢酶表达变化的基本机制之一。此外，肿瘤细胞还能在基因表达的其他各个环节，如翻译、翻译后修饰等水平调控代谢酶的表达，以适应自身的代谢重编程。

2. **代谢酶基因突变** 有些代谢酶的基因突变直接调控代谢酶的表达和活性，参与肿瘤的进展。突出的例子是异柠檬酸脱氢酶（IDH）的基因突变。异柠檬酸脱氢酶参与三羧酸循环代谢过程，其基因突变导致酶的结构和功能发生了变化，可将异柠檬酸转化成 α－羟基戊二酸，参与肿瘤的发生、发展。

3. **代谢酶活性的多效性** 肿瘤细胞中的许多代谢酶，除了传统的调控代谢的酶活性外，还具有许多与其代谢酶活性无关的功能，称为代谢酶的多效性（pleiotropy）或非经典（non - canonical）功能，也称其为兼有（moonlighting）功能。如己糖激酶2（HK2）可以与线粒体外膜蛋白 VDAC 相互作用，抑制 VDAC 功能，保护肿瘤细胞免于凋亡。丙酮酸激酶（PK）可催化磷酸烯醇式丙酮酸转化为丙酮酸。肿瘤中 PKM2 表达上升，经过不同的翻译后修饰，PKM2 可以在线粒体和核内发挥多种调控作用，促进肿瘤进展。

4. **代谢物的调控功能** 代谢通路中产生的各种代谢物，除了用于生成 ATP 和生物合成外，还可对肿瘤细胞代谢以及细胞信号通路、基因表达乃至恶性行为产生多方面的调控作用。其中突出的如乙酰辅酶 A，可以由葡萄糖、脂肪酸以及氨基酸分解产生；除了作为原料参与氧化磷酸化和脂肪酸、胆固醇等的合成外，乙酰辅酶 A 还是蛋白质翻译后的乙酰化修饰的乙酰基供体，参与包括组蛋白在内的多种蛋白质的乙酰化修饰。来自 S - 腺苷蛋氨酸的甲基则在蛋白质的甲基化修饰中发挥重要作用。这些代谢物对蛋白质的翻译后修饰在代谢调控及细胞行为调控中发挥了重要作用。

（三）代谢改变对肿瘤恶性表型的影响

肿瘤细胞代谢异常不仅仅是一种基因突变表型，它还可直接影响肿瘤细胞的信号转导途径、细胞应激反应、细胞的损伤修复，以及细胞相互作用，进而影响到肿瘤细胞的增殖、分化、侵袭转移、治疗应答，以及肿瘤微环境等恶性表型。

1. **肿瘤细胞恶性增殖** 恶性增殖是肿瘤细胞的基本特征，代谢重编程在很大程度上以满足肿瘤细胞的这一需求为目的。代谢重编程通过增强营养物质摄取和提高用于生物合成的代谢物的产生来促进肿瘤细胞的细胞膜、核酸等基本组分的合成，为肿瘤体积的增加提供物质基础。

2. **侵袭和转移** 转移是肿瘤患者死亡的主要原因之一。肿瘤转移的每一步都需要独特的代谢模式转变以适应周围环境。肿瘤细胞的转移过程涉及细胞形变、迁移、侵袭等过程，能量是细胞转移过程中必不可少的。那么，肿瘤细胞的能量从哪里来？研究显示，糖酵解在侵袭过程中起到重要作用。调控糖酵解第一步的限速酶 PFK1 可促进 YAP - TEAD 靶基因转录，参与细胞迁移和 EMT 诱导。有氧糖酵解的最终产物乳酸通过 MCT 转运体分泌，从而酸化肿瘤微环境。酸性条件激活 NF - κB 信号通路，导致金属蛋白酶基因转录和肿瘤侵袭。同样，谷氨酰胺代谢也可促进肿瘤侵袭。PI3K - AKT 通路上调 GLS 酶的表达。除了葡萄糖和谷氨酰胺，脂肪酸也可以作为 ATP 合成的燃料参与肿瘤侵袭和转移。

3. **肿瘤细胞干性** 肿瘤细胞是高度异质性的，在不同的肿瘤细胞亚型中，有一小部分具有自我更新和肿瘤起始能力，这类细胞被称为肿瘤干细胞（CSCs），它是肿瘤耐药和复发的主要原因。由于 CSCs 具有较高的代谢可塑性，其代谢表型由表面标记物和肿瘤微环境决定。在乳腺癌和胶质母细胞瘤中，糖酵解是 CSCs 主要的代谢途径。然而，白血病、卵巢癌、胰腺导管腺癌相关 CSCs 的某些亚型对氧化磷酸化（OXPHOS）有很强的依赖性。这些代谢依赖性可以很容易地转换。因此，同时抑制糖酵解和OXPHOS对于靶向CSCs的代谢可塑性具有重要意义，同时，研发针对CSCs的特异性代谢调控过程，有助于为肿瘤的耐药、复发和转移提供有效的治疗手段。

4. **治疗抵抗** 肿瘤的治疗方案主要包括通过各种机制诱导细胞应激和凋亡的化疗、放疗和靶向治疗等。然而，肿瘤治疗抵抗已经成为导致肿瘤治疗失败的重要原因。研究显示，肿瘤细胞在放化疗抵抗后的代谢物组学发生了显著的改变，改变肿瘤代谢模式可以调控抗肿瘤药物的敏感性。代谢是肿瘤发生过程中一个重要的病因学指标，这也强调了靶向肿瘤代谢的必要性，可以通过靶向肿瘤代谢来抑制肿瘤发生的起始过程，从而提高抗肿瘤治疗的有效性。以化疗药物顺铂为例。顺铂是一种广泛应用的化疗药物，可用于治疗肺癌、乳腺癌和卵巢癌等，它可与谷胱甘肽或DNA结合，诱导氧化应激和DNA损伤。在许多情况下，肿瘤细胞通过上调细胞氧化还原稳态来适应顺铂的细胞毒性效应。研究表明，抑制谷胱甘肽的合成可使顺铂的细胞毒性增敏。在乳腺癌中，RTK抑制剂拉帕替尼耐药后使细胞糖酵解活化，并能够激活其抗氧化代谢途径（如NADPH合成）以避免OXPHOS产生的氧化应激。靶向肿瘤细胞代谢的方法可以绕过代谢重编程，使之避免抗肿瘤药物的细胞毒性，协同克服肿瘤细胞的代谢可塑性和耐药性。

5. **肿瘤微环境重塑** 肿瘤微环境主要包括免疫细胞、基质细胞和血管细胞，其异常表型是肿瘤细胞代谢重编程的原因之一；肿瘤细胞的代谢重编程也会进一步恶化肿瘤微环境，以适应肿瘤的生长。肿瘤细胞与肿瘤微环境细胞之间，以及不同的肿瘤微环境细胞之间会形成代谢竞争，彼此造成营养物质的不足而促进各自的代谢重编程。来自不同细胞群和异质性亚群的细胞因子和分泌性代谢物，也可以调控不同细胞的代谢重编程。在实体肿瘤瘤体的局部，还可以形成具有不同代谢特征的生态龛（niche），促进肿瘤侵袭、迁移及其他恶性行为。

二、肿瘤的代谢物组学

代谢物组学（metabolomics）诞生于上个世纪末，类似于基因组学、转录组学和蛋白质组学，是功能性基因组学的重要组成部分。代谢物组学能更加直接、准确地反映生物体最真实的生理状态，是目前肿瘤研究中发展最快的学科之一，现有的研究数量巨大，涉及肺癌、结直肠癌、乳腺癌等几乎各种肿瘤类型。

（一）代谢物组学分析技术

代谢物组学相关技术的发展日新月异。目前，核磁共振（NMR）和质谱（MS）技术是代谢物组学分析的主要方法。样品处理程序和随后测定的代谢物依赖于选择的分离技术。然而，每种代谢物组学分析技术都有其优缺点。核磁共振的灵敏度较低，但在代谢物鉴定方面有巨大的潜力；MS技术比NMR灵敏得多，但会根据选择的分离技术出现不同的限制。实际上，没有一种分析技术能够测量和识别所有代谢物；因此，综合代谢物组学数据需要结合不同平台的数据进行评估。越来越多的肿瘤研究更倾向于多种分析平台的联合应用。

1. **质谱分析** 色谱与质谱的组合仍然是最常用的代谢物分离和检测方法。常用的代谢物分离技术有液相色谱(LC)、气相色谱(GC)和毛细管电泳(CE)。GC－MS 适用于挥发性和热稳定性的分析物,而 CE－MS 适用于极性和带电分子。LC－MS 是最通用的技术,通过使用合适的色谱柱——非极性(反相色谱)或极性(HILIC 色谱)——可以检测到大量的代谢物。所有这些技术都已与 MS 结合用于研究肿瘤代谢和发现潜在的生物标志物。最常用的是 GC－MS 和 LC－MS。

2. **核磁共振(NMR)技术** 核磁共振波谱(nuclear magnetic resonance spectroscopy)是检测各类肿瘤样本中的代谢物的有力工具,其检测的原理是基于原子核在强磁场作用下发生能级分裂,通过吸收适当频率的电磁辐射,原子核从低能态向高能态跃迁产生核磁共振谱。不同原子有各自的共振特征,通过捕获其共振特征鉴定分子中某些原子的数目、类型和相对位置。NMR 波谱可以在肿瘤细胞和组织中鉴定和定量各种代谢物,包括小分子、脂类、氨基酸等,具有稳定性好、非侵入、样本处理相对简单、可成像等优势,并可与其他检测技术联用。

3. **代谢流量分析** 代谢流量(metabolic flux)是生物体内单位时间内通过生物化学反应产生的各种代谢物的量,在稳态条件下代谢流量一般以代谢产物的比生成速率表示,是代谢途径中最重要的定量参数。代谢流量分析(metabolic flux analysis,MFA)就是根据代谢路径中各生物化学反应的计量关系以及实验中所测得的数据,来确定整个代谢反应网络中代谢流量分布;在组学层面研究代谢流量组(fluxome)随时间的动态变化就是代谢流量组学(fluxomics)。代谢流量分析一般采用稳定同位素标记实验,将同位素标记底物掺入代谢网络的中间体中,可以定量表征完整的代谢过程及其精确流量分布,确定代谢途径的刚性节点并为基因工程改造寻找切入点,发现新的代谢途径,以及对生物表型进行预测。

(二)肿瘤代谢物组学在临床肿瘤诊断治疗中的应用

代谢物组学在肿瘤研究中的主要目的是进行早期诊断,并改善肿瘤患者的预后。这通常包括发现生物标志物,评估其在疾病预后或诊断中的敏感性和选择性。代谢物组学在预测潜在生物标志物方面越来越受欢迎,并可利用生物标志物显示患者复发或复发风险的代谢特征。通过比较相邻组织的代谢特征可以获得候选的肿瘤生物标志物。代谢物组学可对肿瘤发生发展过程中不同阶段的患者进行血液及尿液样本的分析。例如,对骨髓瘤患者在不同疾病阶段的连续配对血清和尿液样本进行代谢物组学分析,可以揭示与进展相关的代谢模式,识别出对个体患者有用的标志物。另外,血清代谢物组还可进行肿瘤复发的风险评估。

1. **肿瘤代谢物组学在肿瘤治疗评估中的作用** 基于肿瘤代谢物组学对治疗药物进

行评价，不仅是为了明确其疗效，也是为了更好地认识其作用机制。例如，通过对二甲双胍的肿瘤增殖抑制和代谢机制研究，通过代谢物组学和转录组学相结合的方法，证实二甲双胍可能是通过在转录组和代谢组水平上调节细胞代谢，最终抑制肿瘤细胞增殖。利用代谢物组学方法，在 *BRCA* 1 突变乳腺癌小鼠模型中确定了多西紫杉醇耐药的潜在生物标志物，并发现治疗前和治疗后的组织胆碱化合物水平有可能预测多西他赛治疗的反应。

免疫治疗是肿瘤治疗的另一个“热点”，肿瘤代谢物组学在发现其疗效和缺陷方面也发挥了一定作用（如 IFN－γ 的有效性评估）。此外，肿瘤代谢物组学还可被用于评估常用药物（如阿司匹林）在预防肿瘤方面的有效性。因此，各类型的肿瘤代谢物组学研究有助于评估治疗的有效性，并发现新的治疗靶点。

2. 个性化药物和肿瘤代谢物组学 新陈代谢的个体化可能导致肿瘤患者之间在现有治疗方法的有效性方面产生巨大差异，而药物代谢的个体化已被认为是肿瘤治疗处方中的一个重要因素。目前，在肿瘤个性化药物领域有许多使用代谢物组学的研究实例。例如，在一项关于丝裂霉素 C 治疗胰腺癌的研究中，利用 GC－MS 和 LC－MS 的非靶向代谢物组学揭示了丝裂霉素 C 对三羧酸循环、嘌呤代谢和脂肪酸生物合成的影响，以及许多显著的脂质和氨基酸改变，显示出它比其他治疗方法更成功。该研究是利用代谢物组学研究对耐药患者进行个性化治疗的典范。总之，患者的代谢状况可以提供更多的信息，指导更好的治疗策略。个性化药物为未来的肿瘤治疗提供了一个潜在途径。无论如何，肿瘤代谢物组学已经并将继续在个性化医疗新方法的发现中发挥重要作用。

3. 靶向肿瘤代谢的治疗方法 大量的研究发现肿瘤细胞依赖于某些关键的代谢重塑，这些代谢途径的关键酶就成为肿瘤治疗的潜在靶点。例如，IDH 基因突变导致促癌代谢物（oncometabolite）α－羟戊二酸水平的上升，可改变染色质修饰酶的活性、促进肿瘤进展。因此突变型 IDH 就成为抗肿瘤药物研发的靶点。在雄激素驱动的前列腺癌，转录组和代谢物组分析发现 CAMKK2 的激素依赖的合成代谢的关键分子，成为潜在干预靶点。其他在不同肿瘤进行的多组学分析也鉴定了多个调控肿瘤细胞代谢成熟的关键靶点。

在过去的几十年里，代谢物组学相关研究呈指数级增长。在此期间，肿瘤代谢物组学已成为一个独立的领域。随着代谢物组学研究方法和应用的不断提高，实验设计的选择将更加丰富，为肿瘤预后、诊断和治疗评估相关生物标志物的发现提供了新的信息和机会。

复习思考题

1. 简述蛋白质组在肿瘤生物标志物和干预靶点发现中的应用。
2. 试述代谢物组学的基本方法原理和在肿瘤诊断中的应用价值。

（张　健）

第十三章 13 肿瘤药物基因组学

恶性肿瘤是由基因突变引起的高度复杂的疾病。大多数恶性肿瘤目前仍然缺乏可以治愈的手段,因此临床上除了采取手术切除外,常常需要采用放疗、药物治疗、细胞治疗等综合治疗方案。随着对肿瘤的发生发展机制的深入了解,尤其是肿瘤细胞和肿瘤微环境的各种其他细胞和分子改变在肿瘤进展中的作用的发现,肿瘤的药物治疗手段进展迅速。目前常用的抗肿瘤药物治疗主要有化学治疗(chemotherapy,简称化疗)和分子靶向治疗(molecular targeted therapy)。化疗利用化学合成的小分子药物杀伤肿瘤细胞、抑制肿瘤恶性生长;而分子靶向治疗是以肿瘤细胞或肿瘤微环境的关键性分子为靶点进行特异性的药物干预、以抑制肿瘤生长的疗法。两种治疗方法都受到机体的遗传多态性引起的药物反应差异性的影响,而由于肿瘤细胞和肿瘤微环境细胞普遍存在基因组不稳定和基因组表观遗传标记改变的情况,分子靶向治疗还受到药物靶点存在与否、变异、表达改变等的影响。药物基因组学研究基因组变异对药物反应的影响,在肿瘤治疗的精准用药方面有巨大的应用价值。

第一节 药物反应的多态性及其遗传基础

药物是在身体内通过作用于靶分子,从而影响机体的生理和病理过程的化学物质。药物经过不同的给药途径进入体内后,在发挥治疗作用的同时,往往也具有各种毒副作用;既有近期作用,也会对机体产生远期影响。临床用药的经验告诉我们,即使是相同的诊断和相同的处方剂量,不同的患者用药后表现也各不相同:有些用药后有疗效无毒性,有些无疗效也无毒性,有些有疗效也有毒性,还有一些无疗效而只有毒性(图 13－1)。这种现象被称为药物反应的个体差异。其原因一方面在于进入体内的药物分子,不仅会作用于特定的药物靶点分子,也往往会作用于体内大量的、与疾病有关或无关的分子,所以在发挥治疗作用的同时,产生与治疗无关的、可见或不可见的副作用(adverse drug reaction)甚至毒性反应;另一方面,机体在长期进化中,形成了对抗包括药物在内的各种非营养性化合物进入和影响机体的机制,包括对化合物吸收(absorption)、分布

(distribution)、代谢(metabolism)和排泄(excretion)等,以减少摄取、使之无毒化或排泄出体外。这些机制都可以影响进入体内的药物分子在体内的浓度和存留时间,从而影响药物的治疗作用和不良反应。药物不良反应是药物所具有的固有两重性之一,完全没有不良反应的药物是不存在的。因此,各种抗肿瘤化疗药物和分子靶向药物治疗同样的肿瘤,在不同的患者身上产生的治疗效果和毒副作用并不相同。药物不良反应是一个全球面临的问题,占全球死亡主要原因的第4~6位;在我国,据有关部门统计,药物不良反应在住院患者中的发生率约为20%。而在临床患者中,影响药物反应的因素除了药物方面的差异如药物的性质、质量、剂量、剂型,以及给药方法、联合用药等因素外,也取决于患者机体方面的生理和病理因素,如年龄、疾病进展状况、全身状况等。过去数十年的临床观察和基础医学研究证实,个体遗传变异也是决定药物不良反应的关键因素之一。本章将在介绍药物反应性差异本质的基础上,介绍基因组的多态性对抗肿瘤药物的影响及其临床意义。

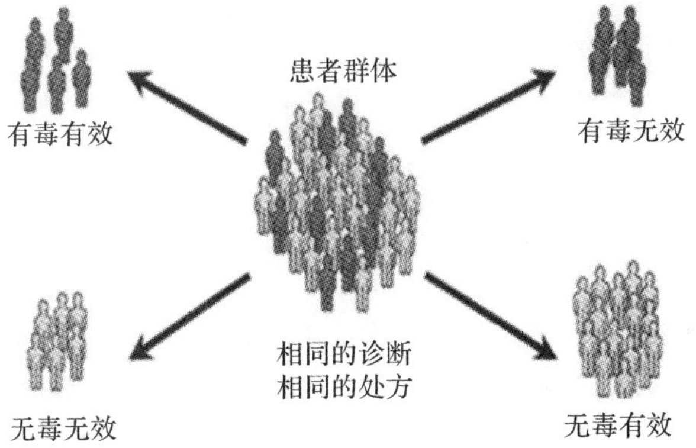

图13-1 人群对药物的反应性存在差异

一、人群对药物反应的多态性

在群体中,不同个体对某一药物可能产生不同的反应,甚至可能出现严重的不良副作用。以往对于这种药物反应的个体差异发生的机制不清楚,因而笼统称为个体对药物的特应性(idiosyncracy)。如前所述,药物效果和不良反应表现出的个体差异可以是药物的原因和个体生理状况的原因,也可以是个体遗传变异造成的。临床上,药物和患者生理状况造成的不良反应比较容易察觉和被控制,而遗传因素造成的个体差异虽然是可以遗传的,但很难预先做出诊断,所以出现时往往出乎医生的预料,对患者的危害也就非常大。

(一)药物反应的个体差异

药物反应的个体差异很早就为临床医生所重视。早在20世纪10年代,人们就先后报道了不同患者对水杨酸钠和异烟肼的不良反应存在个体差异。例如,异烟肼

(isoniazid, INH)在临床广泛应用于抗结核治疗,但部分患者服用异烟肼可以引起四肢麻痹、疼痛和刺痛感,后来发现异烟肼引起的药物不良反应是因为 N－乙酰转移酶的遗传缺乏,而在不同族群之间对于异烟肼的代谢有明显的慢乙酰化和快乙酰化个体比例的差异,提示个体遗传变异的影响。此外,抗疟疾药伯氨喹引发的溶血病也是早期发现的个体差异引起药物不良反应的例子。最初发现一些非裔士兵服用伯氨喹后发生溶血,伴有红细胞异常;后来证实其个体差异的原因是葡萄糖－6－磷酸脱氢酶(G6PD)的遗传缺陷。G6PD 缺陷携带者不会患疟疾,热带国家人口中携带者较多。

遗传因素对药物反应的影响反映了基因变异可以影响个体对化学物质的代谢和应答。例如,人体对酒精反应的个体差异是乙醇脱氢酶(ADH)和乙醛脱氢酶(ALDH)的基因多态性造成的。酒精不敏感者摄入酒精后表现为初始兴奋,逐渐经历安静、忧郁、恍惚,严重时不省人事,甚至因心脏或呼吸中枢麻痹而死亡;而敏感者仅仅摄入少量乙醇,即表现为面红耳赤、皮温升高、心率加快等。酒精的代谢主要由两个酶——乙醇脱氢酶和乙醛脱氢酶控制。乙醇脱氢酶是乙醇分解代谢的 I 相代谢酶,将乙醇脱氢氧化形成乙醛。人类有 7 个乙醇脱氢酶基因,紧密连锁存在于 4q。其中 ADH1A、1B、1C 分别编码 α、β、γ 蛋白,组成同源或异源二聚体,负责乙醇在肝内的代谢。不同的乙醇脱氢酶基因在人群中存在大量的等位基因,其中 β 蛋白在人群中主要存在三种多态性,由 48 位和 370 位精氨酸变异产生。这些变异造成乙醇脱氢酶与辅酶 I 结合的差异,影响酶活性。Arg48Arg370 是参考等位基因,主要存在于白人,酶活性低;His48Arg370 和 Arg48Cys370 分别主要存在于亚裔和非裔,酶活性高。乙醇脱氢酶将乙醇脱氢为乙醛,然后进入Ⅱ相代谢,由乙醛脱氢酶将乙醛脱氢氧化成乙酸。体内有 ALDH1 和 ALDH2 两个乙醛脱氢酶基因,分别位于 9 号和 12 号染色体。其中 ALDH2 是乙醛代谢的主要酶,其多态性决定酒精耐受性。等位基因 ALDH2 * 1 具有正常酶活性;而等位基因 ALDH2 * 2 无活性并显性遗传,亚裔常见,欧裔、非裔很少见。乙醛堆积造成酒精毒性,所以个体对酒精的耐受性是由乙醇脱氢酶和乙醛脱氢酶共同决定的。

因此,人群中的不同个体对药物反应性的差异可以由其基因多态性决定。药物作用的靶点分子是由基因编码的,药物的吸收、分布、代谢和排泄等各个环节,也都由特定的蛋白质负责完成。机体编码这些蛋白质的基因发生变异,势必会影响到药物的治疗作用和机体对药物的反应。遗传性药物不良反应指的就是个体遗传背景差异造成的个体对药物反应的差异。其机制大体上分为遗传背景造成的个体的药物靶点差异和药物代谢的差异。这些遗传背景差异可以造成具有单基因遗传特征的药物不良反应,也可以造成由多基因决定的药物不良反应。药物遗传学(pharmacogenetics)是研究由于遗传背景的不同导致其对药物反应差异的学科,其研究内容包括群体间遗传变异所导致的药物反应的差异,与药物副作用相关的基因及其表达,个体遗传组成如何决定药物在其体内的功效及其副作用,以及为不同的民族的所有个体建立有效的个体化治疗。近年来,药物遗传学进一步发展成为药物基因组学(pharmacogenomics),从基因组层面探索药物的有效性和安全性问题,指导临床用药和药物研发。

(二)药物反应性的形成机制

药物的反应性,包括其药效和不良反应,取决于两个因素。一是药物靶点的存在及其与药物之间的关系;二是药物在体内存在的浓度。药物的靶点就是药物作用的靶分子,可以是某种蛋白质(包括酶)或蛋白质的作用产物。药物靶点的存在与否,药物靶点与药物作用的亲和力,药物对药物靶点的具体影响,是构成药物作用和药物不良反应的关键因素。如果一个药物能高度特异性地作用于其靶点分子,高效影响靶点分子的结构或活性,而对其他分子没有影响,这个药物就一定是一个好药;相反,如果一个药物的作用缺乏特异性或者对靶点分子的影响很小,那多半不是一个好药。

机体对药物的反应性除了药物和靶点分子的关系之外,还取决于药物在体内的浓度。只能在很高浓度下发挥效应的药物,其副作用和不良反应往往相应地增加。因为随着药物浓度的增加,药物会有更大的可能性作用于靶点之外的分子,引起副作用或不良反应。口服药物进入消化系统后,首先要经历吸收和体内分布的过程。口服药在小肠部位通过小肠上皮细胞经门静脉进入肝脏,在肝脏内经药物代谢酶代谢,最后经肾脏、肝脏等排泄。这就是药物在体内基本的生物转化过程,决定了药物在体内的浓度。这些过程都涉及机体的多种转运蛋白、代谢相关酶类和细胞表面受体等。编码这些蛋白的基因的变异,同样可以造成药物效应和不良反应的变异,在个体造成遗传性的药物不良反应。

所以,药物体内过程和效应可以描述为两个动力学过程。一是药物代谢动力学(pharmacokinetics),简称药动学,是定量研究药物在生物体内吸收、分布、代谢和排泄规律,并运用数学原理和方法阐述血药浓度随时间变化的规律的科学。二是药物效应动力学(pharmacodynamics),简称药效学,研究药物对机体靶分子的作用及作用机制。无论是药物代谢还是药物效应,其根本的决定因素都取决于基因编码的蛋白质分子。药物遗传学研究个体基因变异对药物反应的影响,包括两个方面,一是药动学变异,即药物吸收、转运、代谢和排泄相关分子的基因变异对药物反应的影响,包括Ⅰ相药物代谢变异、Ⅱ相药物代谢变异、药物转运体变异;二是药效学变异,即药物靶点的基因变异对药物反应的影响。

二、药物反应多态性的遗传基础

当药物进入体内,会经历吸收、分布、代谢、排泄过程,作用于药物相应的靶点,发挥药效,也会产生药物毒性。这些药物的体内过程和效应采用药物代谢动力学和药物效应动力学描述。无论是药物的代谢还是药物的效应,实际上都是由各种各样的蛋白质来参与的;而这些蛋白质是由基因所编码的。因此,从基因的层面上来说,正是基因决定了药物的代谢和药物的效应。在基因水平,个体基因组的核苷酸序列存在着差异性,称为基因组多态性(polymorphism),包括重复序列重复次数的多态性和DNA序列的多态性。与蛋白质结构、功能变异相关的主要是DNA序列多态性,包括核苷酸片段的插入缺失(Indel)和单核苷酸多态性(SNP)。基因多态性影响到与药物代谢和药物靶点相关的蛋白质的结构和功能,从而影响了机体对药物的反应。

(一)Ⅰ相代谢酶变异造成的药物不良反应

药物的Ⅰ相代谢反应包括氧化、去甲基化和水解反应。药物经过Ⅰ相的氧化、去甲基化等代谢作用后,非极性的脂溶性化合物转变为极性和水溶性较高而活性较低的代谢物。参与Ⅰ相代谢的酶主要是细胞色素P450家族和黄素单加氧酶。CYP含血红素,因此可从NADPH接受电子催化一系列反应,如羟基化。而羟基化是Ⅰ相反应的重要形式,可提供Ⅱ相反应所需的糖基或乙酰基的结合点,并起到解毒、促进排泄的作用。CYP450为一类亚铁血红素-硫醇盐蛋白超家族的分子,有类似血色素的结构,由于与CO作用后,分光光度计测定450 nm处有吸收峰,故得名。细胞色素P450作为一种末端加氧酶,参与了生物体内的甾醇类激素合成等过程。CYP参与药物代谢的总反应过程包括:含铁离子的P450与药物分子结合,接受从NADPH-P450还原酶传递来的一个电子,使铁转变为二价亚铁离子;随之与一分子氧、一个质子、第二个电子结合,形成Fe^{2+} OOH·DH复合物,它与另一个质子结合,产生水和铁氧复合物$(FeO)^{3+}$·DH。$(FeO)^{3+}$·与氢原子(来自DH)分离,形成一对短暂的自由基,氧化型药物从复合物中释放,P450酶再生(图13-2)。

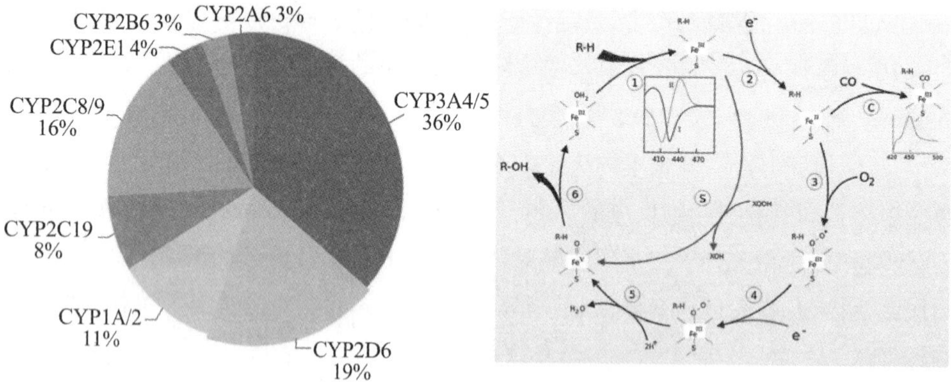

图13-2 细胞色素P450的主要代谢功能

人类细胞色素P450单加氧酶超家族目前已知包括18个家族、57个基因。其中,CYP1、2、3家族参与药物代谢。CYP基因存在大量的多态性。CYP的变异可以对药物代谢带来严重后果。例如CYP2D6,负责约20%的临床用药的代谢,以及部分内源物质的代谢。CYP2D6的变异造成药物代谢速率的重大变化,所以临床上应根据患者的基因型-表现型(药物代谢速率)进行个体化用药。

CYP 蛋白在哺乳动物主要存在于微粒体和线粒体中。以氨基酸序列来命名 CYP450 同工酶，氨基酸序列 40% 以上一致的归入同一家族，由一个不同的阿拉伯数字命名，如 CYP1；每种同工酶中氨基酸序列 55% 以上相同的归入同一亚型，以阿拉伯数字后加一个大写英文字母来表示此亚型，如 CYP1A；同一亚家族内酶被鉴定的先后顺序用阿拉伯数字编序，表示不同的酶，如 CYP3A4。肝脏是药物的主要代谢器官。当药物经门静脉进入肝脏后，在肝细胞内首先经历 I 相反应，包括氧化、还原、水解，反应产生极性基团（氨基、羟基、巯基、羧基），提高亲水性，或易于发生结合反应。人体肝脏中参与 I 相代谢的酶主要是细胞色素 P450 家族（CYP1A1/2、CYP2A6、CYP2B6、CYP2C9、CYP2C19、CYP2D6、CYP2E1、CYP3A4/5）、黄素加单氧酶（FMO）和 NADPH－醌氧化还原酶（NQO）。在肝细胞中（小肠细胞内也如此）参与药物 I 相代谢的主要为 CYP3A4，约占 55%，其次是 CYP2D6，为 30%；而在分布方面 CYP3A 数量最多，达 36%。大多数药物是经肝细胞中 CYP450 酶系代谢的，许多药物的活性依赖其与 CYP450 酶系的相互作用。这些酶负责药物的活化、代谢，并因其在个体中具有基因多态性而引起个体对药物清除的差异。例如，CYP3A4 参与 55% 市售处方药的代谢；CYP2C19 参与包括抗抑郁、心血管相关等多类药物的代谢；CYP2D6 参与超过 20 种处方类药物的代谢。几种主要参与药物代谢的 CYP 如下：

1. CYP2D6　CYP2D6 定位于 22 q13.1～q13.2，主要表达于肝脏，在药物代谢中的作用很大。由于错义突变、基因缺失或复制等原因造成 CYP2D6 有超过 50 种等位基因，其中 24 种等位基因无活性，6 种活性减低，而另一些活性增强。因此造成 CYP2D6 具有不同的代谢表型：PM（poor metabolism）弱代谢型；UM（ultrarapid metabolism）超快代谢型；IM（intermediate metabolism）中间代谢型；以及 EM（extensive metabolism）强代谢型。其参与代谢的药物有多种抗心律失常药、β－受体阻断药、抗高血压药、抗抑郁药等。如：异哇胍、金雀花碱、可待因、β－受体阻滞剂、去甲替林、氟哌啶醇、氯丙嗪。临床可根据 CYP2D6 基因型选择药物剂量，进行个体化用药。如抗抑郁药物——去甲替林的使用，传统用药采用“同病同药同剂量”的原则，给予所有患者 100 mg 的剂量，造成有的患者剂量不足，而有的患者剂量过大。现根据不同 CYP2D6 基因型对应不同代谢型，给予等位基因为功能增强型的 CYP2D6 *1 的超强代谢者 500 mg，等位基因为功能降低型 CYP2D6 *2，*9，*10，*17 的强代谢者和等位基因为无功能型 CYP2D6 *3，*4，*6 的中等代谢者 100 mg，而基因缺失型 CYP2D6 *5 的弱代谢者 10 mg。

2. CYP2C9　CYP2C9 基因位于 10q23～q24，在染色体重组中常发生连锁不平衡。CYP2C 亚家族中，CYP2C9 占肝微粒体 CYP 酶总量的 15%，能羟化代谢许多不同性质的药物，主要是酸性底物。据统计，目前约有 16% 的临床药物由 CYP2C9 负责代谢。包括：抗惊厥药如苯妥英；抗凝血药如华法林、醋酸香豆素、苯丙香豆素；抗糖尿病药如甲苯磺丁脲、格列本脲、格列美脲、格列吡嗪；非甾体抗炎药如塞来昔布、双氯芬酸、布洛芬、甲芬那酸、吡罗昔康、替诺昔康、氯诺昔康；抗高血压药如氯沙坦、厄贝沙坦；利尿药如托拉塞米。

华法林是临床上广泛应用的一种口服抗凝药，主要用于预防和治疗血栓性疾病。但其有效治疗范围较窄且不同个体之间维持剂量存在较大差异，使其在临床应用中比较棘手。尤其是在使用华法林抗凝治疗初期，极易导致严重的出血并发症。CYP2C9 是影响华法林代谢的主要酶之一。*CYP2C9* 基因具有高度遗传多态性，较常见的基因突变体是 CYP2C9 * 2 和 CYP2C9 * 3，因其编码的酶活性分别比野生型 CYP2C9 * 1 降低了 30% 和 80%，导致 *CYP2C9* 基因突变个体对华法林的需求剂量较低。携带这两个等位基因的个体服用华法林后达到稳态浓度需要的时间较长，且在使用初期有较高出血危险性，因此 CYP2C9 * 2 或 CYP2C9 * 3 基因型个体服用华法林时应减少剂量。CYP2C9 * 2 和 CYP2C9 * 3 等位基因频率在不同种族中有较大差异。高加索人中，CYP2C9 * 2 和 CYP2C9 * 3 等位基因频率大约分别是 8% ~20% 和 6% ~10%；而 CYP2C9 * 2 在亚洲人群中不存在，在美洲黑人大约是 2% ~4%；CYP2C9 * 3 在亚洲人中的频率是 1% ~4%，在美洲黑人是 1% ~2%。

3. CYP2C19　CYP2C 亚家族中，CYP2C19 占肝微粒体 CYP 酶总量的 5%。基因位于 10q23 ~ q24，在染色体重组中常发生连锁不平衡。主要参与代谢的药物有奥美拉唑，是抑制胃酸分泌的质子泵抑制剂，用于治疗胃及十二指肠溃疡、反流性或糜烂性食管炎、佐－埃二氏综合征（ZES）等。此外还有抗癫痫药 S－美芬妥英（也称 S－美芬妥英 4′－羟化酶）。

（二）Ⅱ相代谢酶变异造成的药物不良反应

Ⅱ相代谢主要是药物或其Ⅰ相代谢物与内源性结合剂的结合反应，包括葡萄糖醛酸化、硫酸化、谷胱甘肽结合、乙酰化、甲基化、氨基酸结合、脂肪酸结合等。结合后药物毒性或活性降低、极性增加而易于被排出。很多酶可以参与药物的Ⅱ相代谢，例如丁酰胆碱酯酶、谷胱甘肽－S－转移酶（GST）、N－乙酰基转移酶（NAT）、尿苷二磷酸（UDP）葡糖醛酸转移酶（UGT1）、硫代嘌呤甲基转移酶（TPMT）。其中许多酶的基因在人群中存在大量变异的等位基因，编码不同活性或表达不同水平的酶蛋白，影响个体对药物的代谢。例如，丁酰胆碱酯酶多态性可以影响琥珀酰胆碱的降解；UDP 葡糖醛酸转移酶（UGT1）参与胆红素代谢，其基因的多态性影响患者灭活抗癌药喜树碱，有些患者的 UGT1 基因的启动子含有串联重复序列 A（TA）nTAA，重复次数增加可以降低 UGT1 基因的转录活性，减少 UGT1 酶的表达，使得患者容易发生喜树碱中毒；硫代嘌呤甲基转移酶（TPMT）灭活抗白血病药 6－巯基嘌呤和 6－硫代鸟嘌呤，其基因的多态性表现为常见的 3 种错义突变，可以破坏酶蛋白的稳定性，这些多态性使酶降解加快，患者容易发生 6－巯基嘌呤和 6－硫代鸟嘌呤药物中毒。

N－乙酰转移酶 2（NAT2）参与异烟肼代谢。异烟肼是著名的抗结核药。作为抗结核一线药物，具有价廉、低毒的特点，应用非常广泛。它吸收迅速，体内灭活后排出。异烟肼对患者的毒副作用表现在两个方面：一是异烟肼本身与维生素 B_6 反应使维生素 B_6 失活，引起神经损害；二是异烟肼的代谢产物乙酰肼可以引起肝脏毒性，产生肝坏死。N－乙酰转移酶2（NAT2）的多态性对患者毒副作用的发生以及发生何种毒副作用有很大影响。快灭活的患者异烟肼在体内的半衰期为45～110 min，其NAT2活性高，异烟肼在肝内迅速水解为乙酰肼，乙酰肼累积使得患者易发生肝炎和肝坏死；慢灭活的患者异烟肼在体内的半衰期为2～4.5 h，其肝内NAT2酶的活性较低，造成异烟肼累积，引起维生素 B_6 缺乏并进而造成神经损害。

N－乙酰基转移酶基因定位于8p23.1～q21.3，基因型AA为快失活者、基因型Aa为中失活者、基因型aa为慢失活者。欧美人群50%为慢失活者；东方人＜20%为慢失活者。已发现NAT2有87种基因多态性，且多与功能相关。催化异烟肼、利福平等药物的乙酰化；可发生不同形式的点突变，致N－乙酰基转移酶不稳定，活性降低，成为慢灭活型。NAT1已发现28种基因多态性，催化芳基胺药物的N－乙酰化。

（三）药物转运体变异造成的药物不良反应

不同的药物转运体的多态性对药物的吸收有重要影响。药物转运体分为2类：ABC型是ATP结合盒型，参与外排，解毒和多药耐药（multi－drug resistance，MDR）；SLC型为溶质载体型，参与药物摄取。药物转运体分布在肝脏、肠道、肾脏、脑组织。这些膜转运蛋白在药物的体内代谢过程中发挥着重要作用。按照功能不同，膜转运蛋白可以分为摄取和外排两大类。其中，参与摄取功能的膜转运蛋白为SLC型，参与有机阳离子、有机阴离子、二肽、核苷酸等的转运；负责外排功能的膜转运蛋白为ATP结合盒型，如P－糖蛋白（P－gp）。下面就以P－糖蛋白为例简要介绍膜转运蛋白。

P－糖蛋白（P－glucose protein，P－gp）是一种ATP依赖性膜转运体，在人体内由多药耐药（MDR）基因MDR1编码，属于ABC（ATP－binding cassette，三磷酸腺苷结合盒式结构）转运蛋白超家族。人类P－gp是一种分子量为170 kD的多肽，包含1 280个氨基酸残基，由2个同源性片段以及1个链接区组成。每个同源性片段大概包含610个氨基酸残基，各包括6个由跨膜螺旋片段组成的疏水跨膜区（transmembrane domain，TMD）和1个位于胞膜内侧高度保守的ATP结合域（nucleotide binding domain，NBD）。

P－糖蛋白位于细胞膜外的结构类似由对称6边形组成的环形，直径约10 nm，高约8 nm，内含1个孔径约5 nm的中心孔，可能作为底物转运的通道。中心孔面向胞外面开放，而面向胞质面关闭。当小分子药物通过被动扩散的方式进入细胞内，P－糖蛋白依赖胞内侧NBD亚基将ATP转化为ADP，从而将药物泵出细胞。其转运的重要物质和药物包括胆红素、某些抗癌药、强心苷、免疫抑制剂、糖皮质激素、HIV－1蛋白酶抑制剂等。

（四）药物作用靶点变异造成的药物不良反应

药物靶标是指存在于组织细胞内与药物相互作用，并赋予药物效应的特定分子。绝大多数为蛋白质，包括多种受体、酶等。近年来，随着分子生物学研究的深入，尤其是人类基因组和蛋白质组学的研究，对药物靶标的基因多态性与临床表型的研究也受到重视。葡萄糖-6-磷酸脱氢酶（G6PD）缺乏症是人类最常见的酶缺陷疾病，全球4亿人受累，10%非裔美国男性为G6PD缺陷，因此易发药源性溶血，热带、亚热带常见遗传病。我国南方发病率约为5%～20%。平时无症状，服用伯氨喹啉类药物（氧化剂）或食用蚕豆后，会出现血红蛋白尿、黄疸、贫血等急性溶血反应。其他敏感的药物还有磺胺类抗生素、砜、萘（樟脑）等。

了解G6PD缺陷病要从磷酸戊糖途径的意义开始。在磷酸戊糖途径中，G6P在G6PD作用下形成6-磷酸葡萄糖内酯，再转变为6-磷酸葡萄糖酸，再次脱氢、脱羧，转变为核糖-5-磷酸，然后继续代谢。这一途径可以产生两个重要的中间产物，一是核糖，将参与核苷酸代谢；二是NADPH，用于维持细胞的氧化还原状态和生物合成。葡萄糖-6-磷酸脱氢酶（G6PD）缺乏引起细胞中NADPH减少，过氧化物水平增加，细胞内蛋白分子容易被氧化。红细胞中含有大量的血红蛋白，对氧化性环境十分敏感。过氧化氢的增加可以促使血红蛋白氧化，然后解聚、变性，形成Heinz小体，并发生溶血。所以加剧细胞内氧化反应的药物和食物，都有可能加重G6PD缺陷者的溶血反应。

在遗传上，G6PD基因（定位于人Xq28）为X连锁基因，呈现X连锁不完全显性，女性杂合子由于有X染色体的随机失活，因而具有不同的临床表现度，酶活性20%～70%。取决于正常和突变的X染色体被灭活的比率。除了表现度外，G6PD缺陷者的临床症状严重程度还受到突变类型的影响。G6PD变异可分为许多类型：Ⅰ类为酶活性严重缺乏（活性<10%），伴有非代偿性慢性溶血，特点是无诱因，反复出现慢性溶血；Ⅱ类为酶活性中度或显著缺乏（活性<60%），表现代偿性溶血性贫血，特点是在诱因作用下，才诱发急性溶血；Ⅲ类为酶活性轻度降低或升高（活性60～150%，或>150%），表型基本正常。

另一种药效反应的变异是恶性高热（malignant hyperthermia），常染色体显性遗传，对一些常用的吸入性麻醉剂（如氟烷）和去极化肌肉弛缓剂（如琥珀酰胆碱）产生严重不良反应，是麻醉死亡的重要原因。原因是胞内钙离子通道RYR1突变。Ryanodine受体（RyR）是存在于内质网/肌浆网上（ER/SR）的一种钙释放通道，它能迅速地将Ca^{2+}从ER/SR中释放出来，从而发挥一系列的生理功能。Ryanodine受体对保持胞内钙的平衡也起着重要作用。

载脂蛋白E的基因多态性。雌激素替代治疗（ERT）是绝经期妇女骨质疏松的首选治疗。人群中APOE有3个等位基因：E2、E3、E4。ERT能使具有E2型基因的妇女血中总胆固醇含量大大高于E3、E4型。这些多态性提示医生在绝经期妇女中使用ERT时，可事先检测患者的APOE基因型，对具有E2型基因的妇女在治疗过程中密切监测血脂浓度。

卡托普利(商品名开博通 Capoten)是血管紧张素转化酶抑制剂(ACE inhibitor 或ACEI)。作为一种历史悠久的普利类降血压药物,其价格低廉,能为低收入患者所接受,也是临床医生的首选药品之一。卡托普利除干性咳嗽、心悸、皮疹、味觉减退等常见药物不良反应外,还有一些少见的不良反应,如蛋白尿、血管性水肿、眩晕、昏厥、白细胞减少等。在肾素-血管紧张素-醛固酮系统中,血管紧张素转化酶(angiotensin converting enzyme,ACE)催化血管紧张素Ⅰ转化为血管紧张素Ⅱ,而后者具有血管收缩、促进水钠潴留的作用。ACE 基因定位于人 17q23,包含 26 个外显子。ACE 基因多态性为包含 287 bp 的Alu 重复序列的第 16 位内含子,其插入或缺失造成了 ACE 的插入/缺失的多态性。ACE 基因据此分为三型,即插入型纯合子(Ⅱ)、缺失型纯合子(DD)和杂合子(ID)。缺失型纯合子的 ACE 活性是插入型纯合子的 2 倍。分析血管紧张素转化酶基因 I/D 多态性与卡托普利治疗,结果表明在各基因型组间,血压差异和治疗效果无统计学差异,但在比较三组患者咳嗽不良反应发生率方面,Ⅱ基因型组达 57.1%,ID 基因型组为 35.1%,DD 基因型组是27.8%,三组间具有显著的统计学差异。此外,ACE 基因多态性分布在不同种族也具有明显差异。且 ACE 的 I/D 多态性在中国各地区、多个人群中与原发性高血压的发病相关,DD 基因型可以作为原发性高血压的独立危险因子,与心肌梗死相关联。

抗肿瘤分子靶向药同样受到靶点的影响。酪氨酸激酶抑制剂(TKI)易瑞莎对非小细胞肺癌的疗效有明显的种族差异:对非华人为 10% ~30% 有效,而对华人为 20% ~40% 有效。易瑞沙只对携带 *EGFR* 基因突变的患者疗效显著。与此相对应,肺癌 *EGFR* 突变率在欧美人为 10% ~20%,亚洲人为 20% ~30%,而华人为 34%。这些现象说明易瑞沙对非小细胞肺癌的疗效与是否存在该药物的靶点密切相关,受到肿瘤细胞基因突变的影响。

三、药物基因组学的概念

以上的内容都是把药物反应作为单基因性状来介绍的。也就是说,对于患者群体使用相同的药物,药代动力学变异和药效动力学变异可以将患者分为几群。那么,药物反应真的都是单基因性状吗? 事实显然要复杂得多。任何一个药物进入一个个体的体内,都同时受到个体的药代动力学变异和药效动力学变异的双重影响。药代动力学变异使其具有特定的血药浓度,而药效动力学变异使其对药物的应答和毒性阈值均不同。如华法林治疗,华法林作为一种口服抗凝血药,可抑制维生素 K 环氧化物还原酶Ⅰ(由 *VKORC1* 基因编码),发挥抗凝作用。美国每年 2 000 万人服用,其中发生致死性出血的占 0.1% ~1%;严重出血的占 0.5% ~6.5%。多种因素影响华法林剂量的决策。这些影响剂量的因素包括:维生素 K 的食物摄取量、维生素 K 的自身合成、CYP2C9 多态性以及 VKORC1 多态性。因此在临床使用华法林时,应该先进行每个患者有关基因的多态性检测,再制定个体化的用药计划。

(一)药物基因组学的概念

事实上,大量的药物反应是由多基因控制的。基因变异造成的药物反应的个体差异也就是多基因性状。对于这样的复杂问题,只有从基因组的层面,才能准确把握每个患者的药物反应,指导个体化的临床用药。药物基因组学正是伴随着基因组学研究技术和理论的发展而诞生。药物基因组学是指从全基因组水平揭示药物代谢酶、药物转运体、药物靶标的多态性,及其对药物代谢和药效反应的影响;以药物效应及安全性为目标,研究各种基因变异与药效及安全性之间的关系,以期更加准确的实现对患者的药物治疗;同时从基因组的层面指导药物研发。

人类基因组计划的完成解码了包含在23对染色体中的人体的全部遗传信息。解码这一信息的意义主要在于两个方面:一是我们知道了人类基因组信息的共性,也就是人类作为一个物种所具有的全部遗传信息,得到这些信息为我们通过功能基因组学研究系统地了解人体运作网络的机制奠定了基础;二是从每个人的基因组序列中,我们知道了人类个体之间的遗传的相似度是99.9%,而0.1%的差异性就构成了我们不同个体之间的差别,既包括了每个人和每个人之间发育的差别,对疾病易感性的差别,也包括了每个个体对相同药物应答方式的不同。揭示不同个体基因组的序列差别与药物反应的关系并揭示其机制,从而指导临床实现高效低毒用药的目的,是药物基因组学面临的主要挑战。

(二)药物基因组学在临床用药中的意义

在临床患者用药上,药物遗传学思路和药物基因组思路有截然不同的做法和意义。例如,临床上巯基嘌呤被用于儿童急性淋巴母细胞白血病的治疗。巯基嘌呤代谢的关键代谢酶是硫代嘌呤甲基转移酶(TPMT)。TPMT属于二相代谢酶,其基因存在多个等位基因,对血药浓度有较大影响。所以一般而言,可以根据患者的TPMT基因型指导用药。但事实上,巯基嘌呤治疗的药效和毒性反应还受到众多其他基因的影响。对于这样的问题,就很难采用单基因遗传的原理来评估多基因因素对巯基嘌呤用药的影响了。药物基因组学则采取了全基因组的策略,通过高通量的体外和体内研究,从药物代谢、药效、药物毒性等不同侧面加强合理化用药,从而提高了患者的生存率。

药物基因组学指导的临床用药将无可避免地需要大量样本和大数据支持,通过社会的专业组学检测和分析服务才能实现。这将改变现有的医疗模式。由于客观原因,目前采用的绝大部分临床药物在研发过程中都没有整合入该药物对于人体基因组的影响的信息,所以对于很多药物来说,需要在临床用药的过程中逐步积累其对人类基因组的影响的信息,以实现更加精准的用药,即更加有效和毒副作用更小。

（三）药物基因组学对新药研发的意义

遗传因素对药物应答的重要作用不仅影响着临床用药，而且也已经深深地影响着药物研发。药物研发是一个长期、艰苦、高风险、高投入的过程。最初在药物设计或者药物筛选时，往往有明确的目的，期望获得的候选药物可以针对特定的疾病机制甚至特定的致病关键分子，发挥治疗作用；同时药物分子不对机体的其他分子发挥作用，而且在对疾病靶点分子发挥治疗作用之后能迅速完全地排出体外。很显然，这是一个理想化的目标。所有的药物都具有有效和有毒的双重性，正所谓“是药三分毒”，有些药物的毒性还不止“三分”，但为了治疗需要也不得不使用。所有的药物都在药物作用靶点、药物代谢的各个环节上受到患者基因组的个体差异的影响，从而造成在每个患者体内，相同的药物对靶点的作用、代谢过程等都有差别，因此造成有效性和毒性的个体差异。以往由于基因组信息的不完整、基因组对药物反应的不确定以及个体之间的基因组差异，造成药物研发的长周期、大资金投入和需要大规模试验的局面。目前一个药物的研发需要经历候选药研发、临床前研发以及Ⅰ、Ⅱ、Ⅲ期临床试验，失败率很高。即使进入临床，仍有可能因疗效和毒副作用的问题而终止使用。而通过药物基因组学理论和方法，在药物研发的各个阶段，发现主要的生物标志物来检测药物的毒性、代谢和药效等关键参数，可指导下一步的研发和应用。所以药物基因组学应参与到药物研发的全过程中：通过基因组表达谱分析和基因分型明确疾病机制；通过基因表达谱分析了解药物干预靶分子后的下游效应；通过表达谱分析了解药效和毒性机制；利用生物标记监测初步临床前数据；通过基因组表达谱分析明确临床药效和毒性；在临床应用过程中进一步积累药物基因组数据，达到个体化治疗目的。所有这些都将大大提高新药研发效率。采用药物基因组学开展药物研发，可以获得大量的与药物疗效和毒性相关的生物标志物。这些生物标志物将立即被应用于临床用药，实现对患者的个体化用药，达到高效低毒的目的。

随着基因组学知识的不断积累和诊断技术的不断丰富，药物研发过程往往需要诊断技术公司和制药公司的紧密合作，以缩短药物研发的时间，惠及患者的治疗。例如针对ALK的分子靶向药的研发。在肺癌中，ALK和EML4的融合在2007年被发现。这一发现迅速推动了靶向抑制ALK的小分子化合物的新药研发进程，并且快速地进入了临床试验。由于分子诊断能够准确地判断出ALK融合基因的存在与否、从而决定该药物能对哪些患者发挥作用，所以在相对较短的时间内，针对ALK的分子靶向药研发就取得了成功，并在2011年批准上市。与此相对比，早在20世纪60年代初就已经发现引起慢性髓细胞性白血病的费城染色体，20世纪80年代明确BCR－ABL融合基因是其致病分子，并且迅速被确认为慢性髓细胞性白血病治疗的靶分子，针对BCR－ABL融合蛋白的激酶抑制剂的研究前后用了40多年才上市。针对EGFR的分子靶向药，从认识到其在非小细胞肺癌发病中的作用到药物的成功研发用了26年的时间，而从ALK基因突变的发现到药物研发的成功，只用了3年时间，这对新药研发来说是一个巨大的推动。在这个过程中，对基因组突变开展分子诊断试剂的研发功不可没。这种分子靶向药物和基因组突变诊断的伴随式研发，是药物基因组学在转化医学和新药研发中的新模式，即从新药的发现、研发、到临床前研究，再由临床到市场的过程的任意一个阶段，都有很多的机会通过分子和基因诊断试剂的研发和应用，指导药物的研发和应用，帮助厂商和临床医生快速准确地完成新药的临床试验，避免毒副作用，提高临床试验的有效性，最终缩短新药研发的时间，节省时间、人力、财力。

除了在药物研发阶段采用基因组学技术提高研发效率外，药物基因组学技术还可在药物上市后不断拓展药物用途。售后诊断主要是针对缺乏药物基因组数据的上市药物进行个体化用药的模式。对于目前或以后的药物研发，则可以在药物研发的过程中就获取其药物基因组学数据，以实现高效、低毒的个体化治疗目标。而对于没有上市的药物或者正在推向市场的药物，在后期药物研发或市场推广的同时发现相关基因的多态性或突变对其药物疗效的影响，并由此开发出诊断试剂，使新药上市的同时即可使用这些诊断试剂对临床用药进行个体化治疗指导。这种个体化治疗模式称为伴随诊断。这种在药物研发过程中或者大规模上市前获取该药物的基因组学数据，全面揭示药物有效性和毒性的关键生物标志物，可预测和提高药物的有效性和安全性，从而能更好地指导临床用药，这也是未来药物研发的最主要模式。

第二节　基因组对肿瘤化疗和分子靶向治疗的影响

药物基因组学是关于基因变异与药物反应、毒性和分布的科学。肿瘤药物基因组学是药物基因组学在肿瘤这一重大疾病中的应用。肿瘤发生、发展过程中经历了大量的基因突变，有些是来自生殖系的遗传性突变即胚系变异（germline mutation），有些是体细胞突变（somatic mutation）即后天获得性突变。这些突变一方面可以是肿瘤发生发展的关键分子，因而可以作为肿瘤分子靶向药物的靶点；另一方面也参与药物代谢，因而可以影响肿瘤化疗和分子靶向治疗药物的药代动力学特征；此外，一些肿瘤细胞的体细胞突变和基因组的表观遗传改变还可以促使肿瘤细胞产生耐药。因此，肿瘤患者及其肿瘤细胞的基因组改变在肿瘤药物治疗中具有极其重要的意义。

一、肿瘤的化疗和分子靶向治疗

恶性肿瘤的临床治疗目前仍然是临床医学的难题。一般而言，对于能够手术切除的肿瘤原则上会采取手术切除；不能手术切除的则会采取放射治疗、药物治疗以及生物治疗等综合治疗方法。肿瘤的药物治疗方法主要有化疗和分子靶向治疗。

(一)肿瘤的化疗

化疗是通过小分子药物杀伤肿瘤细胞、抑制肿瘤生长等恶性表型的一类肿瘤治疗方法。肿瘤细胞的突出特征是不可控的恶性增殖，其不仅造成肿瘤体积的不可控增大，也促使肿瘤产生局部压迫、侵袭和全身播散等恶性表现。肿瘤的化疗药物既可以是人工合成的，也可以是天然提取的。其主要的作用是抑制肿瘤细胞的细胞周期的不同环节。如抑制核酸的生物合成，包括抑制核苷酸合成、抑制 DNA 聚合酶、抑制核酸合成中的关键辅酶如叶酸的合成等；破坏 DNA 的结构和功能，如各种烷化剂、铂类药物、蒽环类药物、拓扑异构酶抑制剂等；抑制 RNA 的合成；抑制蛋白质的合成如抑制氨基酸合成和干扰核糖体功能；干扰有丝分裂如影响微管蛋白的组装；等等。这些化疗药物针对肿瘤细胞的恶性增殖，从细胞增殖的不同分子调控机制进行干预，不仅可以抑制肿瘤的生长，也可以减轻甚至消除肿瘤的各种局部和全身表现。

(二)肿瘤的分子靶向治疗

随着对癌基因、抑癌基因以及相关信号通路的作用机制的深入了解，人们对肿瘤细胞恶性增殖以及肿瘤的其他恶性表型的相关机制的了解也越来越清晰。在掌握了一些肿瘤细胞恶性增殖的关键分子之后，这些分子自然而然地就成为治疗肿瘤的靶点。这种针对肿瘤细胞恶性行为的关键分子、对其他分子没有影响或只有最低程度影响的特异性药物治疗，就是分子靶向治疗。分子靶向治疗可以是针对肿瘤细胞的，也可以是针对肿瘤微环境的。

1. 针对肿瘤细胞的分子靶向治疗　针对肿瘤细胞的分子靶向药物主要是针对肿瘤细胞恶性增殖关键信号通路上的关键分子。肿瘤细胞的不可控增殖由多种基因突变和表观遗传改变造成。这些基因组改变使得肿瘤细胞获得持续增殖信号而丧失了增殖抑制信号。一方面，肿瘤细胞的持续增殖信号主要来自原癌基因的突变，如病毒基因启动子及增强子的插入、染色体易位、原癌基因扩增以及点突变等。细胞主要的原癌基因被分为六个家族，即 *src*、*ras*、*myc*、*sis*、*erb* 和 *myb* 家族，其产物包括细胞生长因子、生长因子受体、生长因子受体信号转导通路的关键分子，以及生长因子受体信号的核内基因表达调控因子等。另一方面，抑癌基因编码增殖抑制信号，不仅可直接对细胞周期起负调控作用，限制细胞的过度增殖，还可以在各种应激应答中抑制细胞周期、促进细胞凋亡以及诱导细胞的老化。此外，肿瘤细胞还通过代谢重编程改善其能量代谢、合成代谢底物，并形成多种可以参与蛋白质翻译后修饰、调控基因表达的小分子代谢物。近年来的肿瘤基因组测序揭示了越来越多的可以作为肿瘤分子靶点的蛋白质。肿瘤通常拥有 2～8 个驱动其发生和发展的关键基因，可调控大约 12 个关键的细胞信号通路。初步的研究发现了大约 140 个肿瘤驱动基因，其中 36% 是酶，尤其是激酶（18%），这些过程都是肿瘤分子靶向治疗的重要靶点（图 13－3）。另外，30% 的突变基因编码转录因子。虽然一般认为其难以干预，但不断发展的药学新技术如蛋白水解靶向嵌合体(proteolysis targeting chimeras，Pro－TAC)，有望靶向干预传统上不可成药的蛋白质。

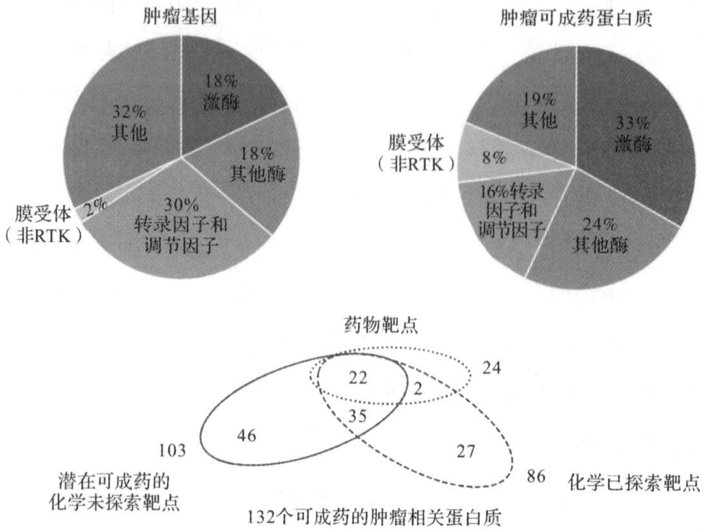

图 13－3　肿瘤基因组突变和分子靶向药靶点

2. **针对肿瘤微环境的分子靶向治疗**　肿瘤微环境中除了肿瘤细胞，还存在免疫细胞、血管细胞和成纤维细胞等基质细胞，以及细胞外基质成分。细胞增殖不仅取决于细胞内在的促增殖信号、抑制增殖信号和代谢状态，还取决于肿瘤微环境中细胞间的相互作用，即其他细胞提供的细胞因子，尤其是生长因子。肿瘤微环境细胞除了产生各种生长因子和细胞因子，还参与肿瘤组织中的物质代谢、免疫逃避以及肿瘤组织的构建。这些作用的关键分子机制，也是分子靶向治疗的重要靶点，如抗肿瘤血管治疗、肿瘤免疫检查点治疗等。

二、基因组变异对肿瘤化疗和分子靶向治疗的影响

由上述肿瘤药物治疗的基本思路可见，患者的基因组变异同样可以影响肿瘤化疗和分子靶向药物的药代动力学和药效动力学特征以及耐药性。尤其对于分子靶向药，由于肿瘤的高度异质性和药物高度的分子靶向性，鉴定一位患者是否存在药物靶点，是开展分子靶向治疗的前提。此外，由于肿瘤基因组和表观遗传组的高度不稳定，耐药是肿瘤药物治疗中普遍存在的问题，需要从基因组水平给用药提出关键性的指导。

(一)基因组变异对化疗药物用药的影响

肿瘤化疗是通过使用化学治疗药物抑制或杀灭肿瘤细胞、达到治疗肿瘤目的。目前，化疗、外科手术切除和放疗是临床最为常用的肿瘤治疗手段。手术和放疗只对治疗局部的肿瘤有效，属于局部治疗，对于潜在的转移病灶或已经发生临床转移的肿瘤难以

发挥有效的治疗作用。而化疗属于全身治疗，无论采用何种给药途径如口服、静脉或体腔给药等，化疗药物都会随血液循环分布到全身。如前所述，个体的遗传背景造成个体间对药物的药代动力学和药效动力学反应存在差异，这就意味着同一化疗药物使用同一剂量，某些患者可以得益，而另一些患者则完全没有疗效；甚至部分患者会出现严重的毒性反应。其中既有编码药物失活/活化酶的基因突变，也涉及相关代谢酶活性的降低，他们对目前用于肿瘤治疗的许多药物的常规剂量无法耐受。

例如，急性淋巴细胞白血病(acute lymphocytic leukemia, ALL)是儿童中最为常见的恶性肿瘤，约占 15 岁以下患儿所有肿瘤发病的 23%。6－巯基嘌呤(6－MP)是 ALL 的常用治疗药物。在完成一个强化联合用药方案后，白血病细胞被从骨髓中消除。但为了维持临床缓解，患儿需要持续接受一种治疗结束后的替代疗法，即每天口服 6－MP 联合甲氨蝶呤(MTX)治疗 2～3 年，以维持治疗效果。6－MP 是目前 ALL 患儿维持阶段治疗的关键化疗药物。6－MP 属于嘌呤类抗代谢药物，能够干扰嘌呤代谢，阻碍 DNA 合成，对 S 增殖期的肿瘤细胞最有效。但部分患儿对 6－MP 不耐受，可发生严重骨髓抑制，继而并发严重感染，导致疗程缩短甚至化疗失败，引起复发或继发性肿瘤，对 ALL 的长期治疗和生存产生不利影响。6－MP 本身是一种没有任何毒性作用的前药，被激活后起效。6－MP 首先被转化为 6－硫代次黄嘌呤－磷酸核苷(6－TIMP)，随后又转化为 6－硫代鸟嘌呤三磷酸核苷酸(6－TGN)。6－TGN 通过与 DNA 的结合，形成 DNA－TG，可以激活复制后的错配修复系统，从而导致 DNA 链的断裂；还可以通过抑制细胞内的信号转导通路，诱导细胞凋亡或死亡(图 13－4)。这是巯嘌呤类药物发挥抗肿瘤作用的主要机制，同时也是其导致造血系统毒性的主要原因。

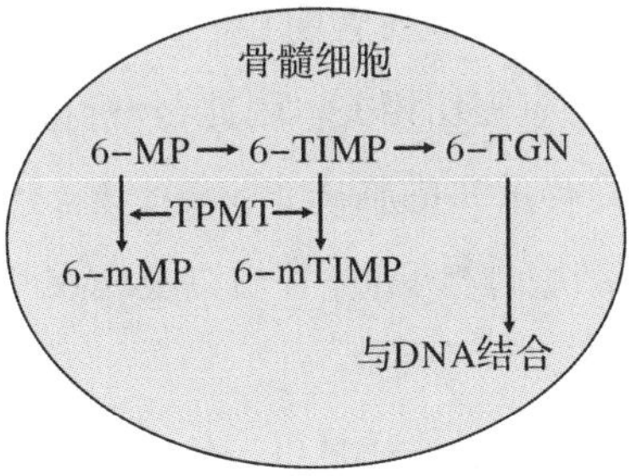

图 13－4 6－MP 在骨髓细胞中的代谢

硫代嘌呤甲基转移酶(TPMT)参与巯基嘌呤类药物的体内代谢。在 6－MP 代谢为具有药理活性的 6－TGN 的过程中，TPMT 是关键酶之一。TPMT 催化 6－MP 及其核苷酸代谢产物中的芳香和杂环类硫代羟基发生甲基化反应。巯基嘌呤类药物发挥药效的关键在于 6－MP 代谢产物 6－TGN 的累积量，而 TPMT 介导的 6－MP 的甲基化程度决定了骨髓中被激活的 6－MP 的数量。TPMT 通过对 6－TGN 产物的量的间接调节，从而从根本上决定6－MP的抗白血病作用。6－TGN浓度过高会发生药物不良反应，导致治疗中断或失败。6－MP的不良反应包括骨髓抑制、肝脏毒性、消化系统症状、皮疹，等等。

TPMT具有遗传多态性，是导致ALL患者治疗效果不同的主要因素。TPMT是一种非金属依赖性的细胞内酶，编码TPMT的基因位于6p22.3，全长34 Kb，由10个外显子和9个内含子组成，为常染色体共显性遗传。*TPMT*基因的多态性主要决定于编码区的SNP和*TPMT*基因启动子区17 bp的STR，该区域的STR影响了TPMT的转录。有研究表明TPMT酶活性与STR重复次数呈负相关，当患儿接受巯基嘌呤类药物治疗时，可以考虑把启动子VNTR区域作为药物基因组学的生物标记物。TPMT受两个等位基因调控，*TPMT*基因多态性的分子生物学基础是由这两个等位基因编码区内许多点突变构成的。目前证实，至少有24种突变型等位基因与TPMT酶活性降低有关。常见的影响酶活性的等位基因有TPMT＊2（238G＞C）、＊3A（460G＞A，719A＞G）和＊3C（719A＞G），这三种等位基因占所有突变型等位基因的90%～95%，均发生在开放阅读框内，绝大部分TPMT活性降低与此有关。野生型纯合子（即TPMT＊1等位基因的携带者）具有的TPMT活性最高，而杂合子的TPMT活性处于中等水平，含有两个变异等位基因的纯合子没有或仅有低活性，即使给予较低剂量的药物，也可达到野生基因型患儿的骨髓抑制程度。TPMT分布广泛，其活性在肝脏和肾脏中最高，由于红细胞中TPMT活性与肝、肾细胞中的TPMT活性有较好的相关性，故过去常用高效液相色谱（HPLC）法测定红细胞中TPMT的活性，来判断和评测患儿体内TMPT是否存在突变和活性的高低。所以，临床用药中应根据患儿TPMT基因型调整6－MP剂量。目前国内外相关研究结果显示，TPMT的活性不仅具有种族差异性，而且还存在着明显的个体差异，这种差异性与巯基嘌呤类药物的药效、体内代谢及不良反应密切相关。因此，分析检测TPMT遗传多态性和活性，对制订安全有效的治疗方案具有重要的临床意义。此外，还要结合患儿的临床表现、给药后红细胞6－TGN浓度、血细胞计数、身体素质以及现在和既往的用药史，制定安全有效的个体化用药方案，以保证用药安全。

影响化疗药物药代动力学的变异往往是可遗传的胚系基因组变异，有单核苷酸多态性（SNP）、插入缺失突变（Indel）等结构变异和拷贝数变异等。其中SNP较为常见。GWAS中鉴定的SNP通常位于非编码区，也能具有调节作用；位于基因编码区内的变异可能影响蛋白质结构和功能，包括形成蛋白质截短体、错义、移码或同义突变，前三种突变可改变基因产物，并潜在地影响基因功能。表13－1列举了一些可遗传的胚系基因组变异，并列举了其在肿瘤化疗中的影响。

表 13－1 胚系基因组变异对化疗药物药代动力学的影响

基因	药物	相关肿瘤类型与临床意义
CYP2C9	华法林、**塞来昔布**	结直肠癌(临床试验)
DPYD	**卡培他滨、氟尿嘧啶**	结直肠癌、乳腺癌 高风险等位基因会显著增加患严重且致命(3/4)的中性粒细胞减少症、黏膜炎、腹泻的风险
TPMT	**硫鸟嘌呤、巯嘌呤、咪唑硫嘌呤**	急性淋巴母细胞白血病和自身免疫性疾病
UGT1A1	**伊立替康、帕唑替尼、尼洛替尼**	结直肠癌(伊立替康) 伊立替康:UGT1A1 * 28 用于预测伊立替康毒性,特别是 4 级中性粒细胞减少症

注:加粗药物可用于癌症治疗。

(二)基因组变异对分子靶向治疗靶点的影响

分子靶向治疗是针对肿瘤细胞恶性行为的关键分子、对其他分子没有影响或只有最低程度影响的特异性药物治疗。实现分子靶向治疗的前提是存在治疗靶点。根据传统的诊断方式无法判断一名患者是否可以,以及采用何种分子靶向药进行治疗。例如,肺癌的传统分类是按病理来进行形态学分类的,但这样的分类既不能反映肺癌的发病原因和机制,也很难作为分子靶向药物的用药依据。肿瘤基因组测序使人们可以在基因组中寻找肿瘤发生的驱动基因,根据驱动基因进行肿瘤分类,再针对驱动基因进行分子靶向治疗。目前已经发现的肺癌驱动基因至少有三个:第一个是 *EGFR*,围绕 *EGFR* 进行药物的研发已经取得了很大进展,例如各种单克隆抗体和小分子激酶抑制剂药物等,都可以针对 *EGFR* 用于治疗肺癌。但研究表明,*EGFR* 驱动的肺癌在临床肺癌中只是占一部分,大部分肺癌是由其他基因突变引起的。肺癌的第二类突变基因是 *K－Ras*,其突变和由此引起的异常激活导致肺癌的发生。*K－Ras* 基因的突变很早以前就被发现,但因突变蛋白的结构非常特殊,针对 *K－Ras* 基因突变的药物研发仍然困难重重。然而,近期的一些研究已经发现了一些小分子化合物可以成功的封闭突变的 K－Ras 蛋白,阻止突变的 K－Ras 蛋白造成的下游信号通路的异常激活,而对野生型 K－Ras 蛋白没有作用,有望成为针对 *K－Ras* 突变的新药。第三个肺癌突变基因是 ALK,其突变也驱动了部分肺癌的发生。ALK 激酶在正常肺组织中不表达,但在肺癌中异常高表达。ALK 激酶结构上也是一个跨膜蛋白。在肺癌中,ALK 激酶基因发生基因重组,与另外一个基因——微管蛋白基因 EML4 发生了基因融合,构成一个 ALK 和 EML4 的融合基因,使 ALK 异常表达和激活,驱动了细胞的恶性生长,导致肺癌的发生。这些驱动突变的发现推动了肺癌新的分类方式,也促使新药的研发在这种分类模式下更具有目标性并因此获得成功。

表皮生长因子受体(EGFR)广泛分布于人体各种上皮细胞膜上,属于受体酪氨酸激酶蛋白家族。EGFR 为单次跨膜蛋白。受体蛋白分子与胞外配体结合后,将发生受体的二聚化,二聚化会导致受体蛋白胞内结构域酪氨酸残基磷酸化。受体的二聚化和酪氨酸残基的磷酸化是 EGFR 信号通路激活的代表性过程。此后,激活的 EGFR 会将其信号向下游传递,激活不同的信号转导通路。其中最主要的信号通路是 Ras – Raf 和 PI3K – Akt 信号通路。这两种信号通路的活化介导了 EGF 最主要的细胞生物学效应,包括细胞增殖的加速,以及引起细胞侵袭、转移、血管发生、对凋亡的抵抗等,支持肿瘤的发生和进展。大量的基础研究和临床研究都已经证明 *EGFR* 是最重要的癌基因之一,靶向 EGFR 的治疗在肿瘤治疗中具有重要意义。目前靶向 EGFR 的上市药物主要有两大类:一类是靶向 EGF 受体胞外段,与 EGF 生长因子结合部位的封闭性单克隆抗体,最著名的就是已经上市很久的西妥昔单抗(Cetuximab)。另一类药物是靶向受体胞内段酪氨酸激酶结构域的一些小分子化合物,即酪氨酸激酶抑制剂(TKI),目前已经有许多种类。针对 EGFR 的受体酪氨酸激酶抑制剂(TKI)的应答和 EGFR 是否发生突变是密切相关的。对野生型 EGFR 的患者使用 TKI 的治疗效果非常差,基本上达不到抑制肿瘤生长的效果;但对于 *EGFR* 突变的肿瘤却可以取得有效的治疗效果。所以 *EGFR* 基因的基因型,对于药物应答起着关键的作用。EGFR 是单次跨膜蛋白分子,其酪氨酸激酶结构域由外显子 18 到 21 编码。肿瘤患者在这几个外显子当中出现了很多突变,这些突变可以改变 TKI 药物与靶点的结合,进而影响其抑制激酶激活的分子效应。在众多突变当中,有两个突变是最重要的,一个是 19 号外显子的缺失突变,另一个是 21 号外显子的错义突变,这些突变可改变药物的作用方式。在临床研究当中,针对 19 号和 21 号外显子两种突变方式,突变型和野生型个体比较起来,使用 TKI(如吉非替尼,GEFITINIB,又名易瑞沙)后患者的无瘤生存期完全不一样,总的生存期发生了明显统计学差异,提示这些突变是 TKI 应答的关键效应分子。因此在药物治疗之前,应该通过基因突变检测判断用药是否合适:对于纯合子突变个体,是 TKI 药物治疗的最佳适应证;对于野生型的纯合子,则不建议使用 TKI 药物治疗。

EGFR 信号途径中,Ras – Raf 是其主要的下游信号通路之一。现有靶向 EGFR 的药物都是针对 EGFR 胞内段或胞外段。可以预期,其下游信号途径分子的状态也会影响药物的疗效。如果 *Ras* 发生突变,不受上游 EGFR 信号的控制而发生自激活,这种自激活可以直接引起细胞异常增殖,抗凋亡以及细胞侵袭性的改变,而与 EGFR 的激活与否无关。所以在用 EGFR 单抗(如西妥昔单抗)进行 EGFR 的靶向治疗前,应该检测 *Ras* 基因的突变状况。一般而言 *Ras* 基因的突变率相对很高,突变方式也很多,其中最多发生在 12、13 和 61 密码子,这三个密码子突变导致的突变型个体达到 45.5%,而其中单 12 号密码子突变就占到 38.5%。所以在西妥昔单抗治疗过程中,应该检测 *Ras* 基因是否存在突变。现在已经有针对这三个位点突变检测的试剂盒,如果在这三个位点发生突变,那就不应该使用西妥昔单抗药物进行靶向治疗。*RAS* 下游还有 *RAF* 分子。而 *RAF* 分子的突变同样也可导致整个信号通路的自激活。研究发现 *RAF* 基因的突变率在结直肠癌中可以达到15%左右。如果对这一部分患者使用西妥昔单抗进行靶向治疗,同样应该检测 *Raf* 基因的突变。*Raf* 基因的突变最常见的是在其基因序列的 1 799 核苷酸位点上,这个位点的突变可以导致错义突变,也就是 600 位的缬氨酸突变为谷氨酸。这个氨基酸的改变,可以引起原发的耐药性的发生。因此,对这种突变的检测对于指导西妥昔单抗的临床用药具有十分重要的意义。这些针对 EGFR 的分子靶向药物的使用依赖于患者的肿瘤细胞存在这些药物的靶点,而判断靶点的存在与否需要严格的基因组检测。只有将分子靶向药和对应的基因诊断相结合,才能实现有效的分子靶向治疗。

赫赛汀是针对 HER2 抗原的单克隆抗体,在乳腺癌、胃癌患者中有 25% 的患者高表达 HER2。HER2 和 EGFR 属于同一类酪氨酸激酶受体。这些酪氨酸激酶受体异常的激活将导致细胞不受控制的异常增殖和抵抗凋亡,并促进细胞的侵袭。赫赛汀(Herceptin,注射用曲妥珠单抗)是主要针对 HER2 高表达的肿瘤研发的药物。在临床使用中,需要同步检测药物靶点 *HER2* 基因的表达,只有在 *HER2* 阳性患者中才能获得良好的临床疗效。目前赫赛汀在临床应用于 HER2 表达阳性的肿瘤患者,和紫杉醇类药物联合用药可以使患者的生存期得到明显的改善。而其诊断方式也从早期的免疫组化发展到 FISH。在赫赛汀的药物标签上标明了赫赛汀的临床应用,必须进行赫赛汀蛋白表达检测。

针对 EML4 - ALK 融合蛋白,克唑替尼(Crizotinib,商品名 Xalkori)可以阻止 ALK 的活化和向下传递异常的细胞增殖和生长的信号。针对克唑替尼进行的分子诊断包括:①检测异常的融合蛋白以及是否存在基因的扩增;②用免疫组化检测 ALK 表达水平,并据此进行病理分级;③采用 RT - PCR 检测融合基因的表达。这三种用药诊断方式都可以鉴定融合基因是否存在及是否表达。通过这些分子诊断,针对 ALK 阳性肺癌的分子靶向治疗的药物应答率可以从 10% 提高到 50% 以上,患者存活率也可明显提高。

总之,肿瘤细胞的不可控增殖、对抗凋亡、侵袭转移等关键恶性行为由细胞中的多种关键突变所驱动。此外,大量研究表明,表观遗传学修饰在肿瘤进展中也发挥了重要作用,因此也成为分子靶向药物研发的靶点。对于已经上市的药物,通过临床的治疗效果观察还可以进一步探索可能影响疗效的基因突变,进而开发基因分型的诊断试剂盒,积累大量的药物基因组学数据,用于指导临床用药,以实现有效治疗患者的同时降低毒副作用。表 13 - 2 列举了肿瘤细胞中部分可作为分子靶向药靶点的体细胞突变。

表 13－2　可作为分子靶向药靶点的体细胞突变

基因	基因突变类型	遗传后果	相关肿瘤类型与临床意义
EGFR	点突变位于 18～21 外显子，如 L858R	结构性激活多重信号转导的级联途径，包括与细胞增殖和转移相关的 MAPK/ERK 途径	非小细胞肺癌 对表皮生长因子受体抑制剂有反应，如吉非替尼、尼洛替尼；T790M 突变对第一代表皮生长因子受体抑制剂产生耐药性
BRAF	V600E 或 V600K 突变	激活 MAPK 信号途径	黑色素瘤和结直肠癌 V600E 或 V600K 在较低程度上预测了恶性黑色素瘤对 BRAF 抑制剂的反应；对结肠直肠癌患者没有相同效果，可能是由于激活了其他途径
ERBB2	拷贝数增加	增加了 HER2 蛋白的表达量，激活了下游 MAPK/ERK，PI3KCA/Akt 途径	乳腺癌和胃食管癌 预测了针对 HER2 受体的单克隆抗体的反应性，如曲妥珠单抗、帕妥珠单抗
KRAS	第 2 外显子突变，如 p. G12D、p. G13D	激活 MAPK 信号途径	结直肠癌 预后差，同时对表皮生长因子抑制剂（如西妥昔单抗、帕尼单抗）不敏感
BCR－ABL1	9 号染色体上的 *ABL1* 基因发生平衡易位至 22 号染色体上的 *BCR* 基因（Ph 染色体）	BCR－ABL1 融合蛋白具有酪氨酸激酶活性，能激活多个信号途径	慢性粒细胞性白血病（CML） 对伊马替尼（抑制 BCR－ABL1 融合蛋白的酪氨酸激酶活性）敏感

（三）基因组变异对分子靶向药物耐药性的影响

无论是分子靶向药物还是化疗药物、针对肿瘤细胞还是针对肿瘤微环境细胞的药物，在用药过程中都会逐渐出现靶细胞或肿瘤对药物不再敏感的现象，称为耐药。有些肿瘤细胞或肿瘤微环境细胞对某些药物本身就不敏感，称为天然耐药性或不应答性；而有些药物是在开始用药时敏感，但逐渐变得不敏感，称为获得性耐药。在有些情况下，在经过一种抗癌药的治疗后，肿瘤细胞可以对多种药物产生耐药性，称为多药耐药性（multidrug resistance，MDR）。几乎所有的抗肿瘤药物都会遇到耐药的问题，因此耐药是肿瘤药物治疗面临的重大挑战。

肿瘤耐药的机制尚不完全清楚。从药代动力学角度，全身用药引起机体药物转运体、代谢酶系等的表达改变，引起机体对药物的吸收减少、药物进入肿瘤细胞减少、药物分解代谢能力增强，以及药物排泄能力增强等。从药效动力学角度看，肿瘤细胞可以通过各种基因变异或表观遗传修饰等介导的基因表达变异，使药物作用的靶点消失或降低其表达，从而规避药物的作用。此外，肿瘤细胞还可以利用对抗药物作用的机制，如对抗凋亡、转分化、去分化等，抵抗药物的杀伤。

对于已经出现的耐药，目前可行的办法一是多种药物的联合使用，二是采用不同作用机制的药物进行序贯治疗。如何建立有效的联合用药和序贯用药方案，则取决于耐药发生的机制，因此都可采用组学方法来获得患者药物敏感性的生物标志物，进而指导用药。

第三节　肿瘤药物基因组学技术和应用

药物基因组学是利用基因组学技术，基于基因组变异来建立患者个体基因组变异与临床用药的药效和毒性反应之间的关系，以达到最大程度地增加疗效、降低毒副作用的目标。肿瘤细胞中既存在大量的影响药代动力学和药效动力学的胚系基因变异，又存在驱动肿瘤发生发展的体细胞突变。突变形式有点突变、插入和缺失突变、基因融合和拷贝数变化等。其中点突变是目前最为常见的突变，占肿瘤内基因变异的95%。除了点突变之外，体细胞拷贝数的变化也对癌症的发展起着非常重要的作用。不同类型的肿瘤细胞之间的突变相差很大，如每个结肠癌和直肠癌非同义突变的中位数为160个，每个乳腺癌或子宫内膜癌的中位数为30个。所以，药物基因组学技术除了不断发现基因组中影响用药的基因变异外，用药物基因组学指导临床用药，也是一个技术挑战。

一、肿瘤药物基因组学常用技术

用药物基因组学指导患者的临床用药，就是在常规药代动力学和药效动力学分析的同时，对药物反应进行基因组学分析，以获得特定基因的多态性或突变对药物反应的影响的信息；经过验证和机制研究后，将之推广到临床以指导用药。所以药物基因组学的主要技术一是采用基因组分析的方法鉴定影响药物反应表型的基因或基因组生物标志物；二是将获得的基因信息推广到临床用药。鉴定药物反应表型的基因难度较大，可参考如下方法。

（一）全基因组、外显子组测序

新一代测序技术以及进一步的第三代测序技术的建立和普及，显著推动了药物基因组学中药物反应相关基因的鉴定；而测序策略的不断发展，如全基因组测序、外显子组测序和靶向测序等策略的建立和应用，更加提高了发现药物反应相关基因的效率。具体的技术方法可参考相关章节（见第九章“常用组学技术方法原理”）。

（二）全基因组关联分析

鉴定肿瘤药物基因组生物标志物的遗传性策略随着相关技术的进步而不断发展。早期有家系研究、双生子研究等方法。这些研究方法的缺点是局限了候选基因的范围，从而限制了在全基因组范围发现相关基因的可能性。随着芯片和测序技术的发展和成本降低,更多新的实验方法被用于肿瘤药物基因组学探索。药物基因组学常用关联分析(association study)的研究思路。全基因组关联分析(GWAS)能够发现已知基因和通路之外的小效应值之间的常见联系。关联分析的目标是将染色体上的基因位点(gene locus)和表现型的出现进行统计学关联,而染色体上的基因位点又是通过基因型来标记的,所以关联分析需要回答在染色体的特定位置上有什么样的基因型及其与特定表现型之间的统计学关系。GWAS 要求根据基因组的多态性进行全基因组范围的基因分型,也就是确定每个个体在特定基因位点上的基因位点标志物,然后把这个基因位点标志物与特定表现型的出现进行统计学关联,以在全基因组范围内确定表现型的出现是和哪个染色体位点相关的。然后再通过分子生物学研究明确发现的染色体位点上的变化以及如何引起的表现型。所以,关联分析主要由三个要素组成:表现型、基因型和判断二者之间关联关系的统计学分析工具。在药物基因组学中,表现型就是不同患者的药物不良反应,而基因型则是标记患者染色体上特定位置的遗传标志物,主要是 DNA 序列的多态性标志,包括核苷酸序列的多态性和重复 DNA 序列位点上重复次数的多态性。对于药物基因组学分析来说,人类染色体上含量最多、使用最方便的多态性标志是 DNA 序列的单核苷酸多态性(SNP)。有一些处于人类基因组的外显子的 SNP 通常会导致一些基因的氨基酸编码和后续的蛋白质功能改变。明确这些 SNP 不仅可以进行基因定位,还可以深入探讨这些氨基酸变异对蛋白质功能的影响,以及如何影响了药代动力学和药效动力学,最后造成了药物应答的改变,以及药物的临床治疗效应的变化。明确这些药物临床疗效相关 SNP,不仅对于患者的合理用药具有重要意义,也为后续的药物研发奠定了很好的基础。所以在药物应答研究和观察中,是以 SNP 这类遗传标志为主要的基因组定位信息来进行的。除了 SNP 之外,人类基因组上还存在一些小的插入和缺失形式的多态性位点,也被用于基因分型或基因型鉴定。然而,GWAS 往往需要严格统计学意义上的显著性差异比较,且需要独立验证,以排除假阳性关联。此外,GWAS 也需要非常庞大的样本量。

(三)功能基因组方法

除了基因组和外显子组测序以及基因组关联分析以外,不断发展的功能基因组学方法也越来越多地被应用于药物基因组学研究和应用。主要是在用药后有不同反应的患者之间,或者在用药物处理和不处理的细胞之间,进行基因表达谱的对比、蛋白质组的对比,或者采用质谱等技术进行代谢产物谱的对比。这些对比可以提供药物对细胞基因表达谱的影响、蛋白质表达谱的影响以及对细胞物质代谢的影响。对这些信息进行深入的生物信息学分析和生物学作用和机制的分析,也可以为揭示不同个体用药后的不同反应提供很好的分子基础,发现药物有效和药物不良反应的关键生物标志物,以实现更加安全、更加有效的临床用药。

二、药物基因组学在临床肿瘤治疗中的应用

为了实现更加安全、更加有效的临床用药，不仅需要采用药物基因组学技术发现药物有效和药物不良反应的关键生物标志物，还需要设计和优化其实际实验方法，使之标准化并加以推广。为此，对于特定的临床用药，常常设计用于检测特定范围的基因检测套餐（panel）。基因套餐或基因包主要指同时检测多个基因、多个位点，可以是几个、几十个基因，也可以是成百上千个基因。检测技术常用的是基因芯片技术，具有高通量、大规模、平行性等特点。具体的技术方法可参考相关章节（第九章“常用组学技术方法原理”）。

总之，基于遗传学和基因组学的个体化医学和精准医学是医学发展的未来。个体化医学是根据个体基因型，对个体的健康状况或疾病进行干预的医学理念。目前个体化医学主要包含两个内容：一是疾病风险预测，即根据个体基因组信息预测疾病的发生风险；二是个体化治疗，即根据个体基因组信息对已发生的疾病进行治疗。而精准医学则是在个体化医学基础上的进一步发展。精准医学是以个人类基因组信息为基础，结合蛋白质组、代谢组、环境及生活习惯等相关信息，进行疾病干预和治疗的一种医学模式。从基因组水平了解个体基因型对于药物的反应，是个体化医学和精准医学的基础。

复习思考题

1. 遗传因素在哪些方面影响了药物的体内过程？

2. 已知某抗癌药物对某些患者群体效果极佳，但对另些患者则丝毫不起作用，且已知其作用机制是特异性地抑制肺癌患者的某生长因子受体的活性。你能设计出一套个体化治疗的方案吗？

（梁　亮）

第三篇

组学技术的应用

第十四章 基因组诊断技术

14

正确的诊断是疾病治疗的前提。目前，在医学临床实践中，疾病的诊断主要依靠四个方面的证据。一是症状和体征，即疾病发生发展过程中机体内的一系列机能、代谢和形态结构异常变化所引起的患者主观上的异常感觉或某些客观的异常变化；二是物理诊断，即医生通过体格检查来收集资料，以认识疾病的诊断方法；三是医学影像学诊断，需要借助于某种介质（如 X 射线、电磁场、超声波等）与人体组织的相互作用，把人体内部组织器官的结构、密度以影像方式表现出来，供医生根据影像提供的信息进行判断；四是医学检验学诊断，是运用现代物理化学方法、手段进行医学诊断，主要通过实验室技术、医疗仪器设备为临床诊断提供依据。20 世纪 70 年代以来，随着基因相关知识的逐渐丰富和基因检测技术的不断完善和普及，基因诊断技术逐渐走向了临床应用，至今已经发展为一项常规的临床实验室检验诊断技术。而随着人类基因组计划的完成和对人类基因组结构、功能和在疾病中的作用的了解的加深，采用基因组学技术、针对人体基因组的诊断也日渐完善，走向临床。这些技术一方面可以对已知基因变异的疾病进行直接诊断，另一方面也可对基因变异未知、但有明显的基因变异证据的疾病进行间接诊断和探索，并由此诞生了临床基因组学（clinical genomics），其内涵是研究如何将基因组研究成果转化为临床实际应用，解决临床问题。

第一节 基因组诊断的概述

总体来说，人类疾病由两个基本因素决定，即遗传因素和环境因素。环境因素是环境中的物理、化学和生物等因素对人体造成的各种伤害；而遗传因素是个体基因组突变导致发育和稳态调控失衡造成的疾病状态，或基因组变异引起的对疾病的易感性增加等。基因诊断在环境因素和遗传因素致病的诊断中都具有重要价值。如前所述，对于微生物感染而言，宏基因组学技术对诊断有重要的参考甚至是决定性意义。而基因组诊断就是要通过检测人的基因组变异，为遗传因素引起或参与的疾病的诊断以及后续的精准治疗提供依据。

一、基因组改变在疾病中的作用

人类基因组虽然有确定的基本框架和序列，但是每个个体之间的基因组序列却存在着巨大的个体差异。以一位公布了自己的基因组序列的科学家为例，其基因组序列与平均的人类对照基因组序列（1 000 人的平均序列）相比，可具有 320 万个单核苷酸多态性（SNP），29 万个杂合插入、缺失突变（Indel），55.9 万个纯合 Indel，90 个大的基因组片段倒位，62 个大型基因组拷贝数变异等。这些个体差异对个体性状的表现型有巨大的影响。在疾病状态下，还有大量的基因组改变，可以直接引起疾病、增加疾病的易感性、参与疾病进程和治疗过程。

（一）疾病相关基因组改变的来源

人类基因组在维持基本稳定的同时，会发生各种生理性的基因重组和病理性的基因组不稳定，造成的基因组改变有时会参与人类疾病。

1. **遗传性个体基因组差异**　许多个体基因组差异是由配子遗传而来的，所以会在家系中按照一定的规律出现。这类基因组差异相关的疾病往往是遗传性的。在检测这类基因组变异时，也往往需要对家族成员进行检测。

2. **来自环境的基因组变异**　人的一生中会处于各种外界环境因素的作用下，因此有许多机会发生基因组变异。引起人的基因组变异的因素主要有化学因素、物理因素和生物因素。环境中的致突变化学物质，如多种烷化剂类药物、核苷酸类似物、亚硝酸化合物等，可以引起基因突变。在组织炎症状态下，人体细胞自身产生活性氧族分子，也可以引起体细胞基因组突变。物理因素方面，宇宙射线、放射治疗以及其他条件下接触到的辐射，可能会造成 DNA 损伤而引起基因组变异。在生物因素方面，DNA 病毒片段的插入、反转录病毒生活史中前病毒的插入，也可以引起基因组变异。

3. **细胞自身生理病理过程形成的变异**　配子形成的过程中会发生同源染色体之间的重组和交换；体细胞分裂过程中也有机会发生姐妹染色体交换，这些过程可以引发基因组变异。正常的 DNA 复制过程，有一定机会掺入错误的核苷酸而引起基因组变异。近年来的研究表明，复制错误可能是基因组变异的主要原因。此外，人类基因组中的重复序列，如反转录转座元件，有一定机会移动位置，即从原有位置“跳跃”到新的染色体位置，造成基因组变异。在有些病理状态下如肿瘤，环境因素叠加细胞 DNA 损伤修复功能异常，会造成大量基因组变异。

以上这些基因组变异有些存在或发生于生殖细胞，可以在家族中遗传；有些仅存在于体细胞。这些存在于体细胞的遗传变异，在有些疾病如肿瘤、神经退行性疾病中可发挥巨大的作用。所以，准确地检测这些基因组变异具有重要的医学临床意义。

（二）疾病相关的基因组改变的类型

基因组变异可以被分为以下几种类型（图 14－1）。每种基因组变异都有可能与某种疾病相关,但其在疾病中的具体作用需要大量的科学研究和临床观察才能确定。这也是基因组诊断方法建立中必须回答的问题。

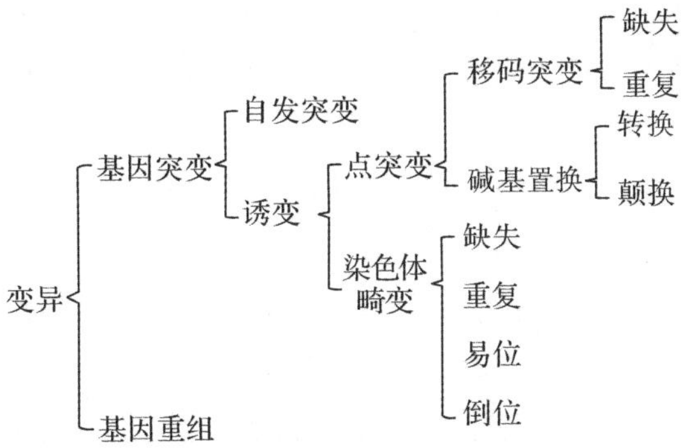

图 14-1 基因组变异的分类

1. **染色体变化** 染色体改变,或称染色体畸变,可以分为染色体数目的改变和染色体结构的改变。染色体数目改变又可分为整倍体改变和非整倍体改变。整倍体改变指染色体数目以体细胞中 2n 为标准,以 n 为基数,成倍地增加或减少;而非整倍体改变指体细胞中的染色体数目在 2n 的基础上增加或减少一条或几条染色体。染色体结构的改变是染色体断裂及断裂后重新连接造成的染色体结构异常。这些结构异常往往在显微镜下可见并因此而被命名,如缺失(deletion)、重复(duplication)、倒位(inversion)、易位(translocation)等。染色体结构改变可以造成相应位置上的基因拷贝数变化或者基因序列的改变,从而影响基因的结构和表达。

2. **基因拷贝数变异**(copy number variation,CNV) CNV 是指基因组发生重排而导致的染色体片段的拷贝数发生的改变,一般指长度在 1 Kb 以上的基因组大片段的拷贝数增加或减少。上述染色体结构改变中的一些形式,会造成显微镜下可见的染色体片段长度变异或染色改变。但 CNV 一般主要指亚显微镜水平的基因组片段缺失和重复,即 DNA 片段长度在 1 Kb ~ 3 Mb 的基因组结构变异,也包括缺失、插入、重复等形式。基因组中的大量重复序列也可以在不同个体或体细胞之间发生重复次数变化。这包括散在重复序列重复次数变化和串联重复序列重复次数变化。前者与某些疾病相关,而后者往往作为个体身份鉴定的标志。

CNV 不仅与许多疾病密切相关,在正常人体中也普遍存在,其形成的原因包括染色体非等位基因的同源序列重排、非同源突变等造成的基因组拷贝数变异。CNV 可以是良性的也可以是致病性基因组变异,同时还有大量的 CNV 属于未知临床意义的。目前发现的 CNV 共超过 5 万个,CNV 的变异可以将随机个体之间的基因组差异估计值提高到大于 1%,这对于人们对人类基因组和遗传的认知具有重要意义。值得注意的是,虽然 CNV 的发生较单核苷酸多态性(SNP)相比频率较低,但累及的序列长度却明显超过了 SNP,因此对人类健康和疾病的影响可能更为显著。

3. 基因序列变异 最常见的基因组改变仍然是基因序列的变异，即 DNA 序列中的碱基顺序发生变化。

（1）点突变 点突变指 DNA 序列中只有一个碱基对发生改变。点突变可以是碱基替换，也可以是单个碱基的插入或缺失。碱基替换（substitution）又分为转换（transitions）和颠换（transversions）两类。转换指一种嘌呤被另一种嘌呤取代或一种嘧啶被另一种嘧啶取代；而嘌呤取代嘧啶或嘧啶取代嘌呤的突变则称为颠换。碱基替换在蛋白质编码区可以造成密码子改变，但由于密码子的简并性，改变前、后密码子所编码的氨基酸可以不变，这种突变方式称为同义突变；错义突变（missense mutation）指碱基替换使 mRNA 的某一个密码子变成编码另一种氨基酸的密码子；无义突变（nonsense mutation）则指某个编码氨基酸的密码子突变为终止密码子；终止密码子突变（terminator codon mutation）是基因的终止密码子突变为编码某个氨基酸的密码子。

单个碱基的插入或缺失会造成移码突变（frame shift），指 DNA 片段中某一位点插入或缺失一个或几个（非 3 或 3 的倍数）碱基对时，造成插入或缺失位点以后的编码顺序发生错位的一类突变。

（2）Indel 变异 指在基因组的某个位置上发生的小片段序列的插入（insertion）或者缺失（deletion），其长度通常在 50 bp 以下，又称为插入缺失变异。Indel 是基因组的多态性的普遍现象。有研究表明，Indel 对基因组多态性的贡献可达 16% ~25%。显然，Indel 在基因编码区和非编码区有着不同的生物学效应。如果在编码区且插入或缺失的碱基数不是 3 的倍数时，会引起移码突变。非编码区的 Indel 虽然不影响蛋白质结构，但依然有可能引起基因组的某些结构改变而参与人类疾病。

4. 表观遗传改变 人类基因组不仅仅编码各种基因，也编码了基因的表达和调控方式。基因组的表观遗传学修饰是控制基因表达的重要机制。表观遗传学调控有三种基本机制，包括 DNA 甲基化、组蛋白修饰、非编码 RNA。其中，DNA 甲基化指 DNA 序列中的 CpG 序列中的 C 被甲基化，是最基本的表观遗传调控机制。DNA 甲基化由 DNA 甲基转移酶催化，可以影响染色质、核小体结构的致密状态，引起基因关闭；也可以引起特定基因的启动子甲基化，如胎儿型、成人型珠蛋白基因的不同甲基化；还可以参与发育过程中整个染色体的灭活，如雌性个体的 X 染色体灭活，以及发育过程中大范围的基因表达状态预置，如基因印迹。DNA 甲基化广泛参与人类疾病的发生和发展。

（三）基因组改变在疾病中的意义

基因组蕴含的遗传信息控制着人类个体的发育和各种稳态功能的执行。基因组的改变可能会影响正常的发育和个体的稳态及对环境的适应，从而广泛参与疾病的发生、发展、预后以及对治疗的反应。概括起来，基因组改变可能从以下方面影响人类疾病：某些基因组改变会直接引起遗传性疾病，如各种单基因遗传病；某些基因组改变则可增加对疾病的易感性，主要是一些多基因疾病，如肿瘤等；此外，基因组改变还会参与疾病的进程，如肿瘤进展的过程中往往伴随明显的基因组不稳定，从而出现大量的染色体结构改变、基因序列改变和表观遗传改变造成的基因表达改变等，促进肿瘤的进展；基因组改变还可以通过各种方式影响治疗效果，如促进肿瘤的耐药、改变肿瘤抗原以及影响肿瘤细胞的基因表达等，促使肿瘤逃避各种治疗措施。因此，检测与疾病相关的特定基因、全转录组甚至全基因组的改变，对于疾病的诊断和精准治疗具有极为重要的临床价值。

二、基因组诊断的概念和意义

随着分子生物学分析检测技术的不断发展，人们可以应用分子生物学方法检测患者体内遗传物质的结构或表达水平的变化而做出诊断，这样的技术称为基因诊断，也可称为分子诊断。如前所述，最初的基因诊断既包括了对病原体的基因的检测，也包括了对患者自身遗传物质的检测。随着基因检测技术的不断升级、检测范围的不断扩大以及外围技术的不断完善，针对病原体的遗传物质的诊断扩大到了宏基因组水平；而对患者基因组的诊断也从单个基因的检测进入了全基因组以及全组学的层次。

基因组诊断是针对患者的基因组改变，开展的基因组结构和功能检测，并以此预测、诊断、监测疾病的技术体系。基因组诊断的特点是需要高效、高通量的基因检测能力和快速、准确的生物信息学分析解读能力。

针对人的基因组结构改变进行检测和辅助诊断开始于1978年，简悦威和Dozy采用DNA分子杂交技术对镰状细胞贫血患者进行了基因诊断，开启了基因诊断时代。到目前，基因组诊断既可以是针对就医的患者开展的辅助诊断，也可以是通过检测一个、多个甚至全基因组的基因变异，来对疾病的易感性、预后、治疗反应进行的预测诊断；既可以进行个体遗传病的诊断，也可以进行产前诊断；检测的分子可以是DNA分子，也可以是基因组编码的RNA分子，以及蛋白质本身及蛋白质(酶)的功能产物——代谢物。

与基于症状和体征、影像学和一般的实验室诊断不同，基因组诊断具有多项优势和特点。一是特异性强，在基因和性状的关系被确定的情况下，如单基因遗传病，明确基因组改变基本可以特异性地做出诊断；二是灵敏度高，基因组诊断技术通常只需要少量样本，甚至口腔拭子一类的无创获得的样本，即可灵敏地做出诊断；三是应用性广，对于各种遗传因素相关疾病都可应用；四是可早期诊断，可以在未发病时进行疾病易感性的预测，也可以在胎儿阶段即对某些遗传病做出可靠的诊断。这些优势和特点是基因组诊断得到迅速普及的重要原因。

基因组诊断中，不同的诊断技术操有共同的基本步骤。这些步骤包括充分的遗传咨询和患者充分的知情同意，进行样本采集、样本和数据的保存、基因检测、生物信息学分析，做出临床诊断等。必须强调的是，基因组信息涉及每个人最深层次的个人隐私，与个人的许多已知或未知的性状密切相关，所以基因组诊断必须遵守严格的医学伦理学原则。首先必须保证被试者的知情同意，签署知情同意书(图14－2)。其次在基因组诊断与相关的基因治疗中,必须遵循通用的医学伦理原则,包括坚持人类尊严与平等原则,坚持知情同意原则,坚持科学性原则,以及坚持医学目的原则。具体的医学伦理学规范需要参考有关规定,严格执行。

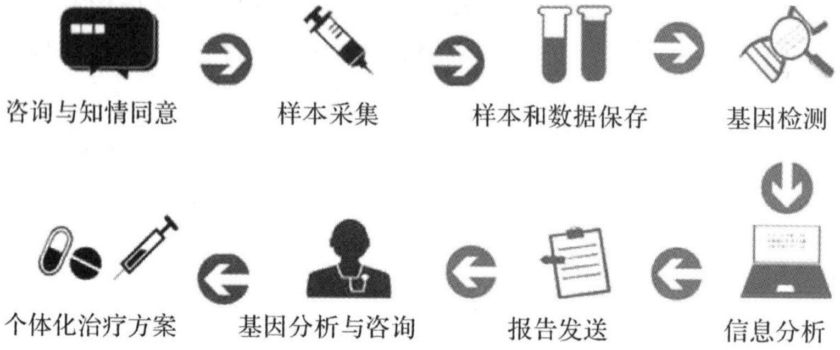
咨询与知情同意
样本采集
样本和数据保存
基因检测
信息分析
报告发送
基因分析与咨询
个体化治疗方案

图 14-2 基因组诊断的基本流程

第二节 基因组诊断技术方法

基因组诊断的靶分子主要是基因组 DNA,但也可以针对基因产物进行检测分析,包括对 mRNA 的质和表达量的分析、对编码蛋白质的质和表达量的分析,以及对生化代谢产物等小分子物质的分析等,互相补充和印证,可以增加诊断的准确性。在以基因组 DNA 为目标进行基因组诊断时,针对疾病基因已知和疾病基因未知的情况,在诊断方法上各有侧重。对于致病基因已知的疾病,可以直接分析致病基因结构及其表达产物,进行直接诊断;而对于致病基因未知的疾病,则需先确定基因改变与疾病的关系,如致病基因在染色体上的所在位置与疾病的连锁关系,或者患者基因与正常人基因在序列、表达等方面的差异,再进行间接诊断。

一、目标基因已知的基因组诊断

致病基因明确的疾病首先是单基因遗传病。其基因突变发生于生殖细胞,所以可以在家系中传递。体细胞基因突变同样可以引起疾病,其中最为突出的就是恶性肿瘤。许多恶性肿瘤虽然在疾病进展中可以发生大规模的基因组不稳定,但在发病的起始阶段,一般认为一个或几个基因,如癌基因和抑癌基因的突变,发挥着重要作用,而且与疾病的精准治疗密切相关。因此,有必要将其作为致病基因明确的疾病进行诊断。基因突变的形式可以多种多样,如基因的点突变、基因的缺失或插入突变、基因拷贝数变异、重复序列和重复次数的改变(动态突变)等。

致病基因明确的疾病基因组检测方法主要是针对致病基因改变进行的检测,包括染色体结构观察(核型分析、荧光原位杂交);基于核酸分子杂交的检测方法;基于核酸扩增(PCR)的检测方法;基于核酸测序的检测方法;以及针对基因产物及其功能的检测方法。下面介绍在分子水平经常采用的基因组改变的检测方法。

(一)基于核酸杂交的诊断方法

核酸杂交(hybridization)是指成为单链的核酸分子,包括 DNA 和 RNA,按照碱基互补原则重新形成碱基配对的互补链,从而形成稳定的同源或异源双链分子的过程,又称为核酸分子杂交技术。核酸杂交的原理是核酸变性和复性的理论。即双链的核酸分子在某些理化因素作用下解开双链,而在条件恢复后又可依碱基配对规律形成双链结构。杂交可以发生在 DNA 与 DNA 分子之间、DNA 与 RNA 分子之间,以及 RNA 与 RNA 分子之间。据此原理,可以将一条核酸链进行标记后,作为探针去探测与它互补的核酸链的存在与否及含量多少。由于杂交能否发生不仅取决于两条链之间碱基是否互补以及互补的程度(互补的碱基所占的比例,即同源性),也取决于杂交反应的溶液环境如离子强度、pH 值等,所以精确设计探针和杂交反应的条件,可以区别开细微的碱基差异,达到诊断的目的。

1. Southern **印迹杂交**　Southern 印迹杂交(Southern blot)是英国人 Southern 于 1975 年创建的。其基本原理是首先制备待检样本中的 DNA,然后用特定的限制性内切酶将 DNA 进行消化,再通过琼脂糖凝胶电泳将消化的 DNA 片段进行电泳分离。然后是将凝胶中的 DNA 分子进行变性,这通常通过浸泡于碱性溶液一定时间、再用酸性溶液中和实现,这时凝胶中 DNA 的位置不会发生改变,但 DNA 分子已经以单链分子的形式存在(变性)。此后采用吸水纸虹吸的方法将凝胶中的 DNA 分子转移到一张硝酸纤维素膜或尼龙膜上,并分别用高温烘烤和紫外线照射的方法固定,以便于后续在液相中进行杂交反应。检测时,需要将探针进行标记。用于 Southern 印迹杂交的探针可以是纯化的 DNA 片段或寡核苷酸片段。探针最常用的是 ^{32}P 或 ^{35}S 放射性标记,也可以用专门的地高辛标记。放射性标记灵敏度高,效果好;地高辛标记没有半衰期,安全性好。探针标记的方法有随机引物法、切口平移法和末端标记法等。人工合成的短寡核苷酸可以用 T4 多聚核苷酸激酶进行末端标记。制备好的交联有待检 DNA 的膜与标记好并经过变性处理的探针在特定环境下进行杂交。杂交结束后洗去未结合的探针,用放射自显影或酶反应显色,即可检测到特定 DNA 片段的存在与相对含量。

Southern 印迹杂交是最早也是最成功的核酸分子杂交方法,一度广泛应用于核酸结构分析,也应用于遗传病诊断。在此基础上应用相似原理诞生了众多的杂交方法,如 Northern 印迹杂交、菌落杂交、斑点杂交、原位杂交等。甚至基因芯片杂交,其技术原理也出自 Southern 印迹杂交。

2. **变性高效液相色谱**(denaturing high performance liquid chromatography, DHPLC)　核酸杂交既可以在完全互补的两条链(同源双链)之间发生,也可以在不完全互补的两条链(异源双链)间发生。在液相中进行杂交后,得到的同源双链产物和异源双链产物会有不同的溶液构象,其在高效液相色谱柱上会有不同的保留时间,因此可以用高效液相色谱法进行分析。DHPLC 是在单链构象多态性技术和变性梯度凝胶电泳技术基础上发展起来的新的杂合双链突变检测技术。DHPLC 实际检测时,其基本原理是当 DNA 杂交产物被结合在色谱柱上后,将色谱柱的工作温度升高,使 DNA 片段开始变性。部分变性的 DNA 可被较低浓度的乙腈洗脱下来。由于异源双链(有错配)DNA 与同源双链(完全互补)DNA 的解链特征不同,在相同的部分变性条件下,异源双链因有错配区的存在而更易变性,被色谱柱保留时间短于同源双链,故先被洗脱下来,因而色谱图表现为双峰或多峰的洗脱曲线。DHPLC 具有高通量检测、自动化程度高、灵敏度和特异性较高、检测 DNA 片段和长度变动范围广、相对价廉等优点。比较研究表明 DHPLC 敏感性和特异性可达 96% ~100%。该技术在基因突变检测、DNA 微卫星鉴定、肿瘤杂合性缺失的检测、RT - PCR 的竞争性定量、基因作图、细菌鉴定、DNA 片段大小测定及寡核苷酸的分析和纯化等许多基因组研究领域中应用广泛,而且可进一步应用于 mRNA 的检测,鉴定差异表达的基因。

3. **等位基因特异性寡核苷酸(allele specific oligonucleotide, ASO)分子杂交** ASO 是能够区分单个碱基改变的寡核苷酸探针。在设计好的杂交条件下,ASO 仅与完全互补的序列结合,即使 1 个碱基错配即足以阻止 ASO 探针与目的基因片段杂交。将 ASO 探针结合于固相支持物上,生物素标记的受检基因在杂交液中。杂交后,借助抗生物素 - 辣根过氧化物酶系统使无色基质变成有色沉淀,从而进行测定。

实际使用时将 PCR 与 ASO 相结合,即 PCR - ASO 技术。可以设计合成一段包含突变位点 20 核苷酸左右的寡核苷酸片段(突变探针),以及相应的不含突变的相同探针(正常探针)。将两种探针通过 Oligo - dT 等方法固定于硝酸纤维素膜或尼龙膜,作为斑点杂交的固相;设计 PCR 引物,扩增待检样本的相应 DNA 片段,并在扩增时掺入生物素。扩增产物变性后,与固定在膜上的探针杂交。洗去未结合的 DNA 后,进行显色和结果判读。如果正常探针和突变探针都可杂交,说明样本是杂合子;如只有突变探针可以杂交,说明样本为纯合子;若不能与含有突变序列的寡核苷酸探针杂交,但能与相应的正常的寡核苷酸探针杂交,则表示受检者不存在这种突变。这种方式称为反向点杂交(reverse dot blot, RDB)。相应的,也可以将样本 DNA 固定在膜上,而用标记的探针去进行杂交检测。PCR - ASO 技术方法简单、快速,只要极少量的基因组 DNA 就可进行。常用于单基因遗传病、癌基因突变等检测。

4. **DNA 微阵列(microarray)** 又称基因芯片(gene chip)或 DNA 芯片,是一种高度集成化的 DNA 杂交技术(其基本原理和流程见第九章"常用组学技术方法原理")。其原理不仅可以被用于检测基因组变异(DNA 微阵列),如染色体芯片(比较基因组杂交微阵列,array comparative genomic hybridization,aCGH;又称染色体微阵列分析,chromosomal microarray analysis,CMA),用于检测 SNP 基因多态性(polymorphisms)的 SNP 芯片,也可被用于检测基因的表达水平(cDNA 微阵列)、miRNA 表达水平(miRNA 微阵列),以及检测DNA被甲基化修饰程度(基因甲基化芯片)。

显然,进行DNA微阵列检测的第一个核心要求是探针的设计。由于后续的杂交反应需要在相同的理化条件下进行,所以所有探针的杂交参数都必须统一符合这一要求。寡核苷酸探针的要求与ASO探针一样,要在设计好的杂交条件下,仅与完全互补的序列结合,即使1个碱基错配即足以阻止ASO探针与目的基因片段杂交。

DNA微阵列的制作技术方法在不断进步。通常被用到的方法包括以下几种。①点样法:又称Stanford法,将预先合成好的核酸探针布放于玻片载体上。其优点是可以设计较长的探针长度以增加杂交的特异性;而缺点是芯片密度较低,而且探针的设计要求高。探针的布放可以采用带有毛细管作用的细微刻痕的钢针将核酸探针溶液点放于玻片或聚酯纤维膜上(点制法),也可采用喷墨打印的原理用加热气泡的方式将核酸探针印于玻片上(印制法)。②原位合成法(in situ synthesis):原位合成法是采用制作半导体芯片的光刻法(Photolithography)原理,进行核酸序列的合成技术。利用光罩控制反应位置,将核苷酸分子依序列一个个连接上去,形成探针的微阵列。优点是可大量生产超高密度的芯片。但由于制程与光罩成本等因素,只适合做长度约在25-mer以下的探针,因此同一个基因需要多个探针对应,以避免假阳性或假阴性。③微珠布放法:将核酸探针制作于微小颗粒上,再将其布放于特制玻片上。④qPCR阵列(qPCR array):在96孔或384孔标准PCR反应皿或384孔微流体芯片中,预先合成好实时定量PCR引物与探针,将样本加入后以定量PCR方式进行反应与检测分析。分析量比传统芯片少,属于低密度阵列。

DNA微阵列技术在基因组诊断上有十分重要的应用价值。基本的技术流程是先合成寡核苷酸序列制作微阵列;然后从对照样本和待测样本提取DNA或RNA,针对靶序列进行PCR扩增的同时,将对照样本和待测样本标记成带有不同荧光的DNA片段;二者混合后与DNA微阵列进行杂交,通过荧光共聚焦显微镜扫描,计算机软件分析得出数据。

(二)基于核酸扩增的基因组诊断方法

核酸扩增或PCR技术使得极微量的核酸样本的检测成为可能。但在应用于基因组诊断时,需要根据检测目的设计各种各样的检测方案,以达到准确、快速、灵敏和方便的目的。下面介绍几种临床常用的基于核酸扩增的基因组诊断方法。

1.跨越断裂点的PCR 又称裂口PCR(gap-PCR),主要用于检测基因组上DNA片段的缺失或插入、重排。设计时,需要考虑跨越断裂点或其他基因突变位点的引物,进行PCR,将正常等位基因和异常等位基因都扩增出来,然后检测异常等位基因的存在或性质。异常等位基因的检测可有不同方法,可以采用电泳检测片段长度或片段的酶切特征,或采用片段的单链构象(PCR-SSCP)在野生型和突变型等位基因间不同,因而在非变性凝胶中泳动不同的原理,进行电泳检测。

例如,如图 14 – 3 所示,为了检测基因组 DNA 上的一个大片段缺失(如,假设为 20 Kb),可在缺失片段周围设计三个引物 U、M 和 D,引物 U 位于缺失基因 5′端断裂点的上游,引物 D 位于 3′端断裂点的下游,共用引物 M 位于 5′端断裂点的下游。在正常等位基因中,引物 U 和 M 形成一对 PCR 引物,扩增产生 1 050 bp 大小的片段;引物 U 与 D 之间则因距离太远(两个断裂点之间的距离为 20 Kb)而无法发生扩增反应;而在缺失等位基因中,由于 M 无结合位点而不能发生扩增反应,引物 U 与 D 因基因缺失而靠近,可扩增产生 740 bp 大小的片段。因此,对于基因缺失,采用这三个引物对样本 DNA 进行 PCR 扩增,即可直接检测到野生型和突变型(缺失)等位基因,通过检测 PCR 扩增片段的琼脂糖凝胶电泳谱带即可直接诊断是野生型、纯合子还是杂合子。这一方法被用于 β – 地中海贫血的基因组诊断。同理,该方法也可用于特定的基因插入或基因重排的基因组诊断。

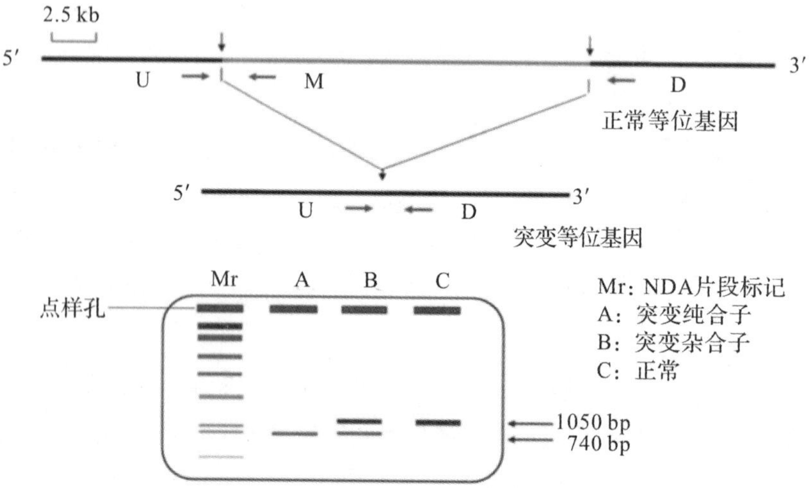

图 14 – 3　基于核酸扩增的基因组诊断

2. 多重连接探针扩增(multiplex ligation – dependent probe amplification, MLPA) MLPA 技术可以快速同时检测多个 DNA 位点的拷贝数变异(包括缺失或复制),因此被广泛应用于科研与临床基因组诊断中。MLPA 是一种多重 PCR 技术,能够同时探查多达 50 个基因组 DNA 位点的拷贝数目异常,甚至能区分开最少仅一个核苷酸的序列差异。但与常规多重 PCR 采用探针扩增样本中的 DNA 序列不同,MLPA 反应过程中,扩增的并不是样本 DNA 序列,而是那些与样本 DNA 的靶序列复性、杂交、再被连接的探针序列。MLPA 针对每一个靶序列设计一对寡核苷酸探针,分别称为左、右探针。只有当相应的左右探针都完全正确地结合到相应的靶序列区时,左右探针才能被连接,进而在后续 PCR 中被通用引物所扩增。不同的探针对扩增产物的总长各不相同,这样通过后续的毛细管电泳,可以根据不同的长度对靶序列进行分离;同时通过电泳结果中不同条带的片段长度与峰值,可以判断出相应靶序列的拷贝数变化。

MLPA 可以快速有效地定量核酸序列，用于检测基因的拷贝数变化，识别 DNA 的甲基化状态，检测单核苷酸多态性（SNP）和点突变，以及定量 mRNA 等。MLPA 技术可在同一管反应内检测约 50 个靶点核苷酸序列的拷贝数变化，因此是一项非常合适的中等通量 DNA 序列检测技术。但是其原理均是基于 MLPA 探针在样本 DNA 的靶序列上紧密相连区段的杂交与连接，因此除了检测位点之外的靶 DNA 序列应该不具多态性。该技术目前已应用于 DMD、SMA、PWS、WBS、MECP2 等多种遗传病的基因组诊断。其基本过程如下。

（1）*变性* 采用理化方法使样本的双链 DNA 变性成为单链。

（2）*杂交* 杂交过程中使特定的探针对与其靶 DNA 序列按碱基配对原则杂交结合。MLPA 针对每个样本可以同时使用 50 对探针，针对样本 DNA 的不同靶位点。每一对都包括针对特定位点的特异性杂交序列、一段用于不同位点编号的填充序列（stuffer），以及最外侧的用于 PCR 扩增的引物序列，各个靶位点的引物序列相同，因此只要左右探针在下一步的连接反应中被成功连接，都可以在同一个 PCR 反应中被扩增。而每个靶位点的填充序列长度不同，所以针对每个靶位点的扩增产物都有一个唯一的长度。

（3）*连接* 如果探测的样本 DNA 位点是野生型，则一对探针的两个杂交探针在杂交后紧密相邻、只剩余一个 DNA 缺刻（nick），其可以被连接酶所连接；如果是任何形式的突变型位点，如缺失、重复、重排、点突变等，则探针对杂交后两个探针之间都不再是缺刻，不能够被连接酶连接。连接步骤使用的 DNA 连接酶是 ligase - 65，这是一种依赖于烟酰胺腺嘌呤二核苷酸（NAD^+）的连接酶，利用 NAD^+ 的能量催化两个核苷酸链之间形成磷酸二酯键，只能连接双链 DNA 中的缺刻，可以减少 MLPA 的非特异性，同时在其他检测方法中也很常用。

（4）*扩增* 扩增步骤是针对探针对引入的引物序列进行 PCR。由于在一个包含 50 个左右位点的 MLPA 反应中，每个探针对拥有相同的扩增引物序列，所以通过一个 PCR 反应即可扩增所有成功连接的（野生型）探针对，而未能连接的（突变型）探针对则不能被扩增。因此在 PCR 步骤中，只需要添加一对通用引物，以及 PCR 反应所需的聚合酶、dNTPs 和缓冲液。所有的探针都有相同的 PCR - 引物序列。同时在正向引物上引入荧光标记，使得下一步的分析过程可视化和得以定量。每个探针对上有不同长度的填充序列，可以使扩增产物方便地以大小进行分析。

（5）*片段分离和数据分析* 扩增步骤完成后，用毛细管电泳分离片段。毛细管电泳可根据片段的长度进行分离，并将不同长度的片段显示为峰值模式，称为电泳图。每个探针上的填充序列不同，且每个扩增子都有不同的已知大小，因此在数据分析过程中可以对每个扩增产物进行定量分析。

目前 MLPA 的结果分析已经高度自动化。毛细管电泳得到的结果作为原始数据，输入数据分析软件 Coffalyser。通过将每个样本与一组参考样本进行比较，可以得到一个探针比,这个探针比将显示在样本 DNA 的一个靶位点上有多少个野生型拷贝数。由于大多数人类基因位点是二倍体,有两个拷贝,探针比将为 1.0,即样本探针获得的基因拷贝数与参考样本相同;如果比值为 0.5,则送检样本在该位点中只有一个基因拷贝,即意味着目标基因可能存在杂合缺失;如果探针比是 1.5,那么目标基因可能存在一个杂合复制。

MLPA 技术的主要优点是高灵敏度、高特异性、高通量。其操作简便、准确度高、重复性强。可以诊断的基因组变异范围广,包括点突变,基因的复制、缺失,这比测序等只能找到点突变的技术有很大的优势。此外,MLPA 可以检测到小的基因变化,结果在 24 小时内即可得到。对 MLPA 的改进可以进一步扩大其应用范围。例如通过添加额外的消化步骤,MLPA 可以用于检测 DNA 中的甲基化模式,称为甲基化特异性 - MLPA(MS - MLPA)。其局限性主要是对杂质极其敏感,因此,在制备样品和操作时需要非常小心。此外,有些罕见的多态性或突变,可能会使探针的信号减低,这时需要使用其他技术对其进行验证。

3. PCR **诊断动态突变**(dynamic mutation) 动态突变是指基因组中的一些短串联重复序列(STR)中的重复单元拷贝数的动态增加,即随着世代重复次数增加的现象。发生动态突变而产生突变表型的往往是在基因的编码区、mRNA 的 3′或 5′ - 非翻译区(UTR)、启动子区、内含子区出现三核苷酸重复,所以又称为不稳定三核苷酸重复序列,其他的串联重复序列如长短不等的小卫星、微卫星序列的重复拷贝数也可发生。其机制是在减数分裂或体细胞的有丝分裂过程中发生扩增而造成遗传物质的不稳定状态。动态突变可能导致某些遗传病发生。其中关系最密切的是人类神经系统疾病相关的基因的动态突变,如亨廷顿舞蹈症。在动态突变参与的疾病中,扩增的重复序列不稳定地传递给下一代,往往倾向于增加几个重复拷贝;重复拷贝数越多,病情越严重,发病年龄越小,这种现象称为遗传早现(anticipation)。此外,一些与发育有关的基因中同样也存在动态突变,引起疾病。

动态突变的检测可以采用 PCR 方法。即在 STR 片段两侧设计 PCR 引物,由于动态突变中重复单元重复次数的增加会造成 DNA 片段长度的改变,直接运用 PCR 扩增技术,比较 PCR 产物的大小即可以进行诊断。

4. PCR - **反向点杂交**(reverse dot blot, RDB) 反向点杂交技术在上述基于核酸杂交的诊断技术中已做过介绍。PCR - RDB 利用这一原理,将针对各种突变和正常序列的 ASO 探针固定在杂交膜上,待检样品先进行 PCR 扩增,同时进行标记,再与固相膜上的探针进行杂交后,检测标记信号的存在和定量,即可做出诊断。这一方法也用于感染的诊断。如人乳头状瘤病毒 HPV 基因分型(25 型)检测试剂盒就是采用 PCR - RDB 法。其采用 PCR 体外扩增和 DNA 反向点杂交相结合的基因检测技术,通过 HPV 特异引物,扩增出包含 25 种 HPV 基因型的目标片段,再将扩增产物与固定在膜条上的特异性探针进行杂交，依据杂交信号判断样品中是否存在特定类型的 HPV 基因。

（三）基于核酸测序的诊断方法

判断基因结构的“金标准”无疑就是基因测序。基因测序技术用于基因组诊断具有决定性的意义。但是，基因组测序工程浩大、技术复杂、费用高昂，对于致病基因已知的待检样本，没有必要对全基因组进行测序。为了对基因组中的特定区域或片段进行测序，建立了靶向捕获测序的基因组诊断策略。所谓靶向捕获测序技术（target capture sequencing），就是首先将基因组中的待测目标区域的 DNA 片段进行富集，然后采用高通量测序的技术手段对目标区域进行测序，最后将结果应用于临床诊断的技术。靶向测序的测序部分，目前主要采用二代测序技术进行，同时三代测序技术也逐渐被用于复杂基因序列的测序，如 HLA 位点的测序。

测序技术已经相当成熟，所以靶向测序的主要技术难点在于目标 DNA 片段捕获。目前采用的捕获技术主要有两种，即杂交捕获和多重 PCR 捕获技术。

1. **杂交捕获**　所谓杂交捕获，就是人为设计可以和目标区段部分或者全部互补的探针，把目标片段“抓”出来，从而达到富集的目的。将基因组 DNA 打碎为片段后，加入针对靶向区域的“探针”，将样本和探针混合后进行复性，探针会和目标片段杂交结合而将目标片段捕获，未结合探针的 DNA 片段会被洗脱；之后通过变性（一般是调节 pH 值到碱性）将探针和捕获区段分开。被捕获的片段即可进行二代测序文库构建、测序。根据探针的状态不同，杂交捕获又因为杂交状况不同分为固态杂交和液态杂交。

（1）固态杂交　将探针事先固定在固相上，与样本 DNA 杂交后，直接从固相支撑物上回收目标片段。

（2）液态杂交　探针和目标片段都存在于液相中。但探针携带生物素，当探针和目标区段杂交完成后，通过亲和素（avidin）磁珠可以将探针吸附，将未被捕获的片段弃去。之后通过变性可以将探针和目标区段分开，然后利用磁珠将所有空探针吸附丢弃，实现对目标区段的捕获。

2. **多重 PCR 捕获**　所谓多重 PCR，就是在一个 PCR 反应体系中同时进行多个 PCR 反应。多重 PCR 捕获就是将捕获的引物设计在感兴趣的多个 DNA 区域，经过 PCR 反应后，同时富集多个目标区域。具体的 PCR 富集手段很多，有长片段 PCR，短片段 PCR，乳液 PCR，拯救 PCR 等。由于多重 PCR 的实验步骤较少，在检测速度上要快于杂交捕获。它只需要对基因组进行扩增，对产物加上测序接头，就可以上机测序了。而杂交捕获则需要将基因组打断，加入探针使它们和目标片段杂交，使用磁珠或其他固相将杂交片段吸附出来、再洗脱、连接测序接头后，方可上机测序。

分子倒置探针（molecular inversion probes，MIP）捕获技术也是一种基于 PCR 的捕获技术，是以连接－PCR 反应为基础的捕获技术。其原理是设计一个口袋状探针，探针分为三部分，包括通用序列，探针的 5′端和 3′端能和目标区段退火，然后利用 DNA 聚合酶将探针缺口补齐、连接，即可构成一个完整的环状探针。未被捕获的探针和DNA序列通过外切酶消化，而完整的环状探针，也就是被捕获的探针则不被DNA外切酶消化。完整的探针中包括目标区段的序列，利用探针中的通用序列作为后续文库构建的引物，其中可添加填充序列来识别不同的靶位点以及测序引物，也可将探针扩增后直接作为二代测序文库。MIP技术的优势是特异性好而且捕获完成后的片段直接完成了建库，缺点是捕获效率不高。

靶向捕获测序技术在基因组诊断中有广泛应用。多重PCR捕获和杂交捕获技术都有厂商提供定制服务。这两种捕获技术相比，多重PCR捕获有着速度快，DNA起始量低(10 ng)的优点，但由于富集过程中主要依靠PCR反应，因此它有交叉扩增和扩增效率不均一的问题，需要努力优化扩增引物，保证测序的均一性。多重PCR捕获比较适合较小的基因集(Panel)，而定制好的多重PCR基因集较难补充新的基因进来。杂交捕获一般需要较大量的DNA样本(500 ng以上)，其探针相对容易优化，从而获得比较好的均一性。使用杂交捕获的基因集在有新的基因需要检测时，可以方便新的基因加入现有的基因集中来。在检测能力方面，杂交捕获对于DNA模板的变异，有较高的容错性，这对检测变异更有利。

二、目标基因未知的基因组诊断

临床上有大量的疾病表现出存在基因变异的可能，但变异基因未知的状况。这类疾病中，有些属于遗传病，对于致病基因已知的遗传病，可以采用以上的基因组诊断方法进行诊断。对于致病基因未知的遗传病，可以采用传统的正向遗传学方法，首先对致病基因在染色体上的位置进行定位，然后根据致病基因在染色体上的位置得知其基因序列信息。对于致病基因进行定位的方法有两种。对于单基因遗传病或有明显家系特征的遗传病，可以采用家系连锁分析进行基因定位；而对于多基因遗传病或家系特征不太明显的遗传病，可以采取人群的关联分析进行基因定位。

基因组学技术则对目标基因未知的检测对象(包括致病基因未知和疾病症状尚未表现的检测对象)进行全基因组扫描，以全面判断检测对象的基因组是否存在致病基因突变或与疾病关联的等位基因。这对于产前诊断、未知原因的综合征等临床诊断难题，具有特别重要的意义。此外，这类诊断技术兼顾临床诊断和临床基因组学研究，是医学基因组学进展最快的领域之一。

(一)基因芯片全基因组扫描技术

采用基因芯片进行全基因组扫描的技术又称为染色体微阵列技术(chromosomal microarray analysis，CMA)。其基本原理与基因芯片相同，即制备能够覆盖全基因组的基因芯片，然后用来自待检对象的DNA样本与基因芯片进行杂交，获得杂交信息后通过后续分析，获得待检对象是否存在各种基因组变异的信息。染色体微阵列技术是一种高分辨率的全基因组筛查技术,可以检出大多数通过传统核型分析可以检出的染色体不平衡性改变,如染色体数目异常和结构异常,以及核型分析等手段无法检出的拷贝数变异(CNV)、染色体微缺失和微重复(Indel),并能较准确的测定变异范围和精确定位,分辨率可达 30 Kb。CMA 技术不需要细胞培养,可直接检测血液、羊水和绒毛膜绒毛等样本,出报告速度快,结果准确可靠(可检测≥10% 水平的嵌合体),目前已广泛应用于产前诊断。此外还可鉴定杂合性缺失(LOH)和单亲二倍体(uniparental disomy,UPD)等变异,因此也被用于肿瘤检测和亲缘关系的分析。在产前诊断中应用的 CMA 平台主要有以下两种。

1. **单核苷酸多态性(single nucleotide polymorphism,SNP)阵列** 即 SNP 芯片技术,是采用基因芯片技术大规模分析待检样本的 SNP 分布来反映基因组结构的方法。利用 SNP 阵列对全基因组的 SNP 进行扫描,可以检测 SNP 的改变、拷贝数变异,包括中性拷贝数变异、杂合性缺失、单亲二倍体等变异,以及染色体非整倍体、三倍体、嵌合体等改变,但无法检测染色体的平衡易位。

2. **比较基因组杂交(comparative genomic hybridization,CGH)阵列** 又称为微阵列技术比较基因组杂交(array CGH,aCGH),是用不同的荧光标记正常的 DNA(如绿色)和待测 DNA(如红色),再和覆盖正常人全基因组的探针微阵列杂交,通过两种荧光信号的相对强度比率,了解待测 DNA 拷贝数的改变。可以在全基因组范围内检测到染色体数目异常和结构异常,以及染色体微缺失和微重复,并能较准确的测定其大小和在染色体上的定位;但不能检测染色体平衡易位、点突变、动态突变、三倍体以上的多倍体,且检测到的有些拷贝数变异可能临床意义不明。

(二)基因测序

对于基因组变异不明的疾病诊断来说,测定完整的基因组序列可以将所有的基因组变异展示出来,无疑对诊断具有重要意义。但是,测定全基因组的序列成本高、技术要求高、序列解读难。而基因变异引起表型改变,大多是基因组的编码区,也就是外显子发生了变异。因此测序技术在全基因组层面的诊断应用可分为两个层次:全基因组测序技术(whole genome sequencing,WGS)是以全部基因组序列为测序对象进行的测序;而全外显子测序技术或外显子组测序技术(whole exome sequencing,WES),即外显子靶向测序技术,是指利用序列捕获技术将全基因组的外显子区域 DNA 捕捉、富集后,进行高通量测序的基因组分析方法。

1. **全基因组测序** 针对一个个体的全基因组测序,实际上是一种全基因组重测序(whole genome resequencing),即对已知基因组序列的物种进行不同个体的基因组测序,并在此基础上对个体或群体进行差异性分析。经全基因组重测序获得的个体基因组序列,通过与参考基因组序列(reference genome sequence)进行比对分析,利用贝叶斯统计模型检测出每个碱基位点的最大可能性基因型,并组装出该个体基因组的一致序列。在此基础上，可以找到其单核苷酸多态性位点、插入缺失位点、结构变异位点（包括插入、缺失、复制、倒位、易位等）和拷贝数变异位点等。

全基因组重测序的技术方法与基因组测序一样。首先是提取基因组 DNA，随机打断，电泳回收测序所需长度的 DNA 片段（0.2～5 Kb），加上接头，进行 cluster 制备（Solexa）或 E－PCR（SOLiD），最后利用 Paired－End（Solexa）或者 Mate－Pair（SOLiD）的方法对插入片段进行重测序。测序的质量以测序深度（sequencing depth）表示，指测序得到的碱基总量（bp）与基因组大小的比值。测序深度与测序的基因组覆盖度正相关，测序技术产生的错误率或假阳性结果会随着测序深度的提升而下降。重测序的个体，如果采用的是 Paired－End 或 Mate－Pair 方案，当测序深度在 10～15X 以上时，基因组覆盖度和测序错误率控制均得以保证。

2. 外显子捕获测序 外显子捕获测序指利用序列捕获技术将全基因组外显子区域 DNA 捕获并富集后，进行高通量测序的基因组分析方法。外显子捕获测序关注基因组中编码蛋白质的序列区域，可获得这些区域的高深度测序数据。在人类基因中大约有 180 000 个外显子，占人类基因组的 1%，约 30 Mb，但却包含了 85% 的致病突变。因此外显子捕获测序的测序成本较全基因组重测序为低，但诊断效率却更高。外显子捕获测序准确性高、可重复性好、定位精确；直接对蛋白编码序列进行测序，找出影响蛋白结构的变异；容易通过高深度测序（100X～200X）发现变异频率低于 1% 的罕见变异，目前被广泛应用于基因组变异未知的遗传相关疾病的诊断和研究，尤其是确定罕见的孟德尔遗传疾病的基因变异高效策略，也可被广泛应用于其他常见疾病、癌症的基因组研究。

外显子捕获测序的基本流程包括样品制备、外显子捕获、高通量测序、数据分析。数据分析需要与对照基因组的外显子测序结果以及公共数据库的数据进行对比，过滤掉普通变异，发现潜在的致病基因突变，并与其他组学数据如 GWAS 数据进行综合分析。再通过实验验证、反向遗传性证实和机制解释等，完成诊断和对疾病机制的解释。

外显子捕获测序技术的关键是高效的外显子捕获。所用到的技术与靶向捕获测序完全一样，包括多重 PCR 扩增、分子倒置探针（MIP）以及固相和液相的杂交捕获技术。但对于基因组水平的测序，每项技术都需要优化，才能达到最佳测序效果。

（三）基因组产物与功能的组学技术

基因组功能的执行是通过基因组的表达产物来实现的。在基因组诊断中，基因组结构的分析往往需要与基因组功能产物的分析相结合，才能对疾病的诊断和发病机制做出合理解释。

1. 转录组分析 转录组的分析最常用的技术是 RNA 测序，也可采用基因芯片等技术，以检测样品中全部 mRNA、ncRNA、miRNA、lncRNA 等分子的水平和序列。

近年来，单细胞测序技术得到快速发展和广泛应用。其中，单细胞转录组测序是对样本中的单个细胞的全部全长 mRNA 进行无偏好性的扩增测序,以分析不同细胞间差异表达和基因结构的异常,判断细胞的分化谱系。该技术最初应用于科学研究,目前正逐渐走向临床诊断。此外,单细胞全基因组测序(scWGS),单细胞外显子组测序(sc exon - seq),单细胞全基因组甲基化测序(scWGBS),单细胞限制性代表区域甲基化测序(scRRBS)等技术也在快速发展并走向临床诊断。而单细胞多组学测序(Trio - seq)可同时检测同一个细胞内的转录组、基因组、表观组,系统研究基因组、表观修饰和基因表达的关系,对于更加精准地认识疾病具有重要价值。

2. **蛋白质组分析** 蛋白质是表现型的主要基础。基因组变异引起表型改变,往往要先影响相关蛋白质的结构或表达水平。蛋白质组学是在大规模水平上研究蛋白质的特征,包括蛋白质的表达水平,翻译后的修饰,蛋白与蛋白相互作用等,由此获得蛋白质水平上的关于疾病发生、细胞代谢等过程的整体而全面的认识。其主要技术是以质谱为基础的定量蛋白质组学技术,稳定同位素标记的定量蛋白质组学(如 iTRAQ 技术)和非标记的定量蛋白质组学技术(如 label - free 技术)。

3. **代谢物组分析** 代谢物组是一个生物体内所有的代谢物的集合,而这些代谢物是该生物体基因表达的终产物,也反映了基因组的结构和功能,并且与表现型密切相关。代谢物组学是对小分子代谢物组的整体研究,检测样品中全部代谢物及其水平,进而分析相应代谢通路改变并与基因组变化相关联进行研究。代谢物组学的检测技术主要采用核磁共振波谱和质谱两大分析技术,这些技术也通常和色谱联用以提高灵敏度和准确度。检测思路有非靶向代谢组及靶向代谢组。非靶向代谢组是将对照组和实验组样本的全部代谢物进行比对,以找出其代谢物的差异;靶向代谢组是高通量、高灵敏度靶向代谢物检测,定性、定量检测大批量、低丰度代谢物,有助于全面解析差异代谢物与代谢途径。

以上各项基因组诊断技术都需要强大的生物信息学(bioinformatics)支持。生物信息学以计算机为主要工具,开发各种软件,对日益增长的 DNA 和蛋白质的序列和结构等相关信息进行收集、储存、发行、提取、加工、分析和研究,建立理论模型,指导实验研究。临床生物信息学已经成为临床基因组学不可或缺的工具,正在迅速发展并不断引进新的数据处理工具,如人工智能(AI)。

第三节 基因组诊断技术的医学应用

人类个体基因组的异质性影响着个人对疾病的易感性、疾病的进展和预后以及对各种干预和治疗的应答;而遗传或后天获得的某些基因突变还可以直接引起遗传病或后天获得的疾病。因此,检测人的基因组信息对于疾病的诊断、预后、治疗都有十分重要的意义。

一、遗传病的诊断

遗传病可以分为单基因遗传病和多基因遗传病。单基因遗传病往往是罕见病。临床上，虽然可以根据患者的各种临床症状、体征、影像技术和实验室检测进行诊断，但最后确诊依赖于基因组诊断。而多基因遗传病往往是常见病，其发病不完全取决于遗传变异，而是遗传因素与环境因素共同作用发病，检测基因组变异信息有助于推测个体对疾病的易感性。

以假肥大型肌营养不良为例。假肥大型肌营养不良是以进行性骨骼肌无力为特征的一组原发性骨骼肌坏死性疾病，包括杜兴肌营养不良（Duchenne muscular dystrophy，DMD）和贝克肌营养不良（Becker muscular dystrophy，BMD）。DMD 与 BMD 是等位基因病，代表本病的两种不同类型，但轻重有明显差异，是小儿时期最常见的遗传性肌病。DMD 发病率为 1/3 600 男婴，BMD 占其 1/10。临床上以 DMD 常见。

DMD 在儿童期发病，一般在 4 ~6 岁时出现走路易跌，奔跑困难，逐渐出现走路和上楼困难，下蹲起立困难。神经系统检查可见四肢肌力低下，肌肉萎缩，腱反射减弱。由于骨盆带肌肉无力而呈典型的鸭步，肩带肌肉萎缩无力形成翼状肩或游离肩，腹肌和髂腰肌的萎缩无力形成特征性的 Gowers 征，即患儿由仰卧位坐起时，不能直接从仰卧位上坐起，需首先翻身成为俯卧位，然后再蹲起，再转换为四点支持位。绝大多数患儿有腓肠肌假性肥大，这是由于萎缩的肌纤维组织被脂肪充填而致，同时出现肌力减弱，但触之坚硬。少部分可见舌肌或三角肌假性肥大。此外还可有心脏、胃肠道和神经系统表现。

DMD 是原发于肌肉组织的 X 连锁隐性遗传的肌病。虽然血清学检查、肌肉组织活检和肌电图都可辅助诊断，但确诊需要基因诊断。肌养蛋白（dystrophin）突变是其病因。该基因位于 X 染色体短臂 Xp21，大小为 2.5 Mb，mRNA 长 14 Kb，包含 79 个外显子；产物为骨骼肌和心肌细胞膜的细胞骨架蛋白，起细胞支架作用，维持肌纤维完整性和抗牵拉功能。肌营养不良的基因有两种基本突变模式。一种是大的缺失或复制，约占患者总数的 75%；另一种点突变，约占 25%。DMD 的基因诊断可以采用多种方式。

1. **多重 PCR**　通常是针对 18 个常见突变的外显子，设计两组多重 PCR 引物，每组 9 个，分别为 A 组（4，8，17，19，44，45，48，51，60）和 B 组（Pm，3，6，12，13，43，47，50，52）。检出率约 60%。

2. DHPLC　用 PCR 扩增 *DMD* 基因的 86 个片段；每个片段的 PCR 产物分别与相应的野生型片段按 1∶1 混合，变性－退火杂交；上机检测；对有异源双峰的片段进行测序确认。

3. **多重连接探针扩增技术（MLPA）**　采用试剂盒，同时对 79 个外显子进行缺失、复制的检测。图 14－4 为采用 MLPA 诊断一例 DMD 患者的结果。

4. **靶向测序**　用于怀疑点突变的检测。

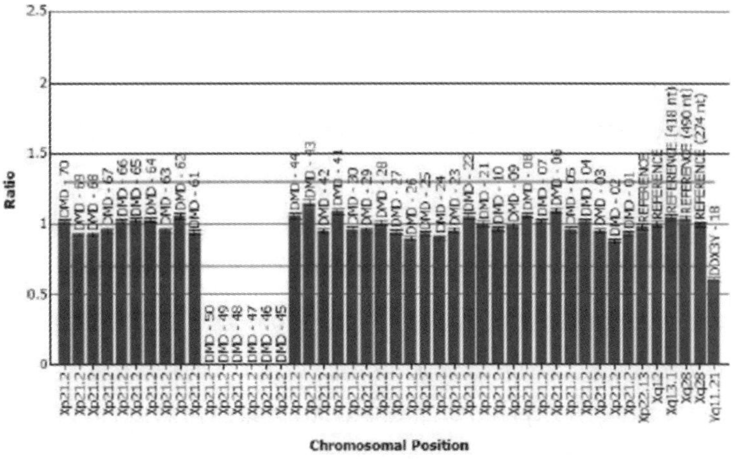

图 14－4　DMD 的 MLPA 检测

二、产前诊断

出生缺陷，即先天性畸形，是指婴儿出生前发生的身体结构、功能等异常。出生缺陷可由环境因素引起，也可以由遗传因素引起。根据世界卫生组织估计，全球低收入国家的出生缺陷发生率为 6.42%，中等收入国家为 5.57%，高收入国家为 4.72%。我国是人口大国，我国出生缺陷发生率在 5.6% 左右，但每年新增出生缺陷数约达 90 万～120 万例，其中出生时临床明显可见的出生缺陷约有 25 万例。由于环境污染以及基因的变异因素，出生缺陷的发病率有逐渐增高趋势。出生缺陷是导致早期流产、死胎、围产儿死亡、婴幼儿死亡和先天残疾的主要原因，严重危害儿童生存和生活质量、家庭幸福，也会造成巨大的社会经济负担。常见缺陷包括：无脑儿、脑积水、开放性脊柱裂、脑脊膜膨出、唇裂、腭裂、先天性心脏病、21－三体综合征。

遗传因素导致的出生缺陷主要有两种基因组改变。一是染色体异常，包括各种染色体畸变。在所有新生儿中，染色体异常占 0.92%，多为新发而非遗传。染色体异常是造成流产的主要原因。二是单基因突变，多为孟德尔遗传，少数为新发。基因突变的主要形式是点突变和基因拷贝数变异。其中基因拷贝数变异（copy number variants，CNV）有重要临床意义。CNV 指大于 1 Kb 的染色体变异（基因组变异），包括核型分析检测不到的数百种基因组 Indel（微缺失和微重复）。CNV 广泛存在于人类基因组中，与许多疾病相关，包括智力低下、孤独症、精神分裂症等，是先天畸形和神经发育障碍的主要遗传病因。

预防出生缺陷的主要策略是进行产前诊断。产前诊断是在遗传咨询的基础上，通过遗传学检测和影像学检查，对高风险胎儿进行明确诊断。一般而言有下列情形之一者应进行产前诊断：35 岁以上高龄孕妇，分娩过畸形儿或先天愚型儿等先天性疾病者，夫妇一方为遗传病或染色体病者，有习惯性流产、早产、死胎、新生儿死亡等不良孕产史者，妊娠早期曾经受过较大剂量辐射，或者受过病毒感染或较长期服用有致畸副作用的药物者。

产前诊断方法依据取材和检查手段的不同,可分为有创和无创诊断。前者包括羊膜腔穿刺、绒毛取样、脐血取样、胎儿镜和胚胎活检等;后者包括超声检查、母体外周血清标志物测定和胎儿细胞检测等。1997 年,香港中文大学卢煜明教授发现孕妇外周血中存在游离的胎儿 DNA,进而在 2007 年建立了准确分析母亲血浆内的胎儿 DNA、对胎儿进行产前诊断的新技术,称为无创 DNA 产前检测(non - invasive prenatal testing,NIPT),在人类重大出生缺陷防控领域做出了杰出贡献。根据国际权威学术组织统计,NIPT 是应用最广泛的技术名称。其基本技术原理是母体血浆中含有的胎儿游离 DNA。胎儿染色体异常会反映在母体血中 DNA 微量变化,通过深度测序可检测到该变化。因此,无创 DNA 产前检测技术仅需采取孕妇静脉血,利用新一代 DNA 测序技术对母体外周血浆中的游离 DNA 片段(包含胎儿游离 DNA)进行测序,并将测序结果进行生物信息分析,就可以从中得到胎儿的遗传信息,从而检测胎儿是否患有遗传性疾病。

针对引起出生缺陷的遗传学变异,有多种基因组诊断技术可以使用,但其检测效力、复杂程度以及成本各不相同(图 14 - 5)。就能够检测到的遗传变异而言,染色体核型分析(Karyotyping)可以检出 10 ~ 100 Mb 的染色体缺失、重复;荧光原位杂交(fluorescence in situ hybridization,FISH)的检测效力为 100 Kb ~ 1 Mb;MLPA 和 PCR 相关技术则可检测 10 bp ~ 100 Kb。更加细微的基因组变异,则需要测序技术和染色体微阵列技术(chromosomal microarray analysis, CMA)来检测。

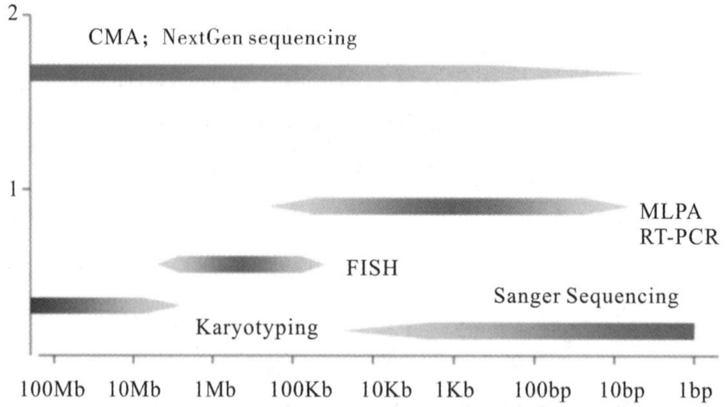

图 14 - 5　不同检测技术检出 CNV 的效力

目前,微阵列技术比较基因组杂交(aCGH)不仅在产前诊断中应用广泛,而且也是辅助生殖技术(assisted reproductive technology,ART)进行胚胎筛查的重要工具。第三代试管婴儿是指在辅助生殖过程中,对胚胎进行种植前的活检和遗传学分析,以选择无遗传学疾病的胚胎植入子宫,从而获得正常胎儿的辅助生殖技术。胚胎植入前遗传学诊断/筛查(preimplantation genetic diagnosis/screening,PGD/PGS)可以筛查单基因遗传病如地中海贫血、苯丙酮尿症、遗传性耳聋,以及染色体数目异常等,也可以采用 aCGH 以及全外显子测序、全基因组测序的技术对胚胎基因组进行全面检测。

三、肿瘤的基因组诊断

一般认为肿瘤的发生是由于癌基因和抑癌基因的突变，但实际上肿瘤相关的基因组改变十分复杂。在临床肿瘤发生之前，基因组的一些遗传性变异，如抑癌基因的杂合子突变，会增加人对某种肿瘤的易感性；肿瘤细胞的基因组突变和表观遗传改变，可以作为肿瘤生物标志物用于辅助诊断；肿瘤的治疗除了手术、放疗和化疗等传统方法外，利用分子靶向药进行的分子靶向治疗在临床应用也十分广泛，这需要在肿瘤诊断之后，检测肿瘤的驱动突变；在肿瘤进展过程中，会发生不同程度的基因组不稳定，整个基因组都会发生不同程度的基因突变，而这种突变的程度用肿瘤突变负荷（tumor mutation burden，TMB）表示，会对抗肿瘤免疫检查点治疗的效果产生直接影响；此外，遗传因素、基因组不稳定等，会影响抗肿瘤药物在体内的吸收、分布、代谢和排泄等药代动力学行为，也会影响药物靶点的表达等药效动力学行为，需要及时监测药物治疗相关的基因组改变。下面介绍几种肿瘤相关的基因组检测。

（一）肿瘤易感基因的检测

恶性肿瘤有一定的遗传倾向。到目前为止，有些基因组变异与某些肿瘤的易感性已经被证实。尤其是一些抑癌基因，如 Rb 杂合子突变与视网膜母细胞瘤的易感性明显相关；BRCA1 杂合子突变与乳腺癌易感性明显相关等。检测个体是否存在某些肿瘤易感的等位基因，尽早采取预防措施，如改变生活方式等，对于预防恶性肿瘤有一定意义。

肿瘤易感基因检测一般在正常人群中进行，往往由商业检测机构设计不同的检测基因集，采取多重 PCR 等方法进行。下表是针对几种肿瘤进行检测的基因集（表 14－1）。

表 14－1　常见肿瘤及对应检测的基因集

癌（基因数）	基因
乳腺癌（21）	*BRCA1*、*BRCA2*、*CHEK2*、*PALB2*、*BRIP1*、*TP53*、*PTEN*、*STK11*、*CDH1*、*ATM*、*BARD1*、*MLH1*、*MRE11A*、*MSH2*、*MSH6*、*MUTYH*、*NBN*、*PMS1*、*PMS2*、*RAD50*、*RAD51C*
卵巢癌（23）	*ATM*、*BARD1*、*BRCA1*、*BRCA2*、*BRIP1*、*CDH1*、*CHEK2*、*EPCAM*、*MLH1*、*MRE11A*、*MSH2*、*MSH6*、*MUTYH*、*NBN*、*NF1*、*PALB2*、*PMS2*、*PTEN*、*RAD50*、*RAD51C*、*RAD51D*、*STK11*、*TP53*
结直肠癌（18）	*APC*、*BMPR1A*、*CDH1*、*CHEK2*、*EPCAM*、*MLH1*、*MSH2*、*MSH6*、*MUTYH*、*PMS2*、*MET*、*PTEN*、*SMAD4*、*STK11*、*TP53*、*AXIN2*、*MLH3*、*BUB1*
胃癌（17）	*CDH1*、*TP53*、*MET*、*MLH1*、*MSH2*、*MSH6*、*PMS2*、*EPCAM*、*APC*、*SMAD4*、*BMPR1A*、*STK11*、*ATM*、*BLM*、*BRCA1*、*BRCA2*、*XPA*
肾癌（18）	*EPCAM*、*FH*、*FLCN*、*MET*、*MITF*、*MLH1*、*MSH2*、*MSH6*、*PMS2*、*PTEN*、*SDHA*、*SDHB*、*SDHC*、*SDHD*、*TP53*、*TSC1*、*TSC2*、*VHL*

续表

癌(基因数)	基因
前列腺癌(10)	*BRCA2*、*BRCA1*、*CHEK2*、*NBN*、*HOXB13*、*ELAC2*、*HSD17B3*、*HSD3B2*、*RNASEL*、*SRD5A2*
胰腺癌(15)	*APC*、*ATM*、*BRCA1*、*BRCA2*、*CDKN2A*、*EPCAM*、*MLH1*、*MSH2*、*MSH6*、*PALB2*、*PMS2*、*STK11*、*TP53*、*PRSS1*、*SPINK1*
子宫内膜癌(23)	*ATM*、*BARD1*、*BRCA1*、*BRCA2*、*BRIP1*、*CDH1*、*CHEK2*、*EPCAM*、*MLH1*、*MRE11A*、*MSH2*、*MSH6*、*MUTYH*、*NBN*、*NF1*、*PALB2*、*PMS2*、*PTEN*、*RAD50*、*RAD51C*、*RAD51D*、*STK11*、*TP53*

(二)癌基因、抑癌基因和肿瘤驱动基因的突变检测

肿瘤的发生和发展根本上依赖于癌基因和抑癌基因的突变。明确患者的肿瘤中到底是哪些癌基因和抑癌基因突变,对于诊断和治疗都具有重要价值。此外,在患不同的肿瘤的具体患者中,促使细胞转化和肿瘤生长的关键基因有所不同。那些突变后对癌症的发生和发展过程起到推动作用且影响显著的基因,被称为肿瘤驱动基因(driver gene),而不会直接导致癌症发展的基因就叫做乘客基因(passenger gene)。检测肿瘤驱动基因,对于患者的个体化治疗和精准治疗具有重要意义。

具体的检测方法则根据不同肿瘤而确定。造血系统肿瘤中染色体易位及基因融合是较普遍的现象,如慢性粒细胞白血病(*BCR-ABL* 基因融合)、急性粒细胞白血病(*PML-RARA* 基因融合)、慢性淋巴细胞白血病(*BCL-1*)、伯基特淋巴瘤(染色体易位造成 *MYC* 基因高表达)。多种病毒与肿瘤的发生有关,有 DNA 病毒,也有 RNA 病毒,如 EB 病毒(Burkitt 淋巴瘤)、人乳头状瘤病毒(HPV,宫颈癌)等,可通过检测肿瘤相关病毒基因诊断肿瘤。

癌基因激活及抑癌基因失活是肿瘤的病因。大多人类肿瘤组织或细胞中都能检测到癌基因、抑癌基因的突变。如癌基因 *Ras* 高发第 12、13 和 61 位密码子点突变,90% 的胰腺癌、50% 的结直肠癌、1/3 的肺腺癌存在 *K-Ras* 基因第 12 位密码子突变。这些改变可以用 PCR-ASO 法检测,具有快速,高灵敏度等优点,但只能检出探针覆盖区的突变。PCR-SSCP 法是根据 PCR 扩增的目标 DNA 片段在非变性凝胶电泳中的迁移率检出突变基因,但不能检测出突变的具体位点和具体类型。*P53* 是最重要的抑癌基因,约 50% 以上的恶性肿瘤有 *P53* 基因突变。突变类型是 130~290 密码子间常发生的点突变,也有少量的插入或缺失突变,可用 PCR-SSCP、PCR-RFLP 等方法进行检测。除了基因序列发生突变外,癌基因、抑癌基因的甲基化改变对于其表达和肿瘤进展有重要意义,往往可以作为肿瘤转移、复发和耐药的生物标志物。可采用基于限制性酶切预处理的甲基化检测技术、基于亚硫酸盐修饰预处理的甲基化检测技术及基于亲和富集预处理的甲基化检测技术进行检测。

随着测序技术的不断进步、成本的不断降低和生物信息学技术的不断普及，对临床肿瘤样本进行全外显子或全基因组测序日益普遍。这不仅可实时反映肿瘤细胞的基因组演变，通过特定算法确定具体的肿瘤驱动基因服务于肿瘤精准治疗，也为认识肿瘤发生发展的机制提供了基本数据。

（三）肿瘤突变负荷检测

肿瘤突变负荷指肿瘤细胞基因组的外显子中每百万碱基中被检测出的基因突变的总数，包括点突变、插入缺失突变等。临床进行基因检测的时候，并不是检测全外显子组的突变，而是人为的选择与该肿瘤相关的多个重要的基因来进行检测。

近年来，肿瘤免疫治疗成为临床肿瘤治疗的新手段，在多种肿瘤中取得了良好的疗效。其中，免疫检查点抑制剂（immune checkpoint inhibitors，ICI），如抗 PD－1 和抗 PD－L1 等，可以解除肿瘤细胞对抗肿瘤免疫反应的抑制作用而发挥抗肿瘤作用。但 ICI 发挥作用的前提是肿瘤中存在抗肿瘤免疫反应的基本条件，包括 $CD8^+$ T 细胞的浸润，以及肿瘤细胞上表达可以被 $CD8^+$ T 细胞识别的肿瘤抗原。肿瘤基因组的突变程度就意味着肿瘤细胞表达可以被 $CD8^+$ T 细胞识别的肿瘤抗原的总量，所以评估肿瘤细胞基因组的突变状况就可以作为 ICI 的生物标志物。目前在临床上使用的 ICI 生物标志物包括 PD－L1 免疫组化、微卫星高不稳定性（microsatellite instability－high，MSI－H）、错配修复缺陷（mismatch repair deficiency，dMMR）。此外，肿瘤突变负荷（tumor mutational burden，TMB）也是一种 ICI 的生物标志物。

复习思考题

1. 什么是基因诊断？与常规诊断方法相比有什么优势？
2. 如何理解基因诊断和基因组学诊断的优缺点？
3. 举例说明基因组学诊断在医学中有什么应用。

（韩　骅）

第十五章 15 生物标志物组学

随着生活习惯、环境以及医疗技术的不断提高,人类疾病谱、诊疗手段和过程、诊疗结局等医疗行为也发生了很大的改变。然而,无论是病因相对单一、诊断相对容易的简单疾病,还是多个基因和环境因素共同作用而发病的复杂疾病,其进展的过程都涉及复杂的病理进程。比如,一次简单的上呼吸道感染或感冒,大部分情况下可以自愈,但在有些情况下却会引发严重的肺部炎症,甚至引起中枢神经系统并发症而致命;经常反复的呼吸道感染,则有可能造成慢性炎症最终进展到肺组织纤维化等终末期疾病。这些或轻或重,或急或慢的病理进程都取决于机体与病原体之间,以及机体细胞内部和细胞之间的复杂的分子作用网络。这些分子之间的相互作用网络会影响病原体对机体的侵入和在体内的生存方式;影响机体对病原体和疾病相关的病理改变的应答;也会影响机体对各种治疗措施的反应,如药物治疗中药物的吸收、分布、代谢、排泄、靶点等。如何准确地把握疾病过程并有效地治疗疾病,依然是医学的重大挑战。

第一节 生物标志物的概述

对于复杂疾病的治疗,首先需要在分子水平准确掌握疾病进程,并有针对性地干预疾病进程中的关键节点分子,这就是所谓的“精准医疗”。精准医疗需要对疾病的发生、发展、治疗应答和预后进行客观的监测。所以,不断寻找疾病,尤其是复杂疾病发生发展不同阶段、不同个体特异的客观指标,对于疾病的预防、诊断和治疗都具有重要意义。生物标志物就是在分子水平上监测疾病进展的一类有力工具。

一、生物标志物的定义

生物标志物(biomarker)是指能被客观测量和评价,可以指示生命体的系统、器官、组织、细胞及亚细胞等水平的结构或功能改变的分子指标。在医学上,生物标志物是反映生理或病理过程,以及对暴露或治疗干预措施产生生物学效应的指标。生物标志物大多来源于人体组织或体液,可包括生理、生化、免疫、细胞和分子等水平的改变。同时具有生物学的物质性以及和人体生理病理关联的计量性。所以，要准确描述一个生物标志物，需要包含标志物的基本特性，包括名称、标识、缩写、来源及类型等，以及标志物的生物学合理性、检测方法和单位。生物标志物应该具有以下几个方面的特征。

（一）反映生命体的生命特征改变

生命体具有不同维度的生命特征。对于人体发育的过程来说，个体的生命起源于配子受精形成合子。此后，人体胚胎经过了卵裂、原肠胚形成、器官形成等一系列胚胎发育过程，进而经过早期生长而成为成年个体。处于大自然或小生境环境下的成年个体一方面需要执行各种必要的生理学功能，另一方面需要在多种机制的协同作用下，维持机体细胞、组织和器官结构与功能的稳态。最后，由于环境因素和机体内在因素的综合作用，机体的细胞、组织和器官不可避免地要走向衰老。

在人体的全生命周期中，由于遗传因素或环境因素的作用，机体会出现各种异常，即“对人体正常形态与功能的偏离”。遗传因素包括染色体畸变、不同种类和程度的基因组变异；环境因素包括生物因素、物理因素、化学因素，以及父母高龄、母亲妊娠期酗酒吸烟、严重营养不良等。二者均可以引起胎儿在母亲子宫内发生各种结构异常，即出生缺陷。由于原因、受累范围和严重程度的不同，出生缺陷可以分为多种类型，如发育变形、发育缺损、发育不良和发育畸形等。其中发育畸形是最严重的出生缺陷，可影响到机体的大体解剖和组织结构，而且往往会对机体功能造成严重后果，甚至导致死亡。在胚胎发育的进程中，三胚层发育畸形往往造成流产；神经管发育畸形造成严重的神经管缺陷，主要包括无脑畸形、脊柱裂和先天性脑疝；中胚层和内胚层的发育异常中，发病率较高的先天性缺陷是先天性心脏病，主要有室间隔缺损，房间隔缺损，动脉导管未闭，肺动脉狭窄，法洛四联症，主动脉瓣狭窄及主动脉缩窄。骨骼发育异常、颌面部发育异常也是临床常见的发育畸形。畸形综合征则是指几种原发性畸形缺陷作为一种疾病同时出现，如18－三体综合征会引起中枢神经系统缺陷、冠状动脉畸形和唇裂同时出现。出生缺陷尤其是发育畸形在临床上难以治疗。所以通过基因检测、产前筛查和临床早期诊断，以及在此基础上进行相应的生殖相关咨询，从而有效地预防出生缺陷十分重要。

在个体成长和成年阶段，也会在一定病因作用下发生创伤、感染以及自身稳态调节的失衡，从而使生命活动过程发生异常，并引发一系列代谢、功能、结构的变化，表现为症状、体征和行为的异常，即疾病。已经确定名称的疾病多达上万个种类，新的疾病还在不断地发现中。从病因的角度看，疾病可以分为感染性疾病，由病原体如病毒、细菌、寄生虫等感染引起；以及非感染性疾病，包括遗传病、物理化学损伤、免疫相关疾病如自身免疫病、异常增生性疾病如恶性肿瘤、营养和代谢性疾病以及神经和内分泌疾病等。无论何种病因，疾病过程往往涉及机体自身稳态调节的异常，如细胞增殖、分化、老化和死亡的异常、干细胞稳态异常、组织重塑与再生修复等。这些异常不仅是疾病诊断的客观指标，也往往是疾病干预和治疗的靶点。

（二）以分子标志物为代表

无论是正常的发育过程还是疾病状态，机体的结构和功能状态都表现在不同的层面上，如器官层面、组织层面、细胞层面等。疾病过程中发生的各种偏离生理状态的改变，也可以被各种方法检测到。如整体功能的异常可以通过患者的症状、体征表现出来。对于组织器官的改变，可以通过各种影像学方法进行诊断；或者通过手术切取、钳取或穿刺等方法获取病变组织，在显微镜下观察其形态结构的变化而给予诊断，即组织活检。组织活检主要是检查病变组织的性质，包括良性、恶性、交界性等不同的性质。病理学性质不同，诊断也不同，治疗方法也有所不同。组织活检检查在临床上应用十分广泛，是重要的检查手段之一，往往被认为是金标准、金诊断，能够明确病变性质，从而指导临床医生开展有针对性的治疗。

但决定机体健康状态的根本机制仍然是分子水平的改变。机体形态发育由复杂的基因表达调控网络和基因表达产物进行调控。其中，高度保守的信号分子和基因表达调控分子组成发育的关键信号通路，如 TGF－β 信号通路、Wnt 信号通路、Notch 信号通路、sHH 信号通路、受体酪氨酸激酶信号通路等。这些信号通路互相联通、组成复杂的调控网络，调控细胞的增殖、分化、黏附、迁移、死亡、老化以及对环境的应答，保证了发育的正常进行。在成体，细胞稳态的维持、组织重塑与再生、细胞的老化与死亡的分子机制等，也参与几乎所有的人类疾病的发生和发展，如肿瘤、组织退行性疾病、器官纤维化、心脑血管疾病等。生物体的细胞生长于复杂的内外环境之中，必然受到环境因素的影响。这些环境因素包括物理因素、化学因素以及生物因素。比如，哺乳动物个体从生命早期就开始拥有正常菌群（microbiota）。近年来的研究表明，正常菌群会参与人体一些重要器官和系统如中枢神经系统、免疫系统等的发育和功能。医学检验可以对取自人体的材料进行微生物学、免疫学、生物化学、遗传学、血液学、生物物理学、细胞学等方面的检验，从而为预防、诊断、治疗人类疾病和评估人体健康提供信息。但是，正常人体的发育，疾病的发生、进展、药物应答、转归往往先在分子层面表现出来。寻找这些标志性的分子并建立高效的检验方法，对于疾病的风险预测、治疗决策等具有重要意义。所以，现代生物标志物最主要的还是分子标志物。

（三）良好的可检测性

在生命科学研究的进程中，为了解析生命体的分子组成、分子反应和分子之间的相互作用，人们建立了大量的生物分子分析方法，如蛋白质的分离、定量分析，酶活性分析、一级结构和空间结构的解析，以至于蛋白质组学等分析技术；对于核酸，不仅建立了各种分离提取、克隆、扩增技术，核酸测序技术也在不断进展中；而小分子化合物的分析也随着质谱等技术的不断发展而日趋完善，并发展出各种小分子的组学技术。这些技术被不断地引入到医学检验中，应用于临床疾病的诊断。生物标志物是可以指示生命体的系统、器官、组织、细胞及亚细胞等水平的结构或功能改变的分子标志物，主要用于监测生命体的各种变化，而良好的可检测性也是生物标志物的基本特征之一。因此，生物标志物要具有一定的敏感性，敏感性应高于一般生物检测指标，低剂量下就可测出，可微量操作；具有反应的时间效应，反应要有一定的稳定时间，同时要快速；效应标志物在分子和生化水平上的效应要与高级生物学水平上的效应（如生长、繁殖）紧密相连，各级水平上的效应要有因果关系；对受试生物损害较小，技术易于掌握。

二、检测生物标志物的意义

对于复杂的生命体来说，其体内的各种分子瞬息万变，维持着生命体的细胞、组织和器官稳态。影响这些分子变化的因素基本上可以分为遗传因素和环境因素。生物标志物可以指示生命体的系统、器官、组织、细胞及亚细胞等水平的结构或功能改变，具有非常广泛的用途。根据其反应的分子改变，也可以分为医学生物标志物和环境生物标志物。

（一）医学生物标志物

临床医学的主要任务是人类疾病的预防、诊断和治疗。疾病的生物标志物可以反映机体当前所处的生物学状态，从而服务于疾病的预测预警、预防、早期诊断、疾病分期、预后、药效以及治疗过程的安全及监控，还可用于评价新药或新疗法在目标人群中的安全性及有效性。随着人类基因组学的不断发展，人们发现以往认为的同一种疾病在不同的个体、不同的疾病进程阶段都有不同的表现和机制，由此而提出针对患者特征和疾病进程进行疾病干预的精准医学理念。生物标志物就是疾病精确分型的客观依据。

1. **疾病易感性生物标志物**　疾病的易感性是指人患某种人类疾病的风险。对于简单疾病如单基因遗传病，特别是显性遗传病，存在致病突变即意味着患病，所以不存在易感性的问题。但是复杂疾病如代谢综合征、癌症、自身免疫性疾病、神经退行性疾病等，发病往往受多基因影响，并是基因与环境综合作用的结果。不同基因位点、不同的等位基因对于疾病发生的贡献不同；环境致病因子的作用也往往受到基因型的影响。所以复杂疾病的易感性与个体的基因型密切相关。如某些抑癌基因的突变会增加个体的患癌风险。对于感染性疾病，由于病原体的入侵需要通过机体的某些受体蛋白，而受体蛋白的不同等位基因可以影响其与病原体的结合，所以对感染的易感性也会受到个体基因型的影响。因此，对于这些疾病来说，特定基因位点的某些等位基因，就成为疾病易感性的生物标志物。

2. **疾病分型、分期生物标志物**　相同的疾病可以分为不同的类型和分期，进而采取不同的治疗措施。传统上疾病的分型和分期是通过组织活检取样，在显微镜下进行病理学检测来进行的。这样的分型和分期虽然已经对疾病的治疗决策起到了非常大的辅助作用，但是如上所述，疾病的进展从根本上是分子事件，显微镜下的病理学分型和分期往往不能反映疾病的本质。通过生物标志物对疾病进行分型、分期，可以更加准确地反映疾病进展的关键分子和关键机制，从而指导医生对疾病采取更加精准、有效的治疗措施。此外，病理学检查往往需要采用直接发生病变的组织标本，为此需要对患者进行手术或组织活检，造成伤害。而生物标志物检查不仅可以采取组织活检标本，还可以采取其他易于获得的体液标本，如血液、尿液等，因此更加便于临床应用并实现早期检测。

3. **疾病行为生物标志物**　与疾病的分型和分期一样，疾病进展中的一些关键行为变化，对于治疗的决策也有至关重要的意义。非酒精性脂肪性肝病（NAFLD）是指除外酒精和其他明确的损肝因素所致的肝细胞内脂肪过度沉积为主要特征的临床病理综合征。由于生活方式等的改变，肥胖及其相关代谢综合征全球化的流行趋势，非酒精性脂肪性肝病现已成为欧美等发达国家和我国富裕地区慢性肝病的重要病因，普通成人 NAFLD 的患病率为 10% ~30%，其中 10% ~20% 为 NASH（非酒精性脂肪性肝炎），后者 10 年内肝硬化发生率高达 25%，成为重大的健康负担。NAFLD 的进展可以分为单纯性脂肪肝、非酒精性脂肪性肝炎及其相关肝纤维化和肝硬化。针对这些不同的进展阶段，需要采取不同的干预措施。因此，发现 NAFLD 不同进展阶段的生物标志物就十分重要。此外，恶性肿瘤的诊断除了需要明确分型、分期，其疾病进展的关键事件还包括原位侵袭、远处转移、复发等。生物标志物有助于明确恶性肿瘤进展的这些关键事件，从而帮助医生进行治疗决策。

4. **用药监测生物标志物**　药物是能作用于靶分子，影响机体的生化、生理和病理过程，从而应用于疾病的预防和诊断治疗的化学物质。然而，患者对于药物治疗的反应却存在个体差异。对于相同的诊断和相同的处方剂量药物，不同的患者用药后表现各不相同：有些用药后有疗效无毒性，有些无疗效也无毒性，或者有疗效也有毒性，还有一些无疗效而只有毒性。通过监测药代动力学和药效动力学，可以监测药物敏感性和毒性。例如，异烟肼是人工合成的抗结核药，在临床广泛应用于抗结核治疗。早在 1953 年，人们就发现有些患者服用异烟肼可以引起上、下肢出现麻痹、疼痛和刺痛感，并推测其原因为异烟肼与泛酸（维生素 B_6）相互作用所致。后来发现异烟肼引起的药物不良反应是因为 N－乙酰转移酶的遗传缺乏，并且在日本人、因纽特人和欧洲人之间对于异烟肼的代谢有明显的慢乙酰化和快乙酰化个体比例的差异，这些发现对异烟肼的用药有重要的指导作用。

在临床用药中，生物标志物可以用于监控药物在体内的分布代谢过程以及药物的效应过程。这两个过程分别被称为药物代谢动力学（pharmacokinetics），简称药代动力学，是定量描述药物在生物体内吸收、分布、代谢和排泄规律，并运用数学原理和方法阐述血药浓度随时间变化的规律的科学；以及药物效应动力学（pharmacodynamics），简称药效动力学，描述的是药物对机体靶分子的作用及作用机制。这些靶分子既可以是发挥治疗作用的靶分子，也可以是引起药物毒性作用的靶分子。无论是药物代谢还是药物效应，其根本的决定因素都取决于基因编码的蛋白质分子，而引起药物代谢和效应的蛋白变异的原因是其基因。因此,通过生物标志物可以明确患者的药物反应,包括药动学变异,即药物吸收、转运、代谢和排泄相关分子的基因变异对药物反应的影响,包括Ⅰ相药物代谢变异、Ⅱ相药物代谢变异、药物转运体变异等;以及药效学变异,即药物靶点的基因变异对药物反应的影响。这对于临床用药具有重要的指导意义。

许多用药检测的生物标志物不仅用于指导临床用药,也广泛应用于药物研发。药物研发是一个长期、艰苦、高风险、高投入的过程。最初在药物设计或者药物筛选时,往往有明确的目的,期望获得的候选药物可以针对特定的疾病机制和特定的致病关键分子发挥治疗作用;同时药物分子不对机体的其他分子发挥作用,而且在对疾病靶点分子发挥治疗作用之后能迅速完全地排出体外。很显然,这是一个不切实际的目标。所有的药物都具有其有效和有毒的双重性,但为了治疗需要也不得不使用。所有的药物都在药物作用靶点、药物代谢的各个环节上受到患者基因组的个体差异的影响,从而造成在每个患者体内,相同的药物对靶点的作用、代谢过程等都有差别,因此造成有效性和毒性的个体差异。一个药物的研发需要经历候选药研发、临床前研发,以及Ⅰ、Ⅱ、Ⅲ期临床试验,失败率很高。即使进入临床,仍有可能因疗效和毒副作用的问题而终止使用。有效的生物标志物可以在药物研发的不同阶段准确判断药物的有效性和毒性,从而决定研发工作是否值得继续。

(二)环境生物标志物

人体处于复杂的环境因素的作用下。环境中的物理因素、化学因素、生物因素都可以作用于人体,有些可以对人体造成不同程度的伤害,也可以影响个体所处的种群、群落以及生态系统。环境生物标志物能够反映或者预测生命体与环境的化学因素、物理因素或生物因素相互作用所引起的生理学、生物化学、免疫学和遗传学等多个方面的分子水平改变。环境生物标志物可分为接触生物标志物、效应生物标志物和易感性生物标志物。但三者之间并无严格的界限,同一种标志物在一种情况下可作为接触生物标志物,而在另一种情况下则可能可作为效应生物标志物。

1. 接触(暴露)生物标志物 指机体内可测量的外源性物质、外源性物质的代谢产物、外源性物质与靶分子或靶细胞相互作用的产物等。这些生物标志物可以有效地反映环境的物理、化学和生物性因素在体内的存在情况,对医学干预提供积极的指导作用。

2. 效应生物标志物 指机体内可测量的生化、生理、行为或其它改变,这些改变可引起确定的或潜在的健康损害或疾病。例如病原体进入体内后,机体势必通过免疫应答对病原体产生细胞和体液免疫应答。其中机体产生的针对病原体抗原的特异性抗体,就是病原体感染的有效的生物标志物。

3. 易感性生物标志物 与复杂疾病的易感性相似,易感性生物标志物指能使个体易于受物理、化学、生物等有害因素影响的一些个体特征。这些特征可以是年龄、疾病状况、营养等后天获得性的,但更主要的是其先天遗传个体差异而造成个体对环境因素有不同易感性的一类标志物，如基因多态性等，其特点是在暴露前就已经存在。例如，模式识别受体是固有免疫细胞识别抗原的主要受体分子，可识别病原体表达的病原相关分子模式，其缺陷或多态性可对机体的免疫应答产生重要影响。Toll 样受体（Toll－like receptor，TLR）是代表性的模式识别受体。TLR 信号通路上的关键分子的遗传缺陷，可增加患者对感染的易感性。如 IRAK－4 和 MyD88 的缺陷增加对细菌的易感性；而 NEMO 和其他下游分子的缺陷造成更加广泛的对细菌、病毒和真菌感染的易感性；但 TLR3 信号的缺陷只增加对 1 型单纯疱疹病毒（HSV－1）的易感性。

第二节　生物标志物的分子分类与检测

生物标志物是可以反映机体结构和功能状态的分子指标。所以，生物标志物的分类、检测技术等都是围绕分子展开的。

一、生物标志物的分类

生物标志物可以按照其化学属性进行分类。

（一）基因组 DNA 序列

对于病原体感染来说，病原体 DNA（或者基因组 RNA）本身就是感染的接触（暴露）生物标志物，检测其存在是辅助诊断的重要指标。人类个体的基因组 DNA 序列是决定其性状的关键因素。人类单基因遗传病是由单个基因突变造成的遗传病，致病的突变就是这类疾病的生物标志物。对于复杂疾病来说，关键基因位点的多态性往往对疾病的易感性具有重要意义。所以检测特定基因位点的关键等位基因，也就成为这些疾病的生物标志物。如在乳腺癌中，*BRCA1* 基因的杂合子突变会增加罹患风险；人类的 MHC（即 HLA）是复等位、共显性基因位点。其中 HLA Ⅰ类分子的 B27 等位基因与人类多种自身免疫性疾病如强直性脊柱炎、Reiter 病以及急性前葡萄膜炎相关。这些基因突变或等位基因可以作为上述疾病的生物标志物。此外，基因组不稳定是恶性肿瘤进展的突出特征，会不断造成新的基因突变。有些突变对于肿瘤的恶性行为具有重要意义。这些突变因而是肿瘤分期、恶性行为等的生物标志物。

除了 DNA 序列之外，基因的表达还受到表观遗传学修饰的调控。在 DNA 水平，DNA 的甲基化是最主要的表观遗传修饰。有些人类疾病存在 DNA 甲基化相关酶系的突变，造成 DNA 甲基化水平或解读的异常；有些人类疾病如肿瘤中，特定基因（如癌基因和抑癌基因）的甲基化水平的改变与肿瘤进展密切相关。这些基因的甲基化水平可以作为肿瘤进展、复发、耐药等行为的生物标志物。

线粒体为细胞提供能量（ATP），同时参与细胞的多种代谢过程以及细胞的多种行为的调控，如凋亡等。一个细胞中含有不同数量的线粒体，并且处于不断生成和自噬清除的动态平衡中。线粒体 DNA 是线粒体中的遗传物质，一个线粒体中一般有多个 DNA 分子。线粒体 DNA 是裸露的双链、环状 DNA 分子，母系遗传，可以编码一些蛋白和非编码 RNA 分子。由于处于产生 ROS 分子的线粒体中缺乏 DNA 损伤修复的酶系，一般认为线粒体 DNA 更加容易突变，而且这些突变与某些人类疾病的进展相关。线粒体 DNA 因此也成为这些疾病的生物标志物。

(二)转录本

鉴于基因表达水平在疾病中的重要意义，检测基因转录本的表达水平无疑可以作为疾病进展的生物标志物。然而编码蛋白的基因的 mRNA 往往易于降解，而且翻译效率受到多重因素的调控，所以 mRNA 的水平有时不能真正反映基因表达的水平。

近年来，非编码 RNA(ncRNA)在疾病进展中的意义受到广泛关注。ncRNA 是被基因组转录、但不编码蛋白质的 RNA，因而可以在 RNA 水平上行使其相应的生物学功能。ncRNA 根据其长度可以划分为三类：小于 50 核苷酸(nt)，包括 miRNA、siRNA、piRNA；50 nt 到 500 nt，包括 rRNA、tRNA、snRNA、snoRNA、SLRNA、SRPRNA，等等；以及大于 500 nt 的，包括长的 mRNA 样的 ncRNA，长的无 poly(A)尾的 ncRNA 等。许多 ncRNA 与人类疾病的进展密切相关，其表达水平可以反映疾病进程。更加值得注意的是，ncRNA 往往具有双链结构域，不易被降解；一些小 RNA 还可以通过细胞外囊泡被分泌出细胞、同时被细胞外囊泡所保护，因而具有良好的可检测性。这些特征使得 ncRNA 成为许多疾病的重要的生物标志物。

(三)蛋白质

蛋白质是具有特定空间结构的生物大分子，不仅是生命体组织构成的材料，也承担着生命体中细胞内和细胞间生物信息的传递，以及催化生物化学反应(酶)的功能。蛋白质的一级结构(氨基酸排列顺序)决定其空间结构，进而决定蛋白质的功能。因此蛋白质的水平、蛋白质一级结构的变异引起的蛋白质理化性质的改变，以及蛋白质的功能如酶活性的变化等，都是重要的生物标志物。

(四)小分子代谢物

代谢是生命体的基本功能。代谢异常是几乎所有人类疾病的共同特征。生命体的代谢由酶催化完成，先天性的酶基因突变，会造成各种先天性代谢病，其突出的特征就是代谢物的异常蓄积。如家族性高胆固醇血症患者的组织细胞缺乏低密度脂蛋白受体，使低密度脂蛋白携带的胆固醇不能经受体途径代谢，血浆胆固醇显著升高。苯丙酮尿症(PKU)是一种常见的氨基酸代谢病，是由于苯丙氨酸(PA)代谢途径中的酶缺陷，使得苯丙氨酸不能转变成为酪氨酸，导致苯丙氨酸及其酮酸蓄积，并从尿中大量排出；长期的代谢物异常蓄积引起患儿神经发育异常，造成智力低下、精神神经症状以及湿疹、皮肤抓痕征及色素脱失等。如果能得到早期诊断和早期治疗，则可避免这些临床表现，使患儿正常发育。

除了人类自身基因组编码的酶形成的代谢物外，人类微生物群也对人体代谢物有突出贡献。其中肠道菌群的代谢活动可以产生大量代谢产物进入人体。研究发现，人体血液中有约36%的小分子物质是由微生物代谢产生或修饰的。肠道菌群的代谢底物主要来自于宿主不能或没有来得及消化的食物以及肠道上皮细胞分泌的内源性黏液，经过肠道菌群的作用后，产生许多对人体有害或有益的代谢产物如脂多糖、肽聚糖、三甲胺、次级胆汁酸以及短链脂肪酸等。这些微生物代谢物与人类健康与疾病密切相关。

（五）亚细胞组分

近年来，人们逐渐注意到有些亚细胞组分可以以主动或被动的方式被分泌到细胞外，参与生命体的某些重要活动，如细胞间和器官间的信息传递等。这些由细胞释放的、具有膜结构的囊泡结构，统称为细胞外囊泡。细胞外囊泡的直径可以从纳米到微米级，小于细胞但大于蛋白质复合物。目前根据其大小和来源，可以将细胞外囊泡分为外泌体、微囊泡和凋亡小体。细胞外囊泡具有质膜，因此含有多种跨膜蛋白，包括一些受体、黏附分子以及参与其形成和分泌的特异蛋白。其内容物多种多样，包括蛋白类的内容物如骨架蛋白、分子伴侣、代谢酶以及核糖体蛋白等；其 RNA 组分往往是一些较小的非编码 RNA，如 mRNA、miRNA、tRNA、lncRNA 等。由于质膜的保护作用，细胞外囊泡所包含的 RNA 组分可以长久存在而不被体液中的核酸酶降解，这使得细胞外囊泡成为检测 RNA 相关的生物标志物的良好靶标。

二、生物标志物检测：液体活检技术

生物标志物作为指示生命体的系统、器官、组织、细胞及亚细胞等水平的结构或功能改变的分子，各种分子检测技术都可以应用于生物标志物检测。例如，传统的组织病理学检测可以从患者获得病变组织，通过显微镜检测组织的结构和细胞变化。但目前组织病理学也广泛开展疾病的关键生物标志物的检测，即分子病理学检测。检测的主要方法包括各种针对蛋白质分子的免疫学染色、核酸原位杂交、基因测序等。此外，影像学检查也可以针对特定分子开展检测，称为分子影像学（molecular imaging）。经典的影像诊断（X 线、CT、MRI、超声等）主要显示的是病变组织的解剖学改变，以辅助临床诊断；而分子影像学是通过发展新的工具、试剂及方法，运用影像学手段显示组织水平、细胞和亚细胞水平的特定分子，反映活体状态下分子水平变化，对其生物学行为在影像方面进行定性和定量展示。这可以反映疾病的发生、发展和转归，以及评价药物的疗效。

虽然分子病理、分子影像等方法在临床医学中具有重要意义，但其要么受到原发病理部位取材的限制，要么需要昂贵的检测仪器和特殊的试剂，限制了其临床应用。近年来，液体活检成为生物标志物检测的重要思路和手段。液体活检（liquid biopsy）是检测各种体液中来自病变组织、细胞的生物标志物分子，从而反映疾病的现状和发展趋势的检测方法（图 15－1）。这些体液包括血液、脑脊液、体腔积液、尿液、粪便、汗液等。由于取材方便，容易实现无创（non - invasiveness）、实时、低廉等优点；同时由于检测技术的进步，可以实现全面、有效反映原发部位的病因、病理改变和疾病进程的目标。因此，液体活检同时满足了医学和伦理学对于疾病诊断和监测的要求。液体活检可以检测多种生物标志物，包括循环肿瘤细胞、细胞外囊泡、游离核酸、肿瘤“驯化”的血小板等。其能够广泛应用于临床，依托于检测技术的不断进步。

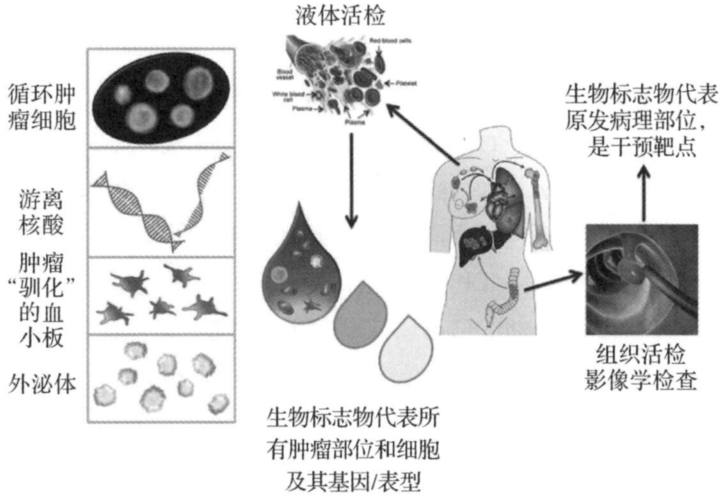

图 15－1　液体活检与组织病理技术

（一）蛋白质检测技术

传统上体液中蛋白质水平的检测技术主要是基于抗原－抗体反应的各项检测技术。随着质谱技术的进步，质谱检测技术也被广泛应用。此外，酶活性检测技术也是一类重要的蛋白质检测技术。

1. 基于抗原－抗体反应的检测技术　蛋白质检测大多基于抗原－抗体反应，其中最为经典的是酶联免疫吸附测定（enzyme - linked immunosorbent assay, ELISA）。其基本原理是将可溶性的抗原或抗体结合到聚苯乙烯等固相载体上，利用抗原－抗体特异性结合进行免疫反应的定性和定量检测。为了适应液体活检灵敏、快速、高通量的要求，ELISA技术也在检测方法上不断进步。

电化学发光免疫测定：电化学发光免疫测定（electrochemiluminescence immunoassay, ECLI）的基础仍然是抗原－抗体结合，是将电化学发光（ECL）和免疫测定相结合的产物，采用一种在电极表面由电化学引发的特异性发光反应进行检测，其包括电化学和化学发光两个部分。用于标记抗体或抗原的标记物为电化学发光的底物三联吡啶钌的衍生N－羟基琥珀酰胺（NHS）酯。发光底物二价的三联吡啶钌及三丙胺在电极表面失去电子而被氧化。氧化的三丙胺失去一个 H^+ 而成为强还原剂，将氧化型的三价钌还原为激发态的二价钌，随即释放光子而恢复为基态的发光底物。这一过程在电极表面反复进行,不断地发出光子而保持底物浓度的恒定。其他的反应模式与ELISA相似。

2. **质谱技术** 质谱技术通过测定分子的质量而进行蛋白质分子鉴定。其基本原理是蛋白质经过蛋白酶的酶切消化后成肽段混合物,在质谱仪中肽段混合物电离形成带电离子,质谱分析器的电场、磁场将具有特定质量与电荷比值(即质荷比,m/z)的肽段离子分离开来,经过检测器收集分离的离子,确定每个离子的m/z值。再经过质量分析器可分析出每个肽段的m/z,得到蛋白质所有肽段的m/z图谱,即蛋白质的一级质谱峰图。离子选择装置自动选取强度较大肽段离子进行二级质谱分析,输出选取肽段的二级质谱峰图,通过和理论上蛋白质经过胰蛋白酶消化后产生的一级质谱峰图和二级质谱峰图进行比对而鉴定蛋白质。质谱分析在检测的灵敏度、特异性、分析速度、多指标同时检测等方面很有优势。常用于临床诊断领域的质谱技术包括液相色谱-串联质谱(LC-MS/MS)、基质辅助激光解吸电离飞行时间质谱(MALDI-TOF)、四极杆液相色谱-质谱和电感耦合等离子体质谱(ICP-MS)等。

3. **酶** 酶是高效的生物催化剂,可以特异性地催化特定的生物化学反应。在酶的性质已经明确的情况下,设计特定的酶活性检测技术,可以作为生物标志物检测的良好方法。

(二)核酸检测技术

核酸检测技术本身已如前述,包括基于核酸杂交的检测技术、基于扩增的检测技术以及基于测序的检测技术。但其应用于生物标志物检测时,在应用范围、应用的技术方法等方面,具有极大的拓展空间。

1. **核酸检测技术应用于遗传病产前诊断** 遗传病的诊断依赖于DNA的检测。但传统的DNA检测都是在有家族史的患儿出生后进行,或者无家族史但出现遗传病的临床表现后进行。在有家族史的情况下,也可采取羊水样本进行DNA检测,但对孕妇有创伤且有危险,因此不能推广到普查。香港中文大学卢煜明教授在1997年发现孕妇外周血中存在游离的胎儿DNA,并发展出了一套新技术来准确分析母亲血浆内的胎儿DNA序列,即“无创DNA产前检测”(NIPT)。无创DNA产前检测技术仅需采取孕妇静脉血,利用新一代DNA测序技术对母体外周血浆中的游离DNA片段(包含胎儿游离DNA)进行测序,并将测序结果进行生物信息分析,从中得到胎儿的遗传信息,以诊断胎儿是否患染色体疾病或遗传性疾病。

2. **循环DNA用于肿瘤诊断和监测** 恶性肿瘤在生长的过程中,会不断出现细胞死亡。死亡的肿瘤细胞会向血液中释放游离的肿瘤DNA,即循环肿瘤DNA(circulating tumor DNA,ctDNA)。循环肿瘤DNA可以是单链、双链DNA,或单链与双链DNA的混合物组成,以DNA蛋白质复合物或游离DNA的形式存在。循环肿瘤DNA是一类应用前景广泛、敏感性高、特异性高的肿瘤标志物,适用于多种肿瘤。检测循环肿瘤DNA中癌基因或抑癌基因突变、表观遗传修饰、线粒体DNA改变等特征,能够更加准确地诊断肿瘤。另外,由于循环肿瘤 DNA 的半衰期短,所以能准确反映肿瘤当前情况。

(三)循环肿瘤细胞检测

循环肿瘤细胞(circulating tumor cell,CTC)是存在于外周血中的肿瘤细胞的统称。恶性肿瘤在生长过程中,会不断有肿瘤细胞离开瘤体,通过血管或淋巴管进入血液循环。大部分进入血液循环的肿瘤细胞会因为失去基质的支撑而死亡,或者被免疫细胞吞噬。但有些肿瘤细胞会因自身的遗传或表观遗传改变而抵抗脱落凋亡(anoikis)并在循环中生存,或者以小型细胞团(癌栓)的形式存在于循环中,并且能抵抗免疫细胞的吞噬。据报道,实体瘤发生的早期就会向血液循环中释放肿瘤细胞。这些肿瘤细胞造成肿瘤的远距离转移。在转移部位,这些肿瘤细胞又会以静息的方式隐藏下来,成为以后肿瘤复发的根源。

检测循环肿瘤细胞的关键是从血液中捕获之。有多种方法可以从血液中富集循环肿瘤细胞。进一步的检测则包括直接检测肿瘤细胞或检测肿瘤细胞 DNA。

1. 细胞计数法 可以通过抗肿瘤细胞的特异性抗体,采用免疫细胞化学方法检测肿瘤细胞的存在。也可以采用流式细胞术检测肿瘤细胞。

2. 核酸检测法 从外周血细胞富集或不富集肿瘤细胞,提取 DNA 后检测癌基因、抑癌基因的突变,特异性表观遗传修饰,线粒体 DNA 改变等。

(四)细胞外囊泡检测技术

细胞外囊泡(extracellular vesicles, EVs)是一类由细胞释放到细胞外基质的膜性小囊泡,广泛地存在于各种体液和细胞上清液中。根据大小和内容物可分为外泌体、微囊泡、凋亡小体等三种。由于携带重要的信号分子,细胞外囊泡成为多种疾病如肿瘤的重要生物标志物。

目前细胞外囊泡的检测包括两个基本的步骤。第一步是细胞外囊泡的富集,可采用超速离心、密度梯度离心、免疫亲和色谱以及共沉淀等方法进行。分离获得的细胞外囊泡可以采用电镜观察、纳米颗粒跟踪分析等方法进行鉴定。第二步是囊泡的内容物分析,包括蛋白质组分的分析、核酸组分的分析等。微流控芯片技术(microfluidics)是新建立的细胞外囊泡检测技术(图 15-2)。微流控芯片把生物、化学、医学分析过程的样品制备、反应、分离、检测等基本操作单元集成到一块微米尺度的芯片上,自动完成分析全过程。目前的微流控芯片可以根据细胞外囊泡的物理特征如大小、变形性、流体力学特征等对囊泡进行分离,也可以根据囊泡表面的生物及化学特征进行富集和分离,如抗原-抗体反应等。如果再在微流控芯片上整合入特异性分子检测技术,则可实现细胞外囊泡的高效整合式分析。

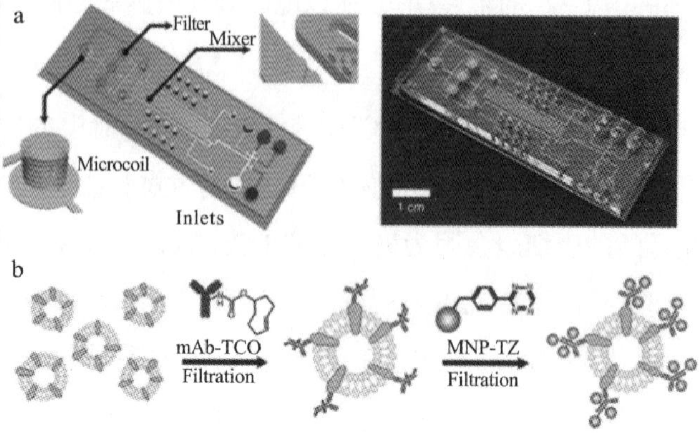

图 15－2　微流控芯片技术

（五）小分子代谢物检测技术

色谱－质谱联用是代谢物分析的主要方法。在色谱分析中，液相色谱以液体作流动相；气相色谱则以气体作流动相。检测中需要依据小分子代谢物的挥发性、热稳定性和气化程度等特点，合理选择气相或者液相色谱。质谱分析模式需要根据代谢物的特征决定。

（六）血清生物标志物数据库

随着技术的进步和检测通量的不断增加，越来越多的生物标志物被鉴定并应用于不同疾病的诊断和监测。这就提出了建立生物标志物数据库的需求。BBCancer（http://bbcancer.renlab.org/）是由中山大学研究团队建立的在线数据库，包含 6 种 RNA（mRNAs、lncRNAs、miRNAs、circRNAs、tRNAs、piRNAs）。分析基于 GEO 数据库中的多种肿瘤患者血清样本的 RNA－seq 或基因芯片数据，涵盖 15 种不同的肿瘤类型。可从中寻找肿瘤与正常血液中差异改变的 RNA，获得用于肿瘤早期诊断的生物标志物。AAgMarkers（http://bioinfo.wilmer.jhu.edu/AAgMarker/index.jsp）是由约翰霍普金斯大学团队建立的在线数据库。其可利用蛋白质芯片寻找不同疾病之间的血清学标志物。目前包含 12 种疾病，包括急性髓系白血病（AML）、阿尔茨海默病、基底样乳腺癌、帕金森病、1 型和 2 型糖尿病等。这些数据库可以用手工方法进行检索，也可以在此基础上发展新的检索和解读策略，如机器学习等方法。

三、新型生物标志物的发现

针对特定疾病、特定生物过程的生物标志物的发现和建立，基本可以分为三个步骤。即差异分子的发现、检测方法的建立、诊断效力的检验与确定。

（一）组学技术发现差异表达分子

组学技术可以全面检测特定环境下的所有特定分子的水平，所以可以用于对比不同条件下特定分子的水平差异。蛋白质组学、转录组学、基因组学、代谢物组学、宏基因组学等组学原理和技术都可被用于生物标志物的发现。一些组学技术既可用于生物标志物发现，也可用于其监测和诊断。

1. 蛋白质组学技术发现生物标志物 蛋白质是执行生命活动的主要分子，疾病进程中往往存在蛋白质水平、结构和功能的差异。发现蛋白质生物标志物对于理解疾病的发生、发展和预后等特征具有非常重要的意义，可为药物的研发提供药物作用的靶点、药物代谢的关键参数，以及药物潜在毒性作用的机制。蛋白质组技术筛选生物标志物需要使用能够相对定量的差异蛋白展示和分析方法，以发现与疾病进程相关的潜在差异蛋白，经过检验后确定其作为生物标志物的价值。定量蛋白质组分型的主要方法包括双向凝胶电泳和荧光显色分析，采用同位素标记的方法如 iTRAQ、SILAC 等，以及不需要同位素标记（label - free）的方法。

2. 转录组测序发现生物标志物 与蛋白质组方法相比，转录组对比在技术方法上更加简单，也更加容易实现高通量。转录组对比的主要方法是基于核酸杂交的基因芯片技术和基于新一代测序技术的转录组分析技术。转录组除了可以对比编码基因的表达（mRNA 水平的对比），还可以对比大量的非编码 RNA 的表达差异。非编码 RNA 在疾病进程中发挥重要作用，已经有多种非编码 RNA 被确定为肿瘤进程的生物标志物，具有广泛的临床应用价值。

3. 代谢物组学方法发现生物标志物 生命过程是永不停息的代谢过程。无论是生理性的活动如体育锻炼，还是各种疾病的发生和发展都会影响人体的代谢，从而导致体液中代谢物发生显著变化。通过比较机体生理与疾病状态、同一疾病的不同分型、分期的代谢物差异，将能找到与疾病诊断与分型相关的生物标志物，用于疾病的诊断与治疗。代谢物组学方法的另一个优势是通过标准制备的血清、血浆、尿等生物样本，即可实现高通量小分子物质的检测，这些小分子在临床诊断或疾病监测中也具有易于检测的优势。

值得注意的是，人类体液中的代谢物不仅来源于其自身细胞的代谢，也大量来源于其机体正常菌群尤其是肠道菌群。例如，膳食纤维经微生物发酵可产生短链脂肪酸（SCFAs），包括乙酸盐、丙酸盐和丁酸盐等，在调节宿主代谢、免疫系统和细胞增殖方面具有关键作用；肠道微生物群来源的脂多糖（LPS）、氧化三甲胺（TMAO）和苯乙酰谷氨酰胺（PAGln）等与心血管疾病存在关联；而肠道生孢梭菌可以降解色氨酸，并产生代谢产物吲哚丙酸，影响宿主健康。代谢物组学结合宏基因组测序不仅可以发现特定疾病如肝硬化的生物标志物，而且对于揭示其发病机制也具有重要意义。

4. 遗传学方法发现生物标志物 对于大量的复杂疾病来说，基因组变异对于疾病的易感性、疾病分型、进程、药物应答都有重要贡献。发现染色质上的特定基因位点与疾病的相关关系，进而解析这一位点影响疾病的机制，不仅可以建立疾病相关的生物标志物，对于揭示多基因遗传病的致病基因、发现其发病机制也具有重要意义。人类个体之间存在广泛的、不同形式的基因组序列多态性或遗传变异。特定的遗传变异在患者群与对照人群相比以较高的频率出现，称为与该疾病相关或关联。

关联研究就是利用这种人类基因组 DNA 序列的多态性，在人群中建立基因组多态性位点与疾病表型之间的相关关系。关联研究分为两类。一是假说驱动的研究，即从特定基因与某疾病相关这个假说开始，用流行病学方法确证两者的关系。针对某个候选基因，选择其特异的遗传标记，在同种族的正常人群基因组与患者基因组间进行比较，如果该遗传标记在患者人群中出现频率高，则与发病相关联。二是无假说驱动的研究，即通过扫描整个基因组，确定全基因组上哪些基因位点与疾病表型存在相关性，这样的研究又称为全基因组关联分析(genome - wide association study, GWAS)。全基因组关联分析要求采用大研究样本，在全基因组范围选择几十万甚至上百万个基因组多态性位点(往往是单核苷酸多态性位点)，快速筛查这些遗传标志与特定表型如某种疾病的遗传关联，辅以多个独立的研究进行关联位点的验证和机制研究，以明确复杂表型如肿瘤、心脏病、精神病等的易感基因。

开展关联研究的基本要求：一是有一定规模的、表型上可以区分的患者群和对照人群；二是有确定不同基因组多态性位点的高通量检测方法。能够最好地满足全基因组关联分析的 DNA 序列多态性是单核苷酸多态性(SNP)，其高效检测方法有基因芯片技术、测序技术等。通过这些研究，可以在全基因组范围内发现新的疾病相关区域或位点，为疾病的机制和药物靶点研究提供新的线索，发现生物标志物用于遗传评估和危险度预测。

(二)检测方法的建立

在发现了某个疾病或者某个生物学过程中存在的差异表达分子后，就需要根据分子的特征建立简便、灵敏、廉价的检测方法。对于蛋白质分子，可以建立基于抗原 - 抗体反应的方法，或者蛋白质酶活性的检测方法；对于核酸分子，则可建立核酸杂交、PCR、测序等方法；小分子代谢物往往采用质谱法进行检测。在建立检测方法时，也应综合考虑取材、仪器设备的可及性、检验人员需要接受的培训等，力争使检测方法简单、可靠。

(三)诊断效力的验证

获得差异表达分子或分子组，并建立了有效的检测方法后，需要在人群中检测差异表达分子的诊断效力。诊断效力常常用 ROC 曲线下方的面积大小(area under curve, AUC)来表示。AUC 被定义为 ROC 曲线下与坐标轴围成的面积。由于 ROC 曲线一般都处于 $y = x$ 这条直线的上方，所以 AUC 的取值范围在 0.5 ~ 1 之间。AUC 越接近 1.0，检测方法真实性越高；等于 0.5 时，则真实性最低，即无应用价值。

ROC 曲线即受试者工作特征曲线，是用真阳性率和假阳性率作图得出的曲线，可反映灵敏度和特异度的关系。纵坐标表示真阳性率(灵敏度)，横坐标表示假阳性率(1 - 特异度)，曲线上的任意一点代表某试验的特定阳性标准值相对应的灵敏度和特异度。曲线下面积(AUC)反映试验价值大小。一般来说，AUC = 1，是完美分类器；AUC = [0.85, 0.95]，效果很好；AUC = [0.7, 0.85]，效果一般；AUC = [0.5, 0.7]，效果较低；

AUC =0.5,等于随机猜测,模型没有预测价值。

第三节 生物标志物的医学应用

生物标志物在临床医学中广泛用于疾病的诊断、疗效的评估和疾病预后的预测。在药物研发中,生物标志物作为一类极为重要的工具,应用于药物疗效的判定指标、安全性的监测指标等,有助于精准发现药物的获益或风险人群、指导伴随诊断的研发、优化研发策略,从而提高药物研发的成功率。总体而言,临床医学应用的生物标志物可以依据其功能分为六大类,即诊断性生物标志物、预后性生物标志物、预测性生物标志物、药效性生物标志物、安全性生物标志物及监测性生物标志物。

一、肿瘤生物标志物

恶性肿瘤是由于体细胞关键基因突变而引起的恶性增生性全身疾病。肿瘤作为代表性的复杂疾病,生物标志物对于其诊断、分型、分期、治疗、监测都具有重要意义。

(一)肿瘤的高度复杂性和精准治疗

虽然已经明确肿瘤是由关键基因的突变引起的疾病,但肿瘤的发生、发展却展现出超级复杂性,给肿瘤的早期诊断和有效治疗带来了巨大的挑战。

1.肿瘤的病因是高度复杂的 基因组DNA是基因毒性物质的靶分子,但引起基因突变的物质是多样的。包括来自环境的黄曲霉素、尼古丁、亚硝胺,以及来自细胞内的活性氧族分子(ROS)、醛毒性分子等;还包括DNA病毒如乙型肝炎病毒(HBV)、某些类型的人乳头状瘤病毒(HPV)以及一些RNA病毒等;紫外线、电离辐射也可以造成DNA损伤而引起恶性肿瘤。

各种DNA损伤机制作用于DNA,能否引起肿瘤取决于其突变的是哪些基因。细胞对于细胞增殖有严密的调控机制。这些机制集中体现在种类繁多的促进细胞增殖的原癌基因和抑制细胞增殖的抑癌基因。原癌基因突变的方式复杂,包括从外部获得启动子或增强子、基因扩增、基因突变、基因重排等。而抑癌基因突变机制包括两个等位基因分别突变,造成基因产物活性丧失,启动子甲基化导致的抑癌基因表达抑制,以及杂合性丢失(loss of heterozygosity, LOH)造成抑癌基因的杂合子突变转变为纯合子突变,从而丧失抑癌基因功能等。除了基因的突变外,细胞的DNA损伤修复机制在肿瘤发生中也发挥了重要作用。损伤修复机制对DNA造成的破坏往往有助于肿瘤的发生。

2.肿瘤的基因组不稳定(genomic instability) 肿瘤基因突变贯穿整个肿瘤发展,在其漫长的生物学过程中不断累积基因的突变以适应代谢、免疫等微环境的变化。因而,肿瘤细胞存在多种形式的基因组不稳定,如染色体不稳定(CIN)、微卫星不稳定(MIN)、各种碱基突变、染色体碎片化等。其发生的机制包括DNA损伤因素持续存在如ROS、放化疗损伤、更多的细胞增殖中存在更多的DNA复制、促进突变的固化、LOH以及更多机会的染色体畸变、表达一些致突变（mutator）基因如 AID 以及肿瘤细胞的 DNA 损伤修复能力差和较高的对抗凋亡能力。基因组不稳定可以筛选出更加恶性的肿瘤细胞，生长更快，更加耐受营养、免疫、放化疗等不利微环境，并可以高侵袭和远距离转移。此外，肿瘤细胞还存在广泛的表观组异常变化，包括 DNA 甲基化、组蛋白修饰、非编码 RNA 等，可促进肿瘤细胞的恶性行为。

3. **癌细胞的代谢重编程**　肿瘤细胞通过多种机制，使其代谢途径转变为适应细胞恶性增殖的状态，称为代谢重编程。肿瘤细胞的代谢重编程突变表现为 Warburg 效应，即有氧糖酵解。通过有氧糖酵解，可以快速提供 ATP；提供细胞生物大分子合成的底物和条件；有些特殊的代谢产物还可以参与细胞基因表达，进行表观遗传学调控。

4. **肿瘤中肿瘤细胞的不均一性**　在一个实体肿瘤中，肿瘤细胞本身并非均一的，而是高度异质性的。如有些肿瘤细胞具有干细胞特征，称为肿瘤干细胞；其他肿瘤细胞则具有不同的分化细胞特征。此外，肿瘤中不仅包含肿瘤细胞，还包含肿瘤微环境细胞，包括免疫细胞、肿瘤基质细胞以及血管细胞等，共同促进肿瘤的生长和恶性行为。

肿瘤的上述特征决定了肿瘤的有效治疗必须是精准医疗（precision medicine），即准确针对每个不同患者的肿瘤发生、不同阶段的肿瘤发展的关键分子节点，进行有针对性的预防、诊断和治疗。由于个体之间的遗传差异，每个肿瘤的发生、发展和治疗应答都有高度的个体异质性；由于肿瘤发生发展过程的变异性，每一个个体的肿瘤在其不同阶段也都有高度的异质性。肿瘤的有效预防和干预，必须是充分考虑个体差别的医疗，并在此基础上根据疾病进程进行精准干预。

显然，肿瘤的精准医疗的关键是对肿瘤进行精准的分子分型。传统的肿瘤分类方法主要依据肿瘤来源的组织细胞类型、浸润转移程度等组织病理学信息。而肿瘤的精准分子分型则更加依赖于生物标志物，从而能够更好地反映疾病状态和对治疗的应答。

（二）肿瘤生物标志物

肿瘤的生物标志物就是肿瘤组织或患者体液中存在的、能够提供肿瘤当下或未来的行为信息的生物分子。从化学性质上来说，肿瘤生物标志物可以是蛋白质，包括突变的癌基因或抑癌基因产生的突变蛋白，以及异常组织、异常发育阶段、异常水平表达的肿瘤相关蛋白。也可以是基因组转录的其他 RNA，除了癌基因、抑癌基因以及与肿瘤生长相关的基因异常的表达水平外，肿瘤细胞还会表达一些在正常细胞中被沉默的基因，如基因组中的转座子序列、逆转录病毒序列等。DNA 水平的基因突变，包括碱基序列突变、拷贝数变异，以及表观遗传异常等，也是肿瘤重要的生物标志物。肿瘤细胞中代谢酶活性异常、转运蛋白异常造成的代谢物异常累积，提供了肿瘤异常代谢相关的肿瘤标志物。此外，循环肿瘤细胞、肿瘤细胞碎片、肿瘤细胞及肿瘤微环境细胞来源的细胞外囊泡，也都可以是重要的肿瘤生物标志物（图 15－3）。

肿瘤生物标志物在肿瘤的精准医疗中具有重要的应用价值。肿瘤生物标志物不仅可反映肿瘤的行为信息，而且在一定程度上可以反映肿瘤恶性表型的分子机制，对肿瘤精准治疗有重大意义。这些生物标志物可用于肿瘤风险评估或早期诊断，或者评估肿瘤的生长、侵袭能力，选择、设计恰当的治疗。而药代动力学标志物可用于评估患者用药的种类和剂量，预测性标志物则用于监测肿瘤的治疗反应、评价疗效，以及用于检测残留病灶，预测肿瘤的复发等。

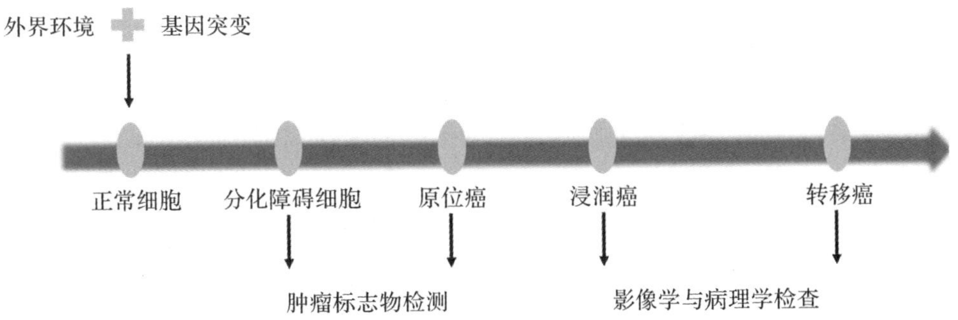

图15-3 肿瘤的生物标志物

二、脓毒症的生物标志物

脓毒症（sepsis）是由细菌等病原微生物侵入机体引起的全身性炎症反应综合征，以往被称为败血症和脓毒血症。患者除全身炎症反应综合征和原发感染病灶的表现外，重症患者还常有器官灌注不足。按严重程度进行分类，包括脓毒症、严重脓毒症（severe sepsis）和脓毒症休克（septic shock）。严重脓毒症伴随有器官功能障碍、组织灌注不良或低血压；而脓毒症休克指严重脓毒症给予足量的液体复苏后仍然伴有无法纠正的持续性低血压。还有一种状况是持续危重状态（persistent critical illness，PCI），死亡率高达20%～40%，生存者往往有认知障碍、神经病变、心肌病变等并发症。脓毒症是住院患者最常见的死亡原因。临床总死亡率达15%～20%，生存者5年死亡率高达75%。目前无特异性治疗方法。

脓毒症常发生于感染患者，但40%发生于无菌性创伤，如胰腺炎、缺血再灌注损伤、癌症等。虽然引发脓毒症的各种重症疾病的诊断并不难，且患者全身状态的监测也不乏手段，如发热、血液白细胞数量、血压、组织灌流状况、细胞因子定量监测等，但患者是否进入到脓毒症的状态却缺乏准确的诊断指标。这是因为脓毒症的发病机制十分复杂，涉及全身免疫失衡、神经内分泌机制、凝血系统障碍、异常代谢和表观遗传基因表达调控以及个体差异等因素。准确把握疾病进程，采取针对性治疗措施，具有十分重要的意义。

对脓毒症的生物标志物的研究发现，脓毒症在疾病进程的不同时期可能具有不同的生物标志物。在炎症活化阶段，主要是促炎细胞因子、补体蛋白的上升，以及活化的中性粒细胞和单核细胞的增多。这一阶段也可进行病原体及其产物的检测。而在免疫抑制阶段，则表现为 PD－1、CTLA－4、IL－10、TGF－β 等免疫抑制受体或细胞因子水平的上升。在脏器功能障碍阶段，主要表现为生理功能的异常，以及器官代谢异常如肌酸、胆酸、葡萄糖、乳酸等水平的改变，和内皮激活相关分子 angiopoietin、黏附分子等的异常表达。采用这些生物标志物对脓毒症进行分期，可能对其及时诊断和有效干预具有重要意义。

三、创伤后应激障碍的生物标志物

创伤后应激障碍（post－trauma stress disorder，PTSD）是经历或者目击等情况下的创伤暴露，如严重悲痛事件，威胁生命的严重创伤如战斗、暴力、事故、灾难等之后，延迟发病的精神疾病。其核心表现包括病理性再体验如闪回（flashback）、噩梦、闯入记忆（intrusive memory）、逃避（avoidance）、认知和情绪的负性改变、精神与心理紧张（hyperarousal）等。其发生与创伤的严重程度、种类、持续时间直接相关，女性高于男性，发病率为 2%～8%，是常见的心理疾患。对于患者本人和社会都有较大危害。

PTSD 的预防、预警、诊断和疾病进展的监测都缺乏客观的生物标志物。一些临床遗传学研究发现 PTSD 具有遗传倾向。家系和双生子研究显示创伤暴露后发生 PTSD 的遗传度为 40%～70%。然而到目前为止尚未发现与 PTSD 相关的可靠的遗传变异。精神基因组学联盟（psychiatric genomics consortium，PGC）致力于通过大人群样本的全基因组关联分析（GWAS）以及后续的 Meta 分析来研究精神疾病的遗传相关性，找出疾病相关的可靠的遗传变异。早期目标是针对 9 种精神疾病开展 10 万人研究。针对 PTSD，已共完成 9 项研究，数据在不暴露受试对象遗传信息的前提下可以共享。已经发现的 PTSD 的易感基因主要是下丘脑－垂体－肾上腺轴相关的基因，如促肾上腺皮质激素释放素受体 1、糖皮质激素受体、*FKBP5* 等。这些基因可参与应激以及对创伤的反应。此外还有多巴胺能信号中的多巴胺受体 D2、多巴胺受体 D4、多巴胺转运体、ANKK1；血管紧张素信号途径的血管紧张素转运体、血管紧张素受体 2A；以及其他基因包括 *ADCYAP1R1*、*APOE*、*BDNF*、*CNR1*、*COMP*、*CRP*、*MAN2*、*OPRL1*、*PRKCA*、*SKA2* 等。这些生物标志物研究还提示炎症、内质网应激等过程可能参与 PTSD。具体机制尚有待于进一步深入研究。

复习思考题

1. 试述生物标志物发现的主要技术方法。
2. 什么是生物标志物？常见的生物标志物有哪些种类？
3. 什么是液体活检？为什么说液体活检比组织学检查更有意义？

（韩　骅）

第十六章 16 基因组改造技术

精准改变生命体的基因组序列是认识生命体、改造生命体的终极技术挑战,具有十分重要的理论和实际意义。一方面,通过特异性地突变基因组中的基因,创造获得功能(gain - of - function)或者丧失功能(loss - of - function)的突变体,是对基因及其产物的功能进行遗传学研究的必要步骤;另一方面,绝大多数人类遗传病是由基因突变,尤其是点突变造成的,因此只有对细胞或个体的基因组实施精准的定点干预,才能为彻底治愈此类疾病提供技术基础。从 20 世纪 80 年代开始,人们在分子生物学、发育生物学和细胞生物学的知识得到充分积累后,逐渐建立起基因打靶(gene targeting)技术,可以在模式动物上实现精准的基因组改造,但其效率极低,不适用于二倍体的体细胞。近年来,基因编辑(gene editing)技术快速发展,使得人们能够以较高的效率和基因位点特异性,来定点修饰细胞或动物的基因组。这些技术已经成为基因组改造技术的基本方法。

另外,合成生物学(synthetic biology)理论和技术的发展,从另一个方向,即合成基因组学(synthetic genomics)的方向,尝试构建细胞基因组。从发展历史上看,解析生物学逐渐阐明了生物体的分子组分和分子结构,揭示了多种生物分子的转变过程和机制;解析了大量蛋白质分子和核酸分子的空间结构并在此基础上提出生物大分子结构和功能的关系;逐渐揭示了细胞的信号转导和生命过程的调控机制。进入组学时代后,人的全基因组序列和相关的 RNA 组、蛋白质组、代谢物组的解析,为理解生命的运作机制和个体生命的独特性奠定了基础。系统生物学就是采用系统科学的理论和方法来对生命系统进行建模与仿真,进而阐明各种代谢途径的动态变化、信号转导途径的相互作用、基因调控网络等。而合成生物学则试图从与解析生物学相反的思路去理解生命。合成生物学是以工程学理论为指导,设计和合成各种复杂生物功能模块、系统甚至人工生命体,并应用于特定化合物生产、生物材料制造、基因治疗、组织工程等的一门综合学科。简单地说,解析生物学是要把生命体拆分成零件,而合成生物学则探讨是否能用这些零件组装出生命体。合成基因组学就是在这一理论的指导下,利用生物化学合成的技术和基因组学知识,从头“编写”(compile)生物基因组的前沿技术。本章将以基因组改造技术为中心,介绍基因组编辑技术和合成基因组技术的原理和应用。

第一节 序列特异性核酸酶介导的基因组编辑技术

基因组编辑技术是一种在染色质水平上,对特定基因的 DNA 碱基序列进行定向改造的遗传操作技术。最初的基因组编辑技术依赖一些人工设计的序列特异性核酸酶。其基本原理是利用一类天然的或人工设计构建的可以识别基因组中的特定 DNA 序列的核酸内切酶,在拟改变的染色质 DNA 特定位置上切开 DNA 双链,即造成一个 DNA 双链断裂(double strand break,DSB);DNA 双链断裂可以触发细胞的 DNA 损伤反应(DNA damage response,DDR),使得细胞可以激活其自身的 DNA 修复系统并对断裂的 DNA 双链进行修复。这种 DNA 的双链断裂修复主要有两种机制。一种机制是非同源末端连接(non-homologous end joining,NHEJ);另一种机制是同源重组(homologous recombination,HR)修复。无论最终采用何种机制修复 DNA 双链断裂,都会在修复断裂的双链 DNA 的过程中,在断裂点产生随机或定向的 DNA 序列改变,如碱基的缺失、插入、转换等,从而达到定位、定向改造染色质 DNA 序列的目的。

因此,这一类基因组编辑的过程从原理上可分为两个大的步骤。第一步是利用序列特异性核酸酶在染色质的特定位置切断 DNA。这一过程由一系列的天然或人工构建的序列特异性核酸酶来实现。这些酶可在染色质高度特异性的位点上切断 DNA,因此是基因组编辑技术成功的关键。第二步,细胞的 DNA 修复机制在修复 DNA 双链断裂的过程中改变 DNA 序列。DNA 双链断裂主要有两种修复机制,当细胞内不含与断裂 DNA 序列同源的 DNA 分子(同源 DNA 供体)时,细胞会启用非同源末端连接的方式进行修复。这一过程不需要模板 DNA 分子的帮助,而是修复相关蛋白直接识别并结合 DNA 断裂点、并将 DNA 断端牵拉在一起,再经特定核酸酶的降解和 DNA 聚合酶的延伸对断端进行修剪,最后在 DNA 连接酶作用下将断裂的 DNA 连接成完整的 DNA 分子。断端修剪的过程会引起 DNA 断裂点处的碱基插入、缺失等,进而导致修复后的 DNA 序列改变,实现基因编辑。当细胞内含有与断裂 DNA 序列同源的 DNA 分子供体时,细胞则会启动同源重组进行修复,最终在 DNA 断裂点形成与同源 DNA 分子供体相同的 DNA 序列改变,据此可以将一个外源基因插入到基因组上,从而实现该基因的定向突变。由于第一步位点特异性核酸酶造成 DNA 双链断裂可以发生在二倍体细胞的两条染色质上,根据这些原理,基因组编辑技术可以在二倍体的体细胞以及生殖细胞实现基因的定点突变、定点转基因、定点纠正基因缺陷、准确激活基因等基因组改造的目的(图 16-1)。

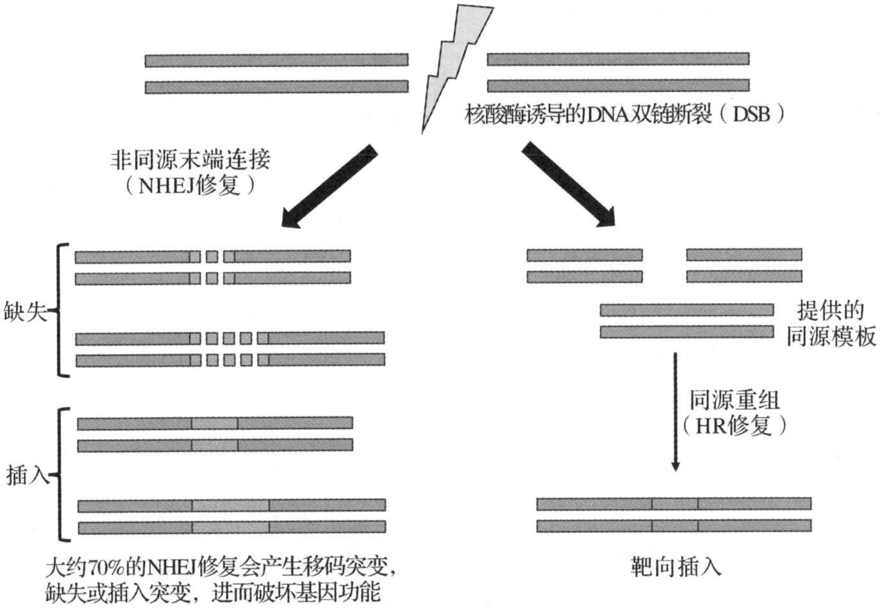

图 16－1　基因组编辑的基本原理

最先用于基因组编辑的位点特异性核酸酶是两类依据人工设计的、靶向 DNA 分子特定序列的核酸内切酶，即锌指核酸酶和转录激活因子样效应物核酸酶。此后又依托细菌的适应性免疫系统的工作原理，设计出了成簇的规律间隔的短回文重复序列/CRISPR 相关蛋白质（clustered regularly interspaced palindromic repeats/CRISPR－associated proteins，CRISPR/Cas）系统。这一系统虽然也采用核酸酶即 Cas9 切割 DNA，但其对基因组 DNA 的特异性识别不是依赖蛋白质，而是基于 CRISPR 的非编码 RNA 序列。值得注意的是，这三种依赖于序列特异性核酸酶的基因组编辑技术对于其靶 DNA 序列的识别都不是绝对的，因此都有可能在基因组 DNA 的非靶向位置形成断裂，产生不需要的 DNA 突变，即脱靶效应（off－target effect）。因此位点特异性核酸酶的设计、精细的细胞和分子操作，以及脱靶效应的有效监测和筛选，在基因组编辑中十分重要。本节将介绍锌指核酸酶和转录激活因子样效应物核酸酶技术，CRISPR/Cas 基因编辑系统将在下节介绍。

一、锌指核酸酶基因编辑技术

锌指核酸酶（zinc finer nuclease，ZFN）是一种人工改造的核酸内切酶，由一个 DNA 识别域和一个非特异性核酸内切酶（Fok Ⅰ核酸酶）结构域构成。其 DNA 识别域是一系列能结合特异 DNA 序列的锌指结构域，可以靶向结合在染色质 DNA 的特定位点，而核酸内切酶则执行 DNA 剪切功能。这样，锌指核酸酶能够特异性地在染色质 DNA 上制造双链断裂，再经过 DNA 损伤修复而改变 DNA 序列。该技术操作简单、效率高，已经应用于培养的细胞，以及植物、模式动物、猪、牛等大型动物的生殖细胞中进行基因编辑。

(一)锌指核酸酶技术的基本原理

锌指核酸酶识别特异性DNA序列的基础是其锌指结构域。每个锌指结构域在关键的氨基酸残基位点都有所不同,因而可特异性识别3个连续的碱基组合;将锌指结构域进行不同的排列组合就可以构建出识别并结合不同的DNA序列的特异性锌指核酸酶。这样,如果一个锌指核酸酶包含4个锌指结构域,就可以识别12 bp的DNA序列;而新型的锌指核酸酶是可识别两段DNA序列的二聚体,被识别的序列间有5~7 bp的间隔序列;所以二聚体中一对锌指核酸酶的锌指结构域组合可特异识别长约30 bp的DNA双链。因此,理论上锌指核酸酶能够在染色质上特异性识别单一的靶DNA序列,造成位点特异性DNA双链断裂。

锌指核酸酶因其简单易行的优点广泛应用于基因敲除及基因组编辑。最早的锌指核酸酶由Kim等于1996年构建,包含3个锌指结构域和FokⅠ核酸内切酶。这样的锌指核酸酶通过9 bp序列识别染色质DNA,而FokⅠ可直接对DNA进行切割,但脱靶现象和非特异DNA损伤严重。之后,科学家对FokⅠ核酸酶进行了定向改造,产生的新型FokⅠ核酸酶只有在两个锌指核酸酶单体结合相邻的两段DNA序列后才可形成具有酶活性的异源二聚体,发挥DNA内切酶作用。这样就将锌指核酸酶需要识别的碱基数扩大了一倍,大大降低了锌指核酸酶的脱靶概率。后来,有研究者又通过将锌指核酸酶的锌指结构域数量从3个提高到4个,甚至6个,进一步提高了锌指核酸酶识别DNA序列的特异性。

1. 锌指核酸酶的结构 锌指核酸酶由一个DNA识别域和一个非特异性核酸内切酶结构域构成。DNA识别域是由一组(一般3~4个)Cys2-His2锌指基序串联组成,以一定程度的特异性识别并结合3′→5′方向DNA链上一个特异的碱基三联体以及5′→3′方向的一个碱基。现已公布的从自然界筛选的和人工突变的具有高特异性的锌指基序可识别所有的GNN和ANN及部分CNN和TNN三联体。将3~6个识别不同靶位点序列的锌指基序串联,则能特异识别并结合更长的靶序列。理论上而言,长度大约为15~16个核苷酸的核苷酸序列,其在人类基因组中可能只出现一次,相当于用锌指基序作为识别的基本单位时,大约需要5~6个锌指基序串联。而建立一个包含了所有可能序列的锌指基序库需要包含大约43~64种锌指基序。

锌指蛋白基序源于转录因子家族,广泛存在于从酵母到人类的真核细胞,其共有序列为(F/Y)-X-C-X2-5-C-X3-(F/Y)-X5-ψ-X2-H-X3-5-H(其中X为任意氨基酸残基,ψ是疏水性氨基酸残基)。它能形成a-b-b二级结构,每个锌指基序含有一个锌离子,位于双链反平行的β折叠和α螺旋之间,并且与β折叠一端中的两个半胱氨酸残基和α螺旋羧基端部分的两个组氨酸残基形成四配位化合物。α螺旋的16个氨基酸残基决定锌指基序的DNA结合特异性,其骨架结构保守。从结构上看,α螺旋插入

DNA 双螺旋的大沟中，其 1、2、3、6 位置上的氨基酸残基与 DNA 链接触。

若将多个锌指基序串联起来形成一个锌指基序组，便可识别一段特异的 DNA 序列并与之特异结合；如果增加串联锌指的数目到 3～6 个，则可识别更长的靶序列，进一步提高 DNA 识别的特异性。在此基础上，将这种由多个锌指基序构成的 DNA 结合结构域与Ⅱ型限制性内切酶 Fok Ⅰ的活性中心（DNA 切割结构域）相连接，就可构建成锌指核酸酶，达到定点切割 DNA 的目的。Fok Ⅰ是来自海床黄杆菌（*Flavobacterium okeanokoites*）的一种限制性内切酶，活性中心由其 C 端 96 个氨基酸残基编码，只有在二聚体状态时才能切割 DNA。这样，用两个锌指核酸酶识别相邻的两段 DNA 序列，识别后使各自的 Fok Ⅰ形成二聚体，发挥切割作用（图 16－2）。

2. 锌指核酸酶的作用 针对靶序列设计 8～10 个锌指基序构成 DNA 结合结构域，将 DNA 结合结构域连在 DNA 核酸酶 Fok Ⅰ上，便构成锌指核酸酶，实现靶 DNA 的序列特异性双链切割。目前，锌指核酸酶要切割靶位点必须以二聚体形式结合到靶位点上。因此两个锌指核酸酶单体分别识别 DNA 靶位点的两条链。当两个锌指核酸酶单体分别结合到位于两条 DNA 链上、间隔 5～7 bp 的靶序列后，两个单体 Fok Ⅰ结构域发生二聚化，进而激活 Fok Ⅰ核酸内切酶的剪切功能，使 DNA 在特定位点产生双链断裂，并启动细胞内的 DNA 损伤修复机制。如前所述，如果是启动了非同源末端连接（NHEJ）机制进行修复，则在锌指核酸酶切割位点由于末端的整修而造成碱基/DNA 小片段的随机性丢失或插入，可引起基因的靶向敲除；若经同源重组（HR）的机制修复，则可在同源 DNA 分子（同源供体）存在下实现修复的同时，整合入同源供体上的 DNA 改变，实现靶基因敲除、敲入等修饰，达到对基因组 DNA 进行特异性编辑的目的（图 16－2）。

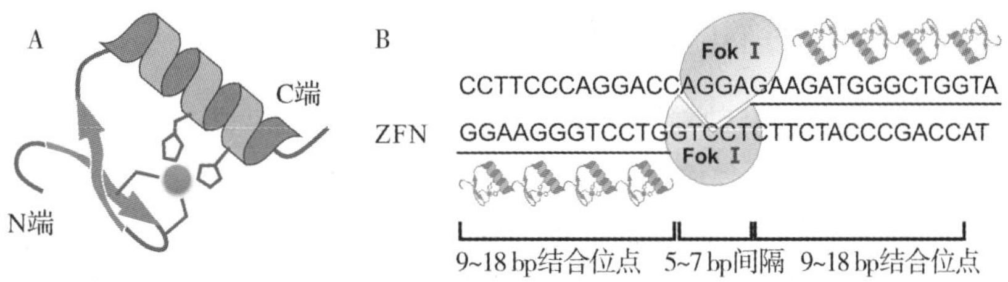

图 16－2 锌指结构和锌指核酸酶作用示意图

A：Cys2－His2 锌指结构；B：锌指核酸酶（ZFN）作用示意图

（二）锌指核酸酶的应用

1. 锌指核酸酶的设计 锌指核酸酶识别 DNA 序列的特异性由一系列锌指基序串联组成的 DNA 结合结构域决定。因此设计锌指核酸酶主要就是设计如何将多个 Cys2－His2 锌指基序串联，并且通过改变 α 螺旋中特定位点的氨基酸残基，使得每个锌指基序能够识别和结合靶 DNA 序列连续的特定碱基三联体。

对于全基因组来说，为了确保对靶DNA序列的特异性识别，必须将8～10个锌指基序串联形成锌指核酸酶。目前应用最广泛的锌指结构域是Cys2－His2锌指基序，为设计序列特异性的锌指核酸酶提供了最好的骨架。人工设计的锌指基序采用通用的氨基酸序列作为模板；在一个锌指基序中有7个氨基酸残基用于识别碱基三联体，改变这些位置的氨基酸残基即可识别不同的三联体碱基。

2.采用锌指核酸酶进行基因组编辑 采用锌指核酸酶在培养的细胞中对基因组DNA进行基因组编辑时，首先需要针对目的基因DNA靶位点设计锌指核酸酶，构建表达锌指核酸酶的质粒载体；将锌指核酸酶表达质粒转入宿主细胞后，即可采用设计好的检测方案，采用PCR、测序等方法筛选和鉴定阳性细胞克隆；进而进行脱靶检测，转录产物、蛋白产物鉴定，以及目标性状的分析；需要进行生殖系的基因突变时，可以将筛选的阳性细胞采用体细胞核移植的方法获得基因组编辑动物。

锌指核酸酶技术能够对靶基因进行定点切割，继而通过断裂点末端修饰造成DNA序列随机改变，或者通过同源重组造成DNA序列的定向改变，因此是一种高效的新型基因打靶技术。锌指核酸酶技术已在黑长尾猴、大鼠、线虫、小鼠、中国仓鼠、非洲爪蟾卵细胞、斑马鱼、果蝇、海胆、家蚕、拟南芥、烟草、玉米、大豆等模式生物或经济物种的体细胞或生殖细胞中，以及体外培养的人类细胞系中，如T淋巴细胞、皮肤干细胞、诱导多能干细胞（induced pluripotent stem cell，iPSC）等细胞类型中成功实现了基因组基因的定点突变；在模式生物如果蝇、斑马鱼、大鼠等物种中还获得了可以稳定遗传的突变体，大大降低了在新的物种中开展基因打靶的难度。利用锌指核酸酶技术在人类体细胞进行的基因定向改变，也为修复单基因突变造成的遗传性疾病的治疗带来了希望。

二、转录激活因子样效应物核酸酶基因编辑技术

虽然锌指核酸酶能够有效地进行细胞的基因组编辑，但锌指核酸酶对DNA序列的识别还是没有达到令人满意的程度。2009年，科学家在植物病原菌黄单胞菌（*Xanthomonas*）中发现了一种天然蛋白，称为转录激活因子样效应物（transcription activator－like effector，TALE），也称为TAL效应物。TAL效应物在黄单胞菌感染植物时分泌，可以通过其中心区的34个氨基酸残基的重复序列特异性识别并结合到宿主基因的启动子上，激活宿主基因的表达，从而帮助细菌进行感染。

TAL效应物分子的DNA结合域的氨基酸序列与其识别的靶DNA分子的核酸序列有着相对恒定的对应关系。这种恒定的对应关系使得人们可以针对特定的DNA序列，设计出特异性的DNA结合蛋白的氨基酸序列；与核酸内切酶融合后，即可构建出TALE核酸酶（TALE nuclease，TALEN）。TALEN针对基因组DNA靶位点，由人工设计的TALE负责识别和结合DNA序列，由核酸酶负责对目标DNA序列进行切割，再由DNA损伤修

复机制在该位点进行 DNA 双链断裂修复，实现 DNA 编辑。

（一）TALE 蛋白结构和对靶序列的识别

TALE 蛋白的中部是其 DNA 结合结构域，用于特异性识别并结合特异 DNA 序列。这段氨基酸残基序列是一段很长的重复序列，由数目不同、长度为 33 ~ 35 个氨基酸残基的重复单位串联而成，其后的 C 端是一个含有 20 个氨基酸残基的半重复单位。这些重复单位的氨基酸残基组成相当保守，除了第 12 和 13 位氨基酸可变外，其他位置的氨基酸残基相对固定，这两个氨基酸残基称为重复可变双氨基酸残基（repeat variable diresidues，RVD）。

包含不同的 RVD 的 TALE 蛋白重复单位能够相对特异地分别识别 A、T、C、G 碱基中的一种或多种。在自然界中，与这 4 种碱基较高频率相对应的 4 种 RVD 分别是 NI、NG、HD 和 NN（表 16 - 1）。借助这种对应关系，针对需要编辑的靶位点 DNA 序列设计出 TALE，与 Fok Ⅰ 连接即成 TALEN。

表 16 - 1　TALE 蛋白氨基酸残基序列与识别的 DNA 碱基

重复可变的双氨基酸残基对（RVD）	特异识别碱基
组氨酸 - 天冬氨酸（His - Asp，HD）	C
天冬酰胺 - 异亮氨酸（Asn - Ile，NI）	A
天冬酰胺 - 天冬酰胺（Asn - Asn，NN）	G 或 A
天冬酰胺 - 甘氨酸（Asn - Gly，NG）	T
天冬酰胺 - 组氨酸（Asn - His，NH）	G

与锌指核酸酶相比，TALEN 是由 TALE 代替了锌指核酸酶的锌指 DNA 结合结构域，再与 Fok Ⅰ 核酸内切酶结构域融合形成的位点特异性核酸酶。TALEN 通过 TALE 识别特异的 DNA 序列，而使 Fok Ⅰ 二聚化激活核酸内切酶活性，在特异的靶 DNA 序列上产生双链断裂以实现精确的基因组编辑。

进行基因编辑时，将特异性识别靶 DNA 序列的 TALE 与核酸内切酶 Fok Ⅰ 基因融合，构建成 TALEN 融合蛋白表达载体。TALEN 表达载体转染细胞后，表达的两个 TALEN 融合蛋白即可特异性识别并结合靶 DNA，并使两个 Fok Ⅰ 核酸内切酶形成二聚体并激活，在两个靶位点之间剪切目标 DNA 形成双链 DNA 断裂，激活 DNA 损伤修复机制。细胞若通过非同源末端连接（NHEJ）方式修复 DNA，则可能删除或插入一定数目的碱基，使得目的基因失活或敲除；若存在同源修复模板，细胞则可通过同源重组（HR）方式修复 DNA，并按照修复模板对目标 DNA 进行点突变、碱基替换、插入特定序列标记等修饰（图 16 - 3）。

TALEN 的发明使基因组编辑的效率和可操作性得到了提高，对于目的片段的切割效率达到了近40%。目前,TALEN 也在不同物种的细胞的基因组编辑中被广泛应用。

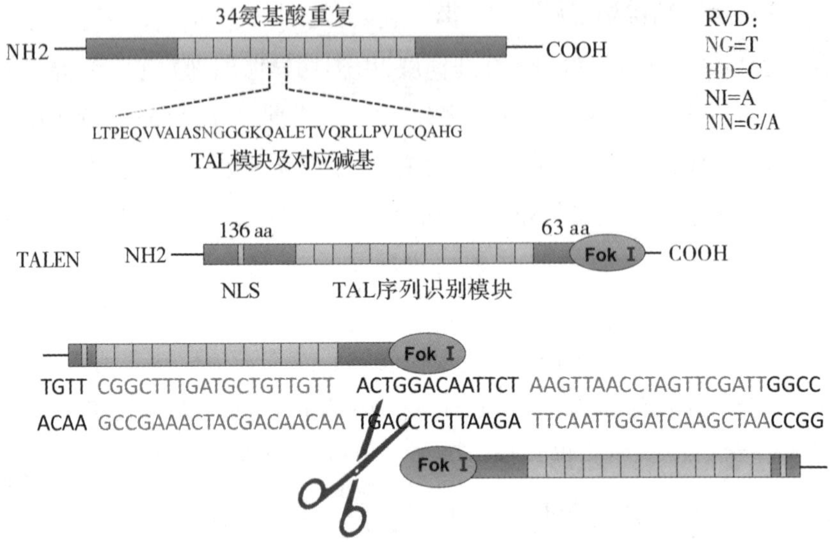

图 16-3 TALEN 作用示意图

(二)TALEN 的应用

1. TALEN 的构建 为了提高 TALEN 的编辑效率,在构建 TALEN 时,左、右臂的长度一般为 12~19 bp;左、右臂之间的间隔约为 12~21 bp,间隔序列的 GC 含量要低。一些实验室相继开发了 TALEN 靶位点设计软件,在设计 TALEN 时可以参考使用。

2. 利用 TALEN 在培养细胞中进行基因组编辑 TALEN 作为细胞基因组编辑的工具,在多个动、植物体系和体外培养细胞中得到验证。在培养的细胞中进行基因编辑或编辑动物基因组的基本流程与锌指核酸酶相似。首先都需要针对目的基因 DNA 靶位点设计 TALEN 并构建其表达载体;然后按常规转染方法将 TALEN 表达载体转染入宿主细胞;按照事先设计的方法进行 PCR 或测序筛选和鉴定阳性细胞克隆,并在 mRNA 水平和蛋白水平验证对目标基因的敲除;如果需要构建基因敲除动物,则采用获得的敲除阳性细胞进行体细胞核移植,制备基因编辑动物,并对所获得的基因编辑动物的靶基因进行 DNA 水平鉴定;最后进行脱靶检测、转录产物和蛋白产物鉴定、目标性状分析。

与锌指核酸酶相比,TALEN 的核酸识别单元与 G、A、T、C 四种碱基有恒定的对应关系,能识别任意目标基因序列,不受上下游序列影响。所以 TALEN 的设计和构建更加方便、快捷,脱靶率更低,并可用于高通量表型筛选。TALEN 技术建立以来已经得到广泛应用。

第二节 Crispr/Cas9 基因组编辑技术

ZFN 和 TALEN 技术对于基因组编辑的发展做出了不可磨灭的贡献。这两种编辑工具均依靠蛋白质与 DNA 的相互作用在基因组上定位，然后由 Fok Ⅰ 核酸酶对基因组 DNA 双链进行剪切。其最大缺点就是当要锚定新的基因位置时，需要对锚定蛋白进行重新设计和合成，这就加大了基因组编辑的工作量和难度，使其较难适应高通量的基因组编辑工程。而近年出现的 Crispr/Cas9 系统对于基因组上基因的定位则是利用 RNA 与 DNA 间的相互作用，对于新基因位置的锚定只需要一小段新的 RNA 序列，相对于新合成蛋白，大大减少了工作量。另外，Crispr/Cas9 系统具有特异性高、合成简便、使用方便、毒性小、费用低等优点，因而成为一个革命性的强大基因组编辑工具，现已广泛应用于各类动植物个体或细胞基因组的遗传学改造。在此基础上拓展形成的其他相关技术，尤其是碱基编辑器技术，更是为未来人类遗传病的治愈提供了技术基础。

一、Crispr/Cas9 介导的基因组编辑

Crispr/Cas（clustered regularly interspaced palindromic repeats/CRISPR - associated proteins）系统，即"成簇的、规律间隔的短回文重复序列及 CRISPR 相关蛋白"系统，是存在于大多数细菌与古细菌中用来防御外源核酸（如病毒、质粒）入侵的一套特异性防御机制。

（一）原核 Crispr/Cas 系统的结构和功能

Crispr/Cas 系统是原核生物特有的一类适应性免疫系统。

1. 原核 Crispr/Cas9 系统的结构 Crispr/Cas 系统主要由 Crispr 序列和编码 Cas 蛋白的基因两大部分构成。Crispr 序列是原核生物基因组上一种存储外来核酸序列的记忆库，大约占细菌基因组的 1%，包含一系列重复序列 - 间隔序列单元（repeat - spacer units）和一个的前导序列（leader sequence），单元重复次数最高可达 250 次。重复序列长 21 ~ 48 bp，含有回文序列，其转录物可形成类似发夹结构的二级结构。在同一细菌中重复序列的碱基组成和长度相对保守，在不同的细菌之间则会有差异。间隔序列（spacer）长 26 ~ 72 bp，与重复序列间隔排列，每两个重复序列被一个间隔序列隔开；间隔序列由捕获的外源 DNA 组成，序列差异较大，包含着被捕获的外源基因组 DNA 中的高特异性保守序列，以确保在之后转录出的 RNA 可与外源基因组精确配对。当有同样序列的外源 DNA 入侵时，可被宿主识别，并进行剪切使之被破坏，达到保护自身的目的。在 Crispr 序列的上游有一个长约 20 ~ 534 bp 的前导序列，富含 AT，含有驱动 Crispr 重复序列和间隔序列转录的启动子。Crispr 序列不包含开放阅读框，因此只表达出非编码 RNA。

在 Crispr 位点附近，存在一系列编码 Crispr 相关蛋白（CRISPR - associated proteins，*Cas*）的基因。在整个 Crispr/Cas 系统中，Cas 蛋白在最初捕获外源基因片段和下一步剪切外源基因上发挥着重要作用。当 Crispr 被转录后，Cas 蛋白可将 Crispr RNA 加工成沉默 RNA，并通过此沉默 RNA 对外来的同源 DNA 起切割作用。

在不同细菌中，Crispr/Cas 系统大体可以被分为两类，第一类包含 Ⅰ、Ⅲ 和 Ⅳ 型，第二

类包含Ⅱ、Ⅴ和Ⅵ型。在第一类中,对于外源基因组的剪切需要包含多个 Cas 蛋白的复合物和引导 RNA;在第二类中,对于外源基因的剪切只需要一个单一的 Cas 蛋白,例如Ⅱ型中的 Cas9 蛋白和Ⅴ型中的 cpf1 蛋白。所以,Ⅱ型 Crispr/Cas9 系统相对简单,只需要单一的 Cas9 蛋白和两个非编码 RNA:crRNA(crispr - derived RNA)和 tracrRNA(trans - activating crRNA),即可介导外源 DNA 片段的降解。在这一系统中,一旦外源的 DNA 进入胞内,细菌的 RNaseⅢ即催化 crRNA 成熟;成熟的 crRNA 通过碱基配对与 tracrRNA 结合,形成双链 RNA;进而这一 crRNA/tracrRNA 二元复合体指导 Cas9 在 crRNA 引导序列依赖碱基互补识别的特定位点剪切目标 DNA。

2. 原核 Crispr/Cas 系统的作用和机制 在细菌抵抗外来基因的“适应性免疫”过程中,Crispr/Cas 系统的作用大体分为三个步骤:间隔序列的获取(adaptation)、crRNA 的合成与加工、外源入侵 DNA 的识别及干扰降解(interference)。

(1)间隔序列的获取 外源基因如噬菌体或者质粒 DNA 侵入到细菌体内后,其基因组中的一些保守区会作为原间隔序列(proto - spacer),被 Crispr/Cas 系统中的某些 Cas 蛋白识别和剪切。Cas 蛋白对于靶基因间隔序列的识别是基于位于间隔序列下游的 PAM(proto - spacer adjacent motif)基序。因此 PAM 序列在间隔序列获取和 Crispr 系统的体外设计中都起着重要作用。不同 Crispr/Cas 系统的 PAM 识别序列也不同。当 Cas 蛋白识别间隔序列后,会把此基因片段剪切下来,并插入到 Crispr 的前导序列和相邻的重复序列的中间,形成新的间隔序列。这样,再遇到同样的外源基因入侵时,方可针对其基因组进行剪切和破坏。

(2)Crispr - derived RNA(crRNA)的合成加工 当外源基因再次入侵时,在前导序列中的启动子的作用下,Crispr 序列开始被转录。这个转录是连续的,转录出的 RNA 产物是一条长链,包含了 Crispr 序列中所有的间隔序列和重复序列,称为 crRNA 前体(precursor transcript, pre - crRNA)。长链的 pre - crRNA 随之被细菌体内的管家基因表达的酶或某些 Cas 蛋白加工剪切,成为成熟的、含单一间隔序列的 crRNA。crRNA 部分来自间隔序列,因而含有目标基因组互补的序列;同时,crRNA 可以引导 Cas 蛋白去剪切目标基因组中的基因。

(3)外源入侵核酸的识别及干扰降解 成熟的单一间隔序列的 crRNA 与 Cas 蛋白和其他的 RNA 组分组成复合物,crRNA 可以与外源基因中的基因互补配对,并引导 Cas 蛋白或蛋白复合物对外源的目标基因组进行剪切。crRNA 和 Cas 相关蛋白质组成的复合物根据不同种类 Crispr 系统而不同。在最常用的Ⅱ型系统中,crRNA 与 tracrRNA 互补配对,再与 Cas9 蛋白形成复合物进行目标 DNA 的剪切。

(二)Crispr/Cas9 基因组编辑系统的原理

Crispr/Cas9 基因组编辑技术,简称 Crispr/Cas9 技术,是一种在细菌 Crispr/Cas 系统基础上构建的、由 RNA 指导 Cas9 核酸酶对基因组中的特定基因进行靶向 DNA 修饰的技术。该技术的核心是利用序列特异性的 RNA 将 Cas9 核酸酶带到基因组上的具体靶点,通过对 DNA 分子进行双链切割,激活细胞的 DNA 修复应答,从而对特定基因位点进行突变。因此,除了 DNA 的靶向切割外,后续的 DNA 突变步骤与 ZFN 及 TALEN 技术有相同的机制。

1. Crispr/Cas9 **技术原理** 目前,人工设计的 Crispr/Cas9 系统已经比较简单和高效,只由一条单链向导 RNA(single - guided RNA,sgRNA)和 Cas9 蛋白构成。sgRNA 是在Ⅱ型 Crispr 系统上,通过基因工程手段对 crRNA 和 tracrRNA 进行改造,将其连接在一起得到的一条融合的 crRNA 和 tracrRNA 单链嵌合 RNA,具有与野生型 RNA 类似的活力但更加简便。Cas9 蛋白来自产脓链球菌(*Streptococcus pyogenes*)的Ⅱ型 Crispr 系统,是一种能够降解 DNA 分子的核酸酶(nuclease)。Cas9 含有两个酶切活性位点,其中的 HNH 核酸酶结构域剪切互补链,而 RuvCI 结构域剪切非互补链。

在这一系统中,sgRNA 中的 crRNA 向导序列(20 个核苷酸)特异性识别并结合目标基因的靶序列,同时 crRNA 通过碱基配对与 tracrRNA 结合形成双链 RNA,此 tracrRNA/crRNA 二元复合体中的 crRNA 向导序列可引导 Cas9 蛋白到达靶序列。在 sgRNA 识别目标基因序列后必须要有一段 PAM 序列辅助 sgRNA 中向导序列的靶向定位。PAM 序列一般为 NGG,可将间隔序列定位于入侵的靶基因组。Cas9 蛋白最终在靶序列位点剪切双链 DNA 产生双链断裂。此后,如果采用 NHEJ 修复则可造成基因敲除;而采用 HR 修复则既可造成基因敲除、也可造成基因敲入(图 16 -4)。

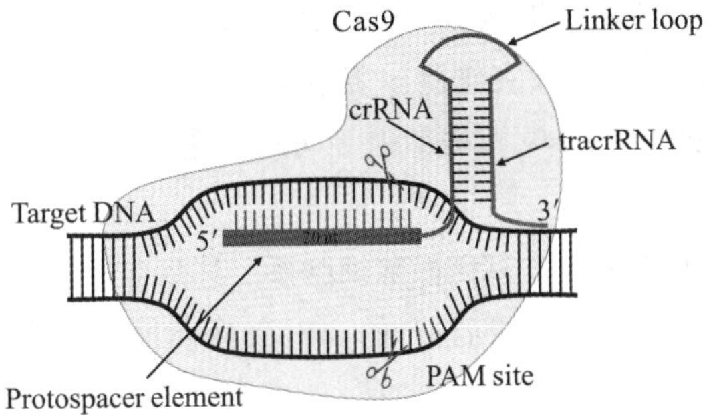

图 16 -4 Crispr/Cas9 的作用示意图

2. Crispr/Cas9 **技术特点** 相较于 ZFN 和 TALEN 技术,Crispr/Cas9 系统本身是一个天然存在于原核生物的基因干扰系统,用于细菌对外来入侵的基因组进行“免疫”。在经过人工开发后,这一系统介导的基因组编辑由 crRNA 指导,其对靶序列的识别依赖于 RNA 与 DNA 的碱基配对,相比于 ZFN 和 TALEN 系统中蛋白质对 DNA 序列的识别要更加精确,只要有一个碱基不配对,就不会实现 Cas9 对 DNA 的切割。这样就降低了系统脱靶切割、造成细胞毒性的概率。此外,目前的 Crispr/Cas9 系统只需要设计与靶序列互补的 sgRNA 即可,其他组分都已经模块化,相对于 ZFN 和 TALEN 更为简单和廉价,也提高了基因操作的效率。

作为最新一代基因编辑技术,Crispr/Cas9 技术没有物种、细胞、基因序列的限制。适合于 sgRNA 识别的目标基因靶序列在基因组上广泛存在,理论上基因组中每 8 个碱基即可能存在一个 PAM 序列(NGG),也就能找到一个可用 Crispr/Cas9 进行编辑的位点,而 TALEN 和 ZFN 系统则在数百甚至上千个碱基中才能找到一个可编辑的位点,而且 Cas9 的活性明显高于人工构建的 ZFN 和 TALEN 的核酸酶活性。sgRNA 的设计过程简单易行,专业网站的在线软件可辅助设计,避免了 ZFN 和 TALEN 方法中制备有活性的人工合成核酸酶所需要的烦琐步骤。将 Cas9、sgRNA 和报告基因构建于一个质粒,不但可做到一个质粒就可修饰一个基因,而且方便使用荧光显微镜或药物筛选报告基因,加速获得基因突变的细胞系。

Crispr/Cas9 系统在真核基因组编辑中也存在着一些不足。Cas9 蛋白对于目标序列的切割不仅仅依靠 crRNA 序列的匹配,在目标序列(相当于前间隔序列)附近还必须存在 PAM 基序,若目标序列周围不存在 PAM 或者无法严格配对,Cas9 蛋白就不能行使核酸酶的功能,这使得 Crispr/Cas9 并不能对任意序列进行切割。此外,Crispr/Cas9 系统所靶向的序列仅需十多个碱基对的精确配对,这可能降低 Crispr/Cas9 系统切割的特异性。这些缺点需要在实际应用中不断进行系统优化,逐渐加以解决。

(三) Crispr/Cas9 技术的应用

利用 Crispr/Cas9 技术可在细胞水平进行基因敲除、基因敲入以及其他人工设计的基因序列改变。这一过程仅涉及在细胞中表达 sgRNA 和 Cas9,便能够对目的基因进行操作。目前,已有将 sgRNA、Cas9、报告基因等同时构建于一个质粒的表达载体系统,使得操作更加简便高效。

1. 利用 Crispr/Cas9 技术建立基因敲除细胞系 其基本过程是首先利用在线软件选择靶位点和待敲除位点的序列,根据设计的 sgRNA 靶点序列合成一对序列互补的 DNA 片段,插入表达质粒构建表达 sgRNA 的载体,然后用表达 sgRNA 和 Cas9 的质粒转染细胞。表达的 sgRNA 引导 Cas9 蛋白在靶位点剪切双链 DNA,细胞启动 NHEJ 介导的 DNA 损伤修复,即可完成 Cas9 介导的基因敲除。下面简要介绍利用 Crispr/Cas9 技术建立基因敲除细胞系的实验流程。

(1)设计 sgRNA 靶点序列与合成 在数据库(NCBI 或 ENSEMBLE)中利用在线软件查找靶基因的基因序列,分析序列特征和相应的基因组结构,明确编码区的外显子、内含子结构和其他 DNA 结构元件。按照靶基因本身的性质,选择候选的待敲除位点,最终确定敲除位点。一般可选择 PAM 序列(NGG)-5′端的一段 20 nt 长的碱基序列作为原间隔序列、即作为待敲除的靶位点,并确认该原间隔序列在全基因组中是唯一的(没有重复)。对于蛋白编码基因,可将基因敲除位点设计在具有编码重要功能结构域的外显子;

若不确定基因产物性质，可将待敲除位点设计在包含起始密码子（ATG）的外显子上；如果是 microRNA，则可将待敲除位点设计在编码成熟 microRNA 的外显子或在编码成熟 microRNA 的外显子的 5′和 3′侧翼序列。确定待敲除位点后，选择 23～250 bp 的外显子序列输入到在线免费设计 sgRNA 的软件（如 http://crispr. mit. edu/；http://www. e－crisp. org/E－CRISP/；http://crispr－era. stanford. edu/等）的 Input 框中，进行设计运算。软件会自动输出 sgRNA 序列。根据设计的 sgRNA 靶点序列，NNNNNNNNNNNNNNNNNNNN NGG 合成一对序列互补的 DNA 片段。

（2）*构建可表达 sgRNA 的表达载体*　选择合适的可表达 sgRNA、Cas9 的质粒（有多种商业化产品可供选择），将合成的 DNA 单链片段以逐步降温的方法退火成双链，然后与预先酶切处理的质粒载体进行连接，转化感受态的大肠杆菌，再进行涂板，抗生素筛选培养，挑取单克隆并扩大培养，对阳性克隆进行鉴定并测序。

（3）*sgRNA 活性检测*　虽然目前的 Crispr/Cas9 系统已经大为简化，但一个周期的基因敲除/敲入实验仍然相对漫长。所以在进入下一阶段实验前，应该对 sgRNA 的活性进行检测。有多个方法可用于 sgRNA 的活性检测。一般可以选购商品化的 pSG－target 克隆试剂盒，自行构建报告载体后用于检测 sgRNA 的活性及敲除效率。商品化产品一般包括阳性及阴性对照 sgRNA 及其 SSA report target 质粒。其检测原理是，将一个终止密码子插入萤光素酶（或 GFP）基因的编码区中央，萤光素酶（或 GFP）基因就会失去活性。为检测 Cas9/sgRNA 的剪切活性，将一个 Cas9/sgRNA 的靶点位置序列插在终止子后。在 Cas9/sgRNA 的作用下，在靶点位置产生 DNA 双链断裂，细胞通过同源重组方式修复 DNA，形成一个有活性的萤光素酶（或 GFP）基因。通过与对照组对比检测萤光素酶（或 GFP）活性就可反映 Cas9/sgRNA 剪切的活性水平。

此外，按照 Crispr/Cas9 的作用原理，靶序列经 Cas9/sgRNA 切割后，如果缺乏修复模板，将主要以非同源重组的方式进行修复，并在断裂点或多或少会插入或删除一些碱基。因此，如果将切割前、后的靶序列经 PCR 扩增后，进行变性、退火，将形成错配双链。进而用错配酶（常用的是 CEL1 或 T7E1 酶）处理，错配酶将识别错配的杂合双链并剪切之。酶切产物进行电泳，比较切割条带与未切割条带的比例，即可反映出 Cas9/sgRNA 的活性。

如果 Cas9/sgRNA 靶点位置中间序列存在某种限制性内切酶的酶切位点，也可直接用该限制性内切酶判断切割效率。即通过 Cas9/sgRNA 作用发生了突变，该酶切位点将可能被破坏，从而不能被内切酶酶切。可采用电泳的方法估计突变效率，以突变效率的高低来衡量 sgRNA 的活性。

（4）*利用 sgRNA/Cas9 质粒建立基因敲除细胞系*　可以利用脂质体、电穿孔转染等方法将 sgRNA 表达质粒和 Cas9 表达质粒共同转染入细胞，或将 sgRNA－Cas9－报告基因的单一表达质粒转染入细胞。通过荧光报告基因（如 GFP）的表达判断转染效率，进而采用有限稀释法获得转染阳性的克隆。在荧光显微镜下观测细胞克隆生长情况,选择表达 GFP 的克隆,适时进行胰酶消化后,提取部分细胞的基因组 DNA,进行 PCR 扩增、测序。根据测序结果确定基因是否突变以及突变基因的类型。将携带有双突变等位基因的阳性克隆扩增、保存,进行进一步的表型分析。

2. 利用 Crispr/Cas9 技术建立基因敲入细胞系 Crispr/Cas9 基因敲入技术与上述基因敲除细胞系的建立类似,但是在利用 Crispr/Cas9 切割双链 DNA 后,需要提供一段同源的 DNA 修复模板,使得细胞优先启动 HR 修复途径,以同源 DNA 为模板定点修复被切断基因。所提供的同源 DNA 模板可以是野生型同源基因,也可以是经过特定的序列修饰的等位基因。无论何种情况,修复后的 DNA 序列将与提供的同源修复模板完全相同。因此,Crispr/Cas9 基因敲入的实验主要流程也与上述基因敲除实验类似,包括设计 Cas9/sgRNA 及修复用的同源 DNA 模版;构建 sgRNA 和 Cas9 表达质粒,以及修复用同源 DNA 模板质粒;将 sgRNA - Cas9、同源 DNA 模版共同转染靶细胞;利用转染筛选标志如 GFP 筛选转染阳性的克隆;扩增细胞克隆后,用 PCR、测序检测基因组 DNA 的改变。实验步骤简述如下:

(1)设计 sgRNA 及修复用同源 DNA 模版 针对靶基因利用在线软件设计 sgRNA,原则与上述基因敲除实验相同。DNA 修复模板设计要求在 Crispr/Cas9 切开位点两侧各有约 600 bp 的同源臂。

(2)构建 sgRNA 表达质粒及修复 DNA 模板质粒 将选定的 sgRNA 设计与 CMV 启动子驱动的 Cas9 基因一起克隆到商品化的质粒载体中,获得 Cas9 和 sgRNA 的表达载体。将 DNA 修复模板插入商品化载体。对 sgRNA 的切割效率进行检测。

(3)将上述两个质粒共转靶细胞 用适当的转染方法将上述两种质粒转染至靶细胞。筛选转染阳性的细胞,进而进行克隆化培养、保存。

(4)基因敲入的检测 取各个细胞克隆的部分细胞,提取基因组 DNA,用 PCR、测序等方法检测是否发生基因敲入。

3. 利用 Crispr/Cas9 技术编辑动物的基因组 传统的基因敲除动物是基于细胞内的同源重组和胚胎干细胞的发育全能性。其主要缺点是培养的细胞中,在转染的载体 DNA(带有同源重组臂序列)和染色体 DNA 之间发生同源重组的效率通常极低,只有约 1% ~5%。此外,胚胎干细胞培养的条件苛刻,代价高昂,而且只有少数模式动物的胚胎干细胞被建系。所以开展传统的基因敲除实验难度很大,且一般只能在小鼠中进行。

基于 Crispr/Cas9 技术制备基因敲除小鼠则简便得多。一方面,Crispr/Cas9 技术进行基因敲除或敲入的效率高,速度快,可实现多基因的同时修饰;另一方面,在基因修饰阶段可以采用胚胎干细胞,但不依赖于胚胎干细胞,并可在任意细胞中实现,再通过核移植植入激活的卵母细胞,即可获得动物,甚至可直接在受精卵中开展,因此不受胚胎干细胞来源的限制。采用这一方法建立基因修饰小鼠,一般最快 2 个月即可得到 F0 代阳性

小鼠,5 个月得到 F1 代杂合子小鼠。采用受精卵注射的基本流程如下:

(1)载体设计与构建 确定待敲除基因的靶位点,设计识别靶序列的 sgRNA,合成一对序列互补的 DNA 片段。在商品化体外转录载体上构建可表达 sgRNA 和 Cas9 的质粒,并对 sgRNA 进行活性检测。另外构建用于同源重组的基因打靶载体。

(2)体外转录 sgRNA 和 Cas9 的 mRNA 根据选用的体外转录载体,使用特定引物,以上述质粒为模板,以高保真酶分别对 Cas9 和 sgRNA 基因进行 PCR 扩增。纯化扩增产物用作体外转录模板。用体外转录系统合成 Cas9 的 mRNA 和 sgRNA。注意 Cas9 的 mRNA 需要进行 5′端加帽和 3′端加尾修饰以确保其翻译活性。

(3)小鼠受精卵原核注射 按常规技术进行受精卵的原核注射,注射内容包括体外转录的 sgRNA 和 Cas9 的 mRNA,以及基因打靶载体 DNA。注射后的受精卵按常规技术进行培养观察和子宫内移植。

(4)小鼠的鉴定 待小鼠出生后,利用 PCR 对 F0 代小鼠进行基因型鉴定。选取带有预期突变的小鼠用作传代和进一步实验。

这种基于 Crispr/Cas9 的技术也可用于在胚胎干细胞中进行条件性基因敲除。其实验步骤类似,不再赘述。

4. **Crispr/Cas9 技术在疾病治疗中的应用** Crispr/Cas9 靶向基因改造(敲除、敲入)技术是最新发展起来的一种强有力的基因组编辑工具,现已广泛应用于各种实验动物如大鼠、小鼠、斑马鱼、线虫、酵母、拟南芥、果蝇,经济动植物如家蚕、烟草、高粱、水稻和小麦等的基因改造,以及在各种细胞系中进行基因组的遗传学改造。可以想象的是,这种技术也可应用于人体,进行人类遗传病的治疗。需要特别强调的是,目前 Crispr/Cas9 技术并未完善,在细胞和动物体内采用 Crispr/Cas9 技术,以及其他基因组编辑技术如 ZFN 和 TALEN,都不能排除不可预知的后果。所有涉及人体的基因组编辑治疗研究和应用,都必须遵守严格的医学伦理学规范和法律,不得随意开展。目前已经开展实验研究的主要是一些有严重临床表现的人类单基因遗传病。

例如,杜氏肌营养不良(Duchenne muscular dystrophy,DMD)是一种 X 染色体隐性遗传疾病,因此主要发生于男孩,发病率是 1/5 000。其病因是抗肌营养不良蛋白(dystrophin)的基因缺陷。抗肌营养不良蛋白是维持肌肉纤维强度的必需分子,其缺陷造成骨骼肌和心肌退化。绝大多数患者会逐渐失去行走能力,到 10 岁就要靠轮椅生活,然后失去呼吸功能,依靠呼吸机生存,大约在 25 岁左右死亡。2015 年,三个研究小组在 *Science* 同时发表论文,报道了使用 Crispr/Cas9 技术从 DMD 模型小鼠基因组成功纠正缺陷的 DMD 基因,使患有这种有遗传病的成年小鼠表达出必需的肌肉蛋白。

β 地中海贫血由珠蛋白基因突变引起,会造成严重的血红蛋白缺乏。全球每 10 万人中就有 1 人受到这种疾病的影响,目前还没有能够治愈 β 地中海贫血的方法。2014 年,有研究报道将 β 地中海贫血患者的皮肤成纤维细胞转变为 iPS 细胞,再用 Crispr/

Cas9 编辑技术修复 iPS 细胞基因组中突变的珠蛋白基因。之后,把经过基因修复的 iPS 细胞诱导分化为红细胞,发现这些红细胞的珠蛋白表达恢复正常。这可能成为未来临床治疗 β 地中海贫血的根本性手段。

二、Crispr/Cas9 系统的拓展

在经典的 Crispr/Cas9 系统中,Cas9 酶切割 DNA 靶位点的确定依赖于 Crispr RNA (crRNA)通过碱基配对与 tracrRNA 形成的嵌合 RNA(tracrRNA/crRNA)。后者借助 crRNA 的另一部分序列与靶 DNA 位点进行碱基配对,进而引导 Cas9 结合到该靶 DNA 位点上并进行切割。在实际应用时,人们已经将 tracrRNA 和 crRNA 这两种向导 RNA (gRNA)融合在一起形成单向导 RNA(single guide RNA, sgRNA),可以引导酶 Cas9 结合到靶 DNA 序列上并进行切割。此外,Crispr/Cas9 的基因组编辑能力只能发生在前间隔序列邻近基序(PAM)的附近。只有 DNA 靶位点附近存在 PAM 序列时,才能激活 Cas9 酶并进行准确切割。

这一系统的重大拓展一是将 sgRNA 与模块化的招募 RNA 结合蛋白的 RNA 结构域融合在一起,从而将 sgRNA 转化为支架 RNA(scaffold RNA, scRNA),使之可以更广泛地将任何蛋白招募到特定的 DNA 序列附近。另一个重要拓展是对 Cas9 核酸酶进行的改造。Cas9 核酸酶含有两个具有切割活性的结构域:HNH 结构域和 RuvC 结构域。前者切割与 crRNA 互补的 DNA 链,而 RuvC 结构域切割非互补链。RuvC 结构域可再分为三个亚结构域:RuvC Ⅰ 接近 Cas9 的氨基端、RuvC Ⅱ 和 RuvC Ⅲ 位于 HNH 结构域的两侧。突变 RuvC Ⅰ 结构域的两个关键氨基酸残基中的一个(D10A 或 H840A),得到仅能切割与 crRNA 互补的 DNA 链、而不能切割非互补 DNA 链的 Cas9 切口酶(Cas9 nickase, nCas9);同时突变 Cas9 中的这两个位点则可得到仅对 DNA 有结合活性但没有切割活性的 dCas9(nuclease - dead Cas9)。这些拓展使得 Crispr/Cas9 系统由单纯的靶向 DNA 切割转向 DNA 序列特异性的靶向蛋白质招募以及新的酶活性的引入。

比如,dCas9 很快被用于特异性地调控基因表达。一方面,将 dCas9 与转录因子或招募转录因子的接头蛋白融合,由 sgRNA 靶向到靶基因的基因转录起始位点(transcription start sites, TSS)附近,即可起到调控基因转录的作用。例如有人将 dCas9 与转录抑制因子 KRAB(Krüppel - associated box)融合,可特异性地抑制基因表达(Crispr interference, CRISPRi),干扰效率远高于 RNAi。另一方面,如果将 dCas9 与转录激活因子融合,并有特定的 sgRNA 靶向到启动子,则 dCas9 可以将转录激活因子招募到 TSS 位点,促进基因转录激活(Crispr activation, CRISPRa)。

在上述基础上,Crispr/Cas9 系统还可被用于构建文库,进行全基因组筛选。其基本原理是构建靶向全基因组序列的 sgRNA 文库,同时引入有剪切活性的 Cas9,则获得靶向全基因组的基因敲除文库(genome - scale CRISPR - Cas9 knockout, GeCKO);引入基于

dCas9 的转录激活因子则获得靶向全基因组的基因激活文库。采用慢病毒包装后，以低 MOI(multiplicity of infection，常为 0.3)感染细胞，筛选出病毒感染阳性的细胞，即可进行表型筛选。获得表型阳性的细胞进行基因组测序，可以获得影响该表型的基因信息。

三、基于 Crispr/Cas9 的碱基编辑器

如上所述，Crispr/Cas9 基因组编辑技术是通过在靶基因上定点产生 DNA 双链断裂，诱发细胞内的同源重组和非同源末端连接修复途径，从而实现对靶基因 DNA 的碱基删除、插入、替换等修饰。显然，这一基因编辑技术与序列特异性核酸酶介导的基因编辑一样，很难实现高效稳定的单碱基突变。然而，人类大约 2/3 的遗传病是单核苷酸变异引起的。因此开发一种精准、高效地在基因组 DNA 上实现单碱基替换的技术十分必要。近年来，在拓展的 Crispr/Cas9 平台上，已经开发了一系列的碱基编辑器(base editor)，用于实现基因组 DNA 上定向的单碱基突变。这些碱基编辑器不依赖 DNA 双链断裂，而是利用 Crispr/Cas9 平台将特定的碱基修饰酶定向引导至基因组 DNA 靶点附近，实现碱基的定位、定向改变，因此在原理上与基因组编辑技术有很大不同(图 16－5)。

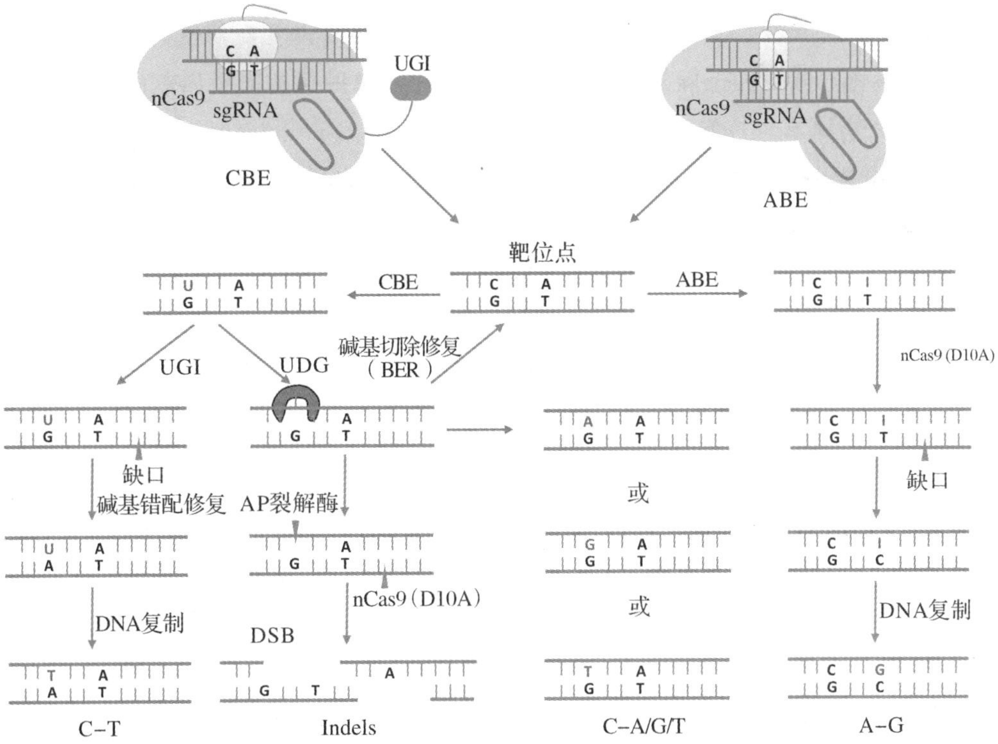

图 16－5 碱基编辑器的工作原理

(一)胞嘧啶碱基编辑器(CBE)

CBE 的核心元件是无催化活性的 Cas 蛋白(deactivated Cas9，dCas9)或只切割一条

链的 Cas9 蛋白(nickase Cas9,nCas9)与可作用于单链 DNA 的胞嘧啶脱氨酶,即由无完全切割活性的 Cas9 蛋白与胞嘧啶脱氨酶组成的融合蛋白。这样,靶向特定基因的 sgRNA 可将融合蛋白引导到靶基因 DNA,使得胞嘧啶脱氨酶结合到由 Cas9 蛋白、sgRNA 及靶基因组 DNA 形成的 R - loop 区中的单链 DNA 上,并将该单链 DNA 上一定范围内的胞嘧啶(C)脱氨变成尿嘧啶(U),进而通过 DNA 复制或修复再将 U 转变为胸腺嘧啶(T),从而实现 C - G 碱基对被 T - A 碱基对替换。

胞嘧啶碱基编辑器的发展经历了几个阶段的不断完善。第一代胞嘧啶碱基编辑器(BE1,rAPOBEC1 - XTEN - dCas9)由大鼠胞嘧啶脱氨酶(rAPOBEC1)基因和无切割活性的 dCas9 基因由 16 碱基长的 XTEN 接头(XTEN linker)链接构建而成。其可在体外实现相对有效的碱基编辑,但在哺乳动物细胞内的编辑效率很低,原因是细胞内存在的尿嘧啶 DNA 糖基化酶(UDG)可识别 U - G 错配,切割尿嘧啶和磷酸骨架之间的糖苷键,进而通过碱基切除修复途径(BER)将 U 逆转为 C。为解决这一问题发展了第二代胞嘧啶碱基编辑器(BE2),在融合蛋白中引入了噬菌体的尿嘧啶 DNA 糖基化酶抑制物(UGI),即 rAPOBEC1 - XTEN - dCas9 - UGI,可抑制 UDG 的作用,提高了编辑效率。第三代胞嘧啶碱基编辑器(BE3,rAPOBEC1 - XTEN - nCas9 - UGI)将 BE2 的 dCas9 更换为 nCas9(D10A),其可特异性地在非编辑链上产生缺口,刺激细胞碱基错配修复(MMR),以含有 U 的编辑链作为模板进行修复,从而增加编辑效率。第四代胞嘧啶碱基编辑器(BE4,rAPOBEC1 - XTEN - nCas9 - 2UGI)则是在 BE3 的基础上融合了第二个拷贝的 UGI,以增强对 UDG 的抑制作用,同时使得碱基编辑更加精准。此外,还可在剪辑编辑器上插入核定位信号,以及进行融合蛋白的密码子优化等,提高细胞内碱基编辑的效率。

其他的胞嘧啶脱氨酶也被用于开发胞嘧啶碱基编辑器。例如,将来自海鳗(sea lamprey)的活化诱导胞苷脱氨酶(activation - induced cytidine deaminase,AID)与 nCas9 融合可构建出 nCas9 - AID 碱基编辑器。CDA1 和 APOBEC3G 也已经被尝试使用,但在编辑中表现出各自的碱基偏好。

(二)腺嘌呤碱基编辑器(ABE)

与 CBE 相似,ABE 的核心组成元件是 nCas9 与腺嘌呤脱氨酶组成的融合蛋白。当融合蛋白在 sgRNA 的引导下被靶向到特定的基因组 DNA 时,腺嘌呤脱氨酶可结合到单链 DNA 上,将一定范围内的腺嘌呤(A)脱氨变成次黄嘌呤(I),I 在 DNA 水平会被当做鸟嘌呤(G)进行复制,从而实现 A - T 碱基对至 G - C 碱基对的直接替换。然而,目前已知的腺嘌呤脱氨酶不能以 DNA 为底物对 A 碱基进行脱氨反应。为此,Liu 实验室将大肠杆菌的腺嘌呤脱氨酶 TadA 进行了随机突变,并构建了 TadA 与 dCas9 融合的随机突变库,通过 ABE 恢复氯霉素、卡那霉素、壮观霉素等抗性基因的功能,结合其他定向进化策略,获得能直接作用于单链 DNA 的腺嘌呤脱氨酶。再将 nCas9 与野生型腺嘌呤脱氨酶 ecTadA 和经过定向进化的腺嘌呤脱氨酶 ecTadA * 二聚体融合,从而建立了能在人类细胞中进行A碱基编辑的ABE(ABE7.10,ecTadA - ecTadA * - nCas9)。在哺乳动物及植物细胞中,ABE7.10可以高精度实现A碱基的替换。

(三)先导编辑器(prime editor)

CBE和ABE组合使用可以有效地进行4种碱基转换,即C→T, G→A, A→G, T→C。为了实现更全面的碱基转换,人们又开发出先导编辑器(prime editor,PE),其不仅可有效实现所有12种碱基转换,包括CBE和ABE不能实现的8种碱基转换(C→A, C→G, G→C, G→T, A→C, A→T, T→A, T→G),还能进行多碱基的精准插入(最多可插入44bp)和删除(最多删除80bp)。

PE仍然是以Crispr/Cas9系统为基础,但对sgRNA和Cas9都进行了改造。对于sgRNA,在其3′末端增加一段RNA序列,获得的RNA被称作pegRNA;对于Cas9,则是构建nCas9(H840A)与逆转录酶融合的融合蛋白。pegRNA上新增加的RNA序列一部分作为引物结合位点(PBS),与断裂的靶DNA链3′末端互补以起始逆转录过程,另一部分序列则作为逆转录模板,携带了目标点突变或插入缺失突变以实现精准的基因编辑。因此,PE的工作原理是:在pegRNA的引导下,nCas9切断含PAM的靶DNA链;断裂的靶DNA链与pegRNA的3′末端的PBS序列互补结合;逆转录酶沿逆转录模板序列进行逆转录反应;反应结束后DNA链的切口处会形成处在动态平衡中的5′flap和3′flap结构,其中3′flap结构的DNA链携带有目标突变,而5′flap结构的DNA链则无任何突变。细胞内5′flap结构易被结构特异性内切酶识别并切除,之后经DNA连接和修复便实现了精准的基因编辑。这一系统经进一步优化,其碱基突变和插入、删除的效率可不断得到提升。

第三节 合成基因组学技术

上述基因组编辑技术都是对细胞或动物的基因组进行有目的的修改,即“编辑”。合成基因组学的发展却从另一个方向探索对基因组的修改,即基因组的从头合成,也可以看作是基因组的“编写”。合成生物学是21世纪初开始迅速发展的新学科,其学术目标在于将传统的分子生物学“解析”出来的生命分子“零件”再“组装”起来,形成具有生命特征的人工系统。合成生物学的两个重要研究方向一是利用已知功能的生物分子构建“生物回路”,另一个则是生物的全基因组合成。这种通过重新设计和构建自然存在的、序列已知的生命体的基因组,来认识基因组的功能和作用机制,并服务于人类健康的技术,称为合成基因组学技术。重新编写生命体的基因组可以回答生命科学的一系列重大问题,如一个生命体的整个基因组信息,是如何协调运作完成生命性状的遗传、发育和应对环境刺激的?支持一个生命体的最小基因组的信息是哪些?基因组是如何进化的?另外,合成基因组技术也为细胞治疗和动物基因治疗技术提供了巨大的可能性。

合成基因组学的生物化学基础是DNA的化学合成和克隆技术。相关技术已经在数十年前建立并成熟。1970年代报道了从脱氧核糖核酸化学合成的第一个基因——酵母丙氨酸tRNA基因。但这时的基因合成仅是按照基因序列合成的单个基因,并证实合成的基因具有其自身的生物学功能,如可以被转录。在合成生物学时代,DNA合成技术已不仅仅是合成出具有基因自身功能的DNA分子,而是要将这个基因放在生物系统的背景下,完成特定的生物学功能,如构建或修改代谢途径、组装细菌基因组乃至构建“原创”的原核生物。最近,更是发展到合成真核生物的染色体以及构建“原创的”真核生物。在这一发展历程中,DNA的化学合成不是技术难点,难点是化学合成的寡核苷酸片段如何组装成一个基因组。除了基因组的设计、化学合成、组装技术,合成基因组学也涉及基因组移植技术。这些研究方兴未艾。本节将简要介绍一些已经完成或开展的生物基因组的合成和组装技术及其主要的生物学意义。

一、合成生物学的基本概念

利用生物化学和分子生物学手段合成生物大分子,即蛋白质和核酸,已经有较长的历史。例如,二十世纪六十年代我国科学家在国际上首次利用化学原料成功合成具有生物活性的牛胰岛素,是生物化学划时代的突破。核酸合成的技术也在二十世纪五六十年代出现并逐渐成熟,进而走向自动化。目前合成包含数十碱基的寡核苷酸已经是常规技术。在生物合成方面,二十世纪七十年代,一系列对DNA分子进行定点切割、连接、修饰等操作的酶的发现,对DNA进行电泳、片段回收和序列分析等生物化学分析方法的建立,结合对细菌等微生物进行培养、转化等操作的方法,促成了重组DNA技术的应运而生。在充分认识细菌等微生物基因表达调控原理和调控元件的基础上,利用重组DNA技术来合成特定蛋白,逐渐成长成为实验室和工业界广泛应用的基因工程技术。之后,随着对蛋白质空间结构和结构-功能关系的认识的不断深入,在基因工程的基础上,人们可以通过改变基因序列而对天然蛋白的一级结构进行修改,以期获得具有非天然的特定结构和功能的蛋白质。这就是二十世纪八十年代兴起的蛋白质工程技术。在这样的背景下,二十世纪七十年代末,逐渐出现了“合成生物学”的提法,用于描述通过化学合成得到生物分子的学科方向。但这时“合成生物学”的概念仍然与基因工程、蛋白质工程十分接近。

2000年前后,“合成生物学”的概念发生了革命性的变化。一方面,科学家利用大肠杆菌的基因表达调控系统,成功构建了模拟“与”“非”门逻辑的基因调控线路或者遗传线路(genetic circuit);另一方面,随着基因测序技术的飞速发展,人们能够更加完整地了解生物体的完整基因组并加以人工合成和改造。至此,合成生物学从简单地合成生物大分子,过渡到了合成不同层次的生物体系,如生物调控的逻辑线路、完整的代谢通路或调控通路乃至创造整个生命体,从而逐渐成熟为一门独立的生命科学前沿学科。

目前,合成生物学一般定义为“以工程学理论为指导,设计和合成各种复杂生物功能模块、系统甚至人工生命体，并应用于特定化学物生产、生物材料制造、基因治疗、组织工程等的一门综合学科”。从这一定义可以看出，合成生物学是经典细胞与分子生物学、化学、物理学、工程学和计算机科学等学科的大融合。在研究的技术方法上，一方面是传统的生物化学与分子生物学实验方法，另一方面则是以物理学、工程学和计算机科学等为基础的设计、控制和系统科学方法。合成生物学强调“设计”和在天然生物系统的基础上的“再设计”，通过设计、模拟、实验测试来达到研究和工程创造的目的。所以合成生物学不仅仅是实验，利用已有的生物学知识和工程学原理，根据实际的需要进行设计和再设计，建立数学模型对人工设计进行模拟从而指导实验的进行才是合成生物学的方法。这一新兴学科，不仅能加深人们对复杂的、非线性生命体的了解，还为解决人类目前所面临的多种医学问题以及环境、能源问题等提供新的有力工具。

(一)合成生物学的研究内容

从合成生物学的定义可以得出合成生物学的研究内容主要是采用工程化方法和工程化开发平台，用生物分子及由生物分子构成的不同层次的生物组件，设计、创造出适应不同目的的生物装置和系统。

1. 生物模块的构建 合成生物学的研究重心是工程化开发具有截然不同于自然系统特性和功能的新生物系统，因此离不开各种标准化生物大分子的研制和开发。在合成生物学中，具有标准接口、相对独立的生物大分子、遗传线路、信号转导通路等功能单元，称为“生物模块(module)”。生物模块是不同层次上的功能单元，可大可小，可以是一个蛋白基序或结构域、一个核酸启动子或增强子，也可以是一个遗传线路或信号通路，甚至是一个单细胞。每个模块完成一个特定的子功能，所有的模块按工程学方法组装起来，即成为一个具有特定功能的系统。所以，具有独立的功能是生物模块的基本特征。功能单元的模块化可以简化合成生物系统的设计，并使实验设计、验证和优化等操作标准化。此外，生物模块还必须具有一些工程学的基本属性，如接口、逻辑、状态等。模块化可对各子系统之间的输入、输出关系进行“标准化”，并利用逐步细化的抽象方法得到一系列以功能模块为单位的算法描述。生物模块在不同场合也被称为组件(part)、构件(construct)、元件(element)等。

合成生物学中，标准化的生物模块称为生物积块(biobrick)。合成生物学的基本技术是DNA重组技术或基因克隆技术，依靠的是大量的、有不同识别序列的DNA限制性内切酶等一系列酶。实验室的DNA重组技术已经十分成熟和完善，但如果上升到工程化层次，依然十分烦琐和耗时耗力。为了克服这一问题，合成生物学家创造出了生物积块的概念。生物积块通常是具有一定功能的DNA片段，也可以是一个基因调控线路、调控网络甚至调控系统。生物积块的基本要求是标准化，即具有标准化的功能，标准化的接入、切出的酶切位点甚至标准化的动力学参数。每一个生物积块的结构除了本身的功能序列以外，在其5′末端和3′末端还具有相同的酶切位点组合，称为前缀和后缀。如每一个生物积块的前缀中都包括 EcoR 和 Xbal 两个酶切位点，后缀中包括 Spel 和 Pst1 两个酶切位点，并且经过特殊的遗传工程手段处理，确保真正的编码序列中不含有这四个酶切位点。整个生物积块被克隆在标准的质粒载体上，可按照设计的需要剪切和拼接。只要按照标准化的操作，即可以保证连接后的 BioBrick 仍然具有相同的 4 个标准酶切位点，可以用同样的方法与其他标准片段连接，如此循环往复，即可以由简单到复杂，逐层构建更加复杂的生物系统（图 16－6）。

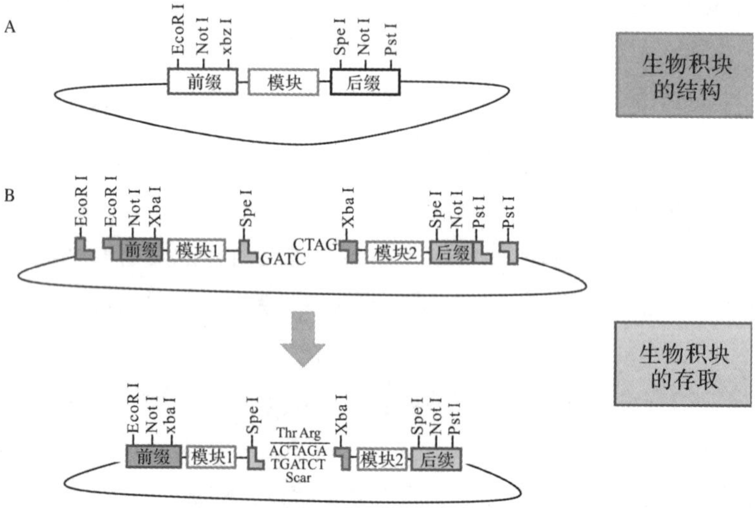

图 16－6　生物积块的结构示意图

生物积块不仅有利于实验操作，经过抽象化后，也有利于计算机辅助设计（CAD）等工程化操作。和工程领域一样，生物积块作为合成生物学的零件，也有其完备的规格、功能和使用说明，可向使用者提供必要的信息，同时也是一种零件描述的规范。国际基因工程机器大赛（iGEM）创始于 2003 年，是合成生物学领域的国际性学术竞赛。作为 iGEM 的生物积块文库，iGEM Registry 对其中的每一个生物积块都有详细的注释，包括该片段的示意图、碱基顺序（不包括前缀和后缀）、片段的设计者对于该片段功能的阐述，以及其他使用者提供的使用经验等。每年 iGEM Registry 都会向全世界所有参加 iGEM 大赛的队伍免费提供最近更新的所有生物积块，供参赛队使用。参赛队也会免费向 iGEM Registry 上交自己队伍新创造的生物积块和规范化的描述性文字。

2. **遗传线路、网络和系统的构建**　在具备了各种功能的生物模块之后，就可以利用这些模块和工程学方法，在不同层次上构建生物系统。

（1）遗传线路（genetic circuit）的设计与构建　遗传线路也称基因线路，是由各种调节元件和被调节的基因组合而成的遗传装置（genetic device），可以在给定条件下定时、定量、可控地展现生物学特征或表达基因产物。合成生物学的遗传线路是借鉴电磁学中描述电器件关系的线路或回路的概念，用于研究基因受蛋白质、RNA 等物质调控的关系和相应的数学模型。人们熟知的乳糖操纵子可以说是一个天然的遗传线路。而人工遗传线路是利用各种基因复制、表达的调控机制，合理组合不同遗传模块，搭建的不同层次的具有一定功能的遗传装置。目前遗传线路的功能主要可以分为两大类：逻辑遗传线路和其他具有特定生物功能的遗传线路。逻辑遗传线路主要是借鉴控制理论和逻辑电路的设计规则，研究遗传线路的逻辑关系与调控方法，如模拟各种逻辑门关系、研究遗传线路中噪声传播和响应机制等，以及各种形式的基因表达调控开关、双稳态开关、脉冲发生器和级联线路等。其他具有特定生物功能的遗传线路设计主要是利用基因模块原有的功能，设计全新的遗传线路，并利用基因重组、基因克隆等基因操作手段对现有的生物系统进行改造，使生物系统具有特定的期望功能。如在大肠杆菌中构造信号感知系统用以控制细胞的密度等。

(2) 合成代谢网络　生物体内物质代谢的特点之一就是其由酶催化的多步骤代谢网络。合成代谢网络主要是利用转录和翻译控制元件或模块，通过调控酶的表达以更好地控制合成或分解反应，以获得代谢物。传统的基因工程也是在异源宿主细菌中大量表达蛋白质或获得代谢产物，但这往往需要消耗宿主菌的大量能量和物质，对于宿主菌的生存而言是有害的，最终会降低目标产物的产量。合成生物学可以通过合成、创建整个代谢网络及其调控模块，合理分配宿主生长和目标产物合成对于物质、能量代谢的需求，达到最小化有毒中间代谢物的胞内累积、最大化目标代谢物的合成的目标。虽然在具体操作中面临诸多难点，但已经有一些成功的例子。其中最著名的是通过合成生物学方法在酿酒酵母中合成抗疟疾物质青蒿素的前体物质青蒿酸(artemisinin)。

(3) 细胞群体系统及生态系统的构建　合成生物学不仅可以改变单个的生物体，还可以通过调控细胞群体间的同步基因表达、信号交流、异步功能配合等，改变生物体之间的相互作用来改变整个群体生态系统。由于基因表达过程中内源和外源噪声的影响以及其他细胞的作用，即使同源细胞也会具有不同的表型和行为。而在细胞群体系统及多细胞系统的设计中，要涉及大量完全不同的细胞，这些细胞合成和工作的可靠性必然受到多种信号组分、多种宿主细胞、多路通信等方面的影响。因此在细胞群体及多细胞生态系统环境下设计通信系统需要平衡胞内元素的敏感性，降低信号间的交叉干扰。

3. 生物基因组的合成、简化与重构　就物种而言，生物个体是最大、最为综合的生物系统，其全部遗传信息都储存于其基因组。所以人工合成生物全基因组，就等同于人工再造、修改和创造生命。在人工合成 DNA 技术、人工合成基因获得突破的多年之后，2002 年首次成功合成了脊髓灰质炎病毒的全基因组(7 500 bp)，并经实验证明其可以指导合成与天然病毒蛋白完全相同的蛋白质，并组装出具有侵染宿主细胞活力的病毒颗粒。此后，不同实验室陆续合成了噬菌体 ϕX174(5 386 bp)基因组、流感病毒基因组、生殖道支原体基因组(582 790 Kb)等。这些研究，从理论上证实了通过人工合成基因组创造生命体的可行性(本节后续内容将分别介绍)。在此基础上，合成生物学家致力于生物基因组的简化和模块化，力图净化宿主细胞的代谢内环境。目前已经开展的有最小基因组

(minimal genome)和必需基因(essential genes)的研究,以及对遗传密码的拓展研究等。

4. **数学模拟和功能预测** 传统生物工程采用测试－错误－纠正的策略来优化人工的生物系统。对于小规模的生物工程操作来说完全可以达到预期目标。但合成生物学是基于设计、再设计的大规模、工程化的生物技术操作,利用计算模型的辅助,通过各种数学工具抽象、模拟生物模块、遗传线路乃至基因组网络的动力学特性和网络连通性,提供系统变量的描述等,是进入实验阶段的前提,可以为实验提供预测信息,指导实验优化,降低实验成本,提高实验效率。

(二)合成生物学的基本方法

1. **DNA 克隆和合成技术** 无论是构建生物模块、建立生物线路和网络,还是进行基因组全合成,其基础都是 DNA 片段的获取和操作。如本书前文所述,获取天然 DNA 片段的方法主要是基因克隆和 PCR 等方法。对 DNA 片段进行改造和重设计时,可采用各种基因突变的方法。此外,DNA 从头合成(DNA de novo synthesis)技术近年来得到了迅猛发展,已经成为合成生物学操作中获取基因片段的主要方法。通过化学合成寡核苷酸片段,再逐级通过 PCR、克隆、组装,可以获得较长的 DNA 片段甚至整条染色体。用 DNA 从头合成来获得大片段 DNA 的主要制约因素是目前标准的亚磷酸三酯化学法合成 DNA 寡核苷酸的准确性。合成中出现的错误可以通过定点突变的方法加以纠正,有些不影响基因功能(如编码功能)的变异也可被用作合成基因的“水印”,以与野生型基因或其他来源的合成基因区别。

基于进化的选择,DNA 中的四种碱基 G、A、T、C 在生物圈高度保守,但这一原理近来受到了挑战。一些科学家进行了利用人工合成的核苷酸底物制造新的遗传物质的尝试。例如,有科学家用人工合成的两种核苷 K 和 X,证明可以作为遗传物质底物的核苷酸可以多达 12 种;另一组科学家在原有的 4 种碱基上增加苯环,形成新的 4 种碱基,合成了新型双螺旋 DNA 分子“xDNA”。这些研究拓展了人类对于生物遗传密码的理解,并且将对生物工程和合成生物学领域产生深远的影响。

2. **蛋白质工程技术** 随着 DNA 测序技术、DNA 重组技术、蛋白质结构生物学技术等的发展,人们对蛋白质的结构－功能关系的认识进一步加深。蛋白质结构的发挥有赖于在蛋白质的一级结构(氨基酸组成和排列顺序)基础上形成的空间结构;而蛋白质的活性中心、结构域、基序等空间结构要素可以进行人为的改造,以获得具有崭新结构的蛋白质。蛋白质工程就是通过对蛋白质化学、蛋白质晶体学和蛋白质动力学的研究,获得有关蛋白质理化特性和分子特性的信息,在此基础上通过基因的定位突变对蛋白质进行有目的的设计和改造。

虽然合成生物学的目标是设计、构建新的生物系统,但其基本的结构和功能单元仍然主要是蛋白质,因此需要大量的、功能明确的蛋白质工具。这些蛋白质工具除了自然存在的外,还可以通过蛋白质工程来改造和构建模块化、标准化的人工蛋白质。目前已知许多蛋白质具有特定功能的结构域或基序，如DNA结合结构域、转录激活结构域以及众多的翻译后修饰基序。这些结构域或基序可以被重新组合来形成具有新的功能的蛋白质，进而构建全新的遗传线路、信号通路或调控网络。

3. 基因重组、转染技术 绝大多数生物系统的功能需要在细胞这个“底盘(chassis)”的背景上实现和展示，所以利用合成生物学原理构建的遗传线路、信号通路、调控网络以及基因组，需要被引入不同的目的细胞中去。具体的方法已如本书前文所述。

需要注意的是，合成的人工生物系统植入宿主细胞后，势必与宿主细胞系统发生相互作用，影响人工生物系统的功能和各项参数。因此近年来开发了无细胞合成生物系统，可以在一定程度上克服细胞自身内环境的影响。无细胞表达系统建立在细胞提取物基础上，可以提供人工合成生物系统所需要的必要组分，并且更容易量化和具有更好的可控性。

4. 合成生物学的工程学方法 合成生物学的一个显著特点是其“工程化”。虽然传统的生物技术也可以进行蛋白质的结构和功能改造以及蛋白质的表达，但这些工作往往缺乏定量参数，并在定时、定量和可控等方面可重复性不佳。合成生物学则试图通过工程化方法，将复杂的生物系统按照工程原理进行合理的简化和标准化，并利用这些简化和标准化的生物模块设计和构建具有崭新功能的人工合成生物系统。

为了实现生物系统的工程化操作，首先必须对生物零部件进行模块化和标准化。这需要采取自上而下的逆向工程策略，将复杂的生物系统进行层层分解，简化为简单的功能单元，这一过程称为解耦(decoupling)。耦合是指两个或两个以上的体系或两种运动形式间通过相互作用而彼此影响的现象；解耦则是用数学方法将两种运动分离开来处理相关问题。常用的解耦方法就是忽略或简化对所研究的问题影响较小的一种运动，只分析主要的运动；或是将一个复杂问题分解成许多相对简单的、可以独立处理的问题，最终整合成具有特定功能的统一整体的过程。自然存在的生物系统中，各个功能单元之间存在普遍的相互影响。而在生物工程中，可以将这些复杂的“生物系统”解耦成许多套相互独立的“装置”，如标准化的细胞、标准化的核苷酸序列等，便于利用已有的标准化部件来加速开发的进度。

除了解耦之外，对具有特定功能的生物元器件或装置进行抽象化(abstraction)，也是降低生物系统的复杂性、便于工程化操作尤其是自动化操作的重要方法。抽象是从具体事物抽出、概括出它们共同的方面、本质属性与关系等特征，而将个别的、非本质的方面、属性与关系舍弃的思维过程。天然的生物系统具有高度的复杂性。抽象有利于简化复杂系统，可以分层次对生物系统进行描述，也可以对生物系统的部件和装置进行适当简化以方便模拟和组合，有利于将部件组装成复杂的系统。

标准化(standardization)不只在工程领域十分重要，在合成生物学中同样关键。标准化是一个广泛的概念，指在经济、技术、科学和管理等社会实践中，对重复性的事物和概念，通过制订、发布和实施标准达到统一，以获得最佳秩序和社会效益。生物工程和合成生物学领域尚未开发出正式的、广泛应用的各类基本的生物功能标准，造成了巨大的浪费，成为合成生物学中一个关键和日益严重的问题。不同的合成生物学研究者常常具有不同的学科背景，如生物学、计算机科学、物理学和化学等。他们在设计一个新的生物系统时都从自己的学科背景出发，并从自己的学科特点描述该生物系统。但是，从这些背景不同的科学家的设计成果中抽象出信息、并再次应用于新的设计，却十分困难。各种设计常常只以可见的图片格式展示抽象的示意图或未经注释的序列，使得这些设计几乎不可能再被用于新的设计。对于生物系统的设计来说，在与其他研究者进行交流时，DNA 序列的捕获、准确的组装过程、克隆策略、组成性基因及其组分之间的间隔序列等，都需要以标准化的、共同的语言来进行准确的描述，才能进行互相交流。此外，不同实验室会采用不同序列、不同工作底盘以及因实验条件不同而采用不同的实验检测手段。设计本身或底盘中即使单一核苷酸的差别也可显著影响遗传线路的功能水平；非编码序列的修饰可以影响转录或翻译的效率，产生难以预测的后果。而随着设计的量和复杂程度的增加，这些问题将带来更大的挑战。因此，随着合成生物学逐渐发展成为一门工程科技，就需要像其他成熟的工程科技一样，引入一套相同的策略来管控复杂的问题，如标准化、抽象、模块化、自动化。目前已有多种计算工具可用于不同阶段的设计、生产、测试和分析。这些工具常常用于实现特定的目的，合成生物学工程师需要在复杂的设计工作流程中灵活、协调地使用这些工具。这对合成生物学提出了很高的标准化要求。为了实现元件的“即插即用”性能，需要规范不同部件之间的连接标准化定义，并开发各种基本生物功能、试验测量、系统操作等的标准。只有这些标准规范被广泛采用，才能保证不同研究人员设计和构建的单元能够相互匹配。它将更加有利于加速和保护特定生物部件遗传信息的交换使用和共享以及工程化生物系统检验、证实和授权程序的顺利进行。

合成生物学公开语言（synthetic biology open language，SBOL）是支撑标准支持的合成生物学工程工作流程的关键技术之一。SBOL 是免费开放的标准，用于描述和互换生物设计。这一标准可相对抽象地展示生物结构、功能和序列，支持各不同特殊展示方式之间的机器读取链接，如数字化模型、程序自动化语言、测量数据等。SBOL 的开发克服了以往标准在生物系统的工程化方面的缺点，如 FASTA 和 GenBank，不仅关注核酸和蛋白质序列资料，而且展示模块化组件的抽象符号和组成。作为这一数据模式的补充，SBOL 可视化标准提供了对工程化生物构件进行通讯的可视化语言。按 SBOL 的要求，一个标准的遗传构件的最小信息至少需要包括：遗传构件中所有基础组分的全序列；能够明晰确定每个完整构件序列的信息；每个重要设计特征的功能的区分；构件组分之间的区分（如通过亚组分的组成）；将小的组分组装成大的组分采用的装配方法，以及对产生的序列的影响；序列需要的任何修饰如甲基化；用于转化宿主的载体或整合位点；以及构件的宿主生物的明晰的信息，能够确定其基因组或其他相关特征。

围绕这些信息构建的数据库或数据仓储，可以标准化的模式储存合成生物学需要的各种生物模块或构件的信息。而且围绕这些文库，已经开发了许多支持 SBOL 标准的应用软件。这些工具可被大体上分为用于储存遗传设计信息的数据存储，序列编辑器，可视化工具，遗传设计编辑，以及建模和模拟工具。许多应用包含不止一项功能。利用这些软件和标准流程，可以实现合成生物学的数据存储、取用、遗传线路设计以及模拟测试等的工程化操作。

（三）合成生物学的意义

合成生物学作为生命科学的崭新分支，利用生物学、物理学和计算机科学的原理，对现有生物系统进行再设计和改造，获得新的生物学功能和表现，因此具有重大的生物学理论意义和生物工程应用价值。

从理论意义来看，传统的生物学对生命体进行不断地解析，从个体到器官和组织、到细胞和细胞器、最终到目前所认识的分子水平。在分子水平，生物学知识主要来自生物化学和分子生物学研究，尤其是实验研究。然而，大部分的生物化学和分子生物学实验都难以做到准确定量的水平。其根本原因是生命系统的非线性特征。对于生命体内的一个化学反应，众多的参与分子、调控分子以及分子之间的多重和多模式相互作用，使得每个反应都难以被人们全面认识和准确把握。现代组学技术，尽管还不完善，然而已经或将要给出体内生物化学反应的所有参与分子和调控分子。那么，如果生物系统的运转的确是依靠这些参与分子和调控机制进行的生物化学反应，我们就应该可以利用这些零部件组装出生命系统。这是相对于系统生物学的、认识和理解生命的另一个逻辑。在此基础上，创造出自然界不存在的新的生命形式，则是对生物学学科边界的进一步拓展。这是一种自下至上的认识生命的策略，即通过工程化方法，利用标准化模块，由简单到复杂构建具有期望功能的生物系统。

利用生物体系为人类提供所需要的各种产品和各种服务，是生物工程的基本目标。首先，将复杂的生物系统的组成单元模块化、标准化和工程化，采用现代工程技术手段构建新的生物系统，可以大大提高生物工程的研发效率和成功率，甚至达到自动化的水平。其次，基因工程、蛋白质工程、基因治疗、细胞治疗，等等，都在生物工程发展的不同阶段，促进了人类的健康、环保、能源等事业的发展，但由于生物系统的复杂性和高度的非线性，这些努力都遇到了巨大的障碍。如在细菌中合成的人类蛋白往往不具有糖基化修饰和至关重要的空间结构；输入人体的生物工程蛋白往往会引发免疫应答；在细胞免疫治疗中，大量高活性的免疫细胞往往会引发毒副作用，而且由于激发了机体的负性免疫调节，引起疗效的下降和不能持久。诸如此类的问题，单纯依靠一个个分子的干预是难以纠正的，必须采用体系对体系的思路。合成生物学正是在不同层次上通过设计、再设计人工生物系统，来应对生物工程操作中面临的生物系统非线性问题。因此，合成生物学在生物工程领域,具有巨大的应用前景。

二、病毒基因组的合成与组装

病毒出于其生命周期的特征和需要,其基因组通常相对较小。病毒不能脱离宿主细胞而生存,但在宿主细胞或细胞抽提液存在下,病毒的基本生命过程仍然可以被再现,如病毒基因的表达、病毒基因的复制和组装成具有感染宿主细胞能力的病毒颗粒。因此,为验证合成基因组学的概念,首先选择了合成病毒基因组。

率先完成全基因组化学合成的病毒基因组是脊髓灰质炎病毒基因组。脊髓灰质炎病毒是小 RNA 病毒家族肠道病毒,基因组为 7 740 bp 的单链 RNA,可在人类细胞中高效复制。全长脊髓灰质炎病毒 cDNA 的化学合成和分层组装分为三个步骤。首先化学合成约 70 bp 的寡核苷酸,通过末端重叠互补序列组装成 0.4 ~0.6 Kb 的 DNA 片段;再通过连接将 0.4 ~0.6 Kb 的片段克隆到质粒,得到三个分别为 1.9 Kb、2.7 Kb 和 3.0 Kb 的基因片段;最后利用限制酶将这三个重叠的 DNA 片段克隆到质粒 T7 启动子下游,组装成全长 cDNA。测序确认后,进一步通过 DNA 重组方法或基因定点突变方法获得正确的全长克隆,并保留某些与天然序列不同但不影响基因功能的 DNA 序列作人工合成基因的水印(watermark)标记。生物学实验证实,体外转录自合成的病毒基因组(cDNA)的 RNA,可以在来自 HeLa 细胞的无细胞抽提液中,翻译合成脊髓灰质炎病毒蛋白;新合成的病毒衣壳蛋白可包装体外转录合成的病毒 RNA,产生有感染能力的脊髓灰质炎病毒。这一研究首次证实体外化学合成的生物基因组具有生物活性,可包装成具有感染力的病毒。

噬菌体是常用的生物学研究模型系统。采用改进的组装方法,噬菌体 FX174 的基因组(5 386 bp)很快被合成。野生型噬菌体 T7 是能够感染大肠杆菌的裂解性噬菌体,其基因组为 39 937 bp 的线状双链 DNA,已鉴定其 57 个基因编码 60 个蛋白,其中 35 个功能已知。为了更好地了解组成 T7 噬菌体的不同分子如何构成有功能的噬菌体,人们重新设计了噬菌体 T7 的基因组以优化其内部结构、并便于应用。为此,先明确了对于噬菌体功能必需的基本遗传元件和对其生存非必需的重叠遗传元件,如启动子、蛋白编码区、核糖体结合位点等,并在此基础上设计了人工合成的噬菌体 T7,命名为 T7.1。T7.1 的基因组避免了编码不同蛋白的 DNA 序列的重叠,编码一个蛋白的 DNA 序列只有一个功能;每个基因和元件通过整合单一限制酶切位点而便于操作。研究者用 12 179 bp 的人工合成 DNA 替换了野生型基因组 5′部分的 11 515 bp,包括所有 5′DNA 元件和新加入限制酶切位点。形成的半合成噬菌体基因组包含了原噬菌体的关键特征,但更加简单和易于操作各个遗传元件。这一研究说明编码自然生物系统的基因大片段组件可以被系统性重新设计和构建。

合成病毒基因组具有一定的医学意义。可以在仅获得病毒基因序列而未获得生物学毒株时,通过人工基因组合成获得有活性的病毒,从而可以迅速开展病毒的致病机制、疫苗研发等研究。在2019年末起始的新型冠状病毒感染(COVID－19)流行中,在我国科学家公布Sars－CoV－2基因序列一个多月后,就有两个课题组在病毒合成基因组平台的支持下,人工合成了有活性的Sars－CoV－2病毒。

三、细菌基因组的合成与组装

细菌基因组远远大于病毒基因组,所以细菌基因组DNA片段在合成后,往往需要在某种宿主生物体内通过前体DNA片段的重组进行组装。一般而言,微生物基因组的组装只能在进化上距离较远的宿主细胞中进行,如集胞藻*PCCW6803*在枯草杆菌细胞中组装、生殖道支原体在酿酒酵母细胞中组装。这时,供体DNA在转录上是沉默的,不会干扰宿主的生存。集胞藻PCCW6803是一种被广泛研究的藻青菌,其基因组为3.57 Mbp。一项研究通过PCR克隆集胞藻PCCW6803基因组DNA片段,再序贯整合进入受体枯草杆菌的基因组,可构建得到4个约800～900 Kb的大片段,证明可以采用体内方法在细菌基因组产生非合成的大型基因组构件。这一策略被用于重构小鼠线粒体和水稻叶绿体的全长基因组,并最终回收为环状的、核外合成DNA产物。

J Craig Venter研究所从化学合成的寡核苷酸片段在啤酒酵母中组装了完整的生殖道支原体(Mycoplasma genitalium)基因组,长580 Kb。合成的基因组基本与野生型G37株相同,仅*M408*基因被一个抗生素标志破坏以阻止致病性和便于筛选。在基因间区域插入数个"水印"序列作为合成的基因组的标记。这些序列的起始及末端都有终止密码子,因此不能被翻译成蛋白,但是作为一种密码,它们却可以人为编码一些额外的信息,如人名、研究所名称甚至一些名言名句。生殖道支原体基因组的分层合成分为三个步骤,即从化学合成的寡核苷酸组装5～7 Kb的重叠DNA片段;在大肠杆菌细菌人工染色体上通过体外重组连接成24 Kb,72 Kb和144 Kb的中间体;再在酿酒酵母中通过同源重组组装成完整的目标基因组。类似的技术路线被用于化学合成蕈状支原体(Mycoplasmamycoides)的基因组,其大小为108 Kb,化学合成和组装路线分为如下三个步骤。首先从合成的寡核苷酸重叠片段搭建1 080 bp的DNA片段,再组装成109个大约10 Kb的大片段;然后这些片段在10个库中被重组为11个约100 Kb的区段;最后11个区段通过重组形成完整的蕈状支原体基因组。所有的组装都在酵母体内通过同源重组进行,只有两个是在体外通过酶连接而成。合成和组装的蕈状支原体基因组被移植入与之相近的山羊支原体受体细胞,形成新的、完全由合成的基因组控制的蕈状支原体细胞(JVCI－syn1.0)。与野生型CO001668菌株相比,化学合成的JVCI－syn1.0基因组包含四个水印序列、一个设计的4 Kb基因缺失以及20个位点的核苷酸多态性。新创造的细胞具有蕈状支原体的表型特征,能够持续自我复制。这些研究证明了合成基因组学原理的可行性,即可以采用化学合成的片段构建染色体规模的活性DNA分子;同时表明即使合成基因组与天然蕈状支原体基因组相比存在差异,基于计算机设计的基因组序列也可以产生活的细胞。

四、真核染色体的合成与组装

与细菌基因组相比，真核基因组在形式和功能上都有很大的区别。哺乳动物核基因组都是线性 DNA 分子，其复制、重组、转录等功能涉及无数的功能元件，给真核基因组的设计和合成带来了重大挑战。所以合成真核细胞基因组首先选定的是最简单的真核模式生物酵母的基因组。酿酒酵母有 16 条染色体，高度易重组。首先设计和合成的是酵母 3 号染色体。第一步是用计算机软件（Biostudio）进行整个天然 3 号染色体的计算机编辑，设计了一系列的删除、插入和碱基替换，形成人工合成 3 号染色体（synⅢ）的设计序列。synⅢ编码一个嵌入的重组系统，称为 SCRaMbLE（synthetic chromosome rearrangement and modification by LoxP－mediated evolution），用于支持在体内用 Cre 重组酶对 synⅢ染色体进行进一步编辑。合成的 synⅢ（316 667 bp）比天然染色体Ⅲ（272 871 bp）多 13.8%。

分层构建 synⅢ的工作流程分为三个步骤。第一步，用 PCR 法从化学合成的重叠的 60～79 mer 寡核苷酸构建 750 bp 的"构件模块（building blocks，BB）"；第二步，利用尿嘧啶特异性切除反应（USER）或酵母同源重组介导的穿梭载体克隆将 BB 搭建成 2～4 Kb 的重叠 DNA 微组件（minichunks）。第三步，相邻微组件通过重叠 BB 在酵母中经同源重组依次构建成约 10 Kb 的组件（chunks）和 30～60 Kb 的巨组件（megachunks），再组装成 synⅢ。获得的 synⅢ占酵母整个基因组的 2.5%。其中有大量序列改变，但并未改变酵母的适应性（图 16－7）。从 synⅢ的合成和组装经过来看，构建一个 1Mb 左右的真核染色体大约需要 2～3 年。

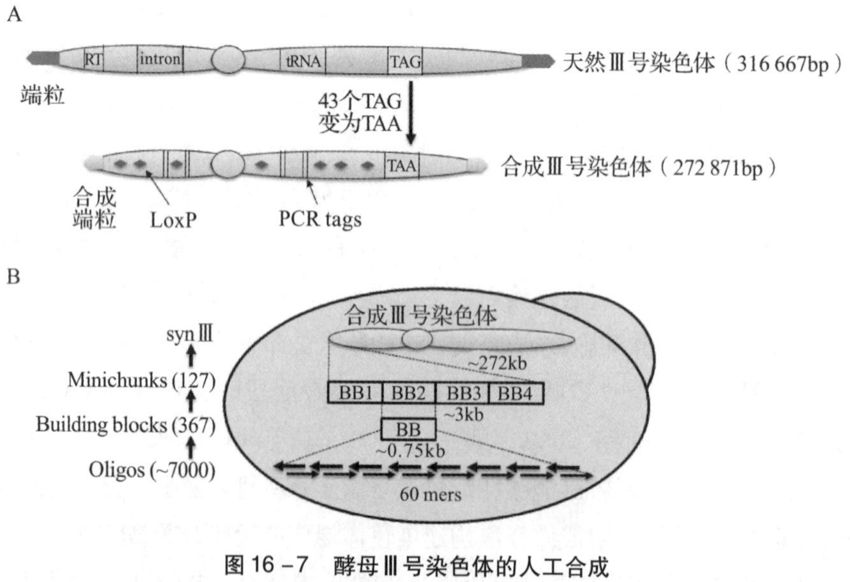

图 16－7 酵母Ⅲ号染色体的人工合成

A：天然的和合成的酵母Ⅲ号染色体；B：合成酵母Ⅲ号染色体的步骤

全人工合成的酵母基因组被称为 Sc2.0,由一个国际科学家联盟实施,我国北京基因组研究所也参与其中。合成 Sc2.0 酵母基因组应该能够产生野生型的全部表型和适应性;不应含有使基因组不稳定的元件,以免合成的酵母基因组不稳定或发生重排;应该具有遗传可塑性以便于后续研究。通过设计和合成 Sc2.0,可以加深对真核基因组结构和功能进化的认识,并为后续应用研究奠定基础。

复习思考题

1. 简述基因编辑技术的基本原理是什么。
2. 什么是生物积块?在生物线路合成中有什么意义?
3. 什么是遗传线路?有何用途?
4. 合成基因组学有哪些基本技术?
5. 举例说明怎样合成某种生命体,试述基因组合成技术的主要应用价值。

(杨子岩　韩　骅)

第十七章 17 组学技术在生物安全中的应用

国家安全和社会稳定是改革发展的前提。只有国家安全和社会稳定,改革发展才能不断推进。生物安全是国家安全的重要方向。一方面,社会的发展使得人类与生态环境中的各种野生动物交集、接触的机会越来越多,不可避免地使某些以往存在于动物的病原体因变异而传入人类,或者因人类的应对失误,造成人类社会的传染病流行。另一方面,全球化的发展造成的人流和物流的大幅增加,带来各种生态威胁;而各种生物技术如转基因技术带来的对自然生态系统的潜在威胁或不确定性,也可能增加公众主观上的不安全感。此外,国际上的敌对势力从来没有放弃生物武器,并为此进行着持续不断的物质和技术准备;而各种恐怖势力也极有可能获得发动生物恐怖袭击的能力,对我国的国家安全和社会稳定造成威胁。因此,采用各种手段预防生物安全威胁、有效控制生物安全事件,具有十分重要的现实意义。组学技术在生物安全防控、保障国家安全和社会稳定等方面具有重要价值。

第一节 生物安全的概念和生物安全防控

生物安全是国家安全的基本内涵之一。生物安全学是研究生物风险与生物威胁的现象、成因和属性,揭示生物事件成灾和防控的规律,保证国家安全利益的科学。生物安全学是全球化趋势下安全领域的新兴交叉学科。

一、生物安全的概念

2021 年我国颁布《生物安全法》。生物安全(biosecurity, biosafety)指的是国家有效应对生物和生物技术带来的影响和威胁,维护和保证自身安全与利益的状态和能力。所谓生物安全的状态指人群自身及其利益不受生物安全威胁的侵扰;而生物安全的能力指有效防控生物安全威胁的能力。生物安全的核心目的是保证人的生命安全。

生物安全威胁的天然和首要因素是各种病原体。病原体是可造成宿主(人、动物、植物)感染并导致疾病的微生物或其相关媒介,如致病性的细菌、病毒等。但是,国际社会中的某些反人类集团或个体,会在天然病原体的基础上人工制造其他的生物安全威胁因素。这些对其他生物包括人、畜、农作物等具有有害效应的生物和生物产品、生物制品等,被称为生物剂。在生物安全领域,生物事件有其特定的含义,指的是已经发生或可能发生的,对民众健康、社会稳定、环境生态安全、国家安全造成或可能造成严重损害的事件,包括突发生物恐怖袭击、公共卫生事件、实验室生物泄露事件、外来生物入侵事件、生物武器事件等。由于生物安全不仅涉及社会管理、军事行动等,还涉及生物学、医学、军事装备等多个学科,对于某种生物体、生物制剂以及生物技术所带来的风险,就必须进行多方面的早期评估。这种生物物质引起的风险,称为生物风险。比如,近年来飞速发展起来的基因组编辑技术,由于其滥用可能造成人身安全、生态环境等方面的潜在威胁,所以需要在发展这些技术的同时,密切跟踪、评估其生物风险。

在战争中用于伤害人、畜、农作物的有害生物、产品、制品等,称为生物战剂。生物武器就指的是由生物战剂、施放装置、运载工具组成的武器。人类历史上很早就有使用有害生物进行战争行为的例子。但只有在近代以来,随着人类关于细菌、病毒等病原微生物的性质和操作技术的提高,才逐渐过渡到应用生物武器实施军事目的的行动,即生物战。一战中的德国、侵华战争中的日本、朝鲜战争中的美国,都有使用生物武器的丑恶历史。毫无疑问,生物战是最为危险的生物安全威胁。由于其反人类的性质,1972 年联合国大会制定和通过了《禁止发展、生产、储存细菌(生物)及毒素武器和销毁此种武器公约》,简称《禁止生物武器公约》。中国人民和政府一贯反对生物战。1984 年中国政府加入《禁止生物武器公约》并再次声明:禁止生物武器公约的基本精神符合中国的一贯立场,中国是生物(细菌)武器的受害国之一,中国从未、将来也不会生产和拥有这类武器。

相对于生物战,生物恐怖袭击可能是更加迫在眉睫的生物安全威胁。利用生物剂对特定人群或地域实施袭击的恐怖活动,称为生物恐怖;使用生物剂实施的犯罪行为被称为生物犯罪;而生物暴力指故意制造疾病或疫情等行为的生物安全威胁。用于恐怖袭击的有害生物、产品、制品生物,就称为生物恐怖剂。生物恐怖与生物战没有本质上的区别,它们使用的都是生物武器,只是使用的场合不同和使用的目的有所差异而已,在战场上使用就称生物战,而在恐怖活动中使用就称生物恐怖。值得注意的是,随着生物技术的普及,开展生物技术研发的实验室门槛持续降低,这一方面推动了生物技术造福人类,另一方面也带来了相应的生物安全威胁。

二、生物安全防控

生物防御指为保护军人和民众免遭人为故意释放的生物剂威胁,预防和应对自然发生的新发传染病、疫情而采取的措施。生物安全防控的目标是保障国防安全、社会安全、健康安全、环境安全。生物安全防控涉及多方面的因素,包括决策机构、社会群体、专职人员、专业人员等。

(一)生物安全防控范畴

生物安全防控的主要政策范畴可以概括为“四防两保”。

1. **防御生物武器攻击** 防御生物武器攻击是生物安全的核心内容。虽然《禁止生物武器公约》早已经生效,明文规定禁止全球各国研制、发展生物武器,但受国家体制和利益以及国际形势等的影响,以及核查机制的难以执行,致使有些国家秘密发展生物武器,作为非对称威慑手段。同时,新兴技术的迅速普及为生物武器发展带来持续影响,如组学技术、作用靶点技术、遗传修饰技术、合成生物学技术等,使得有效防范生物武器攻击面临更大挑战。

2. **防范生物恐怖袭击** 防范生物恐怖袭击是生物安全的重要方面。生物恐怖是恐怖分子利用传染病病原体或其产生的毒素的致病作用实施的反社会、反人类的活动,它不但可以达到使目标人群死亡或失能的目的,还可以在心理上造成人群和社会的恐慌,从而实现其不可告人的目的。烈性传染病的病原体如炭疽杆菌、产气荚膜梭菌、霍乱弧菌、野兔热杆菌、伤寒杆菌、天花病毒、黄热病毒、汉坦病毒、东方马脑炎病毒、西方马脑炎病毒、斑疹伤寒立克次体,以及一些生物毒素如肉毒杆菌毒素、蓖麻毒素等,都可成为生物恐怖袭击的工具。

3. **防止生物技术滥用、误用和谬用** 防止生物技术滥用是生物安全的根本保证。生物技术是双刃剑,具有明显的两用特征。生物技术的每一次重大进步,都引发人们对其滥用、误用、谬用的担忧。从基因工程技术、转基因技术,到合成生物学技术、基因组编辑技术等,都曾引发社会的广泛讨论。近年来,国际上有些实验室开展的病毒获得功能实验(gain of function),有可能大幅增强病毒的感染谱和传播力,因而引发争议。如 2011 年荷兰科学家发现只要对现有禽流感毒株进行大约 5 处改造,便能让其传染力大大增强。这项研究本身是一项国际合作研究计划的一部分,其目的是彻底弄清禽流感病毒 H5N1 的感染机制,但所产生的突变病毒或相关知识可能对人类造成巨大的生物安全威胁。

4. **防控传染病疫情** 毫无疑问,防控传染病疫情是生物安全的迫切内容。人类历史就是和传染病斗争并战胜传染病的历史。历史上鼠疫、霍乱、西尼罗热、手足口病、艾滋病、登革热、SARS、禽流感、疟疾等,都对人类社会造成了巨大的危害。从根本上解决这些问题需要全社会广泛参与的多个环节的生物安全防控行动,如消除传染源、阻断传播途径、保护易感人群等。

5. **保护生物遗传资源与生物多样性** 保护生物遗传资源和生物多样性是生物安全的长期课题。生物遗传资源和生物多样性的威胁主要来自三个方面:外来物种入侵、生物遗传资源流失,以及遗传修饰物种的环境释放带来的安全问题。这些威胁可能带来巨大的经济损失甚至危及人身安全。

6. **保障生物实验室安全** 保障生物实验室安全是生物安全的基础性工作。生物实验室生物风险主要来自两个方面。一是操作人员的职业暴露,包括经皮肤、黏膜、呼吸道、消化道等的暴露。例如1998年,某高校在使用大白鼠进行试验时,有两名学生被大白鼠咬伤,还有一些学生在给实验老鼠放血、解剖的过程中,未按照要求戴手套操作,结果在29名实验人员中,有9人感染了流行性出血热。二是生物样本的泄露。2001年,在英国波布特莱尔实验室东北方向50公里的布伦特伍德地区发生了口蹄疫。经过分析和证实,口蹄疫病毒是从波布特莱尔实验室里泄漏出来,经过空气传播到布伦特伍德地区,从而造成了大规模的口蹄疫暴发。

(二)病原微生物分级和防护

为了有效防范生物实验室安全事故,将病原微生物按危险程度划分为四级。一级风险组指对个体和社会无危险或危险性较低的微生物,包括不会导致健康人员和动物致病的细菌、真菌、病毒和寄生虫等;二级风险组是对人或环境具有中等潜在危害的微生物,其实验室暴露可能引起严重感染,但具有有效的治疗方法及预防措施,且感染的传播性有限;三级风险组是主要通过呼吸道途径使人传染上严重的甚至是致死性疾病的致病微生物及其毒素,但具有有效的治疗方法及预防措施;而四级风险组指对人体和环境具有高度的危险性,通过气溶胶途径传播或传播途径不明,目前尚无有效的疫苗或治疗方法的病原微生物及其毒素。

针对不同等级的病原微生物,需要在不同生物安全(图17-1)防护等级的实验室进行操作。实验室生物安全防护(biosafety containment of laboratories)包括一级防护(primary containment)和二级防护(secondary containment)。一级防护(屏障)指个人防护装备和设备;二级防护(屏障)指实验室设置和设施。生物安全一级实验室(BSL-1)为普通的微生物实验室,对外人的进入不特别禁止,也不需要使用生物安全柜,实验一般在普通实验台上进行;生物安全二级实验室(BSL-2)的实验室结构和设施、安全操作规程、安全设备适用于对人或环境具有中等潜在危害的微生物,建立新实验室时要求应尽量远离公共区域并进行有效的隔离,三区划分明确,贮存限制性病原体的实验室门窗必须加锁。对于可能发生气溶胶的实验要求在Ⅱ级生物安全柜中进行;如果涉及化学致癌物质、放射性物质和挥发性溶剂,则应在具有全排风功能的Ⅱ级B2生物安全柜中进行;限制锐利器具的使用。

图17-1 生物安全标识

生物安全三级实验室(BSL-3)的实验室结构和设施、安全操作规程、安全设备适用于主要通过呼吸道途径使人传染上严重的甚至是致死性疾病的病原微生物及其毒素,通常已有预防传染的疫苗和治疗药物。其设置要求实验室的设计和工程应符合特定要求,如独立设置、三区两缓、用时负压等;设施要求实验室的送风必须经过三级过滤,不允许使用循环回风;排风还需要经过高效过滤后才能排放。实验室的排风必须独立设置,并采取有效措施保证排风系统的平衡,保证各个实验区域之间的负压要求。实验必须在ⅡB级以上的生物安全柜内进行。人员进入要求:非实验室工作人员禁止入内;未成年人严禁入内。生物安全四级实验室(BSL-4)是最高级别的生物安全实验室,实验室结构和设施、安全操作规程、安全设备适用于对人体具有高度的危险性,通过气溶胶途径传播或传播途径不明,目前尚无有效的疫苗或治疗方法的病原微生物及其毒素。当出现新型不明微生物时,也必须在四级生物安全防护实验室中进行,待有充分数据后再决定此种微生物或毒素应在四级还是在较低级别的实验室中处理。

为了完成“四防两保”的生物安全保障任务,就需要建立相应的能力。这些能力要求对外具备生物安全风险和威胁的预警、感知、管控能力;对内则要求在具备预警、感知、管控能力和良好的社会治理和管理能力的同时,具备生物安全法律、法规完善的生物安全实验室,保障生物安全的生物技术能力、监测能力和检测能力,以及对生物安全威胁具有针对性的干预技术能力,如疫苗、洗消等。组学技术对于保障生物安全有望发挥重大作用。

第二节　组学技术在生物安全防控中的应用

从生物安全威胁的特征和生物安全防控的目标要求可以得出,生物安全防控的关键是对构成生物安全威胁的潜在已知和未知病原体及其毒性产物的监测和检测。组学技术由于其强大的微生物检测能力,以及生物信息学综合分析能力,在生物安全防控中的应用价值越来越为人们所重视。

一、组学技术在病原体检测中的应用

构成生物安全威胁的病原体及其产物可以是已知的,也可以是未知的。针对不同的病原体及其产物,检测技术也有所不同。

(一)针对已知病原体的检测技术

针对已知病原体的检测,传统上可以采用微生物学方法直接进行病原体分离,也可以采用免疫学方法进行病原体抗原和宿主抗体的检测。免疫学方法有长期的技术积累,所以往往比较成熟,如ELISA技术、荧光抗体技术、胶体金免疫层析技术等,既可以检测病原体,也可以开展血清学检测。近年来电化学技术与免疫检测技术的结合,进一步提高了检测的可靠性。质谱技术由于其灵敏度高,检测所需的时间短,并且可以同时检测多种病原体等优点,也被用于病原体检测。基因序列是病原体最为突出和可靠的生物标志,所以核酸检测技术从一诞生就用于病原体的检测。其中,基因芯片技术由于其规范化、大规模等特征,可同时进行多种病原体检测。自从PCR技术建立以来,基于PCR的

核酸检测技术已成为病原体检测的主流。针对不同病原体，已经逐渐建立了采用多重PCR、巢式PCR、实时定量PCR等技术的完整检测体系。为了适应快速灵敏病原体检测的需求，新的核酸检测技术还在不断涌现，如等温PCR技术、基于Crispr/Cas的检测技术等。近年来，核酸质谱技术也广泛应用于病原体的多重检测。值得注意的是，以上检测技术的检测对象和敏感性的参数与病原体感染和疾病进程的时相及待检组织的来源密切相关，需要综合考虑采取哪种检测方法。下面介绍部分新近发展的检测技术。

1. 基因芯片技术 基因芯片技术针对多种靶基因设计大量的杂交特征相近的探针，将其有规律地集成固定于固相支持物如玻璃、硅片、尼龙膜等之上，并充分设定阴性和阳性对照，成为可以一次性探测分析大量核酸分子的标准杂交芯片。待检样本中的核酸分子(DNA或RNA)可以采用同位素或荧光物标记，与芯片固相支持物表面的核酸探针进行杂交后，采用放射自显影或荧光共聚焦显微镜扫描，获得杂交信号；再利用自动化手段和计算机对杂交信号进行高效分析，获得待检样本含有的核酸信息。基因芯片技术能够快速、高效、大规模地同步检测生物遗传信息，在病原体检测和其他遗传信息检测中有广泛应用。

基因芯片技术主要包括以下几个技术环节，即探针设计和制备、探针的固相化、样品制备和杂交，以及杂交信号的检测和分析。设计的寡核苷酸探针应该具有接近的杂交动力学特征，并且设计足够的阴性和阳性对照探针；探针可以在固相上进行原位合成，或合成后以显微打印等手段将其固相化。基因芯片的固相也称为片基，可分为无机片基和有机合成片基，常用的片基主要有半导体硅片、普通玻璃片、尼龙膜等。用硅片制作的1.28 cm芯片，其DNA探针排列的密度可达40万点阵。待检样本的获取、制备需要遵循生物安全的各项原则，核酸分子的标记等操作技术与普通核酸探针标记基本一样。后续的杂交和杂交信号的检测和分析，需要按照有关仪器设备的要求进行。基因芯片技术相关仪器设备已经形成工业产品，如光刻机、寡核苷酸合成仪、构建DNA微集阵列的自动点样仪、激光共聚焦显微镜、落射荧光显微镜等。

2. 等温核酸扩增技术 也称为恒温核酸扩增技术。目前常规采用Taq DNA聚合酶的PCR循环中，往往需要在95℃进行核酸分子变性、68℃退火和72℃聚合延伸，对设备和工作环境的要求高。21世纪初，有学者开发了一种新的恒温核酸扩增技术，称为环介导等温扩增技术(loop - mediated isothermal amplification，缩写为LAMP)。该技术不仅具有普通PCR技术的高特异性和高灵敏度等优点，而且对仪器设备要求低，操作简单，检测结果易于读取，甚至通过肉眼观察白色浑浊或绿色荧光的生成即可快速判断。显然，LAMP十分适用于病原体的基因检测，尤其是在应对可疑病原体的生物安全威胁的场合下。目前，LAMP技术已经逐渐被推广应用于禽流感、SARS、HIV和多种细菌和寄生虫等病原体的检测，以及食品、化妆品安全检查和出口快速检测中。

LAMP技术的基本原理是针对靶基因3′和5′端的6个区域设计3对特异性引物，包括1对外引物、1对环状引物和1对内引物,3种特异引物依靠链置换DNA聚合酶,也就是具有5′→3′的DNA聚合活性和双链特异的5′→3′外切酶活性、但不具有3′→5′外切酶活性的DNA聚合酶(通常采用来自Bacillus stearothermophilus的Bst DNA聚合酶),使得链置换DNA合成不停地自我循环,从而实现快速扩增。反应分为三个阶段。在复制起始阶段,前导内引物(forward inner primer,FIP)在靶DNA处起始DNA的合成。外部引物F3比FIP短几个碱基,且浓度比FIP低,缓慢地与目标DNA中的F3c互补配对并启动链置换DNA合成,释放FIP连接的互补链,该链可在一端形成环状结构(结构4)。这个单链DNA用作后随内引物(backward inner primer,BIP)启动的DNA合成,以及随后的B3引发的链置换DNA合成的模板,从而导致产生哑铃形式的DNA(结构6),通过自引发的DNA合成迅速将其转化为茎环DNA(结构7)。随后,该茎环DNA用作LAMP反应的第二阶段的起始材料。在循环扩增阶段,以茎环状结构为模板,FIP与茎环的F2c区结合。开始链置换合成,解离出的单链核酸上也会形成环状结构。迅速以3′末端的B1区段为起点,以自身为模板进行DNA合成延伸及链置换,形成长短不一的2条新茎环状结构的DNA,BIP引物上的B2与其杂交。启动新一轮扩增。且产物DNA长度增加一倍。在反应体系中添加2条环状引物LF和LB,它们也分别与茎环状结构结合启动链置换合成,周而复始。扩增的最后产物是具有不同个数茎环结构、多环花椰菜样结构的DNA的混合物。且产物DNA为扩增靶序列的交替反向重复序列。环介导等温扩增在60℃~65℃恒温扩增,15~60分钟左右即可实现10^9~10^{10}倍的核酸扩增。在DNA合成时,从脱氧核糖核酸三磷酸底物(dNTPs)中析出的焦磷酸离子与反应溶液中的镁离子反应,产生大量焦磷酸镁沉淀,呈现白色。因此,可以把浑浊度作为反应的指标,只用肉眼观察白色浑浊沉淀,就能鉴定扩增与否。也可根据荧光染料判断扩增情况。

除了LAMP技术外,还有多种其他的等温核酸扩增技术,如切刻内切酶(NEAR)恒温扩增、依赖核酸序列的扩增技术(NASBA)、滚环扩增技术(RCA)、依赖解旋酶DNA等温扩增技术(HAD)、重组酶聚合酶扩增(RPA)、酶促重组等温扩增技术(ERA)等。这些技术对于以病原体的快速检测为目标的生物安全防控都有重要应用价值。

3. 利用Crispr-CAS系统进行基因检测 对于病原体检测来说,高灵敏度是一个必须考虑的重要因素。近年来随着对细菌的Crispr-CAS系统的研究不断深入,开发出多个基于Crispr-CAS的基因诊断系统,可以高灵敏度地检测病原体核酸。

CRISPR/Cas9最初被用于哺乳动物细胞的基因编辑。其基本原理是用一个gRNA识别基因组中的互补序列即靶基因,再激活CAS9的DNA切割活性,进而激活细胞内源的DNA断裂修复机制而实现靶基因序列的改变。近年来发现,CAS9核酸酶含有两个具有切割活性的结构域:HNH结构域切割与crRNA互补的DNA链,而RuvC结构域切割非互补链。RuvC结构域可再分为三个亚结构域:RuvCⅠ、RuvCⅡ和RuvCⅢ。突变RuvC

Ⅰ结构域的两个关键氨基酸残基中的一个(D10A 或 H840A),得到仅能切割与 crRNA 互补的 DNA 链、而不能切割非互补 DNA 链的 Cas9 切口酶(Cas9 nickase, nCas9);而同时突变 Cas9 中的 D10A 和 H840A 位点,可得到仅对 DNA 有结合活性但没有切割活性的 dCas9(nuclease - dead Cas9);dCAS9 与 gRNA 组合,可以作为基因组定点干预的通用平台,完成各种任务。例如,有研究利用经改造的两个分别融合有萤光素酶 N 末端和 C 末端的 dCAS9、加上两个识别邻近靶序列的 gRNA,即可实现 DNA 的检测。

对 CRISPR/Cas9 系统的进一步研究发现 CAS13a 是一种靶向 RNA 而非 DNA 的 CRISPR 相关酶。CAS13a 能够在 gRNA 引导、激活而切割其靶 RNA 之后,继续保持活性且产生非特异性的 RNA 切割活性,即“附带切割”(collateral cleavage),继续切割其他的非靶 RNA。这一特征很快被改造为一种快速、廉价、高度灵敏的诊断工具,称为 SHERLOCK(Specific High - sensitivity Enzymatic Reporter unLOCKing)。该技术首先采用等温核酸扩增技术(如重组酶聚合酶扩增)提高样品中的靶核酸分子(DNA 或 RNA)水平,以大幅提高检测的灵敏度;然后将扩增后的 DNA 转化为 RNA;再用针对靶核酸分子的 gRNA - CAS13a 加一个 RNA 报告分子(两端分别带有荧光基团和淬灭基团的小 RNA)进行检测。当 gRNA - CAS13a 与靶分子结合而被激活后,其附带切割活性也会切割 RNA 报告分子,释放可检测到的荧光信号。利用类似的原理但采用 CAS12a(识别单链 DNA),还建立了 DETECTR(DNA endonuclease - targeted crispr trans reporter)技术。这些技术在病原体检测、抗生素耐药性监控和肿瘤突变的检测中有巨大的应用潜力,有些已经开发出试纸条用于病原体普筛。

4. 核酸质谱技术 核酸质谱技术融合了 PCR 技术与质谱技术,在采用 PCR 技术扩增靶核酸的技术上,采用质谱技术对扩增产物进行定性、定量分析,从而达到多种靶核酸分子的同时快速、灵敏检测。该技术的优势在于成本低,通量大,检测速度快,可同时检测多基因多位点。核酸质谱技术可用于检测单核苷酸多态性、基因突变、DNA 甲基化、基因拷贝数鉴定以及二代测序结果的验证,因此可以广泛应用于遗传病筛查和出生缺陷防控,药物基因组学和个体化用药,肿瘤精准医疗,以及感染性腹泻、呼吸道多重感染病原体检测等传染性疾病的防控。

(二)针对未知病原体的检测技术

宏基因组测序技术是检测未知病原体引发的传染病和生物安全事件的最为重要的方法。对于生物安全检测来说,传统的二代测序虽然技术足够先进,但操作复杂,耗时,对条件要求高。新近发展的基于三代测序原理的便携式测序仪,可在一般场所进行生物安全危险因素的检测,如掌上测序仪 MinION。这种纳米孔测序仪重量轻,方便携带且很便宜,能够直接进行 DNA 和 RNA 测序。在操作过程中 MinION 可以插入笔记本电脑的 USB 接口,在屏幕上显示数据生成的过程。该测序仪具有广泛的用途,包括用于各种传染病的宏基因组学诊断,甚至可在太空中使用。

1. **宏基因组测序技术用于病原体检测** 宏基因组技术可以分为16S rDNA测序、宏基因组测序、病毒宏基因组测序、宏转录组测序等。其中,16S rDNA测序是对样本中细菌的核糖体16S rRNA基因进行的并行测序,适用于细菌群落多样性分析。宏基因组测序和病毒宏基因组测序更加适合于相应病原体的迅速鉴定。宏基因组测序是对环境样品中全部微生物的全基因组进行测序,以分析微生物群体的基因组成及功能,解读微生物群体的多样性和丰度,探索微生物与环境及宿主之间的关系。由于第二代并行测序技术的强大测序能力,因此被广泛应用于病原体的检测。而病毒宏基因组学是宏基因组学的一个分支,其研究的对象是特定环境中的病毒群落。病毒宏基因组测序主要特点是样本的制备。由于病毒有突出的异质性,并且有RNA病毒和DNA病毒之分,所以在样本早期处理上需要根据情况有所侧重。病毒宏基因组测序应用于分析特定环境中的病毒群落,解释未知病因,发掘潜在的新的病毒性疾病,挖掘新的活性物质等。以上宏基因组测序方案及其应用已在第八章“宏基因组学和人体微生物生态”中详细论述。

2. **宏基因组测序技术用于病原体溯源和进化分析** 病原体溯源是探究一次疾病流行事件中传染源头的过程。病原体溯源对于传染性疾病的监测、流行控制和治疗具有十分重要的意义。流行病学原理结合宏基因组测序技术是病原体溯源的有力工具。例如21世纪早期发生在美国的炭疽杆菌芽孢粉末事件。事件发生后经流行病学调查取证,锁定了主要嫌疑人是美国陆军传染病医学研究所的研究人员;在进一步对邮件和嫌疑人所在实验室中的炭疽芽孢进行了基因组测序分析,证实炭疽邮件中的主要证物来自该实验室的RMR-1029 Ames株纯培养物。而在2019年底开始流行的新型冠状病毒感染(COVID-19),我国科学家在疾病流行的早期,通过肺泡灌洗液进行的宏基因组分析,不仅早期就确定了该疾病的病原体SARS-CoV-2,而且通过将病毒基因组序列与已知冠状病毒基因组序列的比对,明确了该病毒最有可能的起源。进一步通过采集不同的潜在野生动物宿主样本,结合其他可能的病毒来源样本,进行基因组测序和比对,以及生物信息学和系统生物学分析,有可能最终锁定其来源。

宏基因组测序技术还有助于病原体进化分析。这需要在时间轴上积累该病原体一定时间的测序数据进行比对。例如对新型流感病毒H7N9的起源和进化分析(图17-2)。一项研究表面,2012年先后获得欧亚来源的野鸟中的H7N9片段和我国野鸟中的H9N2病毒基因序列,发现它们在野鸟中重组后获得原初的H7N9病毒;该H7N9病毒进入我国华东地区的家禽,并与家禽中的H9N2进行第二次重组,获得在我国华东地区家禽中流行的多样性H7N9病毒,一方面在禽类中低致病流行,另一方面传给了家禽的密切接触者,引起流感症状。

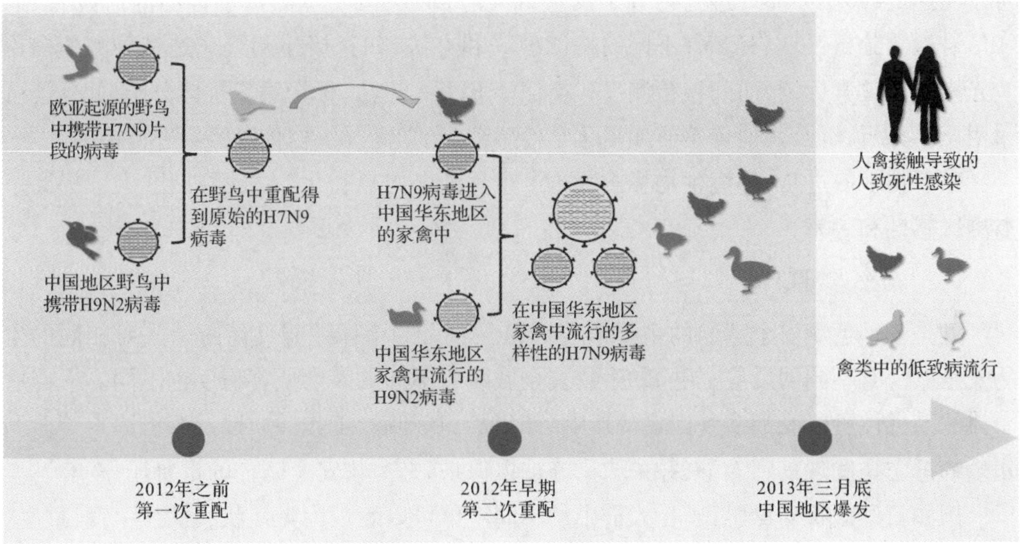

图 17－2　新型流感病毒 H7N9 的起源和进化分析

3. **建立生物安全威胁的组学数据库**　建立病原体、传媒、生物标志物等生物安全威胁有关资料的全面的组学数据库，有助于监测预警各种潜在的生物安全风险和威胁。所以，无论是对已知病原体还是未知病原体的测序数据，以及其他相关资料，都应该建立统一、规范、实用的数据库加以管理。

二、组学技术用于生物安全监测

由于生物剂、生物恐怖剂及生物战剂的特点，生物安全威胁具有隐蔽性和难以预测性的重要特征。因此，建立灵敏的方法有效监测环境中的病原体、生物剂及其生物标志物，发现传染源和传播途径，发现易感人群并加以保护，是应对生物安全威胁的有效措施。

（一）环境生物标志物技术

生物标志物（biomarker）是指能客观测量、可用于评价各种生物过程的理化指标，尤指生物分子或生物分子的集合。病原体在其宿主中传播、在环境中传播以及感染人体的过程中，都会产生不同的生物标志物，如病原体本身、病原体的核酸、蛋白或其他组分，以及宿主对病原体的应答，如抗体的产生等。发现病原体在中间宿主、环境、人群中的生物标志物，采用各种理化和生物学手段进行检测，就是环境生物标志物技术。

如采用蛋白质芯片可以进行高通量、快速的环境生物标志物监测。其基本的过程包括：①固体芯片的构建，常用于构建固体芯片的基质材质有玻片、硅、云母及各种膜片等；②探针的制备，包括抗原、抗体、酶、吸水或疏水物质、结合某些阳离子或阴离子的化学集团、受体和免疫复合物等具有生物活性的蛋白质，目前的技术集成的待检目标探针数目可以高达 1 600 个/cm^2；③生物分子反应，即经过一定预处理的待检样品与芯片作用；④信号检测分析，可以有多种不同的检测模式和方法，如直接检测模式是将待测蛋白用荧光素或同位素标记，而间接检测模式类似于 ELISA 方法，标记第二抗体分子，此外还可采用质谱分析，以及其他传感器如电化学传感器、光学椭圆生物传感器等进行检测。

随着技术的进步，环境生物标志物检测也逐渐走向自动化、人工智能化，大大提高了监测敏感性和效率。

（二）易感人群监测

人是各种生物安全威胁的主要危害对象。而人的个体差异使得每个人对相同的生物安全威胁有不同的反应；相同的生物安全威胁对不同的人的危害程度也不同。人群中个体的易感性可以受到多种因素的影响，如年龄、基础病、工作性质以及遗传因素等。利用生物标志物发现易感人群、并采取措施加以保护，是生物安全防控的重要任务。

例如新型冠状病毒感染，在人群中的不同个体可以表现为无症状、轻度、中度、重度、和危重症感染。目前的研究大多指向两个方面与重症及危重症的发生密切相关。一是老龄和患有糖尿病、呼吸系统慢性病等基础病；二是疫苗接种的状态，即疫苗接种可以有效防止重症和危重症的发生。了解了这两点，就可以通过疫苗接种、保护老龄且患有基础病的人群，有效减少新冠病毒感染造成的重症和危重症患者，降低病死率。

此外，免疫系统异常激活是新型冠状病毒感染导致的肺炎的关键病理机制。人体免疫系统对抗原的识别和应答涉及大量蛋白分子和信号通路的参与，以及不同免疫细胞亚群之间的互相调控。参与这些过程的基因突变和多态性往往引起免疫应答的异常。随着对新冠病毒感染者的观察和研究的深入，发现一些遗传因素，包括 *HLA* 基因、细胞因子分泌和信号转导相关基因、人 SARS - CoV - 2 受体基因以及一些其他基因的变异，都可以影响个体对 SARS - CoV - 2 的易感性和 COVID - 19 的严重程度。这些基因有可能作为易感人群的生物标志物，用于疾病的检测和防控。

第三节　基因组学技术的生物安全挑战和伦理学问题

组学技术的特点是从全视角探讨生命的奥秘。其中，基因组学更是以揭示包括人类在内的生命体的最根本的生命信息，进而通过改造遗传信息而改变自然进化的生命体的性状为目标，甚至可以创造出全新的生命体。这些新的前沿生物技术的突破，一方面在农业、医学等事关人类发展重大利益的关键领域产生了颠覆性成果的同时，另一方面也潜存着严重的重大安全风险乃至“生存性风险”，迫切需要人们尽快构建负责任、可信赖和可持续的生物安全风险治理体系，以有效化解前沿生物技术创新可能引发的多种安全风险和治理危机，促进前沿生物技术负责任、高质量和可持续地发展。

一、基因组学技术带来的生物安全挑战

生物技术带来的生物安全挑战可能是多方面的，但目前受到关注的主要是转基因作

物的潜在生物安全风险和基因组编辑技术的潜在风险。

(一)转基因作物的生物安全

转基因作物(genetically modified crops,GMC)指利用基因工程、基因组改造技术等,向自然存在的原有作物的基因组引入或删除特定的基因片段,以期增加作物的产量,改善品质,提高抗旱、抗寒及其它特性。目前的转基因作物的种类主要有大豆、玉米、棉花和油菜,其性状主要是抗除草剂、抗虫、抗病等几类。

虽然转基因作物因具有抗寒、抗旱、抗虫等能力而为大部分科学家和粮食缺少的国家所推崇,但始终有人对于转基因作物的安全性持怀疑态度。人们提出的安全性质疑主要包括转基因食物对健康的危害,如产生某些人类不可耐受的“毒素”蛋白或其他分子和过敏原,以及转基因作物对生态环境的可能的破坏等。但就目前的科学观察来看,转基因作物和转基因食品都是安全的。但即便如此,转基因食品上市之前仍然要经过有关部门组织的转基因生物食用安全评价。依据国际标准,对于转基因生物的食用安全评价主要从营养学评价、新表达物质毒理学评价、致敏性评价等方面进行。此外,给予受众充分的知情权和选择权,也是应对此类生物安全焦虑的有效途径。

(二)基因组修饰技术的生物安全

基因组的定点修饰技术,即基因编辑技术和更进一步的合成基因组学技术,从诞生之日起就带来了生物安全上的焦虑。但是到目前,学术界对其对生物安全的影响尚无公论,主要有三种观点较具代表性:一是强调转基因或生物体环境释放的对生物多样性的威胁;二是强调生物技术研究开发对人类健康及生态环境所产生的负面影响;三是更偏重于实验室生物安全。与基因组改造相关的生物安全防范,则是防止对科研人员构成风险的不良生物事件,防止基因组改造操纵下的危险生物体的意外释放对人类健康或生态环境构成威胁或伤害,主要包括生物错误、基因组改造意外暴露以及意外环境释放。

1. 基因组改造中的生物错误 生物系统极为复杂,其本身存在一些故障。由于人类所掌握的科学知识的有限以及改造技术的不成熟,即使是生物学家在操作基因时都有可能导致某些严重附带结果。这种因对生物系统理解不足、对技术应用不到位或对生物安全理解欠缺而导致的不良生物事件,就称为“生物错误”,其发生是无意的、非故意的,如果延伸到其他非封闭的环境,生物错误事件就转化成意外暴露或者意外环境释放,将危及更广泛的人群健康或生态环境。当前,利用基因组改造技术可以改变家畜或农场动物的性状,可以增加产量、赋予其抗病性以及提高产品质量。可以说,当前基因编辑技术在动物中的应用已大量存在,而且在未来将会有无数基因编辑动物应需求而生。然而如上所述,此类应用可能产生食品安全的问题。基因编辑工具有时会改变预期目标以外的基因,这可能影响动物健康,或改变肉质或奶的成分。更为重要的是,公众常常不信任转基因农作物的安全性,因此在动物身上进行类似的基因编辑同样可能引发更大的反应,值得生物安全防范体系的警惕。

2. 基因组改造的意外暴露 少数时候，实验室工作人员可能因疏忽而意外暴露在致病性改造生物的环境之下，从而遭受伤害。例如，高等级生物安全实验室的工作人员不小心接触到使用基因改造技术操纵的致病性病原体。这种情况与研究人员意外暴露于任何其他病原体或毒素的生物安全情况没有太大差异。由于生物体的复杂性，人类对已改造的生物知之甚少，在一定程度上难以确定此类意外暴露的潜在危害，因而更难评估、控制风险。在这种情况下，面临风险的主体是意外暴露的实验室工作人员本身。

3. 基因组改造的意外环境释放 当基因组改造操纵的生物体被释放或扩散至封闭的环境之外，且没有足够手段限制其繁殖发展时，则会对更广泛的人类群体或生态环境造成危害。这样的环境释放可能是出于某些科学研究及应用目的而有意的合法行为，科研人员会事先设计充分的安全措施，以防止由基因组改造的环境释放导致危害。但因科学认识、技术有限性以及生物体固有的缺陷等问题，对人类健康、生态环境造成意料之外的伤害也是有可能的。从理论上讲，肆意的基因组改造的环境释放将导致该生物与其他生物意外杂交、扩散失控、挤占现有物种、威胁生物多样性。比如，科学家将基因编辑和基因驱动技术相结合以修改野生动物（如黑腹果蝇）基因组，然而一旦被修改的野生动物逃逸或被无意释放至环境中，将可能导致严重的生物安全问题。另外也有科学家试图利用基因编辑技术“复活”灭绝动物物种，恢复或改善濒危动物物种，但这样重新“创造的”物种可能成为病毒的媒介或载体，进而危及人类健康。

二、基因组学技术的医学伦理学问题

基因组信息和基因组改造技术涉及个人的隐私、生命的尊严等问题，需要遵守医学伦理学规范。

（一）个人类基因组信息的医学伦理学问题

医学伦理学是运用伦理学的理论、方法研究医学领域中人与人、人与社会、人与自然关系的道德问题的一门学问，也是评价人类的医疗行为和医学研究是否符合道德的学科。对于不同的医疗活动有不同的伦理学规则，但有三个最基本的伦理学原则：患者利益第一、尊重患者、公正。患者利益第一的原则要求医务人员不仅在主观上、动机上，而且在客观上、行动效果上对患者确有助益，又不伤害患者，即有义务不去有意地或因疏忽大意而伤害患者；尊重患者首先是尊重患者的自主权利，即有权利就关于自己的医疗问题作出决定，医务人员或研究人员在试验或实验前取得患者的知情同意，也包括尊重患者的隐私权（privacy）和保密（confidentiality）等；公正原则指在形式上要求对在有关方面相同的人要同样对待，对在有关方面不同的人应该不同对待。

在解读个人类基因组信息上，还应该注意避免基因本质主义（genetic essentialism）。基因本质主义是一种“基因决定论”，认为基因是决定人的一切性状的本质力量，即有什么基因就有什么样的表型。具体而言，常见的“基因本质主义”的偏见有：认为与基因对应的人类特征是不可改变的；将基因视为性状的终极原因；认为拥有共同基因基础的群体是同质的；认为基因是天然的。这些偏见往往是违背医学伦理学原则的，应当加以避免。

（二）基因组改造技术的医学伦理风险

人类基因编辑技术在临床实践领域具体分为基因治疗和基因增强两大类。而人体细胞有体细胞和生殖细胞之分，针对人体不同细胞的基因干预，人类基因编辑技术具体可以划分为体细胞基因治疗、生殖细胞基因治疗、体细胞基因增强、生殖细胞基因增强。基因治疗是出于医学目的，即是为了治疗和预防疾病而在 DNA 水平上对人体缺陷基因进行调整以达到生命体活动所需要的正常基因水平，以实现个体化的精准治疗。

基因诊断和治疗在临床上可广泛应用于遗传病的前期诊断和后期治疗、康复上。但由于目前基因治疗技术只实现了定点单个基因靶位点的识别、判断和替换，所以在临床实践中能够成熟应用并成功实践的只是对单基因遗传性疾病的预防和治疗，如我们常见的色盲、镰状细胞贫血等。可遗憾的是，生活中的常见病，如高血压、糖尿病、癌症等，大多数是因多基因突变而导致的。截至目前，临床上基因治疗多基因遗传性疾病的效果并不明显。对于生殖细胞的治疗是对精子、卵子、受精卵、早期胚胎细胞基因的定点修饰，这会导致遗传物质发生改变，其技术改变的结果将镶嵌入“有性生殖”的根节点，故而治疗不只涉及患者或受试者个人，还会涉及后代、种族甚至人类整个“基因池”。所以，为了降低临床基因治疗所带来的未来潜在的不可知的巨大风险，为了保存人类生命体遗传资源的丰富多样性，目前国内外同行的做法是只允许体细胞基因编辑，对于生殖细胞的基因改造，世界上大多数国家都以法律的形式明令禁止，与此同时，世界各国也共同努力尝试以召开共识会议，发布宣言、公约等形式来最大范围地约束各国有关临床实践，以达至最低限度的思想、行动共识。

随着基因编辑技术对人体切入程度的加深，在有利于实现个体化的精准医疗的同时，也伴随着生物技术、伦理、道德、法律风险的同比例增加，其背后的主要原因一是主体的有限性。在人类遗传学发展的过程中，人类基因组测序取得的成功推动着临床上“基因治疗”时代的到来，人们可以在细胞分子水平上了解疾病发生的机理，在根源上治疗某些单基因突变而引起的遗传性疾病，如亨廷顿舞蹈症等。但就人类基因研究和探索而言，人类先前积累的知识和实践经验还不足以支撑人类永远走在正确的道路上，对人类基因的真理性的认识还存在于明天、未来，也就不可避免呈现出具体时空下的人类基因编辑伦理、法律风险认识和实践难题。二是技术工具的缺陷、失灵。2018 年年末，世界上首例“免疫艾滋病病毒基因编辑婴儿”在中国宣布诞生，迅速在世界范围内引起轰动，让世人震惊。此次人类基因编辑是对孕体胚胎细胞 *CCR5* 基因进行定点修饰，以敲除该基因靶位点，阻断艾滋病病毒的生存受体，让身患 HIV 的父母能够生下一个健康的后代。“基因编辑婴儿”的成功得益于 Cripsr/Cas 基因编辑技术的成熟和推广，其使定点识别、敲除、替换人体基因在临床实践中变得简单易行。但实际上,该技术自身存在极大的风险。Cripsr/Cas 基因编辑技术并无想象中的那样安全有效,人体仍然面临着 *CCR5* 基因脱靶的风险。此外,艾滋病病毒受体除了 CCR5 以外,还有 CXCR4 等,只对 *CCR5* 基因进行编辑,其实并未完全切断艾滋病病毒的传播,并且还适得其反,人体还要承受免疫细胞中 CCR5 缺失导致的危害。“基因编辑婴儿”是对人体胚胎细胞基因的定点干预和改良而诞生的产物,然而此项生物医学技术早在之前已受到国际法、国内法的明令禁止,同时也违反基因编辑生命伦理在世界范围内达成的共识。客体复杂的功能性特征也是基因编辑技术难以走向人体应用的障碍。人体是复杂的生命系统,基因编辑技术是对人体单个细胞的定点修饰和更改,在还未弄清人体各个细胞的生命机制、功能形态以及相互作用影响时,此技术的安全性便得不到切实的保障,技术的后果便面临着极大的未知风险考验。基因编辑技术是对人体部分细胞的改变,其结果必然会影响到整体,若任意的割裂两者之间的联系或置之不理,都将会产生不利的后果。

科技走过了一个从旧时期作为生存的工具和手段到新时期全面支配自然、社会的历程,其在推动人类社会进步、促进个体健康幸福方面发挥着不可替代的作用。随着科技的不断进步,人类对生命遗传活动已不满足于简单的揭示,而渴望在更大范围内更深程度上改造基因,以契合人类的“私人订制”,让人类干预生命的起点提前。但人类基因编辑技术尝试改变人体自然基因组序列以契合自身内在的需要,其自身及其后果在临床、社会实践领域存有潜在的伦理及法律问题,涉及人的重塑、责任归属、基因隐私权保护、社会基因歧视等。人类基因编辑技术的发展挑战了生命伦理的内在要求,并且在临床上呈现不可逆的技术后果,合理且正当的措施是将其技术限定于体细胞基因治疗边界之内,以实现社会公益和私益保护的均衡。

复习思考题

1. 什么是生物安全实验室？如何分级？
2. 概述基因组学技术在生物安全防控中的应用。

（晏贤春　孙嘉星　韩　骅）

参考文献

[1] 杨金水. 基因组学. 4 版. 北京：高等教育出版社,2019.

[2] 韩骅,高国全. 医学分子生物学实验技术. 4 版. 北京：人民卫生出版社,2020.

[3] 贾伟. 医学代谢物组学. 上海:上海科学技术出版社,2011.

[4] 杨伟玮，汪曦，孙传强. 数据处理和分析方法在 MALDI－TOF MS 鉴定微生物中的应用. 中国微生态学杂志，2018，30(03)：368－373.

[5] 曹英豪. MethyScan：一种甲基化特异性 PCR 引物设计及评估工具. 生物化学与生物物理进展，2021，48：677－687.

[6] 李金明. 高通量测序技术. 北京：科学出版社，2018.

[7] 陈铭. 生物信息学. 北京：科学出版社，2018.

[8] 孟凡刚，孟雅冰. 蛋白质组学与应用. 北京：化学工业出版社，2022.

[9] 贾伟. 代谢组学与精准医学. 上海:上海交通大学出版社，2017.

[10] 王宏广. 中国生物安全:战略与对策. 北京：中信出版集团，2022.

[11] 叶冬青. 实验室生物安全. 北京：人民卫生出版社，2021.

[12] Shendure J, Findlay G M, Snyder M W. Genomic Medicine－Progress, Pitfalls, and Promise. Cell, 2019, 177(1):45－57.

[13] Musilova J, Sedlar K. Tools for time－course simulation in systems biology: a brief overview. Brief Bioinform, 2021, 22(5):392.

[14] ENCODE Project Consortium; Snyder M P, Gingeras T R, Moore J E, et al. Perspectives on ENCODE. Nature, 2020, 583(7818):693－698.

[15] Zhang J, Lee D, Dhiman V, et al. An integrative ENCODE resource for cancer genomics. Nat Commun, 2020, 11(1):3696.

[16] Aganezov S, Yan S M, Soto D C, et al. A complete reference genome improves analysis of human genetic variation. Science, 2022, 376(6588):eabl3533.

[17] Wang T, Antonacci－Fulton L, Howe K, et al. Human Pangenome Reference Consortium. The Human Pangenome Project: a global resource to map genomic diversity. Nature, 2022, 604(7906):437－446.

[18] Yan J, Huangfu D. Epigenome rewiring in human pluripotent stem cells. Trends Cell Biol, 2022, 32(3):259－271.

[19] Zhang W Q, Qu J, Liu G H, et al. The ageing epigenome and its rejuvenation. Nat Rev Mol Cell Biol, 2020, 21(3):137－150.

[20] Chen YY, Li ZJ, Chen XG, et al. Long non－coding RNAs: From disease code to drug role. Acta Pharm Sin B, 2021, 11(2):340－354.

[21] Norreen－Thorsen M, Struck E C, Öling S, et al. A human adipose tissue cell－type transcriptome atlas. Cell Rep, 2022, 40(2):111046.

[22] Aldridge S, Teichmann S A. Single cell transcriptomics comes of age. Nat Commun, 2020, 11

(1):4307.

[23] Rao A, Barkley D, França G S, et al. Exploring tissue architecture using spatial transcriptomics. Nature, 2021, 596(7871):211 - 220.

[24] Rozanova S, Barkovits K, Nikolov M, et al. Quantitative Mass Spectrometry - Based Proteomics: An Overview. Methods Mol Biol, 2021, 2228:85 - 116.

[25] Dayon L, Cominetti O, Affolter M. Proteomics of human biological fluids for biomarker discoveries: technical advances and recent applications. Expert Rev Proteomics, 2022,19(2):131 - 151.

[26] Alves S, Paris A, Rathahao - Paris E. Mass spectrometry - based metabolomics for an in - depth questioning of human health. Adv Clin Chem, 2020, 99:147 - 191.

[27] Bauermeister A, Mannochio - Russo H, Costa - Lotufo L V, et al. Mass spectrometry - based metabolomics in microbiome investigations. Nat Rev Microbiol, 2022, 20(3):143 - 160.

[28] Blay V, Tolani B, Ho S P, et al. High - Throughput Screening: today's biochemical and cell - based approaches. Drug Discov Today, 2020, 25(10):1807 - 1821.

[29] Rienzo M, Jackson S J, Chao L K, et al. High - throughput screening for high - efficiency small - molecule biosynthesis. Metab Eng, 2021, 63:102 - 125.

[30] Birkbak N J, McGranahan N. Cancer Genome Evolutionary Trajectories in Metastasis. Cancer Cell, 2020, 37(1):8 - 19.

[31] Garcia - Martinez L, Zhang Y, Nakata Y, et al. Epigenetic mechanisms in breast cancer therapy and resistance. Nat Commun, 2021, 12(1):1786.

[32] Cao J, Yan Q. Cancer Epigenetics, Tumor Immunity, and Immunotherapy. Trends Cancer, 2020, 6(7):580 - 592.

[33] Tan Y T, Lin J F, Li T, et al. lncRNA - mediated posttranslational modifications and reprogramming of energy metabolism in cancer. Cancer Commun (Lond), 2021, 41(2):109 - 120.

[34] Maniatis S, Petrescu J, Phatnani H. Spatially resolved transcriptomics and its applications in cancer. Curr Opin Genet Dev, 2021, 66:70 - 77.

[35] Meissner F, Geddes - McAlister J, Mann M, et al. The emerging role of mass spectrometry - based proteomics in drug discovery. Nat Rev Drug Discov, 2022, 21(9):637 - 654.

[36] Pan C, Li B, Simon M C. Moonlighting functions of metabolic enzymes and metabolites in cancer. Mol Cell, 2021, 81(18):3760 - 3774.

[37] Ding Z, Wang N, Ji N, et al. Proteomics technologies for cancer liquid biopsies. Mol Cancer, 2022, 21(1):53.

[38] Suri G S, Kaur G, Carbone G M, et al. Metabolomics in oncology. Cancer Rep (Hoboken), 2023, 6(3):e1795.

[39] Schmidt D R, Patel R, Kirsch D G, et al. Metabolomics in cancer research and emerging applications in clinical oncology. CA Cancer J Clin, 2021, 71(4):333 - 358.

[40] Chang W C, Tanoshima R, Ross C J D, et al. Challenges and Opportunities in Implementing Pharmacogenetic Testing in Clinical Settings. Annu Rev Pharmacol Toxicol, 2021, 61:65 - 84.

[41] Bukowski K, Kciuk M, Kontek R. Mechanisms of Multidrug Resistance in Cancer Chemotherapy. Int J Mol Sci, 2020, 21(9):3233.

[42] Mustafa M I, Makhawi A M. SHERLOCK and DETECTR: CRISPR – Cas Systems as Potential Rapid Diagnostic Tools for Emerging Infectious Diseases. J Clin Microbiol, 2021, 59(3):e00745 – 20.

[43] Marwaha S, Knowles J W, Ashley E A. A guide for the diagnosis of rare and undiagnosed disease: beyond the exome. Genome Med, 2022, 14(1):23.

[44] Pessoa L S, Heringer M, Ferrer V P. ctDNA as a cancer biomarker: A broad overview. Crit Rev Oncol Hematol, 2020, 155:103 – 109.

[45] Alix – Panabières C, Pantel K. Liquid Biopsy: From Discovery to Clinical Application. Cancer Discov, 2021, 11(4):858 – 873.

[46] Zhang B. CRISPR/Cas gene therapy. J Cell Physiol, 2021, 236(4):2459 – 2481.

[47] Liu G, Lin Q, Jin S, et al. The CRISPR – Cas toolbox and gene editing technologies. Mol Cell, 2022, 82(2):333 – 347.

[48] Cubillos – Ruiz A, Guo T, Sokolovska A, et al. Engineering living therapeutics with synthetic biology. Nat Rev Drug Discov, 2021, 20(12):941 – 960.

[49] Lajoie M J, Boyken S E, Salter A I, et al. Designed protein logic to target cells with precise combinations of surface antigens. Science, 2020, 369(6511):1637 – 1643.

[50] Hong M, Clubb J D, Chen Y Y. Engineering CAR – T Cells for Next – Generation Cancer Therapy. Cancer Cell, 2020, 38(4):473 – 488.

[51] Venter J C, Glass J I, Hutchison C A ,et al. Synthetic chromosomes, genomes, viruses, and cells. Cell, 2022, 185(15):2708 – 2724.

[52] Harden K P. Genetic determinism, essentialism and reductionism: semantic clarity for contested science. Nat Rev Genet, 2023, 24(3):197 – 204.

[53] Mannette R. Navigating a world of genes: A conceptual analysis of gene fetishism, geneticization, genetic exceptionalism and genetic essentialism. Eur J Med Genet, 2021, 64(8):104232.

附　录　常用的生物信息学分析工具网站

基因组分析相关数据库和网站

数据库类型(用途)	名称(缩写)	网站地址
核酸综合数据库	GenBank	https://www.ncbi.nlm.nih.gov/genbank/
	EBI	https://www.ebi.ac.uk/
	DDBJ	https://www.ddbj.nig.ac.jp/index-e.html
	CNGB	https://db.cngb.org/
基因组注释数据库	Ensembl	https://asia.ensemble.org/index.html
	UCSC	http://genome.ucsc.edu/
单基因遗传病数据库	OMIM	https://www.omim.org/
单核苷酸多态性数据库	dbSNP	https://www.ncbi.nlm.nih.gov/snp
全基因组关联研究数据库	GWAS	https://www.ebi.ac.uk/gwas/
基因信息数据库	GeneCards	https://www.genecards.org/

蛋白质分析相关数据库和网站

数据库类型(用途)	名称(缩写)	网站地址
人类蛋白质组数据	Human protein atlas	https://www.proteinatlas.org/
蛋白质组数据	PRIDE	https://www.ebi.ac.uk/pride/archive/
	UniProt	https://www.uniprot.org/
蛋白序列功能注释	InterPro	https://www.ebi.ac.uk/interpro/
蛋白质结构分析	PDB	https://www.rcsb.org/
	AlphaFold	https://alphafold.ebi.ac.uk/
蛋白质互作分析	STRING	https://string-db.org/
	ZDOCK	https://zdock.umassmed.edu/
蛋白质翻译后修饰分析	iPTMnet	https://research.bioinformatics.udel.edu/iptmnet/
蛋白质特性分析	Expasy	https://web.expasy.org/protparam/

转录组相关数据库和网站

数据库类型(用途)	名称(缩写)	网站地址
基因表达综合数据库	GEO	https://www.ncbi.nlm.nih.gov/geo/
	ArrayExpress	https://www.ebi.ac.uk/biostudies/arrayexpress
	NGDC	https://ngdc.cncb.ac.cn/
转录因子结合位点预测	JASPAR	https://jaspar.genereg.net/
转录因子分析	Cistrome	http://cistrome.org/db/#/
	Lisa	http://lisa.cistrome.org/
基因功能富集分析	GO	http://geneontology.org/
	KEGG	https://www.kegg.jp/
	GSEA	https://www.gsea-msigdb.org/gsea/index.jsp

表观组相关数据库和网站

数据库类型(用途)	名称(缩写)	网站地址
miRNA 数据库	miRBase	https://www.mirbase.org/
miRNA 靶点预测	TargetScan	https://www.mirbase.org/
piRNA 数据库	piRNABank	http://pirnabank.ibab.ac.in/
核糖体 RNA 数据库	Silva	https://www.arb-silva.de/
非编码 RNA 数据库	RNA Central	https://rnacentral.org/
长非编码 RNA 数据库	lncRNAWiki	https://ngdc.cncb.ac.cn/lncrnawiki1/index.php/Main_Page
DNA 甲基化数据库	MethDB	http://www.methdb.de/
	MethBank	https://ngdc.cncb.ac.cn/methbank/
RNA 修饰组数据库	RMBase	https://ngdc.cncb.ac.cn/methbank/
组蛋白修饰组数据库	HISTome2	http://www.actrec.gov.in/histome/
表观因子数据库	EpiFactors	https://epifactors.autosome.org/

代谢组相关数据库和网站

数据库类型(用途)	名称(缩写)	网站地址
代谢组数据库	MetaboLights	https://www.ebi.ac.uk/metabolights/
人类代谢组数据库	HMDB	https://hmdb.ca/
酵母代谢组数据库	YMDB	http://www.ymdb.ca/
大肠杆菌代谢组数据库	ECMDB	https://ecmdb.ca/

肿瘤研究相关数据库和网站

数据库类型(用途)	名称(缩写)	网站地址
癌症组学数据库	TCGA	https://cancergenome. nih. gov/
国际癌症基因组联盟	ICGC	http://icgc. org/
癌症基因表达分析	GEPIA	http://gepia. cancer - pku. cn/
癌症基因组学数据库	UCSC Genome	http://genome - cancer. ucsc. edu/
	cBioPortal	http://www. cbioportal. org/
癌症转录组学数据库	Oncomine	http://www. oncomine. org/
癌症生存分析数据库	Kaplan - Meier Plotter	http://kmplot. com/analysis/
免疫细胞浸润分析	xCell	https://comphealth. ucsf. edu/app/xcell
肿瘤甲基化分析	MethHC	https://awi. cuhk. edu. cn/ ~ MethHC/methhc_2020/php/index. php

单细胞组学数据库和网站

数据库类型(用途)	名称(缩写)	网站地址
单细胞转录组数据库	scRNASeqDB	https://bioinfo. uth. edu/scrnaseqdb/
	SCEA	https://www. ebi. ac. uk/gxa/sc/home
	HCL	https://bis. zju. edu. cn/HCL/
细胞类型注释数据库	CellMarker	http://bio - bigdata. hrbmu. edu. cn/CellMarker/
空间转录组数据库	SpatialDB	https://www. spatialomics. org/SpatialDB/